介護報酬パーフェクトガイド

算定・請求の全知識とケアプラン別算定事例

2024-26年版

DXO株式会社
元山ゆず香

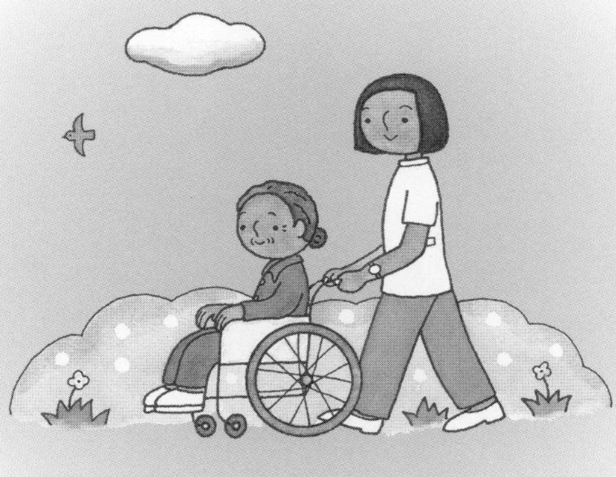

医学通信社

はじめに

2024年は介護・医療・障害の３つの報酬改定が重なる，俗に「トリプル改定」と呼ばれる年です。

現在の日本は，高齢者の人口がピークを迎える2040年頃に向けて，85歳以上人口割合の増加や生産年齢人口の急減といった，さらなる人口構造の変化や，社会環境の変化に伴い，介護を含む各分野にて人材不足が見込まれています。そのため，今回の改定では人材不足などの課題に対応すべく，様々な施策が分野をまたいで行われています。

介護報酬全体の改定率は1.59％プラスとなり，内訳としては，1.59％のうち0.98％が介護職員の処遇改善を目的として，また残り0.61％が生産性向上や医療連携に紐づく加算等に充当される結果となりました。

また，1.59％の引上げ以外にも，処遇改善加算の一本化や光熱水費の基準費用額増額による介護施設の増収を理由に，0.45％相当の引上げ効果が見込まれることから，合計で2.04％相当の引上げが見込まれています。

今回の介護報酬改定の特徴として，生産性向上推進体制加算の新設などテクノロジーの活用を評価する動きが挙げられます。また，医療や障害など他分野との連携を評価する動きが多いことも特徴と言えるでしょう。

加算の新設や算定要件の変更は，これからの介護業界のあるべきかたちを指し示す一つの指標です。テクノロジーの活用や他分野との連携に今まで取り組めていなかったという方でも，今回の報酬改定をきっかけに，新たに求められることを理解して事業を運営することが不可欠となります。

新型コロナウイルスや大災害のなかでも休むことなく，高齢者の生活と安全を守る皆様に心より尊敬と感謝の念を込め，大きな転換期を迎えている皆様にとって，安定してご利用者様に介護サービスを提供していくなかでの一助として本書をご活用いただき，少しでもお役に立てていただければ幸いに思います。

2024年７月

元山ゆず香

目 次

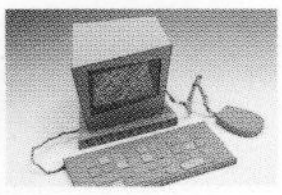

第１章
介護保険・介護報酬の要点解説

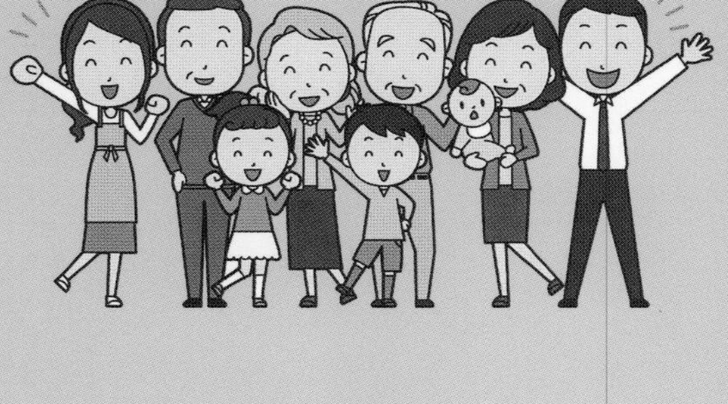

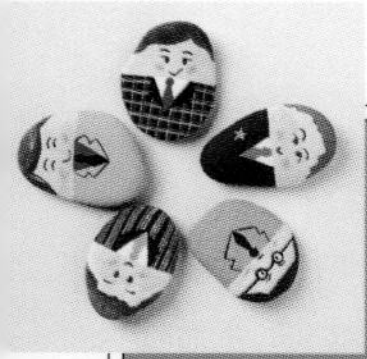

1　介護保険制度の概要

介護保険制度の基本構成

(1)　介護保険制度とは

介護保険制度は，2000年４月からスタートした公的保険制度であり，市区町村（保険者）が制度を運営しています。

日本全体の高齢化が進むにつれて介護を必要とする高齢者が増加し，また核家族化の進行もあって，家族や子供が行うものとされていた親族の介護が困難となる一方，介護による離職が社会問題となっています。このような状況で，家族や子供の負担を軽減し，介護を社会全体で支えることを目的に創設されたのが介護保険制度です。これまでは，団塊の世代が75歳以上となる2025年に向けて制度を充実させる方向性で介護保険制度の仕組みが作られてきました。現在は2040年に向け，介護を理由に離職をせざる得ない**介護離職**を防ぐことや，本来大人が担うと想定されている家事や家族の世話などを日常的に行っている子供（**ヤングケアラー**）に対する支援の充実を図っていくことなど，より細やかな制度作りが急務とされています。また，介護現場の深刻な**人手不足**に対し，より少ない人手でも担える福祉の現場を実現していくことが掲げられています。

(2)　介護保険サービスを受けるまでの流れ

被保険者は満65歳以上の「**第１号保険者**」と，満40歳以上65歳未満の「**第２号保険者**」で構成され，それぞれが介護保険料を負担しています。自身も老化に起因する疾病により介護が必要となる可能性が高くなること，自身の親が高齢となり，介護が必要となる状態になる可能性が高まる時期であることから，この年代で保険料を負担することにより，介護を社会全体で支えていく制度となっているのです。

第１号被保険者は（原因を問わず）認定調査のあと，要介護認定または要支援認定を受ければ介護サービスを受けることが可能です。第２号被保険者は，加齢に伴う疾病（特定疾病）が原因で要介護（要支援）認定を受けたときに介護サービスを受けることができます。

【認定調査】　介護保険制度における介護サービスを利用するには，まず市区町村（保険者）の窓口で**要介護認定**の申請を行います。その後，主治医に介護がどの程度必要な状況であるか意見を求めるとともに，調査員による介護の認定調査が行われます。

認定調査では，要介護認定を申請した被保険者の心身の状況について，本人や家族に対し**全74項目による調査**が行われます。このようにして得られた主治医の意見や認定調査の結果をもとに，コンピューターによる１次判定が行われ，その後，介護認定審査会にて審査判定が行われます。

【介護認定】　審査判定の結果，被保険者は「**５段階の要介護度（要介護１～５）**」，「**２段階の要支援度（要支援１～２）**」，「**非該当**」のいずれかに認定されます。「要介護」または「要支援」の判定が出た被保険者が介護サービスを受けることができます。

なお，前述したように，第２号被保険者においては申請時に末期癌等の16種類の特定疾病に起因して介護サービスを要する場合にのみ申請を行うことが可能です。

【16種類の特定疾病】 ①がん（医師が一般に認められている医学的知見に基づき回復の見込みがない状態に至ったと判断したものに限る）※　②関節リウマチ※　③筋萎縮性側索硬化症　④後縦靱帯骨化症　⑤骨折を伴う骨粗鬆症　⑥初老期における認知症　⑦進行性核上性麻痺，大脳皮質基底核変性症およびパーキンソン病※（パーキンソン病関連疾患）　⑧脊髄小脳変性症　⑨脊柱管狭窄症　⑩早老症　⑪多系統萎縮症※　⑫糖尿病性神経障害，糖尿病性腎症および糖尿病性網膜症　⑬脳血管疾患　⑭閉塞性動脈硬化症　⑮慢性閉塞性肺疾患　⑯両側の膝関節または股関節に著しい変形を伴う変形性関節症

（※2006年４月に追加，見直しがされたもの）

⑶　介護サービスの種類

介護サービスは，**「介護給付」「予防給付」「総合事業」**の３つに分類することができます。

「介護給付」は要介護認定を受けた場合，「予防給付」は要支援認定を受けた場合，「総合事業」は要支援認定を受けた場合と，要介護申請をしていない人および一般高齢者（65歳以上）が利用できます。

このうち「総合事業」は「介護予防・日常生活支援総合事業」と言い，市町村が中心となって，地域の実情に応じて，住民等の多様な主体が参画し，多様なサービスを充実することにより，対象者への支援を行うものです。認定調査により，要支援と判定された被保険者や，非該当とされた被保険者が利用できる事業が判定されます。

被保険者が受けることのできる介護サービスは，以下の６つに分類することができます（**図表１**）。

①　**介護サービスの利用にかかる相談，ケアプランの作成**
②　**自宅で受けられる家事援助等のサービス**
③　**自宅から施設などに出かけて日帰りで受けるサービス**
④　**施設などで生活（宿泊）しながら，長期間または短期間受けられるサービス**
⑤　**訪問・通い・宿泊を組み合わせて受けられるサービス**
⑥　**福祉用具の利用にかかるサービス**

図表１　「介護給付」「予防給付」「総合事業」で受けられる介護サービスの違い

介護サービスの種類	介護給付	予防給付	総合事業
①相談・ケアプラン作成			
②自宅で受けるサービス	・訪問介護 ・訪問介護入浴 ・訪問看護 ・訪問リハビリテーション ・居宅療養管理指導 ・夜間対応型訪問介護 ・小規模多機能型居宅介護 ・定期巡回型随時対応型訪問介護・看護 ・複合型サービス	・介護予防訪問介護入浴 ・介護予防訪問看護 ・介護予防訪問リハビリテーション ・介護予防居宅療養管理指導 ・介護予防小規模多機能型居宅介護	・訪問型サービス（独自） ・訪問型サービス（独自／定率） ・訪問型サービス（独自／定額）
③自宅から通って受けるサービス	・通所介護 ・通所リハビリテーション ・認知症対応型通所介護	・介護予防通所リハビリテーション ・介護予防認知症対応型通所介護	・通所型サービス（独自） ・通所型サービス（独自／定率） ・通所型サービス（独自／定額）
④施設で生活をしながら受けるサービス	・特定施設入居者生活介護 ・地域密着型特定施設入居者生活介護 ・認知症対応型共同生活介護 ・介護福祉施設サービス ・介護保険施設サービス ・地域密着型介護福祉施設入所者生活介護 ・介護医療院	・介護予防特定施設入居者生活介護 ・介護予防認知症対応型共同生活介護	
⑤一時的に施設で生活をするサービス	・短期入所生活介護 ・短期入所療養介護	・介護予防短期入所生活介護 ・介護予防短期入所療養介護	
⑥用具や環境整備に関するサービス	・福祉用具貸与 ・特定福祉用具販売 ・住宅改修	・介護予防福祉用具貸与 ・介護予防特定福祉用具販売 ・介護予防住宅改修	

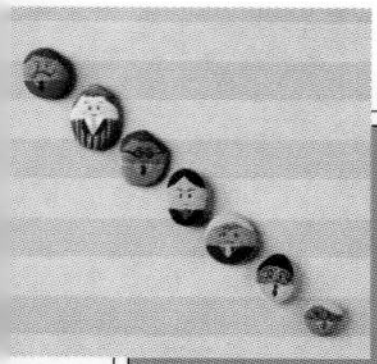

2　介護報酬の概要

1　介護報酬とは

介護報酬とは，サービス事業所が要介護者または要支援者に対し行った介護サービスの対価として支払われる費用のことを言います（図表2）。

介護報酬はサービスごとに設定されています。個々のサービスの**基本的なサービス提供に係る費用**に加え，各事業所の体制や介護サービスの利用者の状況などに応じて「**加算・減算**」される仕組みです。

介護報酬は介護保険法上，「厚生労働大臣が社会保障審議会を開催し定める」とされており，原則3年に1回，社会情勢や物価の変動などに合わせ見直しが行われます。

2　介護報酬の基本原則

(1)　支給限度額

介護保険の利用者は，要介護認定後の介護度に応じ，1カ月ごとに介護保険を用いてサービスを利用できる限度額が設定されます。

図表3の「**区分支給限度額**」については，実際の支給限度額は金額ではなく，「**単位**」で決められており，サービスの種類によって1単位当たりの単価が異なります。

通所サービスや短期入所サービス，施設サービスの短期利用を利用した場合には，**利用者負担分**のほかに，各施設で設定された**食費**，**居住費**，**日常生活費**が別途かかります。なお，食費，居住費，日常生活費については介護保険の対象外のため全額自己負担になります。

図表2　介護報酬支払の流れ

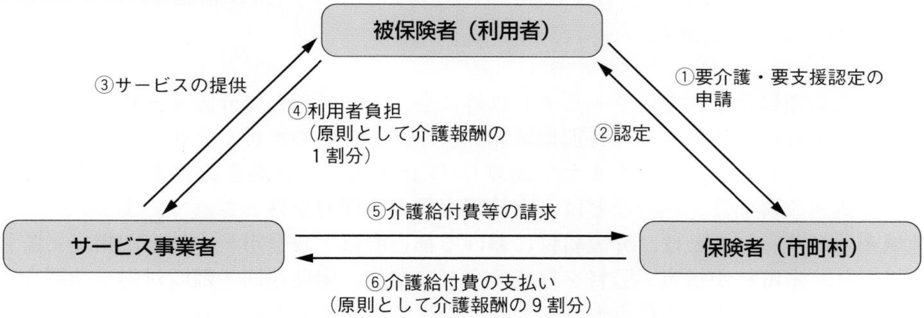

図表3　要介護区分と費用限度額※

要介護状態区分	区分支給限度額	サービス利用にかかる費用（10割額）
要支援1	5,032単位	5万 320円　～　5万7364円
要支援2	10,531単位	10万5310円　～　12万　53円
要介護1	16,765単位	16万7650円　～　19万1121円
要介護2	19,705単位	19万7050円　～　22万4637円
要介護3	27,048単位	27万 480円　～　30万8347円
要介護4	30,938単位	30万9380円　～　35万2693円
要介護5	36,217単位	36万2170円　～　41万2873円

※利用できる金額の目安として1単位当たり10円で計算しています

⑵　負担限度額

介護保険サービスを利用した場合，被保険者の費用負担は「介護サービスにかかった費用の１割（一定以上所得者の場合は２割または３割）」です。仮に１万円分のサービスを利用した場合に支払う費用は，1000円（２割の場合は2000円）になります。

「居宅サービス」では利用できるサービスの量（区分支給限度額）が要介護度別に定められています。

「介護保険施設」でサービスを利用した場合には，費用の１割負担のほかに，居住費，食費，日常生活費の負担が必要になります。

なお，所得の低い人や，１カ月の利用料が高額になった人については，別に負担の軽減措置が設けられています。

⑶　支給限度額管理

居宅サービスおよび**地域密着型サービス**（介護予防を含む）では，１カ月ごとに支給限度額を超えて介護サービスを利用することも可能ですが，超過部分については10割を負担することになります（保険の給付対象外）。支給限度額を超えて介護サービスを利用することはやむを得ない場合を除き，原則として想定されていません。支給限度額を超えて介護サービスが必要な状態が継続している場合は，改めて要介護認定を受け直すことが検討されます。

【区分支給限度額に含まれるサービス】訪問介護／訪問入浴介護／訪問看護／訪問リハビリテーション／通所介護／通所リハビリテーション／福祉用具貸与／短期入所生活介護／短期入所療養介護／特定施設入所者生活介護（短期利用に限る）／定期巡回・随時対応サービス／夜間対応型訪問介護／認知症対応型通所介護／小規模多機能型居宅介護／認知症対応型共同生活介護（短期利用に限る）／地域密着型特定施設入所者生活介護（短期利用に限る）／看護小規模多機能型居宅介護

【区分支給限度額に含まれないサービス】居宅療養管理指導／特定施設入所者生活介護（外部サービス利用型を除く）（短期利用を除く）／認知症対応型共同生活介護（短期利用を除く）／地域密着型特定施設入居者生活介護（短期利用を除く）／地域密着型介護老人福祉施設入所者生活介護／介護老人福祉施設／介護老人保健施設／介護療養型医療施設／介護医療院

上記の「区分支給額に含まれないサービス」以外にも，①地域ごとに介護サービスの提供における負担や経費が異なる場合に加算される「特別地域加算」や，②特定の疾患や症状に対する介護サービスを提供した場合に加算される「ターミナルケア加算」，③介護職員の処遇を改善するために設けられている「介護職員等処遇改善加算」――などは，**支給限度額の管理対象外**とされています。

なお，地域密着型サービスとは，介護給付における都道府県・政令市・中核市が指定・監督を行うサービスとは異なり，市町村が指定・監督を行うサービスです。定期巡回・随時対応型訪問介護看護や認知症対応型通所介護等，利用者の住み慣れた地域での生活を支えるため，身近な市町村で提供されることが適当なサービス類型がこれに分類されます。

⑷　地域区分

介護報酬は，事業所が所在する地域等も考慮し，サービス提供に要する平均的な費用の額を勘案して設定するとされています（介護保険法第41条第４項等）。

【介護報酬の基本的な算定方法】

サービスごとに算定した単位数 × １単位の単価（サービス別，地域別に設定 10円～11.40円） ＝ 事業者に支払われるサービス費（１割，２割又は３割は利用者の自己負担）

（根拠）指定居宅サービスの費用の額の算定に関する基準（告示）等

（根拠）厚生労働大臣が定める一単位の単価（告示）

介護サービスを提供する従業者の賃金は，地域によって差があり，この地域差を介護報酬に反映するために「単位」制が採用されています。なお，公平性・客観性を担保する観点から，級地（地域区分）は，原則として公務員（国家・地方）の地域手当の設定に準拠しています。

(5)　端数処理

介護報酬の計算では，「基本となる単位数」に「加算」等を乗じ，これに対し「地域区分」をかけて金額を算出します。この計算の過程で行う端数処理については以下のようになっています。

【単位数】 加算･減算の計算（割合を乗ずる計算）を行うごとに，少数点以下の端数（１円未満）を四捨五入する。
【円換算】 小数点以下の端数（１円未満）を切り捨てる。

3　公費負担と介護報酬

公費負担とは，介護サービス利用に必要な費用の一部または全部を，国や自治体が負担することを言います。介護報酬では，公費負担分は利用者が負担する１割から３割部分に充当し，低所得者や高齢者などで経済的に困窮している人に対しては，生活保護制度などの制度により利用者負担額の一部または全部を公費が負担する場合があります。

なお，保険料滞納による介護給付等の額の減額分についての公費負担はありません。

4　介護保険と医療保険

(1)　介護保険の優先度

訪問看護や通所リハビリテーション等の利用で医療保険と介護保険が併用されている場合，介護保険を適用できる部分については**介護保険を優先的に使用**することとなります。また，障害者総合支援法における障害福祉サービスを併用し，障害福祉サービスに相当する介護保険サービスがある場合も，社会保障制度の原則である保険優先の考え方の下，原則として介護保険サービスに係る保険給付を優先して受けることになります。

(2)　医療と介護の給付調整

要介護・要支援者については，**厚生労働大臣が別に定める療養についてのみ医療保険給付の対象**となります〔医療と介護の給付調整については『診療点数早見表2024年度版』（医学通信社）p. 1507，『介護報酬早見表2024−26年版』（医学通信社）p. 791をご参照ください〕。

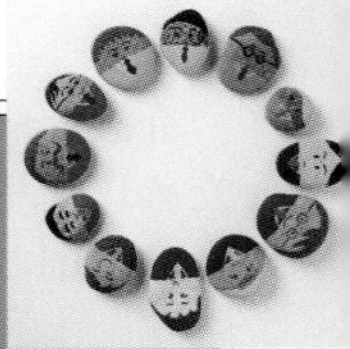

3　2024年介護報酬改定の概要

介護報酬は３年に１回，社会情勢や物価の変動などに合わせて改定されます。これまでは原則として４月に施行されていましたが，増税などを理由に10月に臨時的に改定が行われることも増えています。さらに2022年には10月の介護報酬改定施行前に補助金の交付を先駆けて行うなど，変則的な改定が増えています。

2024年の介護報酬改定については，診療報酬が同年６月１日施行とされたこと等を踏まえ，訪問看護，訪問リハビリテーション，居宅療養管理指導，通所リハビリテーションの改定も診療報酬改定に合わせて６月１日の施行となりました（居宅サービス等その他サービスについては４月１日施行）。

また，2024年８月には補足給付に係る基準費用額（居住費）が見直され，介護職員処遇改善加算の１本化は2024年６月１日に施行されましたが，新設された月額賃金改善要件が2024年度中は提要が猶予されて2025年度から適用されることとなりました。2025年８月１日には，介護老人保健施設（その他型・療養型），介護医療院（Ⅱ型）の多床室の室料負担導入（基準費用額の見直し・室料相当額減算の導入）となります。

このように，これまでよりスピーディーに情勢に対応すべく，段階的に施行されたり，移行期間を設けているということも，昨今の介護報酬改定の大きな特徴です。

2024年の介護報酬改定では，以下４つの論点が示されました。

1．地域包括ケアシステムの深化・推進
2．自立支援・重度化防止に向けた対応
3．良質な介護サービスの効率的な提供に向けた働きやすい職場づくり
4．制度の安定性・持続可能性の確保

この４つを柱に，今改定では多くの加算の新設や，算定要件の見直しなどが行われています。

これまでの介護報酬改定でも，プラス改定と言われながらも基本報酬はほぼ変わっておらず，プラス改定の『プラス』部分は加算を取得することで得られる報酬です。

「介護報酬改定の仕組みはこのようになっている」ということを念頭に，今回の改定の加算・減算の要件を読み解き，今後の従業員教育に活かすことや，専門職以外の事務員が代行できる部分はアウトソーシングを行うなどの工夫をしていくことも重要です。

1．地域包括ケアシステムの深化・推進

地域包括ケアシステムとは，要介護状態となっても住み慣れた地域で自分らしい生活を最期まで続けることができるように地域内で助け合う体制を指します。

この項目では，特に医療と介護の連携を強化していくための加算が増えています。具体的には入院時等の医療機関への情報提供を促進していくための**退所時情報提供加算の対象施設の拡大**や，医療関係者・リハビリ関係者との**連携を評価**する加算，基準の改正が目立ちます。

(1)　質の高い公正中立なケアマネジメント

居宅介護支援における特定事業所加算の算定要件では，ヤングケアラーなどの多様な課題への対応を促進する観点などから見直しが行われています。

具体的には特定事業所加算の単位数が14単位上がったほか，以下の算定要件が追加となっています。

【2024年改定で追加となった算定要件】
・多様化・複雑化する課題に対応するための取組を促進する観点から，「ヤングケアラー，障害者，生活困窮者，難病患者等，他制度に関する知識等に関する事例検討会，研修等に参加していること」を要件とするとともに，評価の充実を行う
・（主任）介護支援専門員の専任要件について，居宅介護支援事業者が介護予防支援の提供や地域包括支援センタ

一の委託を受けて総合相談支援事業を行う場合は，これらの事業との兼務が可能である旨を明確化する
・事業所における毎月の確認作業等の手間を軽減する観点から，運営基準減算に係る要件を削除する
・介護支援専門員が取り扱う１人当たりの利用者数について，居宅介護支援費の見直しを踏まえた対応を行う

(2) 地域の実情に応じた柔軟かつ効率的な取組み

中山間地域等における継続的なサービス提供や看取り期の利用者など重度者へのサービス提供を行っている事業所を適切に評価する観点などから，**訪問介護における特定事業所加算**の見直しが行われました。新設された**特定事業所加算（Ⅰ）・（Ⅲ）**の重度要介護者等対応要件である看取り期の利用者への対応体制では，病院，診療所または訪問看護ステーション等の看護師との連携により24時間連絡できる体制を確保することとされています。なおこれは事業所内で訪問介護員などが勤務することを要するものではなく，夜間においても訪問介護事業所から連携先の訪問看護ステーションなどに連絡でき，必要な場合には事業所からの緊急の呼出しに応じて出勤する体制をいうものです。
具体的には，以下のような体制の整備が要件とされています。

【特定事業所加算の要件】
・管理者を中心として，連携先の訪問看護ステーション等と夜間における連絡・対応体制に関する取決め（緊急時の注意事項や利用者の病状等についての情報共有の方法等を含む）がなされている
・管理者を中心として，訪問介護員等による利用者の観察項目の標準化（どのようなことが観察されれば連携先の訪問看護ステーション等に連絡するか）がなされている
・事業所内研修等を通じ，訪問介護員等に対して，これらの内容が周知されている

また，認知症対応を含む様々な機能を発揮することにより，地域の多様な主体とともに利用者を支える仕組みづくりを促進する観点より，定期巡回・随時対応型訪問介護看護および（看護）小規模多機能型居宅介護における**総合マネジメント体制強化加算**について，地域包括ケアの推進と地域共生社会の実現に資する取組みを評価する新たな区分が設けられました。

(3) 医療と介護の連携の推進

a．在宅における医療ニーズへの対応強化

【専門管理加算】訪問看護・看護小規模多機能型居宅介護において，医療ニーズの高い利用者が増えるなか，適切かつより質の高い訪問看護を提供する観点から，専門性の高い看護師が計画的な管理を行うことを評価する**専門管理加算（250単位／月）**が新設されました。

【専門管理加算の算定要件】
①届出指定訪問看護事業所の，緩和ケア，褥瘡ケアまたは人工肛門ケアおよび人工膀胱ケアに係る専門の研修を受けた看護師が以下の利用者に対し計画的な管理を行った場合
・悪性腫瘍の鎮痛療法または化学療法を行っている利用者
・真皮を越える褥瘡の状態にある利用者
・人工肛門または人工膀胱を造設している者で管理が困難な利用者
②特定行為研修を修了した看護師が以下の利用者に対し計画的な管理を行った場合
・診療報酬における手順書加算を算定する利用者
【対象となる特定行為】気管カニューレの交換，胃ろうカテーテルもしくは腸ろうカテーテルまたは胃ろうボタンの交換，膀胱ろうカテーテルの交換，褥瘡または慢性創傷の治療における血流のない壊死組織の除去，創傷に対する陰圧閉鎖療法，持続点滴中の高カロリー輸液の投与量の調整，脱水症状に対する輸液による補正
【専門の研修の内容】
・褥瘡ケア：日本看護協会の認定看護師教育課程「皮膚・排泄ケア」
・緩和ケア：日本看護協会の認定看護師教育課程「緩和ケア※」，「乳がん看護」，「がん放射線療法看護」及び「がん薬物療法看護※」，日本看護協会が認定している看護系大学院の「がん看護」の専門看護師教育課程
・人工肛門および人工膀胱ケア：日本看護協会の認定看護師教育課程「皮膚・排泄ケア」
（※2018年度認定看護師制度改正前の教育内容による研修を含む）

【総合医学管理加算】介護老人保健施設が提供する短期入所療養介護における総合医学管理加算について，医療ニーズのある利用者の受入れをさらに促進する観点から，治療管理を目的とするものについては，居宅サービス計画において計画的に行うこととなっている**指定短期入所療養介護を同加算の対象**とし，算定日数も７日限度から**10日間を限度**とすることとして見直しが図られました。単位数についての変更はありません。

【重度者ケア体制加算】主に中重度の利用者を対象とする療養通所介護について，介護度にかかわらず一律の包括報酬である一方，重度の利用者を受け入れるに当たっては特に手厚い人員体制，管理体制等が必要となることから，安定的に重度の利用者へのサービスを提供する体制を評価する加算として，**重度者ケア体制加算（150単位／月）**が新設されました。

【療養通所介護費における重度者ケア体制加算の算定要件】次のいずれにも適合すること。
・指定地域密着型サービス基準第40条第２項に規定する看護師の員数に加え，看護職員を常勤換算方法で３以上確保
・指定療養通所介護従業者のうち，保健師助産師看護師法第37条の２第２項第５号に規定する指定研修機関において行われる研修等を修了した看護師を１名以上確保
・指定療養通所介護事業者が指定訪問看護事業者の指定を併せて受け，かつ，一体的に事業を実施
【指定研修機関において行われる研修】
・特定行為に係る看護師の研修制度により厚生労働大臣が指定する指定研修機関において行われる研修
・日本看護協会の認定看護師教育課程，日本看護協会が認定している看護系大学院の専門看護師教育課程
（※2018年度の認定看護師制度改正前の教育内容による研修を含む）

b．高齢者施設等と医療機関の連携強化

【リハビリテーション実施計画書】退院後早期に連続的で質の高いリハビリテーションを実施する観点から，退院後のリハビリテーションを提供する際に，入院中に医療機関が作成したリハビリテーション実施計画書等を入手し，内容を把握することが義務付けられました。

これにより，医師等の従業者は，リハビリテーションを受けていた医療機関から退院した利用者のリハビリテーション計画の作成に当たっては当該医療機関が作成したリハビリテーション実施計画書等を入手し，当該利用者のリハビリテーションの情報を把握しなければなりません。

【退院時共同指導加算】リハビリテーション事業所の医師等が，医療機関の退院前カンファレンスに参加した際の評価として，新たに**退院時共同指導加算600単位／回（退院時の１回に限り）**が設けられました。

退院時共同指導において，指導内容を文書以外の方法で提供する場合には，電話などの文字に残らないかたちではなく，メール等の方法により提供することが想定されています。文書以外で提供する場合でも，利用者やその家族から同意を得ることが必要です。

また，退院時共同指導の内容を電子メールで送信したことが確認できることだけをもって算定はできず，電子メール送信後に利用者またはその家族が受け取ったことを確認するとともに，確認したことについて訪問看護記録書に記録しておく必要があります。

【退院時共同指導加算の算定要件】リハビリテーション事業所の医師，理学療法士，作業療法士，言語聴覚士が，退院前カンファレンスに参加し，退院時共同指導を行う。

【医療的ケアを要する者】特定施設入居者生活介護・地域密着型特定施設入居者生活介護

医療的ケアを要する者が一定数いる特定施設入居者生活介護などにおいて，医療的ケアを要する者の範囲に，尿道カテーテル留置，在宅酸素療法およびインスリン注射を実施している状態の者が追加されました。単位数に変更はないものの，算定要件に一部追加が行われています。

【算定要件】(1)または(2)のいずれかに適合し，かつ，(3)および(4)のいずれにも適合する
(1) ①～⑤を必要とする入居者が15%以上（※）
①口腔内の喀痰吸引　②鼻腔内の喀痰吸引　③気管カニューレ内部の喀痰吸引
④胃ろうまたは腸ろうによる経管栄養　⑤経鼻経管栄養
(2) ①～⑤を必要とする入居者と⑥～⑧に該当する入居者の割合が15%以上（※）であり，かつ，常勤の看護師を１名以上配置し，看護に係る責任者を定めている
⑥尿道カテーテル留置を実施している状態　⑦在宅酸素療法を実施している状態
⑧インスリン注射を実施している状態
(3) 介護福祉士の数が，常勤換算方法で，入居者の数が６又はその端数を増すごとに１以上
(4) 人員基準欠如に該当していない

※ 入居継続支援加算（Ⅱ）においては，５%以上15%未満

c．高齢者施設等における医療ニーズへの対応強化

【配置医師緊急時対応加算】介護老人福祉施設・地域密着型介護老人福祉施設入所者生活介護

入所者に急変が生じた場合の配置医師による日中の駆けつけ対応をより充実させる観点から，改定前は早朝・夜間および深夜にのみ算定可能だった配置医師緊急時対応加算について，**配置医師の通常の勤務時間外（早朝・夜間及び深夜を除く）の場合**（325単位／回）が設けられました。

なお，①配置医師の通常の勤務時間内だが出張や休暇等により施設内に不在であった時間帯に当該配置医師が対応した場合や，②配置医師の所属する医療機関のほかの医師が，緊急時に施設の求めに応じて代わりに診療した場合――は，当該加算は算定できません。

【緊急時等対応方法】介護老人福祉施設・地域密着型介護老人福祉施設入所者生活介護

入所者への医療提供体制を確保する観点から省令の改正が行われ，介護老人福祉施設等が緊急時等の対応方法について，配置医師と協力医療機関の協力を得て作成しておくことと，１年に１回以上，配置医師と協力医療機関の協力を得て見直しを行い，必要に応じて変更を行わなければならないことが定められました。

【協力医療機関】介護老人福祉施設・地域密着型介護老人福祉施設入所者生活介護・介護老人保健施設・介護医療院

同じく省令の改正により，施設内で対応可能な医療の範囲を超えた場合に協力医療機関との連携の下でより適切な対応を行う体制を確保する観点から，一定の条件の下，協力医療機関を定め，在宅医療を担う医療機関や在宅医療を支援する地域の医療機関等と実効性のある連携体制を構築することが追加されています（３年の経過措置）。

また，高齢者施設等内でも対応可能な医療の範囲を超えた場合に，協力医療機関との連携の下で適切な対応が行われるよう，特定施設入居者生活介護，地域密着型特定施設入居者生活介護，認知症対応型共同生活介護についても，一定の要件を満たす協力医療機関を定め，在宅医療を担う医療機関や在宅医療を支援する地域の医療機関等と実効性のある連携体制を構築することを努力義務としています。

d．看取りへの対応強化

【看取り連携体制加算】訪問入浴介護

看取り期の利用者へのサービス提供について，その対応や医師・訪問看護師等の多職種との連携体制を推進する観点から，事業所の看取り対応体制の整備を評価する**看取り連携体制加算　64単位／回（死亡日及び死亡日以前30日以下に限る）**が新たに設けられました。

【看取り連携体制加算の算定要件】

○利用者基準

- 医師が一般に認められている医学的知見に基づき回復の見込みがないと診断した者
- 看取り期における対応方針に基づき，利用者の状態また家族の求め等に応じ，介護職員，看護職員等から介護記録等利用者に関する記録を活用して行われるサービスについての説明を受け，同意した上でサービスを受けている者（その家族等が説明を受け，同意した上でサービスを受けている者を含む）

○事業所基準

- 病院，診療所または訪問看護ステーション（以下「訪問看護ステーション等」）との連携により，利用者の状態等に応じた対応ができる連絡体制を確保し，かつ，必要に応じて当該訪問看護ステーション等により訪問看護等が提供されるよう訪問入浴介護を行う日時を当該訪問看護ステーション等と調整している
- 看取り期における対応方針を定め，利用開始の際に，利用者またはその家族等に対して，当該対応方針の内容を説明し，同意を得ている
- 看取りに関する職員研修を行っている

【ターミナルケア加算】訪問看護，定期巡回・随時対応型訪問介護看護，看護小規模多機能型居宅介護

ターミナルケア加算では，介護保険の訪問看護等におけるターミナルケアの内容が医療保険におけるターミナルケアと同様であるとして，**2500単位／死亡月**となりました（500単位アップ）。要件の変更はありません。

【看取り連携体制加算】短期入所生活介護

看取り期の利用者に対するサービス提供体制の強化を図る観点から，レスパイト機能を果たしつつ，看護職員の体制確保や対応方針を定め，看取り期の利用者にサービス提供を行った場合の**看取り連携体制加算（64単位／日）**が，死亡日および死亡日以前30日以下について７日を限度として算定可能と

要点解説

なりました。

【算定要件】
・次のいずれかに該当：①看護体制加算（Ⅱ）または（Ⅳ）イもしくはロを算定／②看護体制加算（Ⅰ）または（Ⅲ）イもしくはロの算定，かつ，短期入所生活介護事業所の看護職員により，または病院，診療所，訪問看護ステーション，本体施設の看護職員との連携により24時間連絡できる体制の確保
・看取り期の対応方針を定め，利用開始の際に，利用者またはその家族等に当該対応方針の内容を説明し，同意を得ている

改定概要

【ターミナルケアマネジメント加算】居宅介護支援

自宅で最期を迎えたいと考えている利用者の意向を尊重する観点から算定要件が見直されました。また，併せて特定事業所医療介護連携加算におけるターミナルケアマネジメント加算の算定回数の要件についても見直され，現行5回以上から**15回以上**となりました。

【ターミナルケアマネジメント加算の算定要件】自宅で最期を迎えたいと考えている利用者の意向を尊重する観点から，人生の最終段階における利用者の意向を適切に把握することを要件としたうえで，当該加算の対象となる疾患を末期の悪性腫瘍に限定しないこととし，医師が一般に認められている医学的知見に基づき，回復の見込みがないと診断した者を対象とする。

【ターミナルケア加算】介護老人保健施設，在宅復帰・在宅療養支援を行う施設

看取り対応を充実し，対応を適切に評価する観点から，「死亡日の前日および前々日」ならびに「死亡日」のターミナルケアについて各区分の評価が見直されました。具体的には死亡日前々日から死亡日において単位数があがっています（死亡日45日前～31日前72単位／日，死亡日前々日，前日910単位／日，死亡日1900単位／日）。死亡日30日前～4日前160単位／日は変更ありません。

【人生の最終段階におけるガイドライン】介護医療院

本人・家族との十分な話し合いや，ほかの関係者との連携をさらに充実させる観点から，基本報酬の算定要件と施設サービス計画の作成において，本人の意思を尊重したうえで，原則として入所者全員に「人生の最終段階における医療・ケアの決定プロセスに関するガイドライン」に沿った取組みを行うこととされました。施設サービスの計画の作成や提供にあたり入所者の意思を尊重した医療とケアが実施できるよう，入所者本人の意思決定を基本に，他の関係者と連携して対応することを求めるものです。

e．感染症や災害への対応力向上

【高齢者施設等感染対策向上加算の新設】特定施設入居者生活介護，地域密着型特定施設入居者生活介護，認知症対応型共同生活介護，介護老人福祉施設，地域密着型介護老人福祉施設入所者生活介護，介護老人保健施設，介護医療院

施設内で感染者が発生した場合に，感染者の対応を行う医療機関と連携し施設内で感染者の療養を行うことや，他の入所者等への感染拡大を防止することを求め，**高齢者施設等感染対策向上加算（Ⅰ）（10単位／月），高齢者施設等感染対策向上加算（Ⅱ）（5単位／月）**が新設されました。

高齢者施設等感染対策向上加算（Ⅰ）は，感染対策向上加算または外来感染対策向上加算の届出医療機関等が行う院内感染対策に関する研修または訓練に1年に1回以上参加していることが要件とされます。2025年3月31日までに当該研修または訓練に参加できる目処があれば算定が可能です。

また，感染対策に係る一定の要件を満たす医療機関から，感染制御等の実地指導を受けることを評価する新たな加算も設けられています。

【高齢者施設等感染対策向上加算の算定要件】
・新興感染症の発生時等に感染者の診療等を実施する医療機関（協定締結医療機関）との連携体制を構築している
・上記以外の一般的な感染症（※新型コロナウイルスを含む）について，協力医療機関等と感染症発生時における診療等の対応を取り決めるとともに，当該協力医療機関等と連携のうえ，適切な対応を行っている
・感染症対策にかかる一定の要件を満たす医療機関等や地域の医師会が定期的に主催する感染対策に関する研修に参加し，助言や指導を受ける

【業務継続計画未策定減算】

2021年度の介護報酬改定で，新設された業務継続計画（3年間の経過措置）に関して，未策定事業所への減算が導入されました。**業務継続計画未策定減算**として施設・居住系サービスは所定単位数の

100分の3に相当する単位数を減算，その他のサービスは所定単位数の**100分の1**に相当する単位数が減算されます。

ただし，2025年3月31日までの間，「感染症の予防及びまん延の防止のための指針の整備及び非常災害に関する具体的計画」の策定を行っている場合には，減算は適用されません。また，訪問系サービス・福祉用具貸与・居宅介護支援については，2025年3月31日までの間，減算を適用しないこととされています。

【業務継続計画未策定の場合の減算要件】感染症もしくは災害のいずれかまたは両方の業務継続計画が策定されていない場合

(4)　高齢者虐待防止の推進

【高齢者虐待防止措置未実施減算】

利用者の人権の擁護，虐待の防止等をより推進する観点から，虐待の発生またはその再発を防止するための措置が講じられていない場合に，**高齢者虐待防止措置未実施減算**として所定単位数の100分の1に相当する単位数が減算されます。高齢者虐待が発生していない場合においても，虐待の発生またはその再発を防止するための「委員会の開催」「指針の整備」「研修の定期的な実施」「担当者を置くこと」のどれか1つでもなされていなければ減算が適用されます（なお，福祉用具については3年間の経過措置が設けられています）。

(5)　認知症の対応力向上　小規模多機能型居宅介護，看護小規模多機能型居宅介護

認知症対応力のさらなる強化を図る観点から，認知症加算について，認知症ケアに関する専門的研修修了者の配置や認知症ケアの指導，研修等の実施を評価する新たな区分が設けられることとなり，2つだった加算が4種類に増えました。

旧「加算Ⅰ」は「**認知症加算（Ⅲ）（760単位／月）**」へ，「加算Ⅱ」は「**認知症加算（Ⅳ）（460単位／月）**」へと移行し，「**認知症加算（Ⅰ）（920単位／月）**」，「**認知症加算（Ⅱ）（890単位／月）**」が新設されています。

【認知症加算（Ⅰ）の算定要件】
- 認知症介護実践リーダー研修等修了者を，認知症高齢者の日常生活自立度Ⅲ以上の者が20人未満で1以上，20人以上で1，19を超えて10または端数を増すごとに1を加えて得た数以上配置
- 認知症高齢者の日常生活自立度Ⅲ以上の者に専門的な認知症ケアを実施
- 従業者に認知症ケアに関する留意事項の伝達または技術的指導に係る会議を定期的に開催
- 認知症介護指導者研修修了者を1名以上配置し，事業所全体の認知症ケアの指導等を実施
- 介護職員，看護職員ごとの認知症ケアに関する研修計画を作成し，研修を実施または実施を予定

【認知症加算（Ⅱ）の算定要件】
- 認知症介護実践リーダー研修等修了者を，認知症高齢者の日常生活自立度Ⅲ以上の者が20人未満で1以上，20人以上で1，19を超えて10または端数を増すごとに1を加えて得た数以上配置
- 認知症高齢者の日常生活自立度Ⅲ以上の者に専門的な認知症ケアを実施
- 従業者に認知症ケアに関する留意事項の伝達または技術的指導に係る会議を定期的に開催

【認知症加算（Ⅲ）の算定要件】
- 認知症高齢者の日常生活自立度Ⅲ以上の者に（看護）小規模多機能型居宅介護を実施

【認知症加算（Ⅳ）の算定要件】
- 要介護2で認知症高齢者の日常生活自立度Ⅱに該当する者に（看護）小規模多機能型居宅介護を実施

【認知症チームケア推進加算】認知症対応型共同生活介護，介護老人福祉施設，地域密着型介護老人福祉施設入所者生活介護，介護老人保健施設，介護医療院

認知症の行動・心理症状（BPSD）の発現を未然に防ぐ，あるいは出現時に早期に対応する平時からの取組みを推進する観点から，**認知症チームケア推進加算（Ⅰ）（150単位／月）**，**認知症チームケア推進加算（Ⅱ）（120単位／月）**が新設されました。

【認知症チームケア推進加算（Ⅰ）の算定要件】
①事業所または施設の利用者・入所者の総数のうち，周囲の者による日常生活に対する注意を必要とする認知症の者の占める割合が2分の1以上
②認知症の行動・心理症状の予防および出現時の早期対応に資する認知症介護の指導に係る専門的な研修修了者ま

たは認知症介護に係る専門的な研修および認知症の行動・心理症状の予防等に資するケアプログラムを含んだ研修修了者を１名以上配置し，かつ，複数人の介護職員からなる認知症の行動・心理症状に対応するチームを組んでいる
③対象者に，個別に認知症の行動・心理症状の評価を計画的に行い，その評価に基づく値を測定し，認知症の行動・心理症状の予防等に資するチームケアを実施
④カンファレンスの開催，計画の作成，認知症の行動・心理症状の有無および程度についての定期的な評価，ケアの振り返り，計画の見直し等を実施

【認知症チームケア推進加算（Ⅱ）の算定要件】
・（Ⅰ）の①，③，④の基準に適合
・認知症の行動・心理症状の予防等に資する認知症介護に係る専門的な研修修了者を１名以上配置し，かつ，複数人の介護職員からなる認知症の行動・心理症状に対応するチームを組んでいる

なお，認知症専門ケア加算と，通所介護，地域密着型通所介護の認知症加算，（看護）小規模多機能型居宅介護の認知症加算（Ⅰ）・（Ⅱ）における「技術的指導に係る会議」と，特定事業所加算やサービス提供体制強化加算の「事業所における従業者の技術指導を目的とした会議」が同時期に開催される場合であって，議題の１つが，認知症ケアの技術的指導についての事項で，この会議に登録ヘルパーを含めたすべての訪問介護員等が参加した場合には，両会議を開催したものと考えてよいとされています。

(6)　福祉用具貸与・特定福祉用具販売の見直し

利用者負担の軽減，福祉用具の適時・適切な利用，安全の確保といった観点から，一部の用具について**貸与と販売の選択制が導入**されました。

その際には，利用者への十分な説明と多職種の意見を採り入れて利用者の身体状況等を踏まえた提案を行うこととされています。福祉用具専門相談員または介護支援専門員が提供する「利用者の選択に当たって必要な情報」とは，①利用者の身体状況の変化の見通しに関する医師やリハビリテーション専門職等から聴取した意見，②サービス担当者会議等における多職種による協議の結果を踏まえた生活環境等の変化や福祉用具の利用期間に関する見通し，③貸与と販売それぞれの利用者負担額の違い，④長期利用が見込まれる場合は販売のほうが利用者負担額を抑えられること，短期利用が見込まれる場合は適時適切な福祉用具に交換できる貸与が適していること，⑤国が示している福祉用具の平均的な利用月数〔選択制の対象福祉用具の平均的な利用月数（出典：介護保険総合データベース）・固定用スロープ：13.2カ月・歩行器：11.0カ月・単点杖：14.6カ月・多点杖：14.3カ月〕――等が想定されています。

貸与と販売の選択に係る情報提供（提案）を行ったという事実の記録方法については，福祉用具貸与・販売計画またはモニタリングシート等に記録することが考えられます。

2．自立支援・重度化防止に向けた対応

介護保険で提供されるサービスは，要介護状態の軽減や悪化の防止に資するものであること，また介護を必要とする高齢者の暮らしを支えるものであることが求められています。

「自立支援・重度化防止に向けた対応」として改定された項目は，介護分野において，何が高齢者の自立を支援し，重度化の防止に効果的なのかを分析している段階であり，現状ではデータの蓄積を行っているところであると言えます。

(1)　リハビリテーション・機能訓練，口腔，栄養の一体的取組等

【リハビリテーションマネジメント加算】通所リハビリテーション

リハビリテーションマネジメントの実施体制等が充実している事業所を評価する観点から，これまで３段階に分かれていた事業所規模別の基本報酬を，「通常規模型」「大規模型」の２段階に変更し，大規模型であっても，リハビリテーションマネジメント加算の算定率が利用者全体の80％以上で，利用者に対するリハビリテーション専門職の配置が10：１以上である場合は，通常規模型と同等とすることになりました。

また，リハビリテーション・機能訓練，口腔，栄養の一体的取組みを推進し，自立支援・重度化防

止を効果的に進める観点から，**リハビリテーションマネジメント加算（ハ）**（同意日の属する月から6月以内793単位／月，6月超473単位／月）の新たな区分が設けられました。

【リハビリテーションマネジメント加算（ハ）の算定要件】
- 口腔アセスメントおよび栄養アセスメントを行っている
- リハビリテーション計画等の内容について，リハビリテーション・口腔・栄養の情報を関係職種の間で一体的に共有する。その際，必要に応じてLIFEに提出した情報を活用している
- 共有した情報を踏まえ，リハビリテーション計画について必要な見直しを行い，見直しの内容について関係職種に対し共有している

なお，当該加算では，理学療法士，作業療法士または言語聴覚士が，利用者の居宅を訪問し，その他指定居宅サービス従業者あるいは利用者の家族に対し指導や助言を行うことになっていますが，その頻度についての取り決めはなく，利用者の状態等に応じて，通所リハビリテーション計画に基づき適時適切に実施することとされています。

【居宅療養管理指導費】介護老人保健施設・介護医療院・介護老人福祉施設等

関係加算についても新たな区分が設けられています。居宅療養管理指導費については，通所サービス利用者に対する管理栄養士による栄養食事指導および歯科衛生士等による歯科衛生指導を充実させる観点から，算定対象が「通院または通所が困難な者」から「通院困難な者」に見直され，対象範囲が拡大しました。

【口腔連携強化加算】訪問系サービス，短期入所系サービス

職員が利用者の口腔の状態を確認し，歯科専門職による適切な口腔管理につなげる観点から，介護職員等による口腔衛生状態・口腔機能の評価を実施し，利用者の同意の下で歯科医療機関・介護支援専門員へ情報提供を行うことを評価するため，**口腔連携強化加算（50単位／回）**が新設されています。

【口腔連携強化加算の算定要件等】
- 事業所の従業者が口腔の健康状態の評価を実施した場合に，利用者の同意を得て，歯科医療機関・介護支援専門員に当該評価の結果を情報提供する
- 事業所は，利用者の口腔の健康状態に係る評価を行うに当たっては，診療報酬の歯科点数表C000歯科訪問診療料の算定実績がある歯科医療機関の歯科医師または歯科医師の指示を受けた歯科衛生士が，当該従業者からの相談等に対応する体制を確保し，その旨を文書等で取り決めていること

【退所時栄養情報連携加算】

介護保険施設から居宅他の介護保険施設，医療機関等に退所する者の栄養管理に関する情報連携が切れ目なく行われるようにする観点から，介護保険施設の管理栄養士が，介護保険施設の入所者等の栄養管理に関する情報を他の介護保険施設や医療機関等に提供することで算定できる**退所時栄養情報連携加算（70単位／回）**も新設されています。

【退所時栄養情報連携加算の算定要件】
- 対象者：特別食を必要とする入所者または低栄養状態にあると医師が判断した入所者
- 管理栄養士が，退所先の医療機関等に対して，当該者の栄養管理に関する情報を提供する

(2)　自立支援・重度化防止に係る取組みの推進

【入浴介助加算の見直し】通所介護等

入浴介助加算について，入浴介助技術の向上や利用者の居宅における自立した入浴の取組を促進する観点から，算定要件の見直しが図られています（単位数に変更はありません）。

（Ⅰ）の要件にある「入浴介助に関する研修」とは，具体的には，脱衣，洗髪，洗体，移乗，着衣など入浴に係る一連の動作において介助対象者に必要な入浴介助技術や転倒防止，入浴事故防止のためのリスク管理や安全管理等が挙げられていますが，これらに限らず事業所で必要と判断されるものであることが必要とされています。また，これらの研修においては，内部研修・外部研修を問わず，継続的に研修の機会を確保することが必要です。

【入浴介助加算（Ⅰ）の算定要件】これまでの入浴介助加算（Ⅰ）の要件に加えて，入浴介助に関わる職員に対し，入浴介助に関する研修等を行うことを新たな要件として設ける。
【入浴介助加算（Ⅱ）の算定要件】これまでの入浴介助加算（Ⅱ）の要件に加えて，医師等に代わり介護職員が訪

問し，医師等の指示のもと情報通信機器等を活用して状況把握を行い，医師等が評価・助言する場合においても算定可能とする。

【在宅復帰・在宅療養支援等評価指標】介護老人保健施設

在宅復帰・在宅療養支援機能をさらに推進する観点から，入所前後訪問指導割合に係る指標および退所前後訪問指導割合に係る指標について，それぞれの区分の基準を引き上げるとともに，支援相談員の配置割合に係る指標について，支援相談員として社会福祉士が配置できるようになりました（6月の経過措置期間が設けられています）。

【かかりつけ医連携薬剤調整加算】

施設におけるポリファーマシー解消の取組みを推進する観点から，入所前の主治医と連携して薬剤を評価・調整した場合に加え，施設において薬剤を評価・調整した場合を評価するため，**かかりつけ医連携薬剤調整加算（Ⅰ）ロ（70単位／回）**が新たに設けられました。そのうえで，入所前に主治医と連携して薬剤を評価・調整した場合は，**かかりつけ医連携薬剤調整加算（Ⅰ）イ（140単位／回）**として高く評価されることとなり，以下の要件が追加されました。

【かかりつけ医連携薬剤調整加算（Ⅰ）イの追加要件】
・処方を変更する際の留意事項を医師，薬剤師および看護師等の多職種で共有し，処方変更に伴う病状の悪化や新たな副作用の有無について，多職種で確認し，必要に応じて総合的に評価を行う。
・入所前に６種類以上の内服薬が処方されている人を対象とする。
・入所者やその家族に対して，処方変更に伴う注意事項の説明やポリファーマシーに関する一般的な注意の啓発を行う。

かかりつけ医連携薬剤調整加算（Ⅰ）イ，（Ⅱ）は，2024年３月31日以前の入所者であれば，「６種類以上の内服薬を服用」していなくても，それ以外のすべての要件を満たせば算定できます。加算（Ⅰ）ロは，６種類以上の内服薬を服用していない場合には算定不可です。

(3)　LIFE を活用した質の高い介護の実現

【科学的介護推進体制加算】通所介護，地域密着型通所介護，認知症対応型通所介護，通所リハビリテーション，特定施設入居者生活介護，地域密着型特定施設入居者生活介護，小規模多機能型居宅介護，認知症対応型共同生活介護，看護小規模多機能型居宅介護，介護老人福祉施設，地域密着型介護老人福祉施設入所者生活介護，介護老人保健施設，介護医療院

LIFE へのデータ入力の負担を軽減し**科学的介護を推進**する観点から，LIFE へのデータ提出頻度がほかの LIFE 関連加算と合わせ，「少なくとも３月に１回」に見直されました。その他，LIFE 関連加算に共通した入力項目の定義の明確化や，他の加算と共通する項目の選択肢の統一，同一の利用者に複数の加算を算定する場合におけるデータ提出のタイミングの統一などが図られました。

【自立促進加算】　介護老人福祉施設，地域密着型介護老人福祉施設入所者生活介護，介護老人保健施設，介護医療院

質の高い情報の収集・分析を可能とし，入力負担を軽減し科学的介護を推進する観点から見直しが行われ，**280単位／月**に変更されました（介護老人保健施設は300単位）。また，医学的評価の頻度について，支援計画の見直しおよびデータ提出の頻度と合わせ，「３月に１回」へ見直されています（LIFE 関連加算に共通した見直し）。

【ＡＤＬ維持加算】通所介護，地域密着型通所介護，認知症対応型通所介護，特定施設入居者生活介護，地域密着型特定施設入居者生活介護，介護老人福祉施設，地域密着型介護老人福祉施設入所者生活介護

ADL 維持等加算（Ⅱ）ADL 利得が「２以上」から「**３以上**」に変更され，**アウトカム評価の充実**を図っていくことが求められています。

看護小規模多機能型居宅介護，介護老人福祉施設，地域密着型介護老人福祉施設入所者生活介護，介護老人保健施設，介護医療院でも，尿道カテーテル留置から抜去が追加となりました。

【褥瘡マネジメント加算】看護小規模多機能型居宅介護，介護老人福祉施設，地域密着型介護老人福祉施設入所者生活介護，介護老人保健施設，介護医療院

褥瘡マネジメント加算等の要件が，「治癒後に再発がないこと」から，「施設入所時等に認めた褥瘡の治癒」をもって要件を満たすことへと変更されています。

3．良質な介護サービスの効率的な提供に向けた働きやすい職場づくり

近年，経済情勢の変化に伴い物価高騰や他業種の賃金引き上げが進んでおり，介護分野からの人材流出が大きな課題として挙げられています。

この項目では，介護従事者の環境を含めた改善策を講じることへの評価と，生産性の向上および効率的なサービス提供の推進が掲げられています。

これまで，人材不足に対応するべく，2011年までの介護職員処遇改善交付金を引き継ぐかたちで，介護職員の処遇を賃金で改善する改定が重ねられていますが，依然として人材不足改善の目途は立っていません。この課題に対し，今回の介護報酬改定では生産性向上を行うことを前提に，配置すべき人数の緩和や兼務の幅の拡大が行われています。業務効率化により１人当たりの生産性を向上させ，１人当たりが担当できる高齢者を増やすことで人材不足を解消させるための改定と言えるでしょう。

また，介護業界だけでなく医療と介護・介護と障害分野など，それぞれの法律の枠を超えた併設が推奨されていく方向だということも，今回の改定から読み取れます。

(1)　介護職員の処遇改善

介護現場で働く職員の賃金ベースアップへと確実につながるよう，加算率の引上げが2024年６月に行われました。これまでの「介護職員処遇改善加算Ⅰ～Ⅲ」「介護職員等特定処遇改善加算Ⅰ～Ⅱ」「介護職員等ベースアップ等支援加算」の全６加算は，各加算・各区分の要件と加算率を組み合わせた「介護職員等処遇改善加算Ⅰ～Ⅳ」に一本化されました。

できるだけ多くの事業所に活用されるように，新加算Ⅰ～Ⅳに直ちに移行できない事業所のため，「介護職員等処遇改善加算Ⅴ」として激変緩和措置の１～14の加算を設けました（2025年３月までの間に限り設置）。2024年５月末日時点で，介護職員処遇改善加算，介護職員等特定処遇改善加算，介護職員等ベースアップ等支援加算（旧３加算）のうちいずれかの加算を受けている事業所が取得可能（新加算Ⅰ～Ⅳのいずれかを取得している場合を除く）で，旧３加算に基づく加算率を維持したうえで，今改定による加算率の引上げを受けることが可能です。なお，2025年４月からは「介護職員等処遇改善加算Ⅰ～Ⅳ」になりますので，それまでに上位の加算を取得していくことが重要です。

(2)　生産性の向上等を通じた働きやすい職場環境づくり

介護現場での生産性向上に資する取組みの促進を図る観点から，短期入所系サービス，居住系サービス，多機能系サービス，施設系サービス現場における課題を抽出・分析し，事業所の状況に応じて，利用者の安全と介護サービスの質の確保，職員の負担軽減に資する方策を検討する**委員会の設置**が義務付けられました（３年間の経過措置）。

また，同サービスにおいて継続的なテクノロジー活用を支援するため，見守り機器等のテクノロジーを導入し，生産性向上ガイドラインに基づいた業務改善を継続的に行うとともに，効果に関するデータ提出を行うことを評価する**生産性向上推進体制加算（Ⅰ）（100単位／月），生産性向上推進体制加算（Ⅱ）（10単位／月）**が新設されています。

【生産性向上推進体制加算（Ⅰ）の算定要件】
・（Ⅱ）の要件を満たし，（Ⅱ）のデータにより業務改善の取組による成果が確認された
・見守り機器等のテクノロジーを複数導入している
・職員間の適切な役割分担（いわゆる介護助手の活用等）の取組等を行っている
・１年以内ごとに１回，業務改善の取組による効果を示すデータの提供を行う

【生産性向上推進体制加算（Ⅱ）の算定要件】
・利用者の安全ならびに介護サービスの質の確保および職員の負担軽減に資する方策を検討するための委員会の開催や必要な安全対策を講じたうえで，生産性向上ガイドラインに基づいた改善活動を継続的に行っている
・見守り機器等のテクノロジーを１つ以上導入している
・１年以内ごとに１回，業務改善の取組による効果を示すデータの提供を行う

また，特定施設入居者生活介護，地域密着型特定施設入居者生活介護においては，「利用者の安全ならびに介護サービスの質の確保および職員の負担軽減に資する方策」を検討するための委員会において，生産性向上の取組みに当たって必要な安全対策について検討したうえで，「見守り機器等のテ

クノロジーを複数活用すること」，「職員間の適切な役割分担の取組み等を実施すること」により，介護サービスの質の確保および職員の負担軽減が行われていると認められる場合には，利用者３名（要支援の場合は10名）に対し，常勤換算で「職員の配置が１人以上必要」であるところを「0.9人以上で良い」とする基準緩和の対象となります。

(3)　効率的なサービス提供の推進

居宅介護支援費（Ⅰ）に係る介護支援専門員の１人当たり取扱い件数については，旧基準の「40未満」が「45未満」に改められました。また，居宅介護支援費（Ⅱ）の要件については，ケアプランデータ連携システムを活用し事務職員を配置している場合の取扱件数が「45未満」から「50未満」に改められました。

また，居宅介護支援費の算定時の取扱件数の算出に当たり，指定介護予防支援の提供を受ける利用者数については，３分の１を乗じて件数に加えることとされました。

【計算例】 利用者数が介護支援専門員１人当たり45件以上の場合における居宅介護支援費（Ⅰ）（ⅰ），居宅介護支援費（Ⅰ）（ⅱ），居宅介護支援費（Ⅰ）（ⅲ）の割当てについて

【例１】取扱件数80人で，常勤換算方法で1.6人の介護支援専門員がいる場合

①45（件）×1.6（人）＝72（人）
②72（人）－１（人）＝71（人）

であることから，１件目～71件目については居宅介護支援費（Ⅰ）（ⅰ）を算定，72件目～80件目については居宅介護支援費（Ⅰ）（ⅱ）を算定する。

【例２】取扱件数160人で常勤換算方法で2.5人介護支援専門員がいる場合

①45（件）×2.5（人）＝112.5（人）
②端数を切り捨てて112（人）であることから，

１件目から112件目については，居宅介護支援費（Ⅰ）（ⅰ）を算定する。

113件目以降については，

③60（件）×2.5（人）＝150（人）
④150（人）－１（人）＝149（人）であることから，

113件目～149件目については居宅介護支援費（Ⅰ）（ⅱ）を算定し，150件目～160件までは，居宅介護支援費（Ⅰ）（ⅲ）を算定する。

４．制度の安定性・持続可能性の確保

少子高齢化が進行し，介護ニーズが増大する一方で，現役世代の減少が進むことが見込まれるなか，制度の安定性・持続可能性を高める取組みが求められています。

(1)　評価の適正化・重点化

事業所の利用者のうち一定割合以上が同一建物等に居住する者である場合に12％の減算が新たに設けられました。正当な理由なく事業所において前６月間に提供した訪問介護サービスの提供総数のうち，事業所と同一敷地内または隣接する敷地内に所在する建物に居住する者に提供されたものの占める割合が100分の90以上の事業所の場合に減算が適用されます。

訪問介護　同一建物減算についての新しい基準は2024年11月１日から適用されています。現在　90％を超えている事業所の減算適用は，2023年度後期（2023年９月～2024年２月末）の実績で判断するのではなく，2024年度前期（2024年４月～９月末）の実績で判断します。

また，2024年度後期（10月～2025年２月末）に90％を超えた事業所については，減算適用期間は2025年度の４月１日から９月30日までとなり，令和７年度以降は判定期間が前期（３月１日から８月31日）の場合は，減算適用期間を10月１日から３月31日までとし，判定期間が後期（９月１日から２月末日）の場合の減算適用期間は４月１日から９月30日までとなっています。

居宅介護支援　利用者が居宅介護支援事業所と併設・隣接しているサービス付き高齢者向け住宅等に入居している場合や，複数の利用者が同一の建物に入居している場合には，５％を減算（所定単位数の95％を算定）することとなります。

短期入所生活介護，介護予防短期入所生活介護　長期利用の適正化を図り，サービスの目的に応じた利用を促す観点から，施設入所と同等の利用形態となる場合，施設入所の報酬単位との均衡が図られてい

ます。

短期入所療養介護，介護老人保健施設，介護医療院　「その他型」「療養型」の介護老人保健施設の多床室と，「Ⅱ型」の介護医療院の多床室（いずれも8 m²／人以上に限る）への利用者負担が求められることとなりました。ただし，基準費用額（居住費）を増額することで，一定未満の所得の人の利用者負担を増加させない工夫がされています。

(2)　報酬の整理・簡素化

【定期巡回・随時対応型訪問介護看護と夜間対応型訪問介護】

将来的なサービスの統合を見据えて，夜間にのみサービスを必要とする利用者の定期巡回・随時対応型訪問介護看護の基本報酬に，定額の**基本夜間訪問サービス費（989単位／月）**，出来高で**定期巡回サービス費（372単位／回）**，**随時訪問サービス費（Ⅰ）（567単位／回）**，**随時訪問サービス費（Ⅱ）（764単位／回）**（２人の訪問介護員等により訪問する場合）（要介護度によらない）が新設されました。

【一体的サービス提供加算】介護予防通所リハビリテーション

身体機能評価をさらに推進し報酬体系の簡素化を行う観点から，運動器機能向上加算，選択的サービス複数実施加算Ⅰ，Ⅱが廃止となり，**一体的サービス提供加算（480単位／月）**が新設されました。

【認知症情報提供加算，地域連携診療計画情報提供加算，長期療養生活移行加算】

算定状況等を鑑みて廃止されました。

5．その他

・全サービスにおいて，運営基準省令上，事業所の運営規程の概要等の重要事項等について，「書面掲示」に加え，インターネット上で情報の閲覧が完結するよう，介護サービス事業者は原則として重要事項等の情報をウェブサイトに掲載・公表しなければならないこととされました。

・通所介護，地域密着型通所介護，認知症対応型通所介護，通所リハビリテーション，療養通所介護の送迎において，利用者の居宅と事業所間の送迎を原則としたうえで，運営上支障がなく，利用者の居住実態（例：近隣の親戚の家）がある場所に限り，送迎が可能となりました。その他一定の条件のもと，障害福祉サービス事業所の利用者と他事業所の利用者との同乗が可能とされました。

・2024年８月より短期入所系サービス，施設系サービスにおける基準費用額（居住費）のすべての居室類型で１日当たり60円分が増額されます。ただし従来から補足給付の仕組みにおける負担限度額を０円としている利用者負担第１段階の多床室利用者については，負担限度額を据え置き，利用者負担が増えないように工夫がされています。

・この他，一部地域にて地域区分が変更されるとともに，一部の介護サービスで基本報酬が改定されました。

第2章
介護サービスの単位数解説

1　居宅サービスの介護報酬

【居宅サービス費：算定上の共通の留意事項】

●訪問介護から通所リハビリテーションまで，および福祉用具貸与

１．サービス相互の算定関係

(1)　特定施設入居者生活介護または認知症対応型共同生活介護，地域密着型特定施設入居者生活介護を受けている間については，他の居宅サービス費（居宅療養管理指導費を除く）または地域密着型サービス費は算定できません（特定施設入居者生活介護，認知症対応型共同生活介護等の事業者の費用負担で入居者に利用することは可能です）。

(2)　短期入所生活介護または短期入所療養介護を受けている間については，訪問介護費，訪問入浴介護費，訪問看護費，訪問リハビリテーション費，居宅療養管理指導費，通所介護費，通所リハビリテーション費，定期巡回・随時対応型訪問介護看護，夜間対応型訪問介護費，地域密着型通所介護，認知症対応型通所介護費，小規模多機能型居宅介護費，複合型サービス費は算定できません（ただし，定期巡回・随時対応型訪問介護看護を受けている利用者に対して，訪問介護が通院等乗降介助を行った場合は通院等乗降介助の所定単位を算定することができます）。

２．施設入所日，退所日における居宅サービスの算定

老健，療養型，介護医療院，短期入所療養介護の退院退所日については，訪問看護，訪問リハ，居宅療養管理指導，通所リハ（医療系サービス）は算定できません。訪問介護等の福祉系サービスは算定できます。また，施設からの外泊，試行的退所時にはいずれの居宅サービスも算定できません。

３．同一時間帯の複数の訪問サービス

同一時間帯に１つの訪問サービスを利用することが原則です。ただし，訪問介護と訪問看護，または，訪問介護と訪問リハを同一時間帯に利用することが介護のために必要である場合に限りそれぞれのサービスにおいて算定できます。例えば，家庭での入浴介助（訪問介護）の際に，適切なアセスメントを通じて同時に訪問看護の利用が必要と判断された場合，それぞれ算定できます。

４．同一時間帯の複数の訪問サービス（複数の要介護者がいる世帯）

それぞれに標準的な所要時間を見込んでケアプランに位置づけます。要介護者と要支援者がいる世帯において総合事業の訪問サービスと同時に利用する場合も同様です。

５．訪問サービスの行われる利用者の居宅

訪問介護，訪問入浴，訪問看護，訪問リハは，要介護者の居宅において行われるものであり，居宅以外で行われるものは算定できません。例えば，訪問介護の通院，外出介助は，居宅から乗降場までの移動，公共交通機関への乗降，移送中の気分の確認等は居宅以外ですが，目的地へ行くための準備を含む一連のサービス行為とみなし，算定できます。居宅以外における単なる公共交通機関での介助等をもって算定することはできません。

６．「認知症高齢者の日常生活自立度」の決定方法

(1)　加算の要件として用いられる場合の自立度の決定は，医師の判定結果または主治医意見書を用います。

(2)　複数の医師の判定結果がある場合には，最も新しい判定を用います。また，医師の判定がない場合

には，認定調査票を用います。

サービス事業所は，認定調査票および主治医意見書の入手が困難であるため，介護支援専門員よりサービス担当者会議などを通じて，認知症高齢者の日常生活自立度も含めて居宅介護計画に記載する等にて情報提供を受けることで確認します。

7．常勤換算方法および常勤の具体的な取扱い

(1)　当該事業所の従業者の勤務延時間数を当該事業所において常勤の従業者が勤務すべき時間数（32時間を下回る場合は32時間を基本とする）で除することにより，当該事業所の従業者の員数を常勤の従業者の員数に換算する方法をいいます。

(2)「常勤」での配置が求められる職員が，産前産後休業や育児・介護休業等を取得した場合，同等資格をもつ複数の非常勤職員を常勤換算することで，人員配置基準を満たすものと認められます。常勤割合を要件とするサービス提供体制強化加算等では，産前産後休業や育児・介護休業等を取得した場合，当該職員を常勤割合に含めることができます。

8．文書の取扱い

(1)　事業者は書面の作成，保存等を電磁的記録により行うことができます。

(2)　事業者は交付，説明，同意，承諾，締結等について，事前に利用者，家族等の承諾を得たうえで電磁的方法によって行うことができます。

(3)　提供した具体的なサービスの内容等の記録等をはじめとする保管対象文書（従業者，設備，備品および会計に関する諸記録，ならびに利用者に対する訪問介護サービスの提供に関する記録等）はその完結の日から一定期間保存しなければなりません。

●短期入所生活介護から特定施設入居者生活介護

1．　入所等の日数の数え方

短期入所，入所入院の日数は，原則として，入所した日および退所した日の両方を含むものとします。

ただし，同一敷地内や近隣における短期入所生活介護，短期入所療養介護，特定施設または介護保険施設等であって，職員兼務，施設共用が行われているものの間で，退所したその日に入所する場合は，入所の日は含みますが，退所の日は含みません。

なお，同一敷地内や近隣の職員兼務，施設共用が行われている医療保険適用病床との間では，入院，退院日は医療保険で算定し，介護保険施設では入所退所日のいずれも算定できません。

2．定員超過利用の場合の算定

短期入所，通所介護等定員のあるサービスにおいて，定員超過利用の場合は減算がされます。その際の利用者数の算出は，１月間の利用者の平均（１月間の全利用者の延数をその月の日数で除して算出・小数点以下切上げ）を用います。なお，減算は定員超過のあった翌月から超過解消の月まで，利用者の全員に適用されます。

3．常勤換算方法および常勤の具体的な取扱い

(1)　常勤換算方法とは，暦月ごとの職員の勤務延時間数を常勤勤務時間で除して算定します（小数点第２位以下は切捨て）。なお，やむを得ない事情により，職員配置に一時的な１割以内の減少があった場合，１月内に職員補充がされれば減算となりません。

(2)　育児，介護のための休業，時短における常勤換算方法，常勤の取扱いは前述と同様です。

4．人員基準欠如の場合の算定

(1)　人員基準欠如の場合には，サービス種ごとに欠如内容によって減算幅が設けられています。

(2)　看護師配置を算出する際の利用者数は，前年度（４／１～３／31）の平均を用います（前年度の全利用者の延数を前年度日数で除して算出・小数点以下切上げ）。

(3)　人員欠如が１割以上の場合は翌月から減算，１割以内の場合は翌々月から減算となり，人員欠如が解消された月まで利用者の全員に適用されます。

(4)　減算は，最も低い人員基準を満たさない場合に適用されます。例えば，介護４：１の介護療養型医療施設において欠如になっても介護５：１を満たせば減算はせず，５：１の所定単位を算定します。最も低い介護６：１を下回った場合に初めて人員基準欠如となります。

(5)　夜勤配置基準のあるサービスにおいては，夜勤時間帯（22：00～５：00までを含む連続した16時間を言い，原則として事業所ごとに設定するもの）の配置欠如が２日連続で発生した場合，または，１月に４日以上発生した場合に減算となり，利用者の全員に適用されます。

５．新設，増床または減床の場合の（人員基準，夜勤配置員数の算定における）利用者数

(1)　新設，増床の場合の利用者数は次の通りです。
・６月未満ではベッド数の90％を利用者数とする
・６月～１年未満では直近６月の利用者の延数を６月の日数で除した数

(2)　減床の場合の利用者数は次の通りです。
・減床の実績が３月以上ある時は，減床後の延利用者数を延日数で除した数

６．短期入所的な施設サービスの利用

施設サービス入所時に退所日を決めて短期利用することを「施設入所」とは認められません。短期入所サービスとなります（在宅・入所相互利用加算の対象者を除く）。

７．「認知症高齢者の日常生活自立度」の決定方法

前述に同じです。

８．文書の取扱い

前述に同じです。

１．訪問介護費

基本単位数

イ　身体介護が中心である場合
(1)　所要時間20分未満の場合　**163単位**
※頻回の訪問介護として行う場合　**163単位**
(2)　所要時間20分以上30分未満の場合　**244単位**
(3)　所要時間30分以上１時間未満の場合　**387単位**
(4)　所要時間１時間以上の場合　**567単位**に所要時間１時間から計算して所要時間30分を増すごとに**82単位**を加算した単位数

ロ　生活援助が中心である場合
(1)　所要時間20分以上45分未満の場合　**179単位**
(2)　所要時間45分以上の場合　**220単位**

ハ　通院等のための乗車又は降車の介助が中心である場合　**97単位**

加算・減算

◆高齢者虐待防止措置未実施減算　**所定単位数×99/100**
◆業務継続計画未策定減算　**所定単位数×99/100**
◆２人介護加算
２人の介護員等の場合　**所定単位数×200/100**
◆時間外加算
夜間（18～22時）・早朝（６～８時）　**所定単位数×25/100**
深夜（22～６時）　**所定単位数×50/100**
◆特定事業所加算
（Ⅰ）　**所定単位数×20/100**
（Ⅱ）　**所定単位数×10/100**
（Ⅲ）　**所定単位数×10/100**
（Ⅳ）　**所定単位数×３/100**
（Ⅴ）　**所定単位数×３/100**
※Ⅰ～Ⅳと併算定が可能
◆共生型訪問介護
障害者居宅介護従業者基礎研修修了者による場合　**所定単位数×70/100**
重度訪問介護従業者養成研修修了者による場合　**所定単位数×93/100**
指定重度訪問介護事業所による場合　**所定単位数×93/100**
◆事業所と同一建物居住の場合の減算
同一敷地内建物等および同一建物に20人以上居住　**所定単位数×90/100**
同一敷地内建物等に50人以上居住

所定単位数×85/100

同一敷地内建物等に居住するものがサービス提供総数の90/100以上　所定単位数×88/100

◆特別地域訪問介護加算　所定単位数×15/100

◆中山間地域等小規模事業所加算

所定単位数×10/100

◆中山間地域等居住者サービス提供加算

所定単位数×５/100

◆緊急時訪問介護加算　100単位/回

◆初回加算　200単位/月

◆生活機能向上連携加算

生活機能向上連携加算（Ⅰ）　100単位/月

生活機能向上連携加算（Ⅱ）　200単位/月

◆口腔連携強化加算　50単位/回

◆認知症専門ケア加算

認知症専門ケア加算（Ⅰ）　３単位/日

認知症専門ケア加算（Ⅱ）　４単位/日

◆介護職員等処遇改善加算

（Ⅰ）　所定単位数×245/1000

（Ⅱ）　所定単位数×224/1000

（Ⅲ）　所定単位数×182/1000

（Ⅳ）　所定単位数×145/1000

（Ⅴ）1　所定単位数×221/1000

（Ⅴ）2　所定単位数×208/1000

（Ⅴ）3　所定単位数×200/1000

（Ⅴ）4　所定単位数×187/1000

（Ⅴ）5　所定単位数×184/1000

（Ⅴ）6　所定単位数×163/1000

（Ⅴ）7　所定単位数×163/1000

（Ⅴ）8　所定単位数×158/1000

（Ⅴ）9　所定単位数×142/1000

（Ⅴ）10　所定単位数×139/1000

（Ⅴ）11　所定単位数×121/1000

（Ⅴ）12　所定単位数×118/1000

（Ⅴ）13　所定単位数×100/1000

（Ⅴ）14　所定単位数×76/1000

※2025年４月以降介護職員等処遇改善加算（Ⅴ）は廃止

【地域差】

１級地	２級地	３級地	４級地	５級地	６級地	７級地	その他
11.40円	11.12円	11.05円	10.84円	10.70円	10.42円	10.21円	10.00円

算定・請求上の留意事項

基本単位数

⑴　現に訪問介護に要した時間ではなく，**ケアプラン上に位置づけられた時間**の所定単位数を算定します。

⑵　所要時間20分未満の身体介護を頻回に（概ね２時間の間隔なし）行う場合は，定期巡回・随時対応型訪問介護看護の指定を受けている（またはその予定がある）ことが必要です。

また，この身体介護を算定する場合は，１月あたりの訪問介護費は定期巡回・随時対応型訪問介護費（Ⅰ）（訪問看護を行わない場合）の単位数を限度とします。利用者の要介護度の関係は下表のとおりです。

	定期巡回･随時対応型訪問介護看護事業所の指定	
	あり	実施予定
要介護１～２	△（認知症の者のみ）	×
要介護３～５	○	○

⑶　身体介護の後に引き続き所要時間20分以上の生活援助を行ったときは，イの所定単位数に20分から計算して25分を増すごとに**65単位**（**201単位**を限度とする）を加算した単位数を算定します。なお，20分未満の身体介護に引き続き生活援助を行う場合の算定はできません（緊急時訪問介護加算の場合を除く）。

加算・減算

⑷　高齢者への虐待の発生またはその再発を防止するための以下の措置が講じられていない場合は所定単位数の**100分の99**で算定します。

・虐待防止のための対策を検討する委員会（テレビ電話装置等の活用可能）を定期的に開催し，その結果を従業者に周知し徹底を図る

・虐待防止のための指針を整備する

・従業者へ虐待防止のための研修を定期的に実施する

・上記措置を適切に実施するための担当者を置く

⑸　**業務継続計画**に関して，以下の基準に適合していない場合は所定単位数の**100分の99**で算定します。

・感染症や非常災害の発生時において，サービス提供の継続的な実施および非常時の体制で早期の業務再開を図るための計画（業務継続計画）を策定する

・業務継続計画に従い必要な措置を講ずる

※経過措置期間として，2025年３月31日までの間は減算が適用されません。

⑹　体重が重い利用者に入浴介助等の重介護を提供する場合等（別に厚生労働大臣が定める要件を満たす場合），**同時に２人**が訪問介護を行ったときは，所定単位数の**100分の200**で算定します。

⑺　ケアプラン上のサービス開始時刻が，**夜間**（午後６時から午後10時まで）または**早朝**（午前６時から午前８時まで）の場合は，**夜間加算**また

図表1　特定事業所加算の要件

	算定要件＼区分 加算率	I +20/100	II +10/100	III +10/100	(新)IV ＋3/100	(新)V ＋3/100
体制要件	(1) 訪問介護員等・サービス提供責任者ごとに作成された研修計画に基づく研修の実施	○	○	○	○	○
体制要件	(2) 利用者に関する情報またはサービス提供に当たっての留意事項の伝達等を目的とした会議の定期的な開催	○	○	○	○	○
体制要件	(3) 利用者情報の文書等による伝達(※)，訪問介護員等からの報告 (※)直接面接しながら文書を手交する方法のほか，FAX，メール等によることも可能	○	○	○	○	○
体制要件	(4) 健康診断等の定期的な実施	○	○	○	○	○
体制要件	(5) 緊急時等における対応方法の明示	○	○	○	○	○
体制要件	(6) 病院，診療所又は訪問看護ステーションの看護師との連携により，24時間連絡できる体制を確保しており，かつ，必要に応じて訪問介護を行うことができる体制の整備，看取り期における対応方針の策定，看取りに関する職員研修の実施等	○(※)		○(※)		
体制要件	(7) 通常の事業の実施地域内であって中山間地域等に居住する者に対して，継続的にサービスを提供していること					○
体制要件	(8) 利用者の心身の状況またはその家族等を取り巻く環境の変化に応じて，訪問介護事業所のサービス提供責任者等が起点となり，随時，介護支援専門員，医療関係職種等と共同し，訪問介護計画の見直しを行っていること					○
人材要件	(9) 訪問介護員等のうち介護福祉士の占める割合が100分の30以上，または介護福祉士，実務者研修修了者，ならびに介護職員基礎研修課程修了者および1級課程修了者の占める割合が100分の50以上	○	○			
人材要件	(10) すべてのサービス提供責任者が3年以上の実務経験を有する介護福祉士，または5年以上の実務経験を有する実務者研修修了者もしくは介護職員基礎研修課程修了者もしくは1級課程修了者	○	または ○			
人材要件	(11) サービス提供責任者を常勤により配置し，かつ，同項に規定する基準を上回る数の常勤のサービス提供責任者を1人以上配置				○	
人材要件	(12) 訪問介護員等の総数のうち，勤続年数7年以上の者の占める割合が100分の30以上					○
重度者等対応要件	(13) 利用者のうち，要介護4，5である者，日常生活自立度（III，IV，M）である者，痰の吸引等を必要とする者の占める割合が100分の20以上	○		○		
重度者等対応要件	(14) 取り期の利用者への対応実績が1人以上であること（併せて体制要件(6)の要件を満たすこと）	または ○		または ○		

※加算（I）・（III）については，重度者等対応要件を選択式とし，(13)または(14)を満たす場合に算定できます。

は**早朝加算**として，所定単位数の**100分の25**を加算します。**深夜**(午後10時から午前6時まで)の場合は，**深夜加算**として，**100分の50**を加算します。

＊加算対象の時間帯にあるサービス時間がごくわずかな場合は加算できません。

(8)　**特定事業所加算**

別に厚生労働大臣が定める**「体制要件」「人材要件」「重度者等対応要件」**を満たす事業所が行う場合，以下の区分ごとに加算します（**図表1**）。

加算(I)　　所定単位数の**100分の20**

加算（Ⅱ）　所定単位数の**100分の10**
加算（Ⅲ）　所定単位数の**100分の10**
加算（Ⅳ）　所定単位数の**100分の3**
加算（Ⅴ）　所定単位数の**100分の3**

⑼　障害福祉制度の指定を受けた事業所が**共生型**訪問介護を行う場合，以下の区分ごとに算定します。

・介護福祉士，介護職員初任者研修，生活援助従事者研修修了者による場合は，所定単位数を算定
・障害者居宅介護従業者基礎研修修了者による場合，所定単位数の**100分の70**
・重度訪問介護従業者養成研修修了者による場合，所定単位数の**100分の93**
・指定重度訪問介護事業所による場合，所定単位数の**100分の93**

⑽　事業所と**同一・隣接敷地内**の建物に居住する利用者へのサービス提供は，1月あたりの利用者が**50人未満**の場合は所定単位数の**100分の90**，**50人以上**の場合は**100分の85**で算定します。同一・隣接敷地**以外**で，1月あたりの利用者が**20人以上**居住する建物に居住する利用者へのサービス提供は**100分の90**で算定します。**同一・隣接敷地内**の建物に居住する利用者へのサービス提供が，サービス提供総数の100分の90以上である場合は**100分の88**で算定します。

⑾　**離島・へき地等**（別に厚生労働大臣が定める地域）に所在する事業所が行う場合は，**特別地域訪問介護加算**として，所定単位数の**100分の15**を加算します。

⑿　中山間地域等に所在する小規模事業所が行う場合は，**中山間地域等小規模事業所加算**として，所定単位数の**100分の10**を加算します。

⒀　中山間地域等に居住する利用者に対して，通常の事業実施地域を越えて行う場合は，**中山間地域等居住者サービス提供加算**として所定単位数の**100分の5**を加算します。

⒁　本人・家族の要請・サービス提供責任者とケアマネジャーの連携のうえで，計画外の緊急訪問を行う場合に**緊急時訪問介護加算**として1回につき**100単位**を加算します。

⒂　新規の利用者に対してサービス提供責任者が訪問（同行含む）を行う場合は**初回加算**として1月につき**200単位**を加算します。

⒃　**生活機能向上連携加算**

訪問リハビリテーション，通所リハビリテーション事業所または，リハビリ実施の医療施設の理学療法士，作業療法士，言語聴覚士とともに生活機能の向上を目的として，**評価・計画作成**を行い，サービス提供した場合，以下の区分ごとに加算します。

加算（Ⅰ）　**100単位/月**
・医師，PT，OT，ST の助言に基づく場合（初回の属する月）

加算（Ⅱ）　**200単位/月**
・訪問リハビリ等の際にサービス提供責任者が同行し，共同で行う場合（初回の属する月以降3月限度）。なお，状態把握や助言，カンファレンスはテレビ電話装置等の ICT 活用可

⒄　事業所の従業者が口腔の健康状態の評価を実施し，歯科医療機関および介護支援専門員に対し評価の結果を情報提供した場合に，**口腔連携強化加算**として1回につき**50単位**を1月に1回に限り加算します。

⒅　**認知症専門ケア加算**

次の区分の要件に適合する事業者が届出を行うことで算定します。

加算（Ⅰ）　**3単位/日**
(ア)　認知症高齢者の日常生活自立度Ⅱ以上の者が利用者の100分の50以上
(イ)　認知症介護実践リーダー研修修了者等を認知症高齢者の日常生活自立度Ⅱ以上の者が20名未満は1名，20名以上は10名増えるごとに1名ずつ増員して配置し，専門的な認知症ケアを実施
(ウ)　認知症高齢者の日常生活自立度Ⅱ以上の者に対して，専門的な認知症ケアを実施した場合
(エ)　認知症ケアの留意事項の伝達や技術指導に係る会議を定期的に開催（テレビ電話装置等の ICT 活用可）

加算（Ⅱ）　**4単位/日**
(ア)　認知症専門ケア加算（Ⅰ）のイ・エ要件を満たす
(イ)　認知症高齢者の日常生活自立度Ⅲ以上の者が利用者の100分の20以上
(ウ)　認知症高齢者の日常生活自立度Ⅲ以上の者に対して，専門的な認知症ケアを実施した場合
(エ)　認知症介護指導者養成研修修了者等を1名以上配置し，事業所全体の認知症ケアの指導等を実施
(オ)　介護，看護職員ごとの認知症ケアに関する研修の計画，実施（予定を含む）

⒆　介護職員等処遇改善加算

別に厚生労働大臣が定める介護職員の処遇改善についての各要件を満たす場合，以下の区分ごとに加算します。

加算（Ⅰ）　所定単位数の**1000分の245**

・月額賃金改善要件Ⅰ，月額賃金改善要件Ⅱ，キャリアパス要件Ⅰ，キャリアパス要件Ⅱ，キャリアパス要件Ⅲ，キャリアパス要件Ⅳ，キャリアパス要件Ⅴ，職場環境等要件のすべてを満たす

※職場環境等要件は，区分ごとに２以上の取組（生産性向上は３以上）を実施し，HP 掲載を通じた見える化を行う必要があります。

加算（Ⅱ）　所定単位数の**1000分の224**

・月額賃金改善要件Ⅰ，月額賃金改善要件Ⅱ，キャリアパス要件Ⅰ，キャリアパス要件Ⅱ，キャリアパス要件Ⅲ，キャリアパス要件Ⅳ，職場環境等要件のすべてを満たす

※職場環境等要件は，区分ごとに２以上の取組（生産性向上は３以上）を実施し，HP 掲載を通じた見える化を行う必要があります。

加算（Ⅲ）　所定単位数の**1000分の182**

・月額賃金改善要件Ⅰ，月額賃金改善要件Ⅱ，キャリアパス要件Ⅰ，キャリアパス要件Ⅱ，キャリアパス要件Ⅲ，職場環境等要件のすべてを満たす

※職場環境等要件は，区分ごとに１以上の取組（生産性向上は２以上）を実施する必要があります。

加算（Ⅳ）　所定単位数の**1000分の145**

・月額賃金改善要件Ⅰ，月額賃金改善要件Ⅱ，キャリアパス要件Ⅰ，キャリアパス要件Ⅱ，職場環境等要件のすべてを満たす

※職場環境等要件は，区分ごとに１以上の取組（生産性向上は２以上）を実施する必要があります。

算定要件

月額賃金改善要件Ⅰ	月給による賃金改善の実施
月額賃金改善要件Ⅱ	旧ベースアップ等加算相当の賃金改善の実施 なお，旧処遇改善加算を算定し，旧ベースアップ等加算を算定していない場合に要件を満たす必要があります。
キャリアパス要件Ⅰ	職位，職責，職務内容等に応じた任用要件等に応じた賃金体系の整備と周知
キャリアパス要件Ⅱ	資質向上の目標と研修の提供，実施，評価，または資格取得の支援，およびそれらの周知
キャリアパス要件Ⅲ	経験，資格等に応じて昇給する仕組み，一定の基準により定期昇給を判定する仕組みの整備と周知
キャリアパス要件Ⅳ	経験・技能のある介護職員のうち１人以上の賃金の見込額を年額440万円以上に設定
キャリアパス要件Ⅴ	サービス類型ごとに一定以上の介護福祉士等を配置
職場環境等要件	「入職促進に向けた取組」，「資質の向上やキャリアアップに向けた支援」，「両立支援・多様な働き方の推進」，「腰痛を含む心身の健康管理」，「生産性の向上のための業務改善の取組」および「やりがい・働きがいの醸成」の区分ごとに取組みを行う。およびそれらの周知

また，2024年度末（2025年３月末）までの間，経過措置区分として，2024年５月31日時点で旧３加算の全部または一部を算定している場合には，旧３加算の算定状況に応じて加算（Ⅴ）１～14を算定できます。

加算Ⅴの算定に求められる旧３加算の算定状況

	処遇改善加算			特定処遇改善加算		ベースアップ等支援加算
	Ⅰ	Ⅱ	Ⅲ	Ⅰ	Ⅱ	
（Ⅴ）1	○			○		
（Ⅴ）2		○		○		○
（Ⅴ）3	○				○	
（Ⅴ）4		○			○	○
（Ⅴ）5		○		○		
（Ⅴ）6		○			○	
（Ⅴ）7			○	○		○
（Ⅴ）8	○					
（Ⅴ）9			○		○	○
（Ⅴ）10			○	○		
（Ⅴ）11		○				
（Ⅴ）12			○		○	
（Ⅴ）13			○			○
（Ⅴ）14			○			

その他

⒇　短期入所生活介護，短期入所療養介護，特定施設入居者生活介護，定期巡回・随時対応型訪問介護看護，小規模多機能型居宅介護，認知症対応型共同生活介護，地域密着型特定施設入居者生活介護，地域密着型介護老人福祉施設入所者生活介護，複合型サービスを受けている間は，訪問介護費は算定できません。

(21)　通院等乗降介助は，「自ら運転する車両への乗車または降車の介助を行うとともに，併せて乗降前後の介助，通院先・外出先での受診等の手続き等の介助」を行った場合に算定します。目的地が複数あって居宅が始点または終点となる場合には，目的地（病院等）間の移送や，通所サービス・短期入所サービスの事業所から目的地（病院等）への移送に係る乗降介助に関しても，同一の指定訪問介護事業所が行うことを条件に算定することが可能です。

＊公共交通機関を利用して外出・通院介助を行う場合は，従来通り「身体介護」で算定します。

＊要支援者については算定できません。

＊要介護４・５の利用者に，乗降の前後に20～30分程度以上の身体介護を行った場合には，所要時間に応じた「身体介護」の所定単位数を算定します（通院等乗降介助の同時算定は不可）。

＊定期巡回・随時対応型訪問介護看護利用者でも算定可です。

公費負担制度（介護保険優先）

制　度	法別番号	公費給付率	公費本人負担
特別対策（障害者施策）	58	100	なし
原爆被爆者の訪問介護利用者負担に対する助成事業	81	100	なし
中国残留邦人等の円滑な帰国の促進及び永住帰国後の自立の支援に関する法律	25	100	本人負担あり
生活保護（介護扶助）	12	100	本人負担あり

2．訪問入浴介護費

基本単位数

イ　訪問入浴介護費　1,266単位

加算・減算

◆高齢者虐待防止措置未実施減算　所定単位数×99/100

◆業務継続計画未実施減算　所定単位数×99/100

◆集合住宅減算

同一敷地内建物等および同一建物に20人以上居住　所定単位数×90/100

同一敷地内建物等に50人以上居住　所定単位数×85/100

◆特別地域訪問入浴介護加算　所定単位数×15/100

◆中山間地域等小規模事業所加算　所定単位数×10/100

◆中山間地域等居住者サービス提供加算　所定単位数×５/100

◆初回加算　200単位/月

◆認知症専門ケア加算

認知症専門ケア加算（Ⅰ）　３単位/日

認知症専門ケア加算（Ⅱ）　４単位/日

◆看取り連携体制加算　64単位/回

◆サービス提供体制強化加算

サービス提供体制強化加算（Ⅰ）　44単位/回

サービス提供体制強化加算（Ⅱ）　36単位/回

サービス提供体制強化加算（Ⅲ）　12単位/回

◆介護職員等処遇改善加算

（Ⅰ）　所定単位数×100/1000

（Ⅱ）　所定単位数×94/1000

（Ⅲ）　所定単位数×79/1000

（Ⅳ）　所定単位数×63/1000

（Ⅴ）1　所定単位数×89/1000

（Ⅴ）2　所定単位数×84/1000

（Ⅴ）3　所定単位数×83/1000

（Ⅴ）4　所定単位数×78/1000

（Ⅴ）5　所定単位数×73/1000

（Ⅴ）6　所定単位数×67/1000

（Ⅴ）7　所定単位数×65/1000

（Ⅴ）8　所定単位数×68/1000

（Ⅴ）9　所定単位数×59/1000

（Ⅴ）10　所定単位数×54/1000

（Ⅴ）11　所定単位数×52/1000

（Ⅴ）12　所定単位数×48/1000

（Ⅴ）13　所定単位数×44/1000

（Ⅴ）14　所定単位数×33/1000

【地域差】

１級地	２級地	３級地	４級地	５級地	６級地	７級地	その他
11.40円	11.12円	11.05円	10.84円	10.70円	10.42円	10.21円	10.00円

算定・請求上の留意事項

基本単位数

(1)　**看護職員（看護師・准看護師）1人＋介護職員2人**が行った場合に算定します。

※看護職員を介護職員としてカウントすることも可能（看護2＋介護1でも可）

加算・減算

(2)　高齢者への虐待の発生またはその再発を防止するための以下の措置が講じられていない場合は所定単位数の**100分の99**で算定します。

・虐待防止のための対策を検討する委員会（テレビ電話装置等の活用可能）を定期的に開催し，その結果を従業者に周知し徹底を図る

・虐待防止のための指針を整備する

・従業者へ虐待防止のための研修を定期的に実施する

・上記措置を適切に実施するための担当者を置く

(3)　**業務継続計画**に関して，以下の基準に適合していない場合は所定単位数の**100分の99**で算定します。

・感染症や非常災害の発生時において，サービス提供の継続的な実施および非常時の体制で早期の業務再開を図るための計画（業務継続計画）を策定する

・業務継続計画に従い必要な措置を講ずる

※経過措置期間として，2025年3月31日までの間は減算が適用されません。

(4)　利用者の身体の状況等に支障を生ずるおそれがないと認められる場合に，主治医の意見を確認したうえで，**介護職員3人**が行った場合は，所定単位数の**100分の95**で算定します。

(5)　利用者の心身の状況等から入浴を見合わせた場合は算定できません。また，全身入浴が困難な場合に，利用者の希望により**清拭または部分浴**（洗髪，陰部，足部等の洗浄）を行った場合は，所定単位数の**100分の90**で算定します。

(6)　事業所と**同一・隣接敷地内**の建物に居住する利用者へのサービス提供は，1月あたりの利用者が**50人未満**の場合は所定単位数の**100分の90**，**50人以上**の場合は**100分の85**で算定します。

同一・隣接敷地**以外**で，1月あたりの利用者が**20人以上**居住する建物に居住する利用者へのサービス提供は**100分の90**で算定します。

(7)　**離島・へき地等**（別に厚生労働大臣が定める地域）に所在する事業所が行う場合は，**特別地域訪問入浴介護加算**として，所定単位数の**100分の15**を加算します。

(8)　中山間地域等に所在する小規模事業所が行う場合は，**中山間地域等小規模事業所加算**として，所定単位数の**100分の10**を加算します。

(9)　中山間地域等に居住する利用者に対して，通常の事業実施地域を越えて行う場合は，**中山間地域等居住者サービス提供加算**として所定単位数の**100分の5**を加算します。

(10)　新規利用者の居宅を訪問し，利用調整を行ったうえで訪問入浴を行った場合，**初回加算**として1月につき**200単位**を加算します（初回の属する月のみ）。

(11)　**認知症専門ケア加算**

次の区分の要件に適合する事業者が届出を行うことで算定します。

加算(Ⅰ)　3単位/日

(ア)　認知症高齢者の日常生活自立度Ⅱ以上の者が利用者の100分の50以上

(イ)　認知症介護実践リーダー研修修了者等を認知症高齢者の日常生活自立度Ⅱ以上の者が20名未満は1名，20名以上は10名増えるごとに1名ずつ増員して配置

(ウ)　認知症高齢者の日常生活自立度Ⅱ以上の者に対して，専門的な認知症ケアを実施した場合

(エ)　認知症ケアの留意事項の伝達または技術的指導に係る会議を定期的に開催（テレビ電話装置等のICT活用可）

加算(Ⅱ)　4単位/日

(ア)　認知症専門ケア加算(Ⅰ)のイ・エ要件を満たす

(イ)　認知症高齢者の日常生活自立度Ⅲ以上の者が利用者の100分の20以上

(ウ)　認知症高齢者の日常生活自立度Ⅲ以上の者に対して，専門的な認知症ケアを実施した場合

(エ)　認知症介護指導者養成研修修了者等を1名以上配置し，事業所全体の認知症ケアの指導等を実施

(オ)　介護，看護職員ごとの認知症ケアに関する研修の計画，実施（予定を含む）

(12)　看取り期の利用者へのサービス提供について，以下の基準を満たす場合は，**看取り連携体制加算**として1回あたり**64単位**を加算します。

（利用者基準）

・医師が一般に認められている医学的知見に基づき回復の見込みがないと診断した者である

・看取り期における対応方針に基づき，利用者の状態または家族の求め等に応じ，介護・看護職員等から介護記録等利用者に関する記録を活用し行われるサービスについての説明を受け，同意した上でサービスを受けている者である

（事業所基準）

・病院，診療所または訪問看護ステーションとの連携により，利用者の状態等に応じた対応ができる連絡体制を確保し，かつ，必要に応じて当該訪問看護ステーション等により訪問看護等が提供されるよう訪問入浴介護を行う日時を当該訪問看護ステーション等と調整している

・看取り期における対応方針を定め，利用開始の際に，利用者またはその家族等に対して，対応方針の内容を説明し，同意を得ている

・看取りに関する職員研修を行っている

⒀　サービス提供体制強化加算

以下の基準を満たす事業所が訪問を行う場合，以下の区分ごとに加算します。

加算（Ⅰ）　44単位/回

・研修計画と実施（予定含む）

・サービス提供上の留意事項の伝達や技術指導にかかる会議開催（テレビ電話装置等のICT活用可）

・健康診断等の定期実施

・介護福祉士60％以上

・勤続10年以上の介護福祉士25％以上

加算（Ⅱ）　36単位/回

・研修，会議，健康診断は加算（Ⅰ）要件と同じ

・介護福祉士40％以上または介護福祉士，実務者研修修了者，介護職員基礎研修課程修了者60％以上

加算（Ⅲ）　12単位/回

・研修，会議，健康診断は加算（Ⅰ）要件と同じ

・次のいずれかに適合すること

ａ）介護福祉士30％以上または介護福祉士，実務者研修修了者，介護職員基礎研修課程修了者50％以上

ｂ）勤続７年以上の者30％以上

⒁　介護職員等処遇改善加算

別に厚生労働大臣が定める介護職員の処遇改善についての各要件を満たす場合，以下の区分ごとに加算します。

加算（Ⅰ）　所定単位数の1000分の100

・月額賃金改善要件Ⅰ，月額賃金改善要件Ⅱ，キャリアパス要件Ⅰ，キャリアパス要件Ⅱ，キャリアパス要件Ⅲ，キャリアパス要件Ⅳ，キャリアパス要件Ⅴ，職場環境等要件のすべてを満たす

※職場環境等要件は，区分ごとに２以上の取組（生産性向上は３以上）を実施し，HP掲載を通じた見える化を行う必要があります。

加算（Ⅱ）　所定単位数の1000分の94

・月額賃金改善要件Ⅰ，月額賃金改善要件Ⅱ，キャリアパス要件Ⅰ，キャリアパス要件Ⅱ，キャリアパス要件Ⅲ，キャリアパス要件Ⅳ，職場環境等要件のすべてを満たす

※職場環境等要件は，区分ごとに２以上の取組（生産性向上は３以上）を実施し，HP掲載を通じた見える化を行う必要があります。

加算（Ⅲ）　所定単位数の1000分の79

・月額賃金改善要件Ⅰ，月額賃金改善要件Ⅱ，キャリアパス要件Ⅰ，キャリアパス要件Ⅱ，キャリアパス要件Ⅲ，職場環境等要件のすべてを満たす

※職場環境等要件は，区分ごとに１以上の取組（生産性向上は２以上）を実施する必要があります。

加算（Ⅳ）　所定単位数の1000分の63

・月額賃金改善要件Ⅰ，月額賃金改善要件Ⅱ，キャリアパス要件Ⅰ，キャリアパス要件Ⅱ，職場環境等要件のすべてを満たす

※職場環境等要件は，区分ごとに１以上の取組（生産性向上は２以上）を実施する必要があります。

また，2024年度末（2025年３月末）までの間，経過措置区分として，2024年５月31日時点で旧３加算の全部または一部を算定している場合には，旧３加算の算定状況に応じて加算（Ⅴ）１～14を算定できます。

※各要件はp. 28⒆同加算を参照

その他

⒂　短期入所生活介護，短期入所療養介護，特定施設入居者生活介護，小規模多機能型居宅介護，認知症対応型共同生活介護，地域密着型特定施設入居者生活介護，地域密着型介護老人福祉施設入所者生活介護，複合型サービスを受けている間は，訪問入浴介護費は算定できません。

公費負担制度（介護保険優先）

制　度	法別番号	公費給付率	公費本人負担
中国残留邦人等の円滑な帰国の促進及び永住帰国後の自立の支援に関する法律	25	100	本人負担あり
生活保護（介護扶助）	12	100	本人負担あり

３．訪問看護費

基本単位数

イ　指定訪問看護ステーションの場合

(1)　所要時間20分未満の場合　**314単位**

(2)　所要時間30分未満の場合　**471単位**

(3)　所要時間30分以上１時間未満の場合　**823単位**

(4)　所要時間１時間以上１時間30分未満の場合　**1,128単位**

(5)　理学療法士，作業療法士又は言語聴覚士による訪問の場合（１回につき）　**294単位**

ロ　病院又は診療所の場合

(1)　所要時間20分未満の場合　**266単位**

(2)　所要時間30分未満の場合　**399単位**

(3)　所要時間30分以上１時間未満の場合　**574単位**

(4)　所要時間１時間以上１時間30分未満の場合　**844単位**

ハ　指定定期巡回・随時対応型訪問介護看護事業所と連携して指定訪問看護を行う場合（１月につき）　**2,961単位**

加算・減算

◆准看護師が行う訪問看護　**所定単位数×90/100**

◆理学療法士等が１日２回を超えて訪問看護を行った場合　**所定単位数×90/100**

◆定期巡回・随時対応型訪問介護看護事業所との連携加算

准看護師が行う訪問看護　**所定単位数×98/100**

要介護５の利用者に訪問看護を行った場合　**800単位/月**

◆高齢者虐待防止措置未実施減算　**所定単位数×99/100**

◆業務継続計画未策定減算　**所定単位数×99/100**

◆時間外加算

夜間（18～22時）・早朝（６～８時）　**所定単位数×25/100**

深夜（22～６時）　**所定単位数×50/100**

◆複数名訪問加算

複数名訪問加算（Ⅰ）

30分未満　**254単位/回**

30分以上　**402単位/回**

複数名訪問加算（Ⅱ）

30分未満　**201単位/回**

30分以上　**317単位/回**

◆長時間訪問看護加算　**300単位/回**

◆事業所と同一建物居住の場合の減算

同一敷地内建物等および同一建物に20人以上居住　**所定単位数×90/100**

同一敷地内建物等に50人以上居住　**所定単位数×85/100**

◆特別地域訪問看護加算　**所定単位数×15/100**

◆中山間地域等小規模事業所加算　**所定単位数×10/100**

◆中山間地域等居住者サービス提供加算　**所定単位数×５/100**

◆緊急時訪問看護加算

緊急時訪問看護加算（Ⅰ）

訪問看護ステーション　**600単位/月**

病院または診療所　**325単位/月**

緊急時訪問看護加算（Ⅱ）

訪問看護ステーション　**574単位/月**

病院または診療所　**315単位/月**

◆特別管理加算

特別管理加算（Ⅰ）　**500単位/月**

特別管理加算（Ⅱ）　**250単位/月**

◆専門管理加算　**250単位/月**

◆ターミナルケア加算　**2,500単位/死亡月**

◆遠隔死亡診断補助加算　**150単位/死亡月**

◆頻回訪問看護指示期間減算

（ハの場合）　**▲97単位**

◆初回加算

初回加算（Ⅰ）　**350単位/月**

初回加算（Ⅱ）　**300単位/月**

◆退院時共同指導加算　**600単位/回**

◆看護・介護職員連携強化加算　**250単位/月**

◆看護体制強化加算

看護体制強化加算（Ⅰ）　**550単位/月**

看護体制強化加算（Ⅱ）　**200単位/月**

◆口腔連携強化加算　**50単位/回**

◆サービス提供体制強化加算　**６単位/回**

（イ又はロを算定している場合）

サービス提供体制強化加算（Ⅰ）　**６単位/回**

サービス提供体制強化加算（Ⅱ）　**３単位/回**

（ハを算定している場合）

サービス提供体制強化加算（Ⅰ）　**50単位/月**

サービス提供体制強化加算（Ⅱ）　**25単位/月**

【地域差】

1級地	2級地	3級地	4級地	5級地	6級地	7級地	その他
11.40円	11.12円	11.05円	10.84円	10.70円	10.42円	10.21円	10.00円

算定・請求上の留意事項

基本単位数

(1)　介護保険の訪問看護は，医療保険の訪問看護と異なり，理学療法士等が実施する場合を除き**訪問回数の制限はありません。**支給限度額の範囲内でケアプランに位置付けられていれば，必要な訪問看護（の給付）を受けることができます。また，複数の訪問看護ステーション・医療機関から訪問看護を受けることも可能です。

ただし，急性増悪等の場合を除いて，医療保険による訪問看護と介護保険の訪問看護を混在させて利用することはできません。

理学療法士等による訪問看護は，1回当たり20分以上訪問看護を実施することとし，1人の利用者につき週に6回を限度として算定します。

(2)　**末期の悪性腫瘍や別に厚生労働大臣が定める疾病等**の患者（利用者），精神科訪問看護等にかかる訪問看護の利用者は，**医療保険の対象**となり，介護保険での給付は行われません。また，急性増悪により頻回の訪問看護の必要があるとして特別訪問看護の指示（特別指示書の交付）があった場合も，14日間を限度に医療保険での給付となります。

★厚生労働大臣が定める疾病等

多発性硬化症，重症筋無力症，スモン，筋萎縮性側索硬化症，脊髄小脳変性症，ハンチントン病，進行性筋ジストロフィー症，パーキンソン関連疾患〔進行性核上性麻痺，大脳皮質基底核変性症およびパーキンソン病（ホーエン・ヤールの重症度分類がステージ3以上であって生活機能障害度がⅡ度またはⅢ度のもの）〕，多系統萎縮症（線条体黒質変性症，オリーブ橋小脳萎縮症およびシャイ・ドレーガー症候群），プリオン病，亜急性硬化性全脳炎，ライソゾーム病，副腎白質ジストロフィー，脊髄性筋萎縮症，球脊髄性筋萎縮症，慢性炎症性脱髄性多発神経炎，後天性免疫不全症候群，頸髄損傷，人工呼吸器を使用している状態

(3)　現に訪問看護に要した時間ではなく，**ケアプラン上に位置付けられた時間**の所定単位数を算定します。

加算・減算

(4)　**准看護師**が行う訪問看護は，所定単位数の**100分の90**で算定します。ケアプラン上，准看護師の訪問看護が位置付けられている場合に事業所側の理由で看護師が訪問したとしても**100分の90**で算定します。看護師による訪問看護の予定が准看護師に変更になった場合もまた**100分の90**で算定します。

(5)　以下の要件を満たす場合，1回につき**100分の90**で算定します。

・前年度の理学療法士，作業療法士または言語聴覚士による訪問回数が，看護職員による訪問回数を超えている

・緊急時訪問看護加算，特別管理加算及び看護体制強化加算をいずれも算定していない

(6)　定期巡回・随時対応型訪問介護看護と連携する場合，准看護師が行う訪問看護は**100分の98**で算定します。また，**要介護5**の利用者に対する訪問看護は1月につき**800単位**を加算します。

(7)　高齢者への虐待の発生またはその再発を防止するための以下の措置が講じられていない場合は所定単位数の**100分の99**で算定します。

・虐待防止のための対策を検討する委員会（テレビ電話装置等の活用可能）を定期的に開催し，その結果を従業者に周知し徹底を図る

・虐待防止のための指針を整備する

・従業者へ虐待防止のための研修を定期的に実施する

・上記措置を適切に実施するための担当者を置く

(8)　**業務継続計画**に関して，以下の基準に適合していない場合は所定単位数の**100分の99**で算定します。

・感染症や非常災害の発生時において，サービス提供の継続的な実施および非常時の体制で早期の業務再開を図るための計画（業務継続計画）を策定する

・業務継続計画に従い必要な措置を講ずる

※経過措置期間として，2025年3月31日までの間は減算が適用されません。

(9)　ケアプラン上のサービス開始時刻が，**夜間**（午後6時から午後10時まで）または**早朝**（午前6時から午前8時まで）の場合は，**夜間加算**または**早朝加算**として，所定単位数の**100分の25**を加算します。**深夜**（午後10時から午前6時まで）の場合は，**深夜加算**として，**100分の50**を加算

します。

＊加算対象の時間帯にあるサービス時間がごくわずかな場合は加算できません。

(10) **複数名訪問加算**

同時に複数の看護師が１人の利用者に訪問を行う場合は，以下の区分に応じて加算します。

加算(Ⅰ)看護師等２人の場合

所要時間30分未満　**254単位/回**

所要時間30分以上　**402単位/回**

加算(Ⅱ)看護師等１人と看護補助者１人の場合

所要時間30分未満　**201単位/回**

所要時間30分以上　**317単位/回**

(11) 特別管理加算の対象者に対して**1時間30分以上**の訪問看護を行う場合は，**長時間訪問看護加算**として１回につき**300単位**を加算します。

(12) 事業所と**同一・隣接敷地内**の建物に居住する利用者へのサービス提供は，１月あたりの利用者が**50人未満**の場合は所定単位数の**100分の90**，**50人以上**の場合は**100分の85**で算定します。

同一・隣接敷地**以外**で，１月あたりの利用者が**20人以上**居住する建物に居住する利用者へのサービス提供は**100分の90**で算定します。

(13) **離島・へき地等**（別に厚生労働大臣が定める地域）に所在する事業所が行う場合は，**特別地域訪問看護加算**として，所定単位数（緊急時訪問看護加算，特別管理加算，ターミナルケア加算を除く）の**100分の15**を加算します。

(14) 中山間地域等に所在する小規模事業所が行う場合は，**中山間地域等小規模事業所加算**として，所定単位数の**100分の10**を加算します。

(15) 中山間地域等に居住する利用者に対して，通常の事業実施地域を越えて行う場合は，**中山間地域等居住者サービス提供加算**として所定単位数の**100分の５**を加算します。

(16) **緊急時訪問看護加算**

24時間連絡体制を充実させる観点から，以下の基準を満たす提供体制とした場合に，当該月の初回訪問日に以下の区分で算定します。

加算(Ⅰ)

・利用者またはその家族等から電話等により看護に関する意見を求められた場合に常時対応できる体制にある

・緊急時訪問における看護業務の負担の軽減に資する十分な業務管理等の体制の整備が行われている

訪問看護ステーション　**600単位/月**

医療機関　**325単位/月**

加算(Ⅱ)

・利用者またはその家族等から電話等により看護に関する意見を求められた場合に常時対応できる体制にある

訪問看護ステーション　**574単位/月**

医療機関　**315単位/月**

実際に緊急時の訪問があった場合は，所要時間に応じた**通常時間帯**の所定単位数（時間外加算の算定不可）を算定します。ただし，(15)特別管理加算の対象者の場合には，その月の２回目以降の緊急時訪問については，訪問時間に応じた時間外加算（夜間，深夜，早朝）が可能です。なお，緊急時訪問の算定にはケアプランの変更が必要です。

緊急時訪問看護加算は１利用者につき，１事業所のみが算定できます。また，定期巡回・随時対応型訪問介護看護や看護小規模多機能型居宅介護の同様の加算との二重算定，医療保険の同様の加算との二重算定はできず，いずれか一方でのみ算定します。

(17) **特別管理加算**

在宅療養中の医療器具使用など特別な管理が必要として厚生労働大臣が定める状態にある利用者について，当該月の初回訪問日に以下の区分で算定します。

加算(Ⅰ)①にあてはまる状態　**500単位**

加算(Ⅱ)②～⑤にあてはまる状態　**250単位**

★厚生労働大臣が定める状態

①在宅悪性腫瘍患者指導管理，在宅気管切開患者指導管理を受けている状態，気管カニューレもしくは留置カテーテルを使用している状態

②在宅自己腹膜灌流指導管理，在宅血液透析指導管理，在宅酸素療法指導管理，在宅中心静脈栄養法指導管理，在宅成分栄養経管栄養法指導管理，在宅自己導尿指導管理，在宅持続陽圧呼吸療法指導管理，在宅自己疼痛管理指導管理，在宅肺高血圧症患者指導管理を受けている状態

③人工肛門または人工膀胱を設置している状態

④真皮を越える褥瘡の状態（NPUAP 分類Ⅲ・Ⅳ度，または DESIGN 分類 D ３～５に該当する状態）

⑤点滴注射を週３日以上行う必要があると認められる状態

＊１利用者につき，１事業所のみが算定できます。なお，複数の事業所がケアプランに位置付けられている場合は，１事業所が算定し事業所間で分配調整することになります。

＊定期巡回・随時対応型訪問介護看護や看護小規模多機能型居宅介護の同様の加算との二重

算定，医療保険の同様の加算との二重算定はできず，いずれか一方でのみ算定します。

(18) 以下のケアに関する専門研修または特定行為研修を修了した看護師が，訪問看護の実施に関する計画的な管理を行った場合に，**専門管理加算**として１月あたり**250単位**を加算します。

・緩和ケア
・褥瘡ケア
・人工肛門ケア
・人工膀胱ケア

(19) 利用者の死亡日および死亡日前14日以内に２日以上のターミナルケアを行った場合〔医療保険対象の場合(2)や特別指示がある場合(17)は１日以上〕，**ターミナルケア加算**として，死亡月（死亡月が最後にターミナルケアを行った日の属する月と異なる場合は死亡月）に**2,500単位**を加算します。

在宅での死亡に限らず，利用者の居宅以外（搬送先の医療機関等）における24時間以内の死亡でも加算できます。

なお，①24時間連絡体制の確保，②ターミナルケアの際の身体症状，アセスメント，ケアの経過等の記録があること（「人生の最終段階における医療・ケアの決定プロセスに関するガイドライン」等の内容を踏まえて本人の意思決定を基本に対応）が算定要件となっています。

(20) 情報通信機器を用いた在宅での看取りに係る研修を受けた看護師が，主治医の指示に基づき，情報通信機器を用いて医師の死亡診断の補助を行った場合は，**遠隔死亡診断補助加算**として１回につき**150単位**を加算します。

(21) 急性増悪等によって，主治医から一時的に頻回の訪問看護を要する旨の**特別指示**（書）がある場合，指示から**14日間は医療保険の扱い**（請求）になります。なお，定期巡回・随時対応型訪問介護看護との連携の場合は，指示の日数に応じて１日につき**97単位を減算**します。

(22) **初回加算**

新規の利用者に対して訪問看護を行う場合，次の区分のいずれかに応じて加算します。

加算（Ⅰ）　350単位/月

・訪問看護事業所の看護師が初回の訪問看護を，病院，診療所等から退院した日に行った場合

加算（Ⅱ）　300単位/月

・訪問看護事業所の看護師が初回の訪問看護を，病院，診療所等から退院した日の翌日以降に行った場合

(23) 入院患者または老健，介護医療院入所者の退院・退所にあたって，訪問看護ステーションの看護師等（准看護師を除く）が医療機関・老健の医師等と共同指導をした場合，**退院時共同指導加算**として退院・退所１回につき**600単位**を加算します。指導については，ガイドラインに基づき，関係者の同意のもと，テレビ電話装置等のICTの活用をして行うことができます。

＊なお，初回加算を算定する場合は算定できません。

(24) たんの吸引や経管栄養に対応する訪問介護事業所と連携して，それらを支援する場合，**看護・介護職員連携強化加算**として，１月１回限度に**250単位**を加算します。

(25) **看護体制強化加算**

医療ニーズの高い利用者への対応のため，以下の基準を満たす提供体制とした場合，以下の区分に応じて加算します（定期巡回・随時対応型訪問介護看護と連携する場合を除く）。

加算（Ⅰ）　550単位/月

・前６月の緊急時訪問看護加算の算定者が50％以上
・前６月の特別管理加算の算定者が20％以上
・前12月のターミナルケア加算の算定者が５名以上
・従業者のうち60％以上が看護職員

加算（Ⅱ）　200単位/月

・緊急時訪問看護加算・特別管理加算，看護職員の占める割合の要件は加算（Ⅰ）と同じ
・前12月のターミナルケア加算の算定者が１名以上

※加算（Ⅰ）（Ⅱ）ともに，指定訪問看護ステーション以外の事業所は看護職員割合以外の要件に適合すること

※割合適合しなくなった場合は看護職員の採用に関する計画を都道府県に届け出ることにより計画期間中は加算できる

(26) 事業所の従業者が口腔の健康状態の評価を実施し，歯科医療機関および介護支援専門員に対し評価の結果を情報提供した場合に，**口腔連携強化加算**として１回につき**50単位**を１月に１回に限り加算します。

(27) **サービス提供体制強化加算**

以下の基準を満たす事業所が訪問を行う場合は，次の区分に応じて加算します。

加算（Ⅰ）

訪問看護ステーション・医療機関　**6単位/回**
定期巡回・随時対応型訪問介護看護　**50単位/月**

単位数解説

居宅

・研修計画と実施（予定含む）
・サービス提供上の留意事項の伝達や技術指導にかかる会議開催（テレビ電話装置等のICT 活用可）
・健康診断の定期実施
・勤続年数7年以上が30%以上

加算（Ⅱ）

訪問看護ステーション・医療機関　**3単位/回**
定期巡回・随時対応型訪問介護看護　**25単位/月**

・研修計画，会議開催，健康診断の要件は加算（Ⅰ）と同じ
・勤続年数3年以上30%以上

その他

(28)　**介護老人保健施設・介護療養型医療施設（短期入所含む），介護医療院および医療機関の退所・退院日**の訪問看護は，(15)特別管理加算の対象者のみ算定が可能です（通常は，医療系の居宅サービスの算定はできません）。

(29)　短期入所生活介護，短期入所療養介護，特定施設入居者生活介護，定期巡回・随時対応型訪問介護看護，認知症対応型共同生活介護，地域密着型特定施設入居者生活介護，地域密着型介護老人福祉施設入所者生活介護，複合型サービスを受けている間は，訪問看護費は算定できません。

公費負担制度（介護保険優先）

制　度	法別番号	公費給付率	公費本人負担
障害者自立支援法（通院医療）	21	100	本人負担あり
障害者自立支援法（更生医療）	15	100	本人負担あり
原爆被爆者援護法	19	100	なし
難病法（特定医療）	54	100	本人負担あり
被爆体験者精神影響等調査研究事業	86	100	なし
特定疾患治療研究事業	51	100	なし
先天性血液凝固因子障害等治療研究事業	51	100	なし
水俣病総合対策費の国庫補助	88	100	なし
メチル水銀の健康影響に係る調査研究事業	88	100	なし
茨城県神栖町における有機ヒ素化合物による環境汚染及び健康被害に係る緊急措置事業要綱	87	100	なし
石綿による健康被害の救済に関する法律	66	100	なし
中国残留邦人等の円滑な帰国の促進及び永住帰国後の自立の支援に関する法律	25	100	本人負担あり
生活保護（介護扶助）	12	100	本人負担あり

4．訪問リハビリテーション費

基本単位数

イ　訪問リハビリテーション費（1回につき）　**308単位**

加算・減算

◆高齢者虐待防止措置未実施減算　所定単位数×99/100
◆業務継続計画未策定減算　所定単位数×99/100
◆集合住宅減算
同一敷地内建物等および同一建物に20人以上居住　**所定単位数×90/100**
同一敷地内建物等に50人以上居住　**所定単位数×85/100**

◆特別地域訪問リハビリテーション加算　所定単位数×15/100
◆中山間地域等小規模事業所加算　所定単位数×10/100
◆中山間地域等居住者サービス提供加算　所定単位数×5/100
◆短期集中リハビリテーション実施加算
退院・退所日または初回認定日から起算して3月以内　**200単位/日**
◆リハビリテーションマネジメント加算
リハビリテーションマネジメント加算イ　**180単位/月**
リハビリテーションマネジメント加算ロ　**213単位/月**

※医師が利用者またはその家族に説明した場合　270単位/月
◆**認知症短期集中リハビリテーション実施加算**　240単位/日
◆**口腔連携強化加算**　50単位/回
◆**診療未実施減算**　▲50単位/回
◆**退院時共同指導加算**　600単位/回
◆**移行支援加算**　17単位/日
◆**サービス提供体制強化加算**
サービス提供体制強化加算（Ⅰ）　6単位/回
サービス提供体制強化加算（Ⅱ）　3単位/回

【地域差】

1級地	2級地	3級地	4級地	5級地	6級地	7級地	その他
11.10円	10.88円	10.83円	10.66円	10.55円	10.33円	10.17円	10.00円

算定・請求上の留意事項

基本単位数

(1)　事業所の医師の指示に基づき，**理学療法士**，**作業療法士**または**言語聴覚士**が訪問リハビリテーション（利用者・家族等に対する20分以上の指導）を行った場合に算定します（週6日限度。ただし退院から3月以内に医師の指示による場合は週12回限度）。

(2)　**医師の指示**（リハビリの目的に加え，留意事項，中止基準，負荷等）**から3月以内**に行われること，指示した**医師による記録**，または指示を受けた**理学療法士等による内容の記録**，開始から概ね**2週間以内の初回評価**，その後**3月ごとの評価**が必要です。

加算・減算

(3)　事業所と**同一・隣接敷地内**の建物に居住する利用者へのサービス提供は，1月あたりの利用者が**50人未満**の場合は所定単位数の**100分の90**，**50人以上**の場合は**100分の85**で算定します。同一・隣接敷地**以外**で，1月あたりの利用者が**20人以上**居住する建物に居住する利用者へのサービス提供は**100分の90**で算定します。

(4)　高齢者への虐待の発生またはその再発を防止するための以下の措置が講じられていない場合は所定単位数の**100分の99**で算定します。
・虐待防止のための対策を検討する委員会（テレビ電話装置等の活用可能）を定期的に開催し，その結果を従業者に周知し徹底を図る
・虐待防止のための指針を整備する
・従業者へ虐待防止のための研修を定期的に実施する
・上記措置を適切に実施するための担当者を置く

(5)　**業務継続計画**に関して，以下の基準に適合していない場合は所定単位数の**100分の99**で算定します。
・感染症や非常災害の発生時において，サービス提供の継続的な実施および非常時の体制で早期の業務再開を図るための計画（業務継続計画）を策定する
・業務継続計画に従い必要な措置を講ずる
※経過措置期間として，2025年3月31日までの間は減算が適用されません。

(6)　**離島・へき地等**（別に厚生労働大臣が定める地域）に所在する事業所が行う場合は，**特別地域訪問リハビリテーション加算**として，所定単位数の**100分の15**を加算します。

(7)　中山間地域等に所在する小規模事業所が行う場合は，**中山間地域等小規模事業所加算**として，所定単位数の**100分の10**を加算します。

(8)　中山間地域等に居住する利用者に対して，通常の事業実施地域を越えて行う場合は，**中山間地域等居住者サービス提供加算**として所定単位数の**100分の5**を加算します。

(9)　利用者に対して**退院・退所日**（リハビリテーションを要する原因疾患等の治療等のために入院・入所していた医療機関・介護保険施設から退院・退所した日），または，**認定日**（要介護認定を受けた日）から起算して**3月以内**に**集中的**に訪問リハビリテーションを行った場合，**短期集中リハビリテーション実施加算**として，1日につき**200単位**を加算します。
「集中的」とは，週に概ね2日以上，1日当たり20分以上実施する場合をいいます。

(10)　**リハビリテーションマネジメント加算**
医師，理学療法士，作業療法士，言語聴覚士等が**共同して継続的なリハビリの質の管理**を行う場合，以下の区分で加算します。
加算イ　180単位/月
①医師によるリハビリテーションの詳細な指示
②理学療法士等による医師からの指示の記録
③会議（テレビ電話装置等のICT活用可）にて利用者の状況等を関係者と共有，会議内容の記録

単位数解説
居宅

④リハビリ計画について，理学療法士等から利用者・家族への説明，医師への報告

⑤３月に１回以上リハビリ会議の開催，必要に応じリハビリ計画の見直し

⑥理学療法士等がケアマネジャーへリハビリ見地からの情報提供

⑦理学療法士等が利用者の居宅へ訪問し，他のサービス事業所担当者へリハビリ見地から指導・助言，または家族への指導・助言のいずれか

⑧上記①～⑦までに適合することの記録

加算ロ　**213単位/月**

・①～⑧の適合

・LIFEへの情報提供，活用

医師が利用者またはその家族に説明した場合
＋270単位

⑾　認知症の利用者に対して，退院・退所日，または，訪問開始日から起算して３月以内に，医師，医師の指示を受けた理学療法士，作業療法士または言語聴覚士が集中的に訪問リハビリテーションを行った場合，**認知症短期集中リハビリテーション実施加算**として，１週に２日を限度に１日につき**240単位**を加算します。

⑿　事業所の従業者が口腔の健康状態の評価を実施し，歯科医療機関および介護支援専門員に対し評価の結果を情報提供した場合に，**口腔連携強化加算**として１回につき**50単位**を１月に１回に限り加算します。

⒀　**急性増悪等**によって主治医から一時的に頻回の訪問リハビリテーションを要する旨の特別指示がある場合，指示から**14日間は医療保険**の扱いになります。

⒁　**事業所の医師が診療を行っていない**利用者に訪問リハビリテーションを行った場合，**診療の未実施減算**として，１回につき**50単位**を減算します（ただし，入院中にリハビリテーションを受けていた利用者が退院から１月以内は適用しない）。

⒂　入院中の利用予定者が退院するにあたり，医師，理学療法士，作業療法士または言語聴覚士が退院カンファレンスへの参加および退院時共同指導を行い，その後に初回のサービス提供を行った場合に，**退院時共同指導加算**として１回に限り**600単位**を加算します。

⒃　利用者の社会参加等を支援した場合，その体制等に対する評価を**移行支援加算**として，対象期間の次年度に，１日につき**17単位**を加算します。

・評価対象期間※1の訪問リハビリ終了者のうち，通所介護等の社会参加に資する**取組**※2**実施が５％超**

・終了日から14～44日以内にリハビリ終了時と比較して維持・改善していることの確認（電話等による確認可）

・12月／平均利用月数が25%以上

・訪問リハビリ終了者が通所介護等へ移行する際にリハビリ計画を提供（利用者同意のもと）

※１　評価対象期間は，算定初日の属する年の前年１月～12月

※２　通所介護，通所リハビリテーション，地域密着型通所介護，認知症対応型通所介護，（看護）小規模多機能型居宅介護，第１号通所事業等

⒄　**サービス提供体制強化加算**

以下の基準を満たす事業所が訪問を行う場合は，次の区分で加算します。

加算（Ⅰ）　**６単位/回**

・勤続年数７年以上の理学療法士等が１名以上

加算（Ⅱ）　**３単位/回**

・勤続年数３年以上の理学療法士等が１名以上

その他

⒅　短期入所生活介護，短期入所療養介護，特定施設入居者生活介護，認知症対応型共同生活介護，地域密着型特定施設入居者生活介護，地域密着型介護老人福祉施設入所者生活介護を受けている間は，訪問リハビリテーション費は算定できません。

公費負担制度（介護保険優先）

制　度	法別番号	公費給付率	公費本人負担
障害者自立支援法（更生医療）※医療機関のみ	15	100	本人負担あり
原爆被爆者援護法	19	100	なし
難病法（特定医療）　※医療機関のみ	54	100	本人負担あり

被爆体験者精神影響等調査研究事業	86	100	なし
特定疾患治療研究事業　※医療機関のみ	51	100	なし
先天性血液凝固因子障害等治療研究事業　※医療機関のみ	51	100	なし
水俣病総合対策費の国庫補助	88	100	なし
メチル水銀の健康影響に係る調査研究事業	88	100	なし
茨城県神栖町における有機ヒ素化合物による環境汚染及び健康被害に係る緊急措置事業要綱	87	100	なし
石綿による健康被害の救済に関する法律	66	100	なし
中国残留邦人等の円滑な帰国の促進及び永住帰国後の自立の支援に関する法律	25	100	本人負担あり
生活保護（介護扶助）	12	100	本人負担あり

5．居宅療養管理指導費

基本単位数

イ　医師が行う場合
（1）居宅療養管理指導費（Ⅰ）
㈠　単一建物居住者１人に対して　**515単位**
㈡　単一建物居住者２～９人に対して　**487単位**
㈢　上記以外の場合　**446単位**
（2）居宅療養管理指導費（Ⅱ）
㈠　単一建物居住者１人に対して　**299単位**
㈡　単一建物居住者２～９人に対して　**287単位**
㈢　上記以外の場合　**260単位**

ロ　歯科医師が行う場合
（1）単一建物居住者１人に対して　**517単位**
（2）単一建物居住者２～９人に対して　**487単位**
（3）上記以外の場合　**441単位**

ハ　薬剤師が行う場合
（1）病院又は診療所
㈠　単一建物居住者１人に対して　**566単位**
㈡　単一建物居住者２～９人に対して　**417単位**
㈢　上記以外の場合　**380単位**
（2）薬局
㈠　単一建物居住者１人に対して　**518単位**
㈡　単一建物居住者２～９人に対して　**379単位**
㈢　上記以外の場合　**342単位**

ニ　管理栄養士が行う場合
（1）居宅療養管理指導費（Ⅰ）
㈠　単一建物居住者１人に対して　**545単位**
㈡　単一建物居住者２～９人に対して　**487単位**
㈢　上記以外の場合　**444単位**
（2）居宅療養管理指導費（Ⅱ）
㈠　単一建物居住者１人に対して　**525単位**
㈡　単一建物居住者２～９人に対して　**467単位**
㈢　上記以外の場合　**424単位**

ホ　歯科衛生士等が行う場合
（1）単一建物居住者１人に対して　**362単位**
（2）単一建物居住者２～９人に対して　**326単位**
（3）上記以外の場合　**295単位**

加算・減算

◆情報通信機器を用いた服薬指導　45単位/月４回
（厚労大臣が定める者：週２回かつ月８回）
◆(ハ)薬剤師
特別薬剤管理指導加算　**100単位/回**
◆特別地域居宅療養管理指導加算　所定単位数×15/100
◆中山間地域等小規模事業所加算　所定単位数×10/100
◆中山間地域等居住者サービス提供加算
所定単位数×５/100
◆医療用麻薬持続注射療法加算　250単位/回
◆在宅中心静脈栄養法加算　150単位/回

算定・請求上の留意事項

居宅療養管理指導は**支給限度額管理の対象外サービス**であり，必ずしもケアプランに位置づける必要はありません。また，１単位単価の地域差もありません。

イ　医師，ロ　歯科医師が行う場合

基本単位数

⑴　医師，歯科医師が，通院困難なものに対して計画的・継続的な医学的管理に基づいて，利用者の居宅または居住系施設等（養護老人ホーム，軽費老人ホーム，有料老人ホーム，サービス付き高齢者向け住宅，小規模多機能型居宅介護，認知症対応型共同生活介護など）を訪問し，①居宅介護支援事業所等に対して**ケアプラン策定等に必要な情報提供**（文書でなくても可）を行い，かつ，②利用者・家族等に対して居宅サービスを利用するうえでの**留意点，介護方法等についての指導および助言**を行った場合，単一建

物居住者の人数に従い，月2回を限度として算定します。居住系施設等の範囲，単一建物居住者の人数の考え方については，全職種に共通します。

※情報提供すべき事項

(a)　基本情報（医療機関名，住所，連絡先，医師・歯科医師氏名，利用者氏名，生年月日，性別，住所，連絡先等）

(b)　利用者の病状，経過等

(c)　介護サービスを利用するうえでの留意点，介護方法等

(d)　利用者の日常生活上の留意事項，社会生活面の課題と地域社会において必要な支援等

(e)　人生の最終段階における医療・ケアに関する情報等

(2)　「イ　医師」について，利用者に対して，医科診療報酬の「在宅時医学総合管理料」，「施設入居時等医学総合管理料」を算定していない場合は，**(Ⅰ)**（単一建物居住者の人数に応じて**515単位，487単位，446単位/回**）を，算定している場合には，**(Ⅱ)**（**299単位，287単位，260単位/回**）を，算定します。当該月の訪問診療または往診日を算定日とします。

加算・減算

(3)　**離島・へき地等**（別に厚生労働大臣が定める地域）に所在する事業所が行う場合は，**特別地域居宅療養管理指導加算**として，所定単位数の**100分の15**を加算します。

(4)　中山間地域等に所在する小規模事業所が行う場合は，**中山間地域等小規模事業所加算**として，所定単位数の**100分の10**を加算します。

(5)　中山間地域等に居住する利用者に対して，通常の事業実施地域を越えて行う場合は，**中山間地域等居住者サービス提供加算**として所定単位数の**100分の5**を加算します。

※ハ　薬剤師，ニ　管理栄養士，ホ　歯科衛生士等も(3)(4)(5)の加算要件は同じ

※ニ　管理栄養士の(3)(4)(5)はICT指導を算定する場合は算定不可

その他

(6)　訪問に要した交通費は実費を利用者から徴収することが可能です（全職種に共通）。

ハ　薬剤師が行う場合

基本単位数

(1)　薬剤師が，医師・歯科医師の指示に基づいて，利用者の居宅または居住系施設等を訪問し，**薬学的な管理指導**を行い，介護支援専門員に対して**情報提供**を行った場合，月2回（薬局薬剤師は月4回）を限度として算定します。

＊月2回以上算定する場合，算定日に6日以上の間隔を空けることが必要です。

＊薬局の薬剤師が，末期の悪性腫瘍・中心静脈栄養または注射による麻薬の投与を受けている患者（利用者）に薬学的な管理指導を行った場合，週2回，かつ，月8回を限度として算定できます。

(2)　**情報通信機器を用いた服薬指導**を行う場合，1月に4回に限り**46単位**を算定します（※以下，ICT指導とする）。

加算・減算

(3)　疼痛緩和のため**特別な薬剤（麻薬）**が処方されている利用者に必要な薬学的管理指導を行った場合，**麻薬管理指導加算**として，1回につき**100単位**を加算します（ICT指導を算定する場合は算定不可）。

(4)　在宅で医療用麻薬持続注射療法を行っている利用者に対して，必要な薬学的管理指導を行った場合に，**医療用麻薬持続注射療法加算**として1回につき**250単位**を加算します（特別薬剤管理指導加算を算定する場合には算定不可）。

(5)　在宅中心静脈栄養法を行っている利用者に対して，必要な薬学的管理指導を行った場合に，**在宅中心静脈栄養法加算**として1回につき**150単位**を加算します。

ニ　管理栄養士が行う場合

居宅療養管理指導費(Ⅰ)は，居宅療養管理指導事業所の管理栄養士が，医師の指示に基づき，特別食（医師の食事せんに基づく腎臓病食，糖尿病食，脂質異常症食，痛風食等）を必要とする，または低栄養状態にあると医師が判断した利用者に対して，居宅または居住系施設等を訪問し，**栄養管理に関する情報提供**および**栄養食事相談または助言**を行った場合に，月2回を限度に算定します。

＊1回に30分以上の指導が必要です。

医師による特別な指示があった場合，追加で月2回を限度に算定します。

居宅療養管理指導費(Ⅱ)は，居宅療養管理指導事業所以外の医療機関，栄養ケア・ステーション等の管理栄養士と連携して指導を実施した場合に算定できます。

ホ　歯科衛生士等が行う場合

歯科衛生士，保健師または看護職員が，訪問歯科診療を行った歯科医師の指示に基づき，利

用者の居宅または居住系施設等を訪問し，**口腔内・有床義歯の清掃**および**摂食・嚥下機能に関する実地指導**を行った場合に，月４回（癌末期の利用者は月６回）を限度として算定します。

＊実地指導は，指示を行った歯科医師の訪問診療日から３月以内に，１対１で20分以上行うことが必要です。

公費負担制度（介護保険優先）

制　度	法別番号	公費給付率	公費本人負担
原爆被爆者援護法	19	100	なし
難病法（特定医療）	54	100	本人負担あり
被爆体験者精神影響等調査研究事業	86	100	なし
特定疾患治療研究事業	51	100	なし
先天性血液凝固因子障害等治療研究事業	51	100	なし
水俣病総合対策費の国庫補助	88	100	なし
メチル水銀の健康影響に係る調査研究事業	88	100	なし
茨城県神栖町における有機ヒ素化合物による環境汚染及び健康被害に係る緊急措置事業要綱	87	100	なし
石綿による健康被害の救済に関する法律	66	100	なし
中国残留邦人等の円滑な帰国の促進及び永住帰国後の自立の支援に関する法律	25	100	本人負担あり
生活保護（介護扶助）	12	100	本人負担あり

6．通所介護費

基本単位数

イ　通常規模型通所介護費
（月平均利用延人員数300人超750人以内）

(1)　所要時間３時間以上４時間未満の場合
- (一)　要介護１　**370単位**
- (二)　要介護２　**423単位**
- (三)　要介護３　**479単位**
- (四)　要介護４　**533単位**
- (五)　要介護５　**588単位**

(2)　所要時間４時間以上５時間未満の場合
- (一)　要介護１　**388単位**
- (二)　要介護２　**444単位**
- (三)　要介護３　**502単位**
- (四)　要介護４　**560単位**
- (五)　要介護５　**617単位**

(3)　所要時間５時間以上６時間未満の場合
- (一)　要介護１　**570単位**
- (二)　要介護２　**673単位**
- (三)　要介護３　**777単位**
- (四)　要介護４　**880単位**
- (五)　要介護５　**984単位**

(4)　所要時間６時間以上７時間未満の場合
- (一)　要介護１　**584単位**
- (二)　要介護２　**689単位**
- (三)　要介護３　**796単位**
- (四)　要介護４　**901単位**
- (五)　要介護５　**1,008単位**

(5)　所要時間７時間以上８時間未満の場合
- (一)　要介護１　**658単位**
- (二)　要介護２　**777単位**
- (三)　要介護３　**900単位**
- (四)　要介護４　**1,023単位**
- (五)　要介護５　**1,148単位**

(6)　所要時間８時間以上９時間未満の場合
- (一)　要介護１　**669単位**
- (二)　要介護２　**791単位**
- (三)　要介護３　**915単位**
- (四)　要介護４　**1,041単位**
- (五)　要介護５　**1,168単位**

ロ　大規模型通所介護費(I)
（月平均利用延人員数750人超900人以内）

(1)　所要時間３時間以上４時間未満の場合
- (一)　要介護１　**358単位**
- (二)　要介護２　**409単位**
- (三)　要介護３　**462単位**
- (四)　要介護４　**513単位**
- (五)　要介護５　**568単位**

(2)　所要時間４時間以上５時間未満の場合
- (一)　要介護１　**376単位**
- (二)　要介護２　**430単位**
- (三)　要介護３　**486単位**
- (四)　要介護４　**541単位**
- (五)　要介護５　**597単位**

(3)　所要時間5時間以上6時間未満の場合
㈠　要介護1　544単位
㈡　要介護2　643単位
㈢　要介護3　743単位
㈣　要介護4　840単位
㈤　要介護5　940単位

(4)　所要時間6時間以上7時間未満の場合
㈠　要介護1　564単位
㈡　要介護2　667単位
㈢　要介護3　770単位
㈣　要介護4　871単位
㈤　要介護5　974単位

(5)　所要時間7時間以上8時間未満の場合
㈠　要介護1　629単位
㈡　要介護2　744単位
㈢　要介護3　861単位
㈣　要介護4　980単位
㈤　要介護5　1,097単位

(6)　所要時間8時間以上9時間未満の場合
㈠　要介護1　647単位
㈡　要介護2　765単位
㈢　要介護3　885単位
㈣　要介護4　1,007単位
㈤　要介護5　1,127単位

八　大規模型通所介護費(Ⅱ)
(月平均利用延人員数900人超)

(1)　所要時間3時間以上4時間未満の場合
㈠　要介護1　345単位
㈡　要介護2　395単位
㈢　要介護3　446単位
㈣　要介護4　495単位
㈤　要介護5　549単位

(2)　所要時間4時間以上5時間未満の場合
㈠　要介護1　362単位
㈡　要介護2　414単位
㈢　要介護3　468単位
㈣　要介護4　521単位
㈤　要介護5　575単位

(3)　所要時間5時間以上6時間未満の場合
㈠　要介護1　525単位
㈡　要介護2　620単位
㈢　要介護3　715単位
㈣　要介護4　812単位
㈤　要介護5　907単位

(4)　所要時間6時間以上7時間未満の場合
㈠　要介護1　543単位
㈡　要介護2　641単位
㈢　要介護3　740単位
㈣　要介護4　839単位
㈤　要介護5　939単位

(5)　所要時間7時間以上8時間未満の場合
㈠　要介護1　607単位
㈡　要介護2　716単位
㈢　要介護3　830単位
㈣　要介護4　946単位
㈤　要介護5　1,059単位

(6)　所要時間8時間以上9時間未満の場合
㈠　要介護1　623単位
㈡　要介護2　737単位
㈢　要介護3　852単位
㈣　要介護4　970単位
㈤　要介護5　1,086単位

加算・減算

◆高齢者虐待防止措置未実施減算　所定単位数×99/100
◆業務継続計画未策定減算　所定単位数×99/100
◆2時間以上3時間未満の取り扱い
所定単位数×70/100
◆感染症や災害時の利用者減少時の加算
所定単位数×3/100
◆延長加算
サービス前後　通算9時間以上10時間未満　50単位/回
サービス前後　通算10時間以上11時間未満　100単位/回
サービス前後　通算11時間以上12時間未満　150単位/回
サービス前後　通算12時間以上13時間未満　200単位/回
サービス前後　通算13時間以上14時間未満　250単位/回
◆共生型通所介護
指定生活介護事業所が行う場合　所定単位数×93/100
指定自立訓練事業所が行う場合　所定単位数×95/100
指定児童発達支援事業所・指定放課後等デイサービス事業所が行う場合　所定単位数×90/100
◆生活相談員配置等加算　13単位/日
◆中山間地域等居住者サービス提供加算
所定単位数×5/100
◆入浴介助加算
入浴介助加算(Ⅰ)　40単位/日
入浴介助加算(Ⅱ)　55単位/日
◆中重度者ケア体制加算　45単位/日
◆生活機能向上連携加算
生活機能向上連携加算(Ⅰ)　100単位/月
生活機能向上連携加算(Ⅱ)　200単位/月
〔個別機能訓練加算を算定している場合(Ⅱ)のみ
100単位/月〕
◆個別機能訓練加算
個別機能訓練加算(Ⅰ)イ　56単位/日
個別機能訓練加算(Ⅰ)ロ　76単位/日
個別機能訓練加算(Ⅱ)　20単位/月
◆ADL維持等加算
ADL維持等加算(Ⅰ)　30単位/月
ADL維持等加算(Ⅱ)　60単位/月
◆認知症加算　60単位/日
◆若年性認知症利用者受入加算　60単位/日
◆栄養アセスメント加算　50単位/月
◆栄養改善加算　200単位/回
◆口腔・栄養スクリーニング加算
口腔・栄養スクリーニング加算(Ⅰ)　20単位/回
口腔・栄養スクリーニング加算(Ⅱ)　5単位/回
◆口腔機能向上加算
口腔機能向上加算(Ⅰ)　150単位/回
口腔機能向上加算(Ⅱ)　160単位/回
◆科学的介護推進体制加算　40単位/月
◆同一建物利用者減算　▲94単位/日
◆送迎未実施減算　▲47単位/片道
◆サービス提供体制強化加算
サービス提供体制強化加算(Ⅰ)　22単位/回
サービス提供体制強化加算(Ⅱ)　18単位/回
サービス提供体制強化加算(Ⅲ)　6単位/回
◆介護職員等処遇改善加算
(Ⅰ)　所定単位数×92/1000
(Ⅱ)　所定単位数×90/1000
(Ⅲ)　所定単位数×80/1000
(Ⅳ)　所定単位数×64/1000
(Ⅴ)1　所定単位数×81/1000
(Ⅴ)2　所定単位数×76/1000
(Ⅴ)3　所定単位数×79/1000
(Ⅴ)4　所定単位数×74/1000

(V)5	所定単位数×65/1000	(V)10	所定単位数×45/1000
(V)6	所定単位数×63/1000	(V)11	所定単位数×53/1000
(V)7	所定単位数×56/1000	(V)12	所定単位数×43/1000
(V)8	所定単位数×69/1000	(V)13	所定単位数×44/1000
(V)9	所定単位数×54/1000	(V)14	所定単位数×33/1000

【地域差】

1級地	2級地	3級地	4級地	5級地	6級地	7級地	その他
10.90円	10.72円	10.68円	10.54円	10.45円	10.27円	10.14円	10.00円

算定・請求上の留意事項

基本単位数

(1)　現に通所介護サービスに要した時間ではなく，**ケアプランに位置づけられた時間**の所定単位数を算定します。

＊送迎そのものにかかる時間，また，サービスの進行状況や家族の出迎え等の事情でサービス時間を超えて事業所にいる時間は，サービスの所要時間には含まれません（送迎時の居宅内での介助等は一定要件のもとで30分以内を限度に含めることができます）。

＊当日の利用者の心身の状況や降雪等の急な気象状況の悪化等により，実際の通所介護の提供が通所介護計画上の所要時間よりもやむを得ず短くなった場合には通所介護計画上の単位数を算定することができます。

(2)　所要時間ごとの所定単位数は，平均利用延人数による３区分の利用者数規模別となります。所要時間の区分は「３～４時間」「４～５時間」「５～６時間」「６～７時間」「７～８時間」「８～９時間」の６区分です。

＊利用者数規模は，前年度（４月１日～３月31日）の１月の平均利用延人員数により，以下のように区分されます。

通常規模型	平均利用延人員数	750人以内
大規模型（Ⅰ）	同	750人超900人以下
大規模型（Ⅱ）	同	900人超

(3)　大規模型について感染症や災害のため利用者が減少した場合，事業所規模別の報酬区分の決定に当たり，前年度の平均延べ利用者数ではなく，延べ利用者数の減少した月の実績を基礎とすることができます。

加算・減算

(4)　高齢者への虐待の発生またはその再発を防止するための以下の措置が講じられていない場合は所定単位数の**100分の99**で算定します。

・虐待防止のための対策を検討する委員会（テレビ電話装置等の活用可能）を定期的に開催し，その結果を従業者に周知し徹底を図る
・虐待防止のための指針を整備する
・従業者へ虐待防止のための研修を定期的に実施する
・上記措置を適切に実施するための担当者を置く

(5)　**業務継続計画**に関して，以下の基準に適合していない場合は所定単位数の**100分の99**で算定します。

・感染症や非常災害の発生時において，サービス提供の継続的な実施および非常時の体制で早期の業務再開を図るための計画（業務継続計画）を策定する
・業務継続計画に従い必要な措置を講ずる

※経過措置期間として，2025年３月31日までの間は減算が適用されません。

(6)　利用者の心身の状況等やむを得ない事情により長時間のサービスが困難な場合で，**「２時間以上３時間未満」のサービス**を行ったときは，「４時間以上５時間未満」の所定単位数の**100分の70**で算定します。

(7)　「８時間以上９時間未満」の**サービスの前後**に日常生活上の世話を行った場合に，延長加算として，以下の区分に応じて加算します。

通算時間「９時間以上10時間未満」	**50単位**
通算時間「10時間以上11時間未満」	**100単位**
通算時間「11時間以上12時間未満」	**150単位**
通算時間「12時間以上13時間未満」	**200単位**
通算時間「13時間以上14時間未満」	**250単位**

(8)　感染症や災害のため利用者が５％以上減少の場合，翌々月から３月以内に限り（１回の延長措置あり）所定単位数に３％を加算します。

(9)　共生型通所介護において生活相談員の配置がある場合，**生活相談員配置等加算**として，１日につき**13単位**を加算します。

(10)　障害福祉制度の指定を受けた事業所が**共生型**通所介護を行う場合，以下の区分ごとに算定します。

指定生活介護事業所が行う場合
所定単位数の**100分の93**

指定自立訓練事業所が行う場合

所定単位数の**100分の95**

指定児童発達支援事業所・指定放課後等デイサービス事業所が行う場合

所定単位数の**100分の90**

(11)　中山間地域等に居住する利用者に対して，通常の事業実施地域を越えて行う場合は，**中山間地域等居住者サービス提供加算**として所定単位数の**100分の5**を加算します。

(12)　**入浴介助加算**

利用者の入浴介助を行う場合は，次の区分にて加算します。

加算(Ⅰ)　40単位/日

・入浴介助のための人員，設備がある
・職員に対し，研修等を行っている

加算(Ⅱ)　55単位/日

・(Ⅰ)の要件に加え，利用者の居宅を訪問，浴室における動作，環境の評価を行った医師等と連携して入浴計画を作成したうえで居宅の状況に近い環境で入浴介助を実施する

(13)　別に厚生労働大臣が定める基準で中重度の要介護を受け入れる体制がある場合，**中重度者ケア体制加算**として，1日につき**45単位**を加算します（共生型通所介護は除く）。

★別に厚生労働大臣が定める基準

・看護・介護職員を常勤換算で2名以上追加配置
・前3月の要介護3～5の利用者が30%以上
・サービス時間帯専従の看護職員1名以上

(14)　**生活機能向上連携加算**

別に厚生労働大臣が定める基準で，外部との**連携**により，身体状況の**評価**，個別機能訓練**計画**を作成した場合，次の区分にて加算します。

加算(Ⅰ)　100単位

※3月1回に限る，ただし急性増悪等による見直しを除く

※個別機能訓練加算を算定する場合は算定不可

・訪問リハビリ，通所リハビリを実施またはリハビリ施設のPT等の**助言**（テレビ電話装置等のICT活用可）
・機能訓練指導員と共同でアセスメント，計画作成，3月に1回の評価（評価については，ガイドラインに基づき，関係者の同意のもとテレビ電話装置等のICT活用可）

加算(Ⅱ)　200単位/月

※個別機能訓練加算を算定する場合は**100単位**

・訪問リハビリ，通所リハビリを実施またはリハビリ施設のPT等が事業所を**訪問**
・機能訓練指導員と共同でアセスメント，計画作成，3月に1回の評価

(15)　**個別機能訓練加算**

利用者ごとに作成した計画に基づいて**個別機能訓練**が実施された場合，以下の区分ごとに加算します。

加算(Ⅰ)イ　56単位/日

①専従の理学療法士等を1名以上配置
②機能訓練指導員等が共同で計画作成のうえ，理学療法士等が5人以下の小集団で概ね週1回以上の訓練実施
③複数の訓練項目の準備と利用者の意欲配慮
④居宅訪問による個別計画作成，その後3月に1回以上の訪問のうえ，進捗説明と訓練内容の見直し
⑤定員超過利用・人員基準欠如に該当しないこと

加算(Ⅰ)ロ　76単位/日

※イとロは併算定不可

・①をサービス時間帯を通じて配置すること
・②～⑤までいずれにも適合

加算(Ⅱ)　20単位

※1月につき(Ⅰ)に上乗せして算定

・加算(Ⅰ)イ，ロいずれかを算定している
・LIFEへの情報提供，活用

(16)　**ADL維持等加算**

前12月の利用者のうち，**ADLの維持・改善**の度合いが一定水準を超えた場合，翌月から12月に限り，以下の区分ごとに加算します。

加算(Ⅰ)　30単位/月

①連続して6月以上サービス利用（評価対象利用期間）の利用者が10人以上
②評価対象利用期間の初月と6月目にBarthelIndexによるADL評価・測定が行われ，測定月ごとにLIFEにて提出
③ADL利得の平均値が1以上

加算(Ⅱ)　60単位/月

・①②要件に適合
・ADL利得の平均値が2以上

＊ADL維持等加算(Ⅲ)を2021年3月31日現在取得しており，上記(Ⅰ)(Ⅱ)の届け出を行っていない事業者は2023年3月31日まで(Ⅲ)を算定することができます。

(17)　別に厚生労働大臣が定める基準の事業所が認知症高齢者にサービス提供した場合，**認知症加算**として，1日につき**60単位**を加算します。

★別に厚生労働大臣が定める基準

・看護・介護職員を常勤換算で２名以上確保
・前３月の日常生活に支障ある症状・行動があり介護を必要とする認知症高齢者が20％以上
・認知症介護指導者養成研修，認知症介護実践リーダー研修，認知症介護実践者研修，認知症看護に係る適切な研修の修了者をサービス時間帯を通じて専従で１名以上配置

＊中重度者ケア体制加算も算定の場合は認知症加算の対象の利用者については併算定ができます。

⒅　満40～64歳の若年性認知症の利用者を受け入れ，本人・家族の希望を踏まえたサービスを提供した場合，**若年性認知症利用者受入加算**として，１日につき**60単位**を加算します。

＊認知症加算を算定している場合は算定できません。

⒆　管理栄養士１名を配置（外部連携でも可）し，介護職員等と共同して，利用者ごとに３月に１回以上の**栄養アセスメント**を実施したうえでLIFEへ情報提供，活用を行った場合は，**栄養アセスメント加算**として１月につき**50単位**を加算します。

⒇　低栄養状態またはそのおそれのある利用者に対して，事業所の，または，外部との連携による管理栄養士を中心に栄養改善サービスが行われた場合，**栄養改善加算**として，原則３月間に限り月２回を限度に１回につき**200単位**を加算します。課題がある場合は，利用者等の同意を得て，居宅を訪問し課題把握や食事の準備をする者へ栄養食事相談等を提供することが必要です。

＊サービス開始から３月ごとに状態の評価を行い，必要に応じて継続算定することも可能です。

(21)　**口腔・栄養スクリーニング加算**

利用者の口腔の健康状態または栄養状態のスクリーニングを行った場合，６月に１回を限度として次の区分にて加算します。

加算（Ⅰ）　**20単位/回**

・６月ごとに口腔の健康状態**および**栄養状態をケアマネジャーへ情報提供
・栄養アセスメント加算，栄養改善加算および口腔機能向上加算を算定していない

加算（Ⅱ）　**５単位/回**

・６月ごとに口腔の健康状態と栄養状態の**いずれか**をケアマネジャーへ情報提供
・栄養アセスメント加算，栄養改善加算または口腔機能向上加算を算定しており，口腔・栄養スクリーニング加算（Ⅰ）を算定できない場合

(22)　口腔機能が低下またはそのおそれのある利用者に対して，言語聴覚士，歯科衛生士等を中心に口腔機能向上サービスが行われた場合，**口腔機能向上加算**として，原則３月間に限り月２回を限度に**口腔機能向上加算（Ⅰ）**として**150単位**を加算します。また加算（Ⅰ）の要件に加え，LIFEへの情報提供，活用の要件を満たすことで**口腔機能向上加算（Ⅱ）160単位**が算定できます。

＊サービス開始から３月ごとに状態の評価を行い，必要に応じて継続算定することも可能です。

(23)　利用者全員の情報（ADL値，栄養状態，口腔機能，認知症の状況，心身に係る基本的情報）をLIFEへ３月に１回以上提出し，必要に応じて計画を見直すなど情報を活用している場合，**科学的介護推進体制加算**として１月につき**40単位**を加算します。

(24)　事業所と同一建物に居住するまたは事業所と同一建物から当該事業所に通所する利用者に対してサービスを提供した場合，**同一建物利用者減算**として１日につき**94単位**を減算します。

＊傷病等により送迎が必要と認められる利用者は減算されません。

(25)　**送迎を行わない**場合，片道につき**47単位**を減算します。

(26)　利用定員超過または介護・看護職員数が基準を満たさない場合は，所定単位数の**100分の70**で算定します。

(27)　**サービス提供体制強化加算**

以下の区分ごとの基準を満たす場合に加算します。

加算（Ⅰ）　**22単位/回**

・介護福祉士70％以上もしくは勤続10年以上の介護福祉士25％以上

加算（Ⅱ）　**18単位/回**

・介護福祉士50％以上

加算（Ⅲ）　**６単位/回**

・介護福祉士40％以上もしくは勤続７年以上の者が30％以上

(28)　**介護職員等処遇改善加算**

別に厚生労働大臣が定める介護職員の処遇改善についての各要件を満たす場合，以下の区分ごとに加算します。

加算（Ⅰ）　所定単位数の**1000分の92**

・月額賃金改善要件Ⅰ，月額賃金改善要件Ⅱ，キャリアパス要件Ⅰ，キャリアパス要件Ⅱ，

単位数解説

居宅

キャリアパス要件Ⅲ，キャリアパス要件Ⅳ，キャリアパス要件Ⅴ，職場環境等要件のすべてを満たす

※職場環境等要件は，区分ごとに２以上の取組（生産性向上は３以上）を実施し，HP 掲載を通じた見える化を行う必要があります。

加算（Ⅱ）　　所定単位数の**1000分の90**

・月額賃金改善要件Ⅰ，月額賃金改善要件Ⅱ，キャリアパス要件Ⅰ，キャリアパス要件Ⅱ，キャリアパス要件Ⅲ，キャリアパス要件Ⅳ，職場環境等要件のすべてを満たす

※職場環境等要件は，区分ごとに２以上の取組（生産性向上は３以上）を実施し，HP 掲載を通じた見える化を行う必要があります。

加算（Ⅲ）　　所定単位数の**1000分の80**

・月額賃金改善要件Ⅰ，月額賃金改善要件Ⅱ，キャリアパス要件Ⅰ，キャリアパス要件Ⅱ，キャリアパス要件Ⅲ，職場環境等要件のすべてを満たす

※職場環境等要件は，区分ごとに１以上の取組（生産性向上は２以上）を実施する必要があります。

加算（Ⅳ）　　所定単位数の**1000分の64**

・月額賃金改善要件Ⅰ，月額賃金改善要件Ⅱ，キャリアパス要件Ⅰ，キャリアパス要件Ⅱ，職場環境等要件のすべてを満たす

※職場環境等要件は，区分ごとに１以上の取組（生産性向上は２以上）を実施する必要があります。

また，2024年度末（2025年３月末）までの間，経過措置区分として，2024年５月31日時点で旧３加算の全部または一部を算定している場合には，旧３加算の算定状況に応じて加算（Ⅴ）１～14を算定できます。

※各要件は p. 28⒆同加算を参照

その他

⒆　短期入所生活介護，短期入所療養介護，特定施設入居者生活介護，小規模多機能型居宅介護，認知症対応型共同生活介護，地域密着型特定施設入居者生活介護，地域密着型介護老人福祉施設入所者生活介護，複合型サービスを受けている間は，通所介護費は算定できません。

公費負担制度（介護保険優先）

制　度	法別番号	公費給付率	公費本人負担
原爆被爆者の介護保険等利用者負担に対する助成事業	81	100	なし
中国残留邦人等の円滑な帰国の促進及び永住帰国後の自立の支援に関する法律	25	100	本人負担あり
生活保護（介護扶助）	12	100	本人負担あり

7．通所リハビリテーション費

基本単位数

イ　通常規模型リハビリテーション費

（1）所要時間１時間以上２時間未満の場合

㈠　要介護１　**369単位**
㈡　要介護２　**398単位**
㈢　要介護３　**429単位**
㈣　要介護４　**458単位**
㈤　要介護５　**491単位**

（2）所要時間２時間以上３時間未満の場合

㈠　要介護１　**383単位**
㈡　要介護２　**439単位**
㈢　要介護３　**498単位**
㈣　要介護４　**555単位**
㈤　要介護５　**612単位**

（3）所要時間３時間以上４時間未満の場合

㈠　要介護１　**486単位**
㈡　要介護２　**565単位**
㈢　要介護３　**643単位**
㈣　要介護４　**743単位**
㈤　要介護５　**842単位**

（4）所要時間４時間以上５時間未満の場合

㈠　要介護１　**553単位**
㈡　要介護２　**642単位**
㈢　要介護３　**730単位**
㈣　要介護４　**844単位**
㈤　要介護５　**957単位**

（5）所要時間５時間以上６時間未満の場合

㈠　要介護１　**622単位**
㈡　要介護２　**738単位**
㈢　要介護３　**852単位**
㈣　要介護４　**987単位**
㈤　要介護５　**1,120単位**

（6）所要時間６時間以上７時間未満の場合

㈠　要介護１　**715単位**

㈡　要介護2　850単位
㈢　要介護3　981単位
㈣　要介護4　1,137単位
㈤　要介護5　1,290単位

(7)　所要時間7時間以上8時間未満の場合
㈠　要介護1　762単位
㈡　要介護2　903単位
㈢　要介護3　1,046単位
㈣　要介護4　1,215単位
㈤　要介護5　1,379単位

ロ　大規模通所リハビリテーション費

(1)　所要時間1時間以上2時間未満の場合
㈠　要介護1　357単位
㈡　要介護2　388単位
㈢　要介護3　415単位
㈣　要介護4　445単位
㈤　要介護5　475単位

(2)　所要時間2時間以上3時間未満の場合
㈠　要介護1　372単位
㈡　要介護2　427単位
㈢　要介護3　482単位
㈣　要介護4　536単位
㈤　要介護5　591単位

(3)　所要時間3時間以上4時間未満の場合
㈠　要介護1　470単位
㈡　要介護2　547単位
㈢　要介護3　623単位
㈣　要介護4　719単位
㈤　要介護5　816単位

(4)　所要時間4時間以上5時間未満の場合
㈠　要介護1　525単位
㈡　要介護2　611単位
㈢　要介護3　696単位
㈣　要介護4　805単位
㈤　要介護5　912単位

(5)　所要時間5時間以上6時間未満の場合
㈠　要介護1　584単位
㈡　要介護2　692単位
㈢　要介護3　800単位
㈣　要介護4　929単位
㈤　要介護5　1,053単位

(6)　所要時間6時間以上7時間未満の場合
㈠　要介護1　675単位
㈡　要介護2　802単位
㈢　要介護3　926単位
㈣　要介護4　1,077単位
㈤　要介護5　1,224単位

(7)　所要時間7時間以上8時間未満の場合
㈠　要介護1　714単位
㈡　要介護2　847単位
㈢　要介護3　983単位
㈣　要介護4　1,140単位
㈤　要介護5　1,300単位

加算・減算

◆高齢者虐待防止措置未実施減算　所定単位数×99/100
◆業務継続計画未策定減算　所定単位数×99/100
◆感染症や災害時の利用者減少時の加算
所定単位数×3/100
◆理学療法士等体制強化加算　30単位/日
◆延長加算
サービス前後　通算8時間以上9時間未満　50単位/回
サービス前後　通算9時間以上10時間未満　100単位/回
サービス前後　通算10時間以上11時間未満　150単位/回
サービス前後　通算11時間以上12時間未満　200単位/回
サービス前後　通算12時間以上13時間未満　250単位/回
サービス前後　通算13時間以上14時間未満　300単位/回

◆リハビリテーション提供体制加算
サービス3～4時間　12単位
サービス4～5時間　16単位
サービス5～6時間　20単位
サービス6～7時間　24単位
サービス7時間以上　28単位

◆中山間地域等居住者サービス提供加算
所定単位数×5/100

◆入浴介助加算
入浴介助加算(Ⅰ)　40単位/日
入浴介助加算(Ⅱ)　60単位/日

◆リハビリテーションマネジメント加算
リハビリテーションマネジメント加算イ
(1)　通所リハビリテーション計画を利用者又はその家族に説明し，利用者の同意を得た日の属する月から起算して6月以内の期間のリハビリテーションの質を管理した場合　560単位/月
(2)　当該日の属する月から起算して6月を超えた期間のリハビリテーションの質を管理した場合　240単位/月
リハビリテーションマネジメント加算ロ
同6月以内の期間　593単位/月
同6月を超えた期間　273単位/月
リハビリテーションマネジメント加算ハ
同6月以内の期間　793単位/月
同6月を超えた期間　473単位/月
※医師が利用者またはその家族に説明した場合
＋270単位

◆短期集中個別リハビリテーション実施加算
退院・退所日または認定日から起算して3月以内
110単位/日

◆認知症短期集中リハビリテーション実施加算
認知症短期集中リハビリテーション実施加算(Ⅰ)
240単位/日
認知症短期集中リハビリテーション実施加算(Ⅱ)
1,920単位/月

◆生活行為向上リハビリテーション実施加算
1,250単位/月

◆若年性認知症利用者受入加算　60単位/日
◆栄養アセスメント加算　50単位/月
◆栄養改善加算　200単位/回
◆口腔・栄養スクリーニング加算
口腔・栄養スクリーニング加算(Ⅰ)　20単位/回
口腔・栄養スクリーニング加算(Ⅱ)　5単位/回
◆口腔機能向上加算
口腔機能向上加算(Ⅰ)　150単位/回
口腔機能向上加算(Ⅱ)イ　155単位/回
口腔機能向上加算(Ⅱ)ロ　160単位/回
◆重度療養管理加算　100単位/日
◆中重度者ケア体制加算　20単位/日
◆科学的介護推進体制加算　40単位/月
◆同一建物利用者減算　▲94単位/日
◆送迎未実施減算　▲47単位/片道
◆退院時共同指導加算　600単位/回
◆移行支援加算　12単位/日
◆サービス提供体制強化加算
サービス提供体制強化加算(Ⅰ)　22単位/回
サービス提供体制強化加算(Ⅱ)　18単位/回
サービス提供体制強化加算(Ⅲ)　6単位/回
◆介護職員等処遇改善加算

(Ⅰ)	所定単位数×86/1000	(Ⅴ)6	所定単位数×60/1000
(Ⅱ)	所定単位数×83/1000	(Ⅴ)7	所定単位数×58/1000
(Ⅲ)	所定単位数×66/1000	(Ⅴ)8	所定単位数×56/1000
(Ⅳ)	所定単位数×53/1000	(Ⅴ)9	所定単位数×55/1000
(Ⅴ)1	所定単位数×76/1000	(Ⅴ)10	所定単位数×48/1000
(Ⅴ)2	所定単位数×73/1000	(Ⅴ)11	所定単位数×43/1000
(Ⅴ)3	所定単位数×73/1000	(Ⅴ)12	所定単位数×45/1000
(Ⅴ)4	所定単位数×70/1000	(Ⅴ)13	所定単位数×38/1000
(Ⅴ)5	所定単位数×63/1000	(Ⅴ)14	所定単位数×28/1000

【地域差】

1級地	2級地	3級地	4級地	5級地	6級地	7級地	その他
11.10円	10.88円	10.83円	10.66円	10.55円	10.33円	10.17円	10.00円

算定・請求上の留意事項

基本単位数

(1) 現に通所リハビリテーションサービスに要した時間ではなく，**ケアプランに位置づけられた時間**の所定単位数を算定します。

＊送迎そのものにかかる時間，また，サービスの進行状況や家族の出迎え等の事情でサービス時間を超えて事業所にいる時間は，サービスの所要時間には含まれません（送迎時の居宅内での介助等は一定要件のもとで30分以内を限度に含めることができます）。

(2) 所要時間ごとの所定単位数は，平均利用延人数による従来通りの3区分の利用者数規模別となります。所要時間の区分は「1～2時間」「2～3時間」「3～4時間」「4～5時間」「5～6時間」「6～7時間」「7～8時間」の7区分です。

＊利用者数規模は，前年度（4月1日～3月31日）の1月の平均利用延人員数により，以下のように区分されます。

通常規模型	平均利用延人員数	750人以内
大規模型	同	750人超

ただし，大規模型の事業所において以下の要件をいずれも満たす場合は，通常型と同じ評価を行います。

・リハビリテーションマネジメント加算を算定している利用者が80%以上

・利用者に対するリハビリテーション専門職の配置が10：1以上

(3) **医師の指示**（リハビリの目的に加え，留意事項，中止基準，負荷等）**による計画**，指示した**医師による記録**，または指示を受けた**理学療法士等による内容の記録**，開始から概ね**2週間以内の初回評価**，その後**3月ごとの評価**，**利用者等への説明**が必要です。なお，新規の利用者へは1月以内に理学療法士等が居宅訪問し検査等を行うよう努めることが必要です。

(4) 大規模型について感染症や災害のため利用者が減少した場合，事業所規模別の報酬区分の決定に当たり，前年度の平均延べ利用者数ではなく，**延べ利用者数の減少した月の実績**を基礎とすることができます。

加算・減算

(5) 高齢者への虐待の発生またはその再発を防止するための以下の措置が講じられていない場合は所定単位数の**100分の99**で算定します。

・虐待防止のための対策を検討する委員会（テレビ電話装置等の活用可能）を定期的に開催し，その結果を従業者に周知し徹底を図る

・虐待防止のための指針を整備する

・従業者へ虐待防止のための研修を定期的に実施する

・上記措置を適切に実施するための担当者を置く

(6) **業務継続計画**に関して，以下の基準に適合していない場合は所定単位数の**100分の99**で算定します。

・感染症や非常災害の発生時において，サービス提供の継続的な実施および非常時の体制で早期の業務再開を図るための計画（業務継続計画）を策定する

・業務継続計画に従い必要な措置を講ずる

※経過措置期間として，2025年3月31日までの間は減算が適用されません。

(7) 感染症や災害のため利用者が5％以上減少の場合，翌々月から3月以内に限り（1回の延長措置あり）所定単位数に**3％**を加算します。

(8) 「1時間以上2時間未満」のサービスにおいて，常勤専従のPT，OT，STを**2名以上配置**している場合は，**理学療法士等体制強化加算**として，1日につき**30単位**を加算します。

(9)　「7時間以上8時間未満」のサービスの前後に日常生活上の世話を行った場合に，**延長加算**として，以下の区分に応じて加算します。

通算時間「8時間以上9時間未満」	**50単位**
通算時間「9時間以上10時間未満」	**100単位**
通算時間「10時間以上11時間未満」	**150単位**
通算時間「11時間以上12時間未満」	**200単位**
通算時間「12時間以上13時間未満」	**250単位**
通算時間「13時間以上14時間未満」	**300単位**

(10)　理学療法士等を**常時25：1以上配置**する場合は，**リハビリテーション提供体制加算**として，以下の区分に応じて加算します。

所要時間3～4時間	**12単位**
所要時間4～5時間	**16単位**
所要時間5～6時間	**20単位**
所要時間6～7時間	**24単位**
所要時間7時間以上	**28単位**

(11)　中山間地域等に居住する利用者に対して，通常の事業実施地域を越えて行う場合は，**中山間地域等居住者サービス提供加算**として，所定単位数の**100分の5**を加算します。

(12)　**入浴介助加算**

利用者の入浴介助を行う場合は，次の区分にて加算します。

加算（Ⅰ）　40単位/日

・入浴介助のための人員，設備がある

加算（Ⅱ）　60単位/日

・（Ⅰ）の要件に加え，利用者の居宅を訪問，浴室における動作，環境の評価を行った医師等と連携して入浴計画を作成したうえで居宅の状況に近い環境で入浴介助を実施する

(13)　**リハビリテーションマネジメント加算**

医師，理学療法士，作業療法士，言語聴覚士等の共同による継続的なリハビリの質の管理がある場合，以下の区分で加算します。

加算イ

(1)　6月以内　**560単位/月**

(2)　6月超　**240単位/月**

①医師によるリハビリテーションの詳細な指示

②理学療法士等による医師からの指示の記録

③会議（テレビ電話装置等のICT活用可）にて利用者の状況等を関係者と共有，会議内容の記録

④リハビリ計画について，理学療法士等から利用者・家族への説明，医師への報告

⑤3月に1回以上リハビリ会議の開催，必要に応じリハビリ計画の見直し

⑥理学療法士等がケアマネジャーへリハビリ見地からの情報提供

⑦理学療法士等が利用者の居宅へ訪問し，他のサービス事業所担当者へリハビリ見地から指導・助言，または家族への指導・助言のいずれか

⑧上記①～⑦までに適合することの記録

加算ロ

(1)　6月以内　**593単位/月**

(2)　6月超　**273単位/月**

・①～⑧の適合

・LIFEへの情報提供，活用

加算（ハ）

(1)　6月以内　**793単位**

(2)　6月超え　**473単位**

・①～⑧の適合

・LIFEへの情報提供，活用

・従業者又は外部との連携により管理栄養士を1名以上配置

・利用者ごとに，多職種が共同して栄養アセスメント及び口腔アセスメントを行っている

・利用者ごとに，言語聴覚士等がその他の職種の者と共同して口腔状態を評価し，解決すべき課題の把握を行っている

・利用者ごとに，通所リハビリテーション計画や，利用者の健康・栄養状態に関する情報を共有

・必要に応じて通所リハビリテーション計画を見直し，関係職種に情報提供

医師が利用者またはその家族に説明した場合　＋270単位

＊各加算(1)6月以内の取得後は(2)6月超を算定します。ただし，急性増悪等によりリハビリ会議を引き続き月1回以上開催し計画を見直していくことを利用者等ならびに構成員が合意した場合は再算定できます。

(14)　利用者に対して**退院・退所日**（リハビリを要する原因疾患等の治療等のために入院・入所していた医療機関・介護保険施設から退院・退所した日），または，**認定日**（要介護認定を受けた日）から起算して3月以内にPT，OT，STが，**集中的**に個別リハビリを行った場合，**短期集中個別リハビリテーション実施加算**として，1日につき**110単位**を加算します。

＊認知症短期集中リハビリテーション実施加算または生活行為向上リハビリテーション実施

加算を算定している場合は算定できません。

「集中的」とは，週に概ね2回以上，1回あたり20分以上実施する場合をいいます。

(15) **認知症短期集中リハビリテーション実施加算**

認知症利用者に対してPT，OT，STが退院・退所日，通所開始日からまたは属する月から3月以内に**集中的**なリハビリを行った場合，以下の区分で加算します。

加算(Ⅰ)　240単位/日

・退院・退所日，通所開始日から起算して3月以内

・1週に2日を限度に個別に実施

加算(Ⅱ)　1,920単位/月

・退院・退所日，通所開始日が属する月から起算して3月以内

・1月に4日以上実施，頻度・場所・時間等を含むリハビリ計画を居宅訪問のうえで作成

＊リハビリテーションマネジメント加算(A)イ，ロ，(B)イ，ロのいずれかを算定していることが必要です。

(16) 生活行為の内容の充実を図るため，次の要件を満たし，利用者の有する能力の向上を支援した場合は，**生活行為向上リハビリテーション実施加算**として，利用開始の属する月から起算して6月以内に限り1月につき**1,250単位**を加算します。

・生活行為の内容充実のための専門知識・経験を有するOT，または研修を修了したPT・STの配置

・頻度・場所・時間等を含むリハビリ計画の作成とリハビリの提供

・終了前1月内にリハビリ会議を開催，目標達成状況の報告

・リハビリテーションマネジメント加算(A)イ，ロ(B)イ，ロのいずれかを算定

・医師または理学療法士等が居宅を訪問し，概ね1月に1回以上評価

＊短期集中個別リハビリテーション実施加算または認知症短期集中リハビリテーション実施加算を算定している場合は算定できません。また，算定していた利用者へ生活行為向上リハビリテーション実施加算を適用する場合はリハビリ会議による合意が必要です。

(17) 満40〜64歳の若年性認知症の利用者を受け入れ，本人・家族の希望を踏まえたサービスを提供した場合，**若年性認知症利用者受入加算**として，1日につき**60単位**を加算します。

(18) 管理栄養士1名を配置（外部連携でも可）し，介護職員等と共同して，利用者ごとに3月に1回以上の栄養アセスメントを実施したうえでLIFEへ情報提供，活用を行った場合は，**栄養アセスメント加算**として1月につき**50単位**を加算します。

(19) 低栄養状態またはそのおそれのある利用者に対して，事業所の，または，外部との連携による管理栄養士を中心に栄養改善サービスが行われた場合，**栄養改善加算**として，原則3月間に限り月2回を限度に1回につき**200単位**を加算します。課題がある場合は，利用者等の同意を得て，居宅を訪問し課題把握や食事の準備をする者へ栄養食事相談等を提供することが必要です。

＊サービス開始から3月ごとに状態の評価を行い，必要に応じて継続算定することも可能です。

(20) **口腔・栄養スクリーニング加算**

利用者の口腔の健康状態または栄養状態のスクリーニングを行った場合，6月に1回を限度として次の区分にて加算します。

加算(Ⅰ)　20単位/回

・6月ごとに口腔の健康状態**および**栄養状態をケアマネジャーへ情報提供

・栄養アセスメント加算，栄養改善加算および口腔機能向上加算を算定していない

加算(Ⅱ)　5単位/回

・6月ごとに口腔の健康状態と栄養状態の**いずれか**をケアマネジャーへ情報提供

・栄養アセスメント加算，栄養改善加算または口腔機能向上加算を算定しており，口腔・栄養スクリーニング加算(Ⅰ)を算定できない場合

(21) 口腔機能が低下またはそのおそれのある利用者に対して，言語聴覚士，歯科衛生士等を中心に**口腔機能向上サービス**が行われた場合，原則3月間に限り月2回を限度に**口腔機能向上加算(Ⅰ)**として**150単位**を加算します。また加算(Ⅰ)に加え，LIFEへの情報提供，活用の要件を満たすことで**口腔機能向上加算(Ⅱ)（イ：155単位，ロ：160単位）**を加算します。

＊サービス開始から3月ごとに状態の評価を行い，必要に応じて継続算定することも可能です。

(22) **要介護3・4・5**，かつ別に厚生労働大臣が定める状態にある利用者に対して，医学的管理の下でサービスを提供した場合，**重度療養管理**

加算として１日につき**100単位**を加算します。

＊「1時間以上2時間未満」の所定単位数を算定する場合は算定できません。

★厚生労働大臣が定める状態

イ）常時頻回の喀痰吸引を実施している状態
ロ）呼吸障害等により人工呼吸器を使用している状態
ハ）中心静脈注射を実施している状態
ニ）人工腎臓を実施，かつ，重篤な合併症のある状態
ホ）重篤な心機能障害，呼吸障害等で常時モニター測定を実施している状態
ヘ）膀胱または直腸の機能障害の程度が，身体障害者障害程度等級の4級以上に該当し，ストーマの処置を実施している状態
ト）経鼻胃管や胃瘻等の経腸栄養が行われている状態
チ）褥瘡に対する治療を実施している状態
リ）気管切開が行われている状態

(23)　別に厚生労働大臣が定める基準で**中重度の要介護を受け入れる体制**がある場合，**中重度者ケア体制加算**として，１日につき**20単位**を加算します。

★別に厚生労働大臣が定める基準

・看護・介護職員を常勤換算で1名以上追加配置
・前3月の要介護3～5の利用者が30%以上
・サービス時間帯専従の看護職員1名以上

(24)　利用者全員の情報（ADL 値，栄養状態，口腔機能，認知症の状況，心身に係る基本的情報）を LIFE へ３月に１回以上提出し，必要に応じて計画を見直すなど情報を活用している場合，**科学的介護推進体制加算**として１月につき**40単位**を加算します。

(25)　同一建物に居住する利用者に対してサービスを提供した場合，**同一建物利用者減算**として１日につき**94単位**を減算します。

＊傷病等により送迎が必要と認められる利用者は減算されません。

(26)　**送迎を行わない**場合，片道につき**47単位**を減算します。

(27)　利用定員超過または医師，理学療法士（PT），作業療法士（OT），言語聴覚士（ST），看護・介護職員数が基準を満たさない場合は，所定単位数の**100分の70**で算定します。

(28)　入院中の利用予定者が退院するにあたり，医師，理学療法士，作業療法士または言語聴覚士が退院カンファレンスへの参加および退院時共同指導を行い，その後に初回のサービス提供を行った場合に，**退院時共同指導加算**として１回に限り**600単位**を加算します。

(29)　利用者の社会参加等を支援した場合，その体制等に対する評価を**移行支援加算**として，対象期間の次年度に，１日につき**12単位**を加算します。

・評価対象期間[※1]の通所リハビリ終了者のうち，通所介護等の社会参加に資する**取組**[※2]**実施が3%超**
・終了日から14～44日以内に理学療法士等がリハビリ終了時と比較して維持・改善していることの確認（電話等による確認可）
・12月／平均利用月数が27%以上
・訪問リハビリ終了者が通所介護等へ移行する際にリハビリ計画を提供（利用者同意のもと）

※1　評価対象期間は，算定初日の属する年の前年1月～12月
※2　通所介護，地域密着型通所介護，認知症対応型通所介護，第1号通所事業等

(30)　**サービス提供体制強化加算**

以下の区分ごとの基準を満たす場合に加算します。

加算（Ⅰ）　22単位/回

・介護福祉士70%以上もしくは勤続10年以上の介護福祉士25%以上

加算（Ⅱ）　18単位/回

・介護福祉士50%以上

加算（Ⅲ）　6単位/回

・介護福祉士40%以上もしくは勤続７年以上の者が30%以上

(31)　**介護職員等処遇改善加算**

別に厚生労働大臣が定める介護職員の処遇改善についての各要件を満たす場合，以下の区分ごとに加算します。

加算（Ⅰ）　所定単位数の**1000分の86**

・月額賃金改善要件Ⅰ，月額賃金改善要件Ⅱ，キャリアパス要件Ⅰ，キャリアパス要件Ⅱ，キャリアパス要件Ⅲ，キャリアパス要件Ⅳ，キャリアパス要件Ⅴ，職場環境等要件のすべてを満たす

※職場環境等要件は，区分ごとに2以上の取組（生産性向上は3以上）を実施し，HP 掲載を通じた見える化を行う必要があります。

加算（Ⅱ）　所定単位数の**1000分の83**

・月額賃金改善要件Ⅰ，月額賃金改善要件Ⅱ，キャリアパス要件Ⅰ，キャリアパス要件Ⅱ，キャリアパス要件Ⅲ，キャリアパス要件Ⅳ，職場環境等要件のすべてを満たす

※職場環境等要件は，区分ごとに２以上の取組（生産性向上は３以上）を実施し，HP 掲載を通じた見える化を行う必要があります。

加算（Ⅲ）　所定単位数の**1000分の66**

・月額賃金改善要件Ⅰ，月額賃金改善要件Ⅱ，キャリアパス要件Ⅰ，キャリアパス要件Ⅱ，キャリアパス要件Ⅲ，職場環境等要件のすべてを満たす

※職場環境等要件は，区分ごとに１以上の取組（生産性向上は２以上）を実施する必要があります。

加算（Ⅳ）　所定単位数の**1000分の53**

・月額賃金改善要件Ⅰ，月額賃金改善要件Ⅱ，キャリアパス要件Ⅰ，キャリアパス要件Ⅱ，職場環境等要件のすべてを満たす

※職場環境等要件は，区分ごとに１以上の取組（生産性向上は２以上）を実施する必要があります。

また，2024年度末（2025年３月末）までの間，経過措置区分として，2024年５月31日時点で旧３加算の全部または一部を算定している場合には，旧３加算の算定状況に応じて加算（Ⅴ）１～14を算定できます。

※各要件は p. 28⒆同加算を参照

その他

㉜　短期入所生活介護，短期入所療養介護，特定施設入居者生活介護，小規模多機能型居宅介護，認知症対応型共同生活介護，地域密着型特定施設入居者生活介護，地域密着型介護老人福祉施設入所者生活介護，複合型サービスを受けている間は，通所リハビリテーション費は算定できません。

公費負担制度（介護保険優先）

制　度	法別番号	公費給付率	公費本人負担
障害者自立支援法（更生医療）※医療機関のみ	15	100	本人負担あり
原爆被爆者援護法	19	100	なし
被爆体験者精神影響等調査研究事業	86	100	なし
水俣病総合対策費の国庫補助	88	100	なし
メチル水銀の健康影響に係る調査研究事業	88	100	なし
茨城県神栖町における有機ヒ素化合物による環境汚染及び健康被害に係る緊急措置事業要綱	87	100	なし
石綿による健康被害の救済に関する法律	66	100	なし
中国残留邦人等の円滑な帰国の促進及び永住帰国後の自立の支援に関する法律	25	100	本人負担あり
生活保護（介護扶助）	12	100	本人負担あり

８．短期入所生活介護費

基本単位数

イ　短期入所生活介護費

⑴　単独型短期入所生活介護費（介護＋看護３：１）

㈠　単独型短期入所生活介護費（Ⅰ）〈従来型個室〉

a　要介護１　**645単位**
b　要介護２　**715単位**
c　要介護３　**787単位**
d　要介護４　**856単位**
e　要介護５　**926単位**

＊連続61日以上短期入所生活介護を行った場合

a　要介護１　**589単位**
b　要介護２　**659単位**
c　要介護３　**732単位**
d　要介護４　**802単位**
e　要介護５　**871単位**

㈡　単独型短期入所生活介護費（Ⅱ）〈多床室〉

a　要介護１　**645単位**
b　要介護２　**715単位**
c　要介護３　**787単位**
d　要介護４　**856単位**
e　要介護５　**926単位**

＊連続61日以上短期入所生活介護を行った場合

a　要介護１　**589単位**
b　要介護２　**659単位**
c　要介護３　**732単位**
d　要介護４　**802単位**

e　要介護5　871単位

(2)　併設型短期入所生活介護費（介護＋看護3：1）

(一)　併設型短期入所生活介護費（Ⅰ）〈従来型個室〉

a　要介護1　603単位
b　要介護2　672単位
c　要介護3　745単位
d　要介護4　815単位
e　要介護5　884単位

＊連続61日以上短期入所生活介護を行った場合

a　要介護1　573単位
b　要介護2　642単位
c　要介護3　715単位
d　要介護4　785単位
e　要介護5　854単位

(二)　併設型短期入所生活介護費（Ⅱ）〈多床室〉

a　要介護1　603単位
b　要介護2　672単位
c　要介護3　745単位
d　要介護4　815単位
e　要介護5　884単位

＊連続61日以上短期入所生活介護を行った場合

a　要介護1　573単位
b　要介護2　642単位
c　要介護3　715単位
d　要介護4　785単位
e　要介護5　854単位

ロ　ユニット型短期入所生活介護費

(1)　単独型ユニット型短期入所生活介護費（介護＋看護3：1）

(一)　単独型ユニット型短期入所生活介護費〈ユニット型個室〉

a　要介護1　746単位
b　要介護2　815単位
c　要介護3　891単位
d　要介護4　959単位
e　要介護5　1,028単位

＊連続61日以上短期入所生活介護を行った場合

a　要介護1　670単位
b　要介護2　740単位
c　要介護3　815単位
d　要介護4　886単位
e　要介護5　955単位

(二)　経過的単独型ユニット型短期入所生活介護費〈ユニット型個室的多床室〉

a　要介護1　746単位
b　要介護2　815単位
c　要介護3　891単位
d　要介護4　959単位
e　要介護5　1,028単位

＊連続61日以上短期入所生活介護を行った場合

a　要介護1　670単位
b　要介護2　740単位
c　要介護3　815単位
d　要介護4　886単位
e　要介護5　955単位

(2)　併設型ユニット型短期入所生活介護費（介護＋看護3：1）

(一)　併設型ユニット型短期入所生活介護費〈ユニット型個室〉

a　要介護1　704単位
b　要介護2　772単位
c　要介護3　847単位
d　要介護4　918単位
e　要介護5　987単位

＊連続61日以上短期入所生活介護を行った場合

a　要介護1　670単位
b　要介護2　740単位
c　要介護3　815単位
d　要介護4　886単位
e　要介護5　955単位

(二)　経過的併設型ユニット型短期入所生活介護費〈ユニット型個室的多床室〉

a　要介護1　704単位
b　要介護2　772単位
c　要介護3　847単位
d　要介護4　918単位
e　要介護5　987単位

＊連続61日以上短期入所生活介護を行った場合

a　要介護1　670単位
b　要介護2　740単位
c　要介護3　815単位
d　要介護4　886単位
e　要介護5　955単位

加算・減算

◆ユニットケア体制未整備減算　所定点数×97/100
◆身体拘束廃止未実施減算　所定単位数×99/100
◆高齢者虐待防止措置未実施減算　所定単位数×99/100
◆業務継続計画未策定減算　所定単位数×99/100
◆共生型短期入所生活介護　所定単位数×92/100
◆生活相談員配置等加算　13単位/日
◆生活機能向上連携加算
生活機能向上連携加算（Ⅰ）　100単位/月
生活機能向上連携加算（Ⅱ）　200単位/月
〔個別機能訓練加算を算定している場合（Ⅱ）のみ　100単位/月〕
◆機能訓練体制加算　12単位/日
◆個別機能訓練加算　56単位/日
◆看護体制加算
看護体制加算（Ⅰ）　4単位/日
看護体制加算（Ⅱ）　8単位/日
看護体制加算（Ⅲ）イ　12単位/日
看護体制加算（Ⅲ）ロ　6単位/日
看護体制加算（Ⅳ）イ　23単位/日
看護体制加算（Ⅳ）ロ　13単位/日
◆医療連携強化加算　58単位/日
◆看取り連携体制加算　64単位/日
◆夜勤職員配置加算
夜勤職員配置加算（Ⅰ）　13単位/日
夜勤職員配置加算（Ⅱ）　18単位/日
夜勤職員配置加算（Ⅲ）　15単位/日
夜勤職員配置加算（Ⅳ）　20単位/日
◆認知症行動・心理症状緊急対応加算　200単位/日
◆若年性認知症利用者受入加算　120単位/日
◆送迎加算　184単位/片道
◆緊急短期入所受入加算　90単位/日
◆長期利用者提供減算　▲30単位/日
※連続61日以上短期入所生活介護を行った場合には算定しない。
◆口腔連携強化加算　50単位/回
◆療養食加算（1日3回まで）　8単位/回
◆在宅中重度者受入加算
看護体制加算（Ⅰ）または（Ⅲ）イ・ロを算定　421単位/日
看護体制加算（Ⅱ）または（Ⅳ）イ・ロを算定

417単位/日
看護体制加算（Ⅰ）または（Ⅲ）イ・ロ，（Ⅱ）または（Ⅳ）イ・ロいずれも算定　413単位/日
看護体制加算の算定なし　425単位/日
◆認知症専門ケア加算
認知症専門ケア加算（Ⅰ）　3単位/日
認知症専門ケア加算（Ⅱ）　4単位/日
◆生産性向上推進体制加算
生産性向上推進体制加算（Ⅰ）　100単位/月
生産性向上推進体制加算（Ⅱ）　10単位/月
◆サービス提供体制強化加算
サービス提供体制強化加算（Ⅰ）　22単位/日
サービス提供体制強化加算（Ⅱ）　18単位/日
サービス提供体制強化加算（Ⅲ）　6単位/日
◆介護職員等処遇改善加算
（Ⅰ）　所定単位数×140/1000
（Ⅱ）　所定単位数×136/1000
（Ⅲ）　所定単位数×113/1000
（Ⅳ）　所定単位数×90/1000
（Ⅴ）1　所定単位数×124/1000
（Ⅴ）2　所定単位数×117/1000
（Ⅴ）3　所定単位数×120/1000
（Ⅴ）4　所定単位数×113/1000
（Ⅴ）5　所定単位数×101/1000
（Ⅴ）6　所定単位数×97/1000
（Ⅴ）7　所定単位数×90/1000
（Ⅴ）8　所定単位数×97/1000
（Ⅴ）9　所定単位数×86/1000
（Ⅴ）10　所定単位数×74/1000
（Ⅴ）11　所定単位数×74/1000
（Ⅴ）12　所定単位数×70/1000
（Ⅴ）13　所定単位数×63/1000
（Ⅴ）14　所定単位数×47/1000

【地域差】

1級地	2級地	3級地	4級地	5級地	6級地	7級地	その他
11.10円	10.88円	10.83円	10.66円	10.55円	10.33円	10.17円	10.00円

算定・請求上の留意事項

基本単位数

(1)　居室の区分形態は以下の通りです（短期入所および施設サービスに共通の考え方です）。

ユニット型個室

・居室と共同生活室によって一体的に構成される場所（ユニット）を単位として構成
・居室は，定員1人，共同生活室に近接して一体的に設置，床面積は10.65 m²以上，居室間の壁が天井との隙間なく可動式でないこと
・共同生活室は，床面積が「ユニットの入所定員×2 m²」以上あること
・洗面設備・トイレは，居室ごとまたは共同生活室ごとに適当数設置され，浴室は，要介護者の入浴に適したものであること
・廊下幅は1.8 m以上（中廊下2.7 m以上）あること

ユニット型個室的多床室

・ユニット型準個室の名称変更（ユニット型個室の基準からの下記の緩和は変更なし）
居室床面積が10.65 m²以上
居室間の壁が天井から一定程度あいていても可

従来型個室

・ユニットでない個室

多床室

・ユニットでない1室2床以上の多床室

(2)　夜勤職員（介護・看護職員）が以下の基準を満たさない場合は，所定単位数の**100分の97**で算定します。なお，併設事業所の場合には，介護老人福祉施設の入所者と短期入所利用者を合算した数で職員配置数を考えます（また，ユニット型以外の短期入所とユニット型の介護老人福祉施設が併設の場合は夜勤職員の兼務可）。

従来型の利用（入所）者数と夜間の人員配置基準

配置人員数	利用者数25以下	1人以上
	利用者数26～60	2人以上
	利用者数61～80	3人以上
	利用者数81～100	4人以上
	利用者数101以上	4に，利用者の数が100を超えて25又はその端数を増すごとに1を加えて得た数以上

ただし，**見守り機器，インカム等のICT導入の場合**，次のように緩和されます。

配置人員数	利用者数25以下	1人以上
	利用者数26～60	1.6人以上
	利用者数61～80	2.4人以上
	利用者数81～100	3.2人以上
	利用者数101以上	3.2に，利用者の数が100を超えて25又はその端数を増すごとに0.8を加えて得た数以上

（緩和要件）

・施設内の全体に見守り機器を導入
・夜勤職員全員がインカム等のICTを使用
・安全体制の確保として次の6項目
①利用者の安全やケアの質の確保，職員の負担を軽減するための委員会を設置
②職員に対する十分な休憩時間の確保等の勤

務・雇用条件への配慮
③緊急時の体制整備（近隣在住職員を中心とした緊急参集要員の確保等）
④機器の不具合の定期チェックの実施（メーカーとの連携を含む）
⑤職員に対するテクノロジー活用に関する教育の実施
⑥夜間の訪室が必要な利用者に対する訪室の個別実施
・上記を３月以上試行し①の委員会で確認したうえで届け出る

(3)　利用定員超過または介護・看護職員数が基準を満たさない場合は，所定単位数の**100分の70**で算定します。

＊利用定員について，市町村が行った措置によって定員超過する場合は，利用定員に**100分の105**を乗じた数（定員40人を超える場合は定員数に２を加えた数）までは超過扱いになりません。

(4)　ユニット型の職員配置について別に厚生労働大臣が定める基準を満たさない場合は，所定単位数の**100分の97**で算定します。

★別に厚生労働大臣が定める基準
・日中においては１ユニットごとに常時１人以上の介護職員または看護職員を置くこと
・ユニットごとに常勤のユニットリーダーが配置されていること

(5)　**感染症**等により，また，**著しい精神症状**等により同室利用者に重大な影響を及ぼすおそれがあり，従来型個室の利用の必要があると医師が判断した場合は，従来型個室に入所していても短期入所生活介護費（Ⅱ）（多床室）を算定します。

加算・減算

(6)　障害福祉制度の指定を受けた事業所が**共生型**短期入所生活介護（併設型，ユニット型を除く）を行った場合，所定単位数の**100分の92**で算定します。

(7)　身体的拘束に関して以下の措置が講じられていない場合は所定単位数の**100分の99**で算定します。
・身体的拘束等を行う場合に，その態様および時間，入所者の心身の状況および緊急やむを得ない理由を記録する
・身体的拘束等の適正化のための対策を検討する委員会を３月に１回以上開催し，その結果を従業者に周知し徹底を図る
・身体的拘束等の適正化のための指針を整備する
・従業者に身体的拘束等の適正化のための研修を定期的に実施する

(8)　高齢者への虐待の発生またはその再発を防止するための以下の措置が講じられていない場合は所定単位数の**100分の99**で算定します。
・虐待防止のための対策を検討する委員会（テレビ電話装置等の活用可能）を定期的に開催し，その結果を従業者に周知し徹底を図る
・虐待防止のための指針を整備する
・従業者へ虐待防止のための研修を定期的に実施する
・上記措置を適切に実施するための担当者を置く

(9)　**業務継続計画**に関して，以下の基準に適合していない場合は所定単位数の**100分の99**で算定します。
・感染症や非常災害の発生時において，サービス提供の継続的な実施および非常時の体制で早期の業務再開を図るための計画（業務継続計画）を策定する
・業務継続計画に従い必要な措置を講ずる
※経過措置期間として，2025年３月31日までの間は減算が適用されません。

(10)　共生型短期入所生活介護において，生活相談員の配置がある場合，**生活相談員配置等加算**として，１日につき**13単位**を加算します。

(11)　**生活機能向上連携加算**

別に厚生労働大臣が定める基準で，外部との連携により身体状況の評価，個別機能訓練計画を作成した場合，次の区分にて加算します。

加算（Ⅰ）　100単位

※３月１回に限る，ただし急性増悪等による見直しを除く
※個別機能訓練加算を算定する場合は算定不可
・訪問リハビリ，通所リハビリを実施またはリハビリ施設のPT等の助言（テレビ電話装置等のICT活用可）
・機能訓練指導員と共同でアセスメント，計画作成，３月に１回の評価

加算（Ⅱ）　200単位/月

※個別機能訓練加算を算定する場合は**100単位**
・訪問リハビリ，通所リハビリを実施またはリハビリ施設のPT等が事業所を訪問
・機能訓練指導員と共同でアセスメント，計画作成，３月に１回の評価
※評価については，ガイドラインに基づき，関係者の同意のもとテレビ電話装置等のICT活

用可

⑿　常勤専従の**機能訓練指導員**として，理学療法士，作業療法士，言語聴覚士，看護職員，柔道整復師等を1名以上（利用者数が100人を超える場合，100人ごとに常勤換算で1人を加える）配置する場合，**機能訓練体制加算**として，1日につき**12単位**を加算します。

⒀　利用者ごとに作成した計画に基づいて**個別機能訓練**が行われた場合，1日につき**56単位**を加算します。

・専従の理学療法士等を1名以上配置
・機能訓練指導員等が共同で計画作成のうえ，理学療法士等が5人以下の小集団で概ね週1回以上の訓練実施
・理学療法士等による訓練実施
・居宅訪問による計画作成，その後3月ごとに1回以上の訪問のうえ，進捗説明と訓練内容の見直し（説明については，ガイドラインに基づき，関係者の同意のもと，テレビ電話装置等のICT活用可）

⒁　**看護体制加算**

看護職員の配置等について強化している場合，利用者数や状態像に応じた以下の区分ごとに加算します。

加算（Ⅰ）　**4単位/日**
・**常勤**看護師を1名以上配置

加算（Ⅱ）　**8単位/日**
①看護職員を**常勤換算で25：1以上**配置
②看護職員または医療機関・訪問看護ステーションとの連携による**24時間連絡体制**

加算（Ⅲ）イ　**12単位/日**
①（Ⅰ）要件に該当
②利用定員29人以下
③要介護3以上が70％以上

加算（Ⅲ）ロ　**6単位/日**
①（Ⅲ）イ①，③に該当
②利用定員30～50人以下

加算（Ⅳ）イ　**23単位**
①（Ⅱ）要件に該当
②（Ⅲ）イ②③に該当

加算（Ⅳ）ロ　**13単位**
①（Ⅱ）要件に該当
②（Ⅲ）イ③，（Ⅲ）ロ②に該当

⒂　**重度者**（別に厚生労働大臣が定める状態）**への緊急対応**として，別に厚生労働大臣が定める基準の体制にある場合，**医療連携強化加算**として1日につき**58単位**を加算します。

＊在宅中重度者受入加算と併せて算定できません。

★別に厚生労働大臣が定める状態（利用者）
・喀痰吸引を実施している状態
・呼吸障害等により人工呼吸器を使用している状態
・中心静脈注射を実施している状態
・人工腎臓を実施している状態
・重篤な心機能障害，呼吸障害等により常時モニター測定を実施している状態
・人工膀胱または人工肛門の処置を実施している状態
・経鼻胃管や胃ろう等の経腸栄養が行われている状態
・褥瘡に対する治療を実施している状態
・気管切開が行われている状態

★別に厚生労働大臣が定める基準（事業所）
・看護体制加算（Ⅱ）または（Ⅳ）の算定
・急変予測等のための**看護職員による定期巡視**の実施
・あらかじめ協力医療機関を定め，**緊急時の取り決めを決定**
・急変時の**医療提供の方針**についての利用者との合意

⒃　看取り期における対応方針を定め，利用者またはその家族からの同意を得たうえで，以下の要件のうちいずれかを満たしている場合，死亡日および死亡日以前30日以下において7日を限度に，**看取り連携体制加算**として1日あたり**64単位**を加算します。

・看護体制加算（Ⅱ）または（Ⅳ）イ若しくはロを算定している
・看護体制加算（Ⅰ）または（Ⅲ）イ若しくはロを算定しており，かつ，事業所の看護職員または病院等の看護職員との連携により，24時間連絡できる体制を確保している

⒄　**夜勤職員配置加算**は，夜勤職員を手厚く配置している場合に以下の区分ごとに加算します。

加算（Ⅰ）　**13単位/日**
従来型，夜勤の介護職員・看護職員を基準配置＋**1名**以上配置

加算（Ⅱ）　**18単位/日**
ユニット型，夜勤の介護職員・看護職員を基準配置＋**1名**以上配置

加算（Ⅲ）　**15単位/日**
（Ⅰ）要件に加え，夜勤時間帯を通じて看護職員または喀痰吸引できる介護職員を配置

加算（Ⅳ）　**20単位/日**
（Ⅱ）要件に加え，夜勤時間帯を通じて看護職員または喀痰吸引できる介護職員を配置

＊共生型短期入所生活介護⑹を算定する場合は

図表2　見守り機使用の場合

	①0.9人配置要件	②0.6人配置要件
最低基準に加えて配置する人員	0.9人	（ユニット型の場合）0.6人 （従来型の場合）※人員基準緩和を適用する場合は供給調整 ①人員基準緩和を適用する場合0.8人 ②①を適用しない場合（利用者数25名以下の場合等）0.6人
見守り機器の入所者に占める導入割合	10% （緩和：見直し前15%→見直し後10%）	100%
その他の要件	安全かつ有効活用するための委員会の設置	・夜勤職員全員がインカム等のICTを使用していること ・安全体制を確保していること（※）

○　②の0.6人配置要件については，見守り機器やICT導入後，右記の要件を少なくとも3か月以上試行し，現場職員の意見が適切に反映できるよう，夜勤職員をはじめ実際にケア等を行う多職種の職員が参画する委員会（具体的要件①）において，安全体制やケアの質の確保，職員の負担軽減が図られていることを確認した上で届け出るものとする。

※安全体制の確保の具体的な要件
①利用者の安全やケアの質の確保，職員の負担を軽減するための委員会を設置
②職員に対する十分な休憩時間の確保等の勤務・雇用条件への配慮
③機器の不具合の定期チェックの実施（メーカーとの連携含む）
④職員に対するテクノロジー活用に関する教育の実施
⑤夜間の訪室が必要な利用者に対する訪室の個別実施

単位数解説

居宅

加算できません。

＊見守り機器使用の場合は夜勤の介護職員・看護職員の基準配置が図表2のとおり緩和されます。

⒅　認知症の行動・心理症状によって在宅生活が困難と医師が判断した利用者にサービスを行った場合，**認知症行動・心理症状緊急対応加算**として，開始日から7日限度で1日につき**200単位**を加算します。

⒆　満40～64歳の若年性認知症の利用者を受け入れ，本人・家族の希望を踏まえたサービスを行った場合，**若年性認知症利用者受入加算**として，1日につき**120単位**を加算します。

＊認知症行動・心理症状緊急対応加算と併せて算定できません。

⒇　居宅・事業所間の送迎を行う場合，**送迎加算**として，片道につき**184単位**を加算します。

㉑　別に厚生労働大臣が定める利用者に対して，ケアプランにない短期入所を行った場合，**緊急短期入所受入加算**として，開始日から7日（介護家族の疾病等やむを得ない事情あるときは14日）を限度に1日につき**90単位**を加算します。

★厚生労働大臣が定める利用者

・利用者の状態や家族等の事情により緊急利用の必要があるとケアマネジャーが認めた者

＊認知症行動・心理症状緊急対応加算と併せて算定できません。

㉒　連続して30日を超えて短期入所生活介護を受けている場合は，30日超の部分は算定できません。

なお，自費利用等を挟み**実質30日を超えて同一事業所**の短期入所生活介護を利用した場合は，**長期利用者提供減算**として1日につき**30単位**を減算します。

ただし，61日を超えて利用した場合は，長期利用者提供減算を算定せず，別途定められた単位数にて算定します。

㉓　事業所の従業者が口腔の健康状態の評価を実施し，歯科医療機関および介護支援専門員に対し評価の結果を情報提供した場合に，**口腔連携強化加算**として1回につき**50単位**を1月に1回に限り加算します。

㉔　管理栄養士・栄養士の管理のもとで，以下の療養食が提供された場合，**療養食加算**として，1日につき3回を限度に，**8単位**を加算します。

＊療養食は，疾病治療の直接手段として医師の発行する食事せんに基づいて提供される，利用者の年齢や病状等に対応した栄養量・内容を有する以下の治療食および特別な場合の検査食をいいます。

療養食：糖尿病食，腎臓病食，肝臓病食，胃潰瘍食，貧血食，膵臓病食，脂質異常症食，痛風食

㉕　健康上の管理を要する中重度利用者への看護対応について，**在宅中重度者受入加算**として，看護体制〔看護体制加算（Ⅰ）・（Ⅱ）の算定状況〕の区分に応じて加算します。

看護体制加算（Ⅰ）または（Ⅲ）イ・ロを算定　**421単位/日**

看護体制加算（Ⅱ）または（Ⅳ）イ・ロを算定　**417単位/日**

（Ⅰ）または（Ⅲ）イ・ロ・（Ⅱ）または（Ⅳ）イ・ロいずれも算定　**413単位/日**

算定していない　**425単位/日**

(26) **認知症専門ケア加算**

次の区分にて算定します。

加算（Ⅰ）　3 単位/日

・認知症高齢者の日常生活自立度Ⅲ以上の者が利用者の100分の50以上

・認知症介護実践リーダー研修修了者等を認知症高齢者の日常生活自立度Ⅲ以上の者が20名未満は１名，20名以上は10名増えるごとに１名ずつ増員して配置し，専門的な認知症ケアを実施

・認知症ケアの留意事項の伝達や技術指導に係る会議を定期的に開催（テレビ電話装置等の ICT 活用可）

加算（Ⅱ）　4 単位/日

・認知症専門ケア加算（Ⅰ）の要件を満たす

・認知症介護指導者養成研修修了者等を１名以上配置し，事業所全体の認知症ケアの指導等を実施

・介護，看護職員ごとの認知症ケアに関する研修の計画，実施（予定を含む）

(27) **生産性向上推進体制加算**

次の区分にて加算します。

加算（Ⅰ）　100単位/月

・（Ⅱ）の要件を満たし，（Ⅱ）のデータにより業務改善の取組による成果が確認されている

・見守り機器等のテクノロジーを複数導入している

・職員間の適切な役割分担（いわゆる介護助手の活用等）の取組等を行っている

・１年以内ごとに１回，業務改善の取組による効果を示すデータの提供（オンラインによる提出）を行う

※生産性向上に資する取組を従来より進めている施設等においては，（Ⅱ）のデータによる業務改善の取組による成果と同等以上のデータを示す等の場合には，（Ⅱ）の加算を取得せず，（Ⅰ）の加算を取得することも可能です。

加算（Ⅱ）　10単位/月

・利用者の安全並びに介護サービスの質の確保及び職員の負担軽減に資する方策を検討するための委員会の開催や必要な安全対策を講じた上で，生産性向上ガイドラインに基づいた改善活動を継続的に行っている

・見守り機器等のテクノロジーを１つ以上導入している

・１年以内ごとに１回，業務改善の取組による効果を示すデータの提供（オンラインによる提出）を行う

(28) **サービス提供体制強化加算**

以下の区分ごとの基準を満たす場合に加算します。

加算（Ⅰ）　22単位/日

・介護福祉士80％以上もしくは勤続10年以上の介護福祉士35％以上

加算（Ⅱ）　18単位/日

・介護福祉士60％以上

加算（Ⅲ）　6 単位/日

・介護福祉士50％以上もしくは常勤職員75％以上もしくは勤続７年以上の者が30％以上

(29) **介護職員等処遇改善加算**

別に厚生労働大臣が定める介護職員の処遇改善についての各要件を満たす場合，以下の区分ごとに加算します。

加算（Ⅰ）　所定単位数の**1000分の140**

・月額賃金改善要件Ⅰ，月額賃金改善要件Ⅱ，キャリアパス要件Ⅰ，キャリアパス要件Ⅱ，キャリアパス要件Ⅲ，キャリアパス要件Ⅳ，キャリアパス要件Ⅴ，職場環境等要件のすべてを満たす

※職場環境等要件は，区分ごとに２以上の取組（生産性向上は３以上）を実施し，HP 掲載を通じた見える化を行う必要があります。

加算（Ⅱ）　所定単位数の**1000分の136**

・月額賃金改善要件Ⅰ，月額賃金改善要件Ⅱ，キャリアパス要件Ⅰ，キャリアパス要件Ⅱ，キャリアパス要件Ⅲ，キャリアパス要件Ⅳ，職場環境等要件のすべてを満たす

※職場環境等要件は，区分ごとに２以上の取組（生産性向上は３以上）を実施し，HP 掲載を通じた見える化を行う必要があります。

加算（Ⅲ）　所定単位数の**1000分の113**

・月額賃金改善要件Ⅰ，月額賃金改善要件Ⅱ，キャリアパス要件Ⅰ，キャリアパス要件Ⅱ，キャリアパス要件Ⅲ，職場環境等要件のすべてを満たす

※職場環境等要件は，区分ごとに１以上の取組（生産性向上は２以上）を実施する必要があります。

加算（Ⅳ）　所定単位数の**1000分の90**

・月額賃金改善要件Ⅰ，月額賃金改善要件Ⅱ，キャリアパス要件Ⅰ，キャリアパス要件Ⅱ，職場環境等要件のすべてを満たす

※職場環境等要件は，区分ごとに１以上の取組（生産性向上は２以上）を実施する必要があります。

また，2024年度末（2025年３月末）までの間，経過措置区分として，2024年５月31日時点で旧３加算の全部または一部を算定している場合には，旧３加算の算定状況に応じて加算（Ⅴ）１～14を算定できます。

※各要件はp. 28⒆同加算を参照

公費負担制度（介護保険優先）

制　度	法別番号	公費給付率	公費本人負担
原爆被爆者の介護保険等利用者負担に対する助成事業	81	100	なし
中国残留邦人等の円滑な帰国の促進及び永住帰国後の自立の支援に関する法律	25	100	本人負担あり
生活保護（介護扶助）	12	100	本人負担あり

9．短期入所療養介護費

基本単位数

イ　介護老人保健施設における短期入所療養介護費

⑴　介護老人保健施設短期入所療養介護費（看護＋介護３：１）

㈠　介護老人保健施設短期入所療養介護費（Ⅰ）〈基本型老健〉

a　介護老人保健施設短期入所療養介護費（ⅰ）
〈基本型（従来型個室）〉

ⅰ	要介護１	**753単位**
ⅱ	要介護２	**801単位**
ⅲ	要介護３	**864単位**
ⅳ	要介護４	**918単位**
ⅴ	要介護５	**971単位**

b　介護老人保健施設短期入所療養介護費（ⅱ）
〈基本型・在宅強化型（従来型個室）〉

ⅰ	要介護１	**819単位**
ⅱ	要介護２	**893単位**
ⅲ	要介護３	**958単位**
ⅳ	要介護４	**1,017単位**
ⅴ	要介護５	**1,074単位**

c　介護老人保健施設短期入所療養介護費（ⅲ）
〈基本型（多床室）〉

ⅰ	要介護１	**830単位**
ⅱ	要介護２	**880単位**
ⅲ	要介護３	**944単位**
ⅳ	要介護４	**997単位**
ⅴ	要介護５	**1,052単位**

d　介護老人保健施設短期入所療養介護費（ⅳ）
〈基本型・在宅強化型（多床室）〉

ⅰ	要介護１	**902単位**
ⅱ	要介護２	**979単位**
ⅲ	要介護３	**1,044単位**
ⅳ	要介護４	**1,102単位**
ⅴ	要介護５	**1,161単位**

㈡　介護老人保健施設短期入所療養介護費（Ⅱ）〈介護療養型老健で看護職員常時配置〉

a　介護老人保健施設短期入所療養介護費（ⅰ）
〈看護職員常時配置（従来型個室）〉

ⅰ	要介護１	**790単位**
ⅱ	要介護２	**874単位**
ⅲ	要介護３	**992単位**
ⅳ	要介護４	**1,071単位**
ⅴ	要介護５	**1,150単位**

b　介護老人保健施設短期入所療養介護費（ⅱ）
〈看護職員常時配置（多床室）〉

ⅰ	要介護１	**870単位**
ⅱ	要介護２	**956単位**
ⅲ	要介護３	**1,074単位**
ⅳ	要介護４	**1,154単位**
ⅴ	要介護５	**1,231単位**

㈢　介護老人保健施設短期入所療養介護費（Ⅲ）〈介護療養型老健で夜間看護オンコール体制〉

a　介護老人保健施設短期入所療養介護費（ⅰ）
〈夜間オンコール（従来型個室）〉

ⅰ	要介護１	**790単位**
ⅱ	要介護２	**868単位**
ⅲ	要介護３	**965単位**
ⅳ	要介護４	**1,043単位**
ⅴ	要介護５	**1,121単位**

b　介護老人保健施設短期入所療養介護費（ⅱ）
〈夜間オンコール（多床室）〉

ⅰ	要介護１	**870単位**
ⅱ	要介護２	**949単位**
ⅲ	要介護３	**1,046単位**
ⅳ	要介護４	**1,124単位**
ⅴ	要介護５	**1,203単位**

㈣　介護老人保健施設短期入所療養介護費（Ⅳ）〈基本型の在宅復帰・在宅療養支援等指標要件を満たせない場合〉

a　介護老人保健施設短期入所療養介護費（ⅰ）
〈従来型個室〉

ⅰ	要介護１	**738単位**
ⅱ	要介護２	**784単位**
ⅲ	要介護３	**848単位**
ⅳ	要介護４	**901単位**
ⅴ	要介護５	**953単位**

b　介護老人保健施設短期入所療養介護費（ⅱ）
〈多床室〉

ⅰ	要介護１	**813単位**
ⅱ	要介護２	**863単位**

ⅲ　要介護3　925単位

ⅳ　要介護4　977単位

ⅴ　要介護5　1,031単位

(2)　ユニット型介護老人保健施設短期入所療養介護費（看護＋介護3：1）

㈠　ユニット型介護老人保健施設短期入所療養介護費（Ⅰ）〈基本型老健〉

a　ユニット型介護老人保健施設短期入所療養介護費（ⅰ）〈基本型老健（ユニット型個室）〉

ⅰ　要介護1　836単位

ⅱ　要介護2　883単位

ⅲ　要介護3　948単位

ⅳ　要介護4　1,003単位

ⅴ　要介護5　1,056単位

b　ユニット型介護老人保健施設短期入所療養介護費（ⅱ）〈基本型・在宅強化型老健（ユニット型個室）〉

ⅰ　要介護1　906単位

ⅱ　要介護2　983単位

ⅲ　要介護3　1,048単位

ⅳ　要介護4　1,106単位

ⅴ　要介護5　1,165単位

c　経過的ユニット型介護老人保健施設短期入所療養介護費（ⅰ）〈基本型老健（ユニット型個室的多床室）〉

ⅰ　要介護1　836単位

ⅱ　要介護2　883単位

ⅲ　要介護3　948単位

ⅳ　要介護4　1,003単位

ⅴ　要介護5　1,056単位

d　経過的ユニット型介護老人保健施設短期入所療養介護費（ⅱ）〈基本型・在宅強化型老健（ユニット型個室的多床室）〉

ⅰ　要介護1　906単位

ⅱ　要介護2　983単位

ⅲ　要介護3　1,048単位

ⅳ　要介護4　1,106単位

ⅴ　要介護5　1,165単位

㈡　ユニット型介護老人保健施設短期入所療養介護費（Ⅱ）〈介護療養型老健で看護職員常時配置〉

a　ユニット型介護老人保健施設短期入所療養介護費〈看護職員常時配置（ユニット型個室）〉

ⅰ　要介護1　959単位

ⅱ　要介護2　1,043単位

ⅲ　要介護3　1,162単位

ⅳ　要介護4　1,242単位

ⅴ　要介護5　1,319単位

b　経過的ユニット型介護老人保健施設短期入所療養介護費〈看護職員常時配置（ユニット型個室的多床室）〉

ⅰ　要介護1　959単位

ⅱ　要介護2　1,043単位

ⅲ　要介護3　1,162単位

ⅳ　要介護4　1,242単位

ⅴ　要介護5　1,319単位

㈢　ユニット型介護老人保健施設短期入所療養介護費（Ⅲ）〈介護療養型老健で夜間看護オンコール体制〉

a　ユニット型介護老人保健施設短期入所療養介護費〈夜間オンコール（ユニット型個室）〉

ⅰ　要介護1　959単位

ⅱ　要介護2　1,037単位

ⅲ　要介護3　1,135単位

ⅳ　要介護4　1,213単位

ⅴ　要介護5　1,291単位

b　経過的ユニット型介護老人保健施設短期入所療養介護費〈夜間オンコール（ユニット型個室的多床室）〉

ⅰ　要介護1　959単位

ⅱ　要介護2　1,037単位

ⅲ　要介護3　1,135単位

ⅳ　要介護4　1,213単位

ⅴ　要介護5　1,291単位

㈣　ユニット型介護老人保健施設短期入所療養介護費（Ⅳ）〈基本型の在宅復帰・在宅療養支援等指標要件を満たせない場合〉

a　ユニット型介護老人保健施設短期入所療養介護費〈ユニット型個室〉

ⅰ　要介護1　818単位

ⅱ　要介護2　866単位

ⅲ　要介護3　929単位

ⅳ　要介護4　983単位

ⅴ　要介護5　1,035単位

b　経過的ユニット型介護老人保健施設短期入所療養介護費〈ユニット型個室的多床室〉

ⅰ　要介護1　818単位

ⅱ　要介護2　866単位

ⅲ　要介護3　929単位

ⅳ　要介護4　983単位

ⅴ　要介護5　1,035単位

(3)　特定介護老人保健施設短期入所療養介護費〈施設区分共通・日帰りショート〉

㈠　3時間以上4時間未満　664単位

㈡　4時間以上6時間未満　927単位

㈢　6時間以上8時間未満　1,296単位

加算・減算

◆ユニットケア体制未整備減算　所定単位数×97/100

◆身体拘束廃止未実施減算　所定単位数×99/100

◆高齢者虐待防止措置未実施減算　所定単位数×99/100

◆業務継続計画未策定減算　所定単位数×99/100

◆夜勤職員配置加算　24単位/日

◆個別リハビリテーション実施加算　240単位/日

◆認知症ケア加算　76単位/日

◆認知症行動・心理症状緊急対応加算　200単位/日

◆緊急短期入所受入加算　90単位/日

◆若年性認知症利用者受入加算

短期入所による受入　120単位/日

日帰り入所による受入　60単位/日

◆重度療養管理加算

短期入所による受入　120単位/日

日帰り入所による受入　60単位/日

◆在宅復帰・在宅療養支援機能加算

在宅復帰・在宅療養支援機能加算（Ⅰ）　51単位/日

在宅復帰・在宅療養支援機能加算（Ⅱ）　51単位/日

◆送迎加算　184単位/片道

◆療養体制維持特別加算（療養型老健）

療養体制維持特別加算（Ⅰ）　27単位/日

療養体制維持特別加算（Ⅱ）　57単位/日

◆総合医学管理加算　275単位/日

◆口腔連携強化加算　50単位/回

◆療養食加算（1日3回まで）　8単位/回

◆認知症専門ケア加算

認知症専門ケア加算（Ⅰ）　3単位/日

認知症専門ケア加算（Ⅱ）　4単位/日

◆生産性向上推進体制加算

生産性向上推進体制加算（Ⅰ）　100単位/月

生産性向上推進体制加算（Ⅱ）　10単位/月

◆サービス提供体制強化加算

サービス提供体制強化加算（Ⅰ）　**22単位/日**
サービス提供体制強化加算（Ⅱ）　**18単位/日**
サービス提供体制強化加算（Ⅲ）　**6単位/日**

◆介護職員等処遇改善加算
（Ⅰ）　**所定単位数×75/1000**
（Ⅱ）　**所定単位数×71/1000**
（Ⅲ）　**所定単位数×54/1000**
（Ⅳ）　**所定単位数×44/1000**
（Ⅴ）1　**所定単位数×67/1000**
（Ⅴ）2　**所定単位数×65/1000**
（Ⅴ）3　**所定単位数×63/1000**
（Ⅴ）4　**所定単位数×61/1000**
（Ⅴ）5　**所定単位数×57/1000**
（Ⅴ）6　**所定単位数×53/1000**
（Ⅴ）7　**所定単位数×52/1000**
（Ⅴ）8　**所定単位数×46/1000**
（Ⅴ）9　**所定単位数×48/1000**
（Ⅴ）10　**所定単位数×44/1000**
（Ⅴ）11　**所定単位数×36/1000**
（Ⅴ）12　**所定単位数×40/1000**
（Ⅴ）13　**所定単位数×31/1000**
（Ⅴ）14　**所定単位数×23/1000**

個別評価

◆特別療養費（療養型老健）
別に定める単位数に10円を乗じて得た額

◆緊急時施設療養費
緊急時治療管理　**518単位/日**
特定治療　**医科診療報酬点数に10円を乗じて得た額**

ロ　療養病床を有する病院における短期入所療養介護費

(1)　病院療養病床短期入所療養介護費（1日につき）

(一)　病院療養病床短期入所療養介護費（Ⅰ）（看護6：1，介護4：1）

a　病院療養病床短期入所療養介護費（ⅰ）〈従来型個室〉
ⅰ　要介護1　**723単位**
ⅱ　要介護2　**830単位**
ⅲ　要介護3　**1,064単位**
ⅳ　要介護4　**1,163単位**
ⅴ　要介護5　**1,253単位**

b　病院療養病床短期入所療養介護費（ⅱ）〈従来型個室〉（療養機能強化型A）
ⅰ　要介護1　**753単位**
ⅱ　要介護2　**866単位**
ⅲ　要介護3　**1,109単位**
ⅳ　要介護4　**1,213単位**
ⅴ　要介護5　**1,306単位**

c　病院療養病床短期入所療養介護費（ⅲ）〈従来型個室〉（療養機能強化型B）
ⅰ　要介護1　**742単位**
ⅱ　要介護2　**854単位**
ⅲ　要介護3　**1,094単位**
ⅳ　要介護4　**1,196単位**
ⅴ　要介護5　**1,288単位**

d　病院療養病床短期入所療養介護費（ⅳ）〈多床室〉
ⅰ　要介護1　**831単位**
ⅱ　要介護2　**941単位**
ⅲ　要介護3　**1,173単位**
ⅳ　要介護4　**1,273単位**
ⅴ　要介護5　**1,362単位**

e　病院療養病床短期入所療養介護費（ⅴ）〈多床室〉（療養機能強化型A）
ⅰ　要介護1　**867単位**
ⅱ　要介護2　**980単位**
ⅲ　要介護3　**1,224単位**
ⅳ　要介護4　**1,328単位**
ⅴ　要介護5　**1,421単位**

f　病院療養病床短期入所療養介護費（ⅵ）〈多床室〉（療養機能強化型B）
ⅰ　要介護1　**855単位**
ⅱ　要介護2　**966単位**
ⅲ　要介護3　**1,206単位**
ⅳ　要介護4　**1,307単位**
ⅴ　要介護5　**1,399単位**

(二)　病院療養病床短期入所療養介護費（Ⅱ）（看護6：1，介護5：1）

a　病院療養病床短期入所療養介護費（ⅰ）〈従来型個室〉
ⅰ　要介護1　**666単位**
ⅱ　要介護2　**773単位**
ⅲ　要介護3　**933単位**
ⅳ　要介護4　**1,086単位**
ⅴ　要介護5　**1,127単位**

b　病院療養病床短期入所療養介護費（ⅱ）〈従来型個室〉（療養機能強化型B）
ⅰ　要介護1　**681単位**
ⅱ　要介護2　**792単位**
ⅲ　要介護3　**955単位**
ⅳ　要介護4　**1,111単位**
ⅴ　要介護5　**1,154単位**

c　病院療養病床短期入所療養介護費（ⅲ）〈多床室〉
ⅰ　要介護1　**775単位**
ⅱ　要介護2　**884単位**
ⅲ　要介護3　**1,042単位**
ⅳ　要介護4　**1,196単位**
ⅴ　要介護5　**1,237単位**

d　病院療養病床短期入所療養介護費（ⅳ）〈多床室〉（療養機能強化型B）
ⅰ　要介護1　**795単位**
ⅱ　要介護2　**905単位**
ⅲ　要介護3　**1,066単位**
ⅳ　要介護4　**1,224単位**
ⅴ　要介護5　**1,266単位**

(三)　病院療養病床短期入所療養介護費（Ⅲ）（看護6：1，介護6：1）

a　病院療養病床短期入所療養介護費（ⅰ）〈従来型個室〉
ⅰ　要介護1　**642単位**
ⅱ　要介護2　**754単位**
ⅲ　要介護3　**904単位**
ⅳ　要介護4　**1,059単位**
ⅴ　要介護5　**1,100単位**

b　病院療養病床短期入所療養介護費（ⅱ）〈多床室〉
ⅰ　要介護1　**754単位**
ⅱ　要介護2　**864単位**
ⅲ　要介護3　**1,014単位**
ⅳ　要介護4　**1,170単位**
ⅴ　要介護5　**1,211単位**

(2)　病院療養病床経過型短期入所療養介護費（1日につき）

(一)　病院療養病床経過型短期入所療養介護費（Ⅰ）（看護6：1，介護4：1）

a　病院療養病床経過型短期入所療養介護費(ⅰ)
〈従来型個室〉
ⅰ　要介護1　732単位
ⅱ　要介護2　841単位
ⅲ　要介護3　992単位
ⅳ　要介護4　1,081単位
ⅴ　要介護5　1,172単位

b　病院療養病床経過型短期入所療養介護費(ⅱ)
〈多床室〉
ⅰ　要介護1　843単位
ⅱ　要介護2　953単位
ⅲ　要介護3　1,101単位
ⅳ　要介護4　1,193単位
ⅴ　要介護5　1,283単位

㈡　病院療養病床経過型短期入所療養介護費(Ⅱ)
(看護8：1，介護4：1)

a　病院療養病床経過型短期入所療養介護費(ⅰ)
〈従来型個室〉
ⅰ　要介護1　732単位
ⅱ　要介護2　841単位
ⅲ　要介護3　950単位
ⅳ　要介護4　1,041単位
ⅴ　要介護5　1,130単位

b　病院療養病床経過型短期入所療養介護費(ⅱ)
〈多床室〉
ⅰ　要介護1　843単位
ⅱ　要介護2　953単位
ⅲ　要介護3　1,059単位
ⅳ　要介護4　1,149単位
ⅴ　要介護5　1,242単位

(3)　ユニット型病院療養病床短期入所療養介護費(1日につき)(看護6：1，介護4：1)

㈠　ユニット型病院療養病床短期入所療養介護費(Ⅰ)〈ユニット型個室〉
a　要介護1　856単位
b　要介護2　963単位
c　要介護3　1,197単位
d　要介護4　1,296単位
e　要介護5　1,385単位

㈡　ユニット型病院療養病床短期入所療養介護費(Ⅱ)〈ユニット型個室〉(療養機能強化型A)
a　要介護1　885単位
b　要介護2　998単位
c　要介護3　1,242単位
d　要介護4　1,345単位
e　要介護5　1,438単位

㈢　ユニット型病院療養病床短期入所療養介護費(Ⅲ)〈ユニット型個室〉(療養機能強化型B)
a　要介護1　874単位
b　要介護2　985単位
c　要介護3　1,226単位
d　要介護4　1,328単位
e　要介護5　1,419単位

㈣　経過的ユニット型病院療養病床短期入所療養介護費(Ⅰ)〈ユニット型個室的多床室〉
a　要介護1　856単位
b　要介護2　963単位
c　要介護3　1,197単位
d　要介護4　1,296単位
e　要介護5　1,385単位

㈤　経過的ユニット型病院療養病床短期入所療養介護費(Ⅱ)〈ユニット型個室的多床室〉(療養機能強化型A)
a　要介護1　885単位
b　要介護2　998単位
c　要介護3　1,242単位
d　要介護4　1,345単位
e　要介護5　1,438単位

㈥　経過的ユニット型病院療養病床短期入所療養介護費(Ⅲ)〈ユニット型個室的多床室〉(療養機能強化型B)
a　要介護1　874単位
b　要介護2　985単位
c　要介護3　1,226単位
d　要介護4　1,328単位
e　要介護5　1,419単位

(4)　ユニット型病院療養病床経過型短期入所療養介護費(1日につき)(看護6：1，介護4：1)

㈠　ユニット型病院療養病床経過型短期入所療養介護費〈ユニット型個室〉
a　要介護1　856単位
b　要介護2　963単位
c　要介護3　1,105単位
d　要介護4　1,195単位
e　要介護5　1,284単位

㈡　経過的ユニット型病院療養病床経過型短期入所療養介護費〈ユニット型個室的多床室〉
a　要介護1　856単位
b　要介護2　963単位
c　要介護3　1,105単位
d　要介護4　1,195単位
e　要介護5　1,284単位

(5)　特定病院療養病床短期入所療養介護費〈施設区分共通・日帰りショート〉
㈠　3時間以上4時間未満　684単位
㈡　4時間以上6時間未満　948単位
㈢　6時間以上8時間未満　1,316単位

加算・減算

◆ユニットケア体制未整備減算　所定単位数×97/100
◆身体拘束廃止未実施減算　所定単位数×99/100
◆高齢者虐待防止措置未実施減算　所定単位数×99/100
◆業務継続計画未策定減算　所定単位数×99/100
◆病院療養病床療養環境減算　▲25単位/日
◆医師配置減算　▲12単位/日
◆夜間勤務等看護加算
夜間勤務等看護(Ⅰ)　23単位/日
夜間勤務等看護(Ⅱ)　14単位/日
夜間勤務等看護(Ⅲ)　14単位/日
夜間勤務等看護(Ⅳ)　7単位/日
◆認知症行動・心理症状緊急対応加算　200単位/日
◆緊急短期入所受入加算　90単位/日
◆若年性認知症利用者受入加算
短期入所による受入　120単位/日
日帰り入所による受入　60単位/日
◆送迎加算　184単位/片道
◆口腔連携強化加算　50単位/回
◆療養食加算(1日3回まで)　8単位/回
◆認知症専門ケア加算
認知症専門ケア加算(Ⅰ)　3単位/日
認知症専門ケア加算(Ⅱ)　4単位/日
◆生産性向上推進体制加算
生産性向上推進体制加算(Ⅰ)　100単位/月
生産性向上推進体制加算(Ⅱ)　10単位/月
◆サービス提供体制強化加算
サービス提供体制強化加算(Ⅰ)　22単位/日
サービス提供体制強化加算(Ⅱ)　18単位/日
サービス提供体制強化加算(Ⅲ)　6単位/日

◆介護職員等処遇改善加算

（Ⅰ）	所定単位数×51/1000
（Ⅱ）	所定単位数×47/1000
（Ⅲ）	所定単位数×36/1000
（Ⅳ）	所定単位数×29/1000
（Ⅴ）1	所定単位数×46/1000
（Ⅴ）2	所定単位数×44/1000
（Ⅴ）3	所定単位数×42/1000
（Ⅴ）4	所定単位数×40/1000
（Ⅴ）5	所定単位数×39/1000
（Ⅴ）6	所定単位数×35/1000
（Ⅴ）7	所定単位数×35/1000
（Ⅴ）8	所定単位数×31/1000
（Ⅴ）9	所定単位数×31/1000
（Ⅴ）10	所定単位数×30/1000
（Ⅴ）11	所定単位数×24/1000
（Ⅴ）12	所定単位数×26/1000
（Ⅴ）13	所定単位数×20/1000
（Ⅴ）14	所定単位数×15/1000

個別評価

◆特定診療費　別に定める単位数に10円を乗じて得た額

ハ　診療所における短期入所療養介護費

(1)　診療所短期入所療養介護費（１日につき）

㈠　診療所短期入所療養介護費（Ⅰ）（看護６：１，介護６：１）

a　診療所短期入所療養介護費（ⅰ）〈従来型個室〉

ⅰ	要介護１	705単位
ⅱ	要介護２	756単位
ⅲ	要介護３	806単位
ⅳ	要介護４	857単位
ⅴ	要介護５	908単位

b　診療所短期入所療養介護費（ⅱ）〈従来型個室〉（療養機能強化型Ａ）

ⅰ	要介護１	732単位
ⅱ	要介護２	786単位
ⅲ	要介護３	839単位
ⅳ	要介護４	893単位
ⅴ	要介護５	946単位

c　診療所短期入所療養介護費（ⅲ）〈従来型個室〉（療養機能強化型Ｂ）

ⅰ	要介護１	723単位
ⅱ	要介護２	775単位
ⅲ	要介護３	827単位
ⅳ	要介護４	879単位
ⅴ	要介護５	932単位

d　診療所短期入所療養介護費（ⅳ）〈多床室〉

ⅰ	要介護１	813単位
ⅱ	要介護２	864単位
ⅲ	要介護３	916単位
ⅳ	要介護４	965単位
ⅴ	要介護５	1,016単位

e　診療所短期入所療養介護費（ⅴ）〈多床室〉（療養機能強化型Ａ）

ⅰ	要介護１	847単位
ⅱ	要介護２	901単位
ⅲ	要介護３	954単位
ⅳ	要介護４	1,006単位
ⅴ	要介護５	1,059単位

f　診療所短期入所療養介護費（ⅵ）〈多床室〉（療養機能強化型Ｂ）

ⅰ	要介護１	835単位
ⅱ	要介護２	888単位
ⅲ	要介護３	941単位
ⅳ	要介護４	992単位
ⅴ	要介護５	1,045単位

㈡　診療所短期入所療養介護費（Ⅱ）（看護＋介護３：１）

a　診療所短期入所療養介護費（ⅰ）〈従来型個室〉

ⅰ	要介護１	624単位
ⅱ	要介護２	670単位
ⅲ	要介護３	715単位
ⅳ	要介護４	762単位
ⅴ	要介護５	807単位

b　診療所短期入所療養介護費（ⅱ）〈多床室〉

ⅰ	要介護１	734単位
ⅱ	要介護２	779単位
ⅲ	要介護３	825単位
ⅳ	要介護４	871単位
ⅴ	要介護５	917単位

(2)　ユニット型診療所短期入所療養介護費（１日につき）（看護６：１，介護６：１）

㈠　ユニット型診療所短期入所療養介護費（Ⅰ）〈ユニット型個室〉

a	要介護１	835単位
b	要介護２	887単位
c	要介護３	937単位
d	要介護４	988単位
e	要介護５	1,039単位

㈡　ユニット型診療所短期入所療養介護費（Ⅱ）〈ユニット型個室〉（療養機能強化型Ａ）

a	要介護１	864単位
b	要介護２	918単位
c	要介護３	970単位
d	要介護４	1,022単位
e	要介護５	1,076単位

㈢　ユニット型診療所短期入所療養介護費（Ⅲ）〈ユニット型個室〉（療養機能強化型Ｂ）

a	要介護１	854単位
b	要介護２	907単位
c	要介護３	959単位
d	要介護４	1,010単位
e	要介護５	1,062単位

㈣　経過的ユニット型診療所短期入所療養介護費（Ⅰ）〈ユニット型個室的多床室〉

a	要介護１	835単位
b	要介護２	887単位
c	要介護３	937単位
d	要介護４	988単位
e	要介護５	1,039単位

㈤　経過的ユニット型診療所短期入所療養介護費（Ⅱ）〈ユニット型個室的多床室〉（療養機能強化型Ａ）

a	要介護１	864単位
b	要介護２	918単位
c	要介護３	970単位
d	要介護４	1,022単位
e	要介護５	1,076単位

㈥　経過的ユニット型診療所短期入所療養介護費（Ⅲ）〈ユニット型個室的多床室〉（療養機能強化型Ｂ）

a	要介護１	854単位
b	要介護２	907単位
c	要介護３	959単位
d	要介護４	1,010単位
e	要介護５	1,062単位

(3)　特定診療所短期入所療養介護費〈施設区分共通・日帰りショート〉

㈠　３時間以上４時間未満　**684単位**
㈡　４時間以上６時間未満　**948単位**
㈢　６時間以上８時間未満　**1,316単位**

加算・減算

◆ユニットケア体制未整備減算　所定単位数×97/100
◆身体拘束廃止未実施減算　所定単位数×99/100
◆高齢者虐待防止措置未実施減算　所定単位数×99/100
◆業務継続計画未策定減算　所定単位数×99/100
◆診療所設備基準減算　▲60単位/日
◆食堂を有しない場合の減算　▲25単位/日
◆認知症行動・心理症状緊急対応加算　200単位/日
◆緊急短期入所受入加算　90単位/日
◆若年性認知症利用者受入加算
短期入所による受入　**120単位/日**
日帰り入所による受入　**60単位/日**
◆送迎加算　184単位/片道
◆口腔連携強化加算　50単位/回
◆療養食加算（１日３回まで）　**８単位/回**
◆認知症専門ケア加算
認知症専門ケア加算（Ⅰ）　**３単位/日**
認知症専門ケア加算（Ⅱ）　**４単位/日**
◆生産性向上推進体制加算
生産性向上推進体制加算（Ⅰ）　**100単位/月**
生産性向上推進体制加算（Ⅱ）　**10単位/月**
◆サービス提供体制強化加算
サービス提供体制強化加算（Ⅰ）　**22単位/日**
サービス提供体制強化加算（Ⅱ）　**18単位/日**
サービス提供体制強化加算（Ⅲ）　**６単位/日**
◆介護職員等処遇改善加算
（Ⅰ）　**所定単位数×51/1000**
（Ⅱ）　**所定単位数×47/1000**
（Ⅲ）　**所定単位数×36/1000**
（Ⅳ）　**所定単位数×29/1000**
（Ⅴ）1　**所定単位数×46/1000**
（Ⅴ）2　**所定単位数×44/1000**
（Ⅴ）3　**所定単位数×42/1000**
（Ⅴ）4　**所定単位数×40/1000**
（Ⅴ）5　**所定単位数×39/1000**
（Ⅴ）6　**所定単位数×35/1000**
（Ⅴ）7　**所定単位数×35/1000**
（Ⅴ）8　**所定単位数×31/1000**
（Ⅴ）9　**所定単位数×31/1000**
（Ⅴ）10　**所定単位数×30/1000**
（Ⅴ）11　**所定単位数×24/1000**
（Ⅴ）12　**所定単位数×26/1000**
（Ⅴ）13　**所定単位数×20/1000**
（Ⅴ）14　**所定単位数×15/1000**

個別評価

◆特定診療費　別に定める単位数に10円を乗じて得た額

ホ　介護医療院における短期入所療養介護費

⑴　Ⅰ型介護医療院短期入所療養介護費（１日につき）
㈠　Ⅰ型介護医療院短期入所療養介護費（Ⅰ）〔看護６：１（看護師２割）＋介護４：１〕（定員19人以下の併設型は看護６：１＋介護６：１）
a　Ⅰ型介護医療院短期入所療養介護費（ⅰ）〈従来型個室〉
ⅰ　要介護１　**778単位**
ⅱ　要介護２　**893単位**
ⅲ　要介護３　**1,136単位**
ⅳ　要介護４　**1,240単位**
ⅴ　要介護５　**1,333単位**
b　Ⅰ型介護医療院短期入所療養介護費（ⅱ）〈多床室〉
ⅰ　要介護１　**894単位**
ⅱ　要介護２　**1,006単位**
ⅲ　要介護３　**1,250単位**
ⅳ　要介護４　**1,353単位**
ⅴ　要介護５　**1,446単位**
㈡　Ⅰ型介護医療院短期入所療養介護費（Ⅱ）〔看護６：１（看護師２割）＋介護４：１〕（定員19人以下の併設型は看護６：１＋介護６：１）
a　Ⅰ型介護医療院短期入所療養介護費（ⅰ）〈従来型個室〉
ⅰ　要介護１　**768単位**
ⅱ　要介護２　**879単位**
ⅲ　要介護３　**1,119単位**
ⅳ　要介護４　**1,222単位**
ⅴ　要介護５　**1,314単位**
b　Ⅰ型介護医療院短期入所療養介護費（ⅱ）〈多床室〉
ⅰ　要介護１　**880単位**
ⅱ　要介護２　**993単位**
ⅲ　要介護３　**1,233単位**
ⅳ　要介護４　**1,334単位**
ⅴ　要介護５　**1,426単位**
㈢　Ⅰ型介護医療院短期入所療養介護費（Ⅲ）〔看護６：１（看護師２割）＋介護５：１）〕
a　Ⅰ型介護医療院短期入所療養介護費（ⅰ）〈従来型個室〉
ⅰ　要介護１　**752単位**
ⅱ　要介護２　**863単位**
ⅲ　要介護３　**1,103単位**
ⅳ　要介護４　**1,205単位**
ⅴ　要介護５　**1,297単位**
b　Ⅰ型介護医療院短期入所療養介護費（ⅱ）〈多床室〉
ⅰ　要介護１　**864単位**
ⅱ　要介護２　**975単位**
ⅲ　要介護３　**1,215単位**
ⅳ　要介護４　**1,317単位**
ⅴ　要介護５　**1,409単位**

⑵　Ⅱ型介護医療院短期入所療養介護費（１日につき）
㈠　Ⅱ型介護医療院短期入所療養介護費（Ⅰ）（看護６：１＋介護４：１）（定員19人以下の併設型は看護６：１＋介護６：１）
a　Ⅱ型介護医療院短期入所療養介護費（ⅰ）〈従来型個室〉
ⅰ　要介護１　**731単位**
ⅱ　要介護２　**829単位**
ⅲ　要介護３　**1,044単位**
ⅳ　要介護４　**1,135単位**
ⅴ　要介護５　**1,217単位**
b　Ⅱ型介護医療院短期入所療養介護費（ⅱ）〈多床室〉
ⅰ　要介護１　**846単位**
ⅱ　要介護２　**945単位**
ⅲ　要介護３　**1,157単位**
ⅳ　要介護４　**1,249単位**
ⅴ　要介護５　**1,331単位**
㈡　Ⅱ型介護医療院短期入所療養介護費（Ⅱ）（看護６：１＋介護５：１）
a　Ⅱ型介護医療院短期入所療養介護費（ⅰ）〈従来型個室〉
ⅰ　要介護１　**715単位**

ii　要介護２　813単位
iii　要介護３　1,027単位
iv　要介護４　1,117単位
v　要介護５　1,200単位

b　Ⅱ型介護医療院短期入所療養介護費（ii）〈多床室〉

i　要介護１　828単位
ii　要介護２　927単位
iii　要介護３　1,141単位
iv　要介護４　1,233単位
v　要介護５　1,314単位

㈢　Ⅱ型介護医療院短期入所療養介護費（Ⅲ）（看護６：１＋介護６：１）

a　Ⅱ型介護医療院短期入所療養介護費（i）〈従来型個室〉

i　要介護１　704単位
ii　要介護２　802単位
iii　要介護３　1,015単位
iv　要介護４　1,106単位
v　要介護５　1,188単位

b　Ⅱ型介護医療院短期入所療養介護費（ii）〈多床室〉

i　要介護１　817単位
ii　要介護２　916単位
iii　要介護３　1,129単位
iv　要介護４　1,221単位
v　要介護５　1,302単位

(3)　特別介護医療院短期入所療養介護費（１日につき）

㈠　Ⅰ型特別介護医療院短期入所療養介護費〔看護６：１（看護師２割）＋介護５：１〕（定員19人以下の併設型は看護６：１＋介護６：１）

a　Ⅰ型特別介護医療院短期入所療養介護費（i）〈従来型個室〉

i　要介護１　717単位
ii　要介護２　821単位
iii　要介護３　1,051単位
iv　要介護４　1,147単位
v　要介護５　1,236単位

b　Ⅰ型特別介護医療院短期入所療養介護費（ii）〈多床室〉

i　要介護１　822単位
ii　要介護２　929単位
iii　要介護３　1,156単位
iv　要介護４　1,254単位
v　要介護５　1,341単位

㈡　Ⅱ型特別介護医療院短期入所療養介護費（看護６：１＋介護６：１）

a　Ⅱ型特別介護医療院短期入所療養介護費（i）〈従来型個室〉

i　要介護１　670単位
ii　要介護２　764単位
iii　要介護３　967単位
iv　要介護４　1,054単位
v　要介護５　1,132単位

b　Ⅱ型特別介護医療院短期入所療養介護費（ii）〈多床室〉

i　要介護１　778単位
ii　要介護２　873単位
iii　要介護３　1,076単位
iv　要介護４　1,161単位
v　要介護５　1,240単位

(4)　ユニット型Ⅰ型介護医療院短期入所療養介護費（１日につき）〔看護６：１（看護師２割）＋介護４：１〕（定員19人以下の併設型は看護６：１＋介護６：１）

㈠　ユニット型Ⅰ型介護医療院短期入所療養介護費（Ⅰ）

a　ユニット型Ⅰ型介護医療院短期入所療養介護費〈ユニット型個室〉

i　要介護１　911単位
ii　要介護２　1,023単位
iii　要介護３　1,268単位
iv　要介護４　1,371単位
v　要介護５　1,464単位

b　経過的ユニット型Ⅰ型介護医療院短期入所療養介護費〈ユニット型個室的多床室〉

i　要介護１　911単位
ii　要介護２　1,023単位
iii　要介護３　1,268単位
iv　要介護４　1,371単位
v　要介護５　1,464単位

㈡　ユニット型Ⅰ型介護医療院短期入所療養介護費（Ⅱ）

a　ユニット型Ⅰ型介護医療院短期入所療養介護費〈ユニット型個室〉

i　要介護１　901単位
ii　要介護２　1,011単位
iii　要介護３　1,252単位
iv　要介護４　1,353単位
v　要介護５　1,445単位

b　経過的ユニット型Ⅰ型介護医療院短期入所療養介護費〈ユニット型個室的多床室〉

i　要介護１　901単位
ii　要介護２　1,011単位
iii　要介護３　1,252単位
iv　要介護４　1,353単位
v　要介護５　1,445単位

(5)　ユニット型Ⅱ型介護医療院短期入所療養介護費（１日につき）（看護６：１＋介護４：１）（定員19人以下の併設型は看護６：１＋介護６：１）

㈠　ユニット型Ⅱ型介護医療院短期入所療養介護費〈ユニット型個室〉

a　要介護１　910単位
b　要介護２　1,014単位
c　要介護３　1,241単位
d　要介護４　1,337単位
e　要介護５　1,424単位

㈡　経過的ユニット型Ⅱ型介護医療院短期入所療養介護費〈ユニット型個室的多床室〉

a　要介護１　910単位
b　要介護２　1,014単位
c　要介護３　1,241単位
d　要介護４　1,337単位
e　要介護５　1,424単位

(6)　ユニット型特別介護医療院短期入所療養介護費（１日につき）

㈠　ユニット型Ⅰ型特別介護医療院短期入所療養介護費〔看護６：１（看護師２割）＋介護４：１〕（定員19人以下の併設型は看護６：１＋介護６：１）

a　ユニット型Ⅰ型特別介護医療院短期入所療養介護費〈ユニット型個室〉

i　要介護１　859単位
ii　要介護２　963単位
iii　要介護３　1,193単位
iv　要介護４　1,289単位
v　要介護５　1,376単位

b　経過的ユニット型Ⅰ型特別介護医療院短期入所療養介護費〈ユニット型個室的多床室〉

i　要介護１　859単位

ⅱ　要介護2　963単位
ⅲ　要介護3　1,193単位
ⅳ　要介護4　1,289単位
ⅴ　要介護5　1,376単位

㈡　ユニット型Ⅱ型特別介護医療院短期入所療養介護費〔看護6：1（看護師2割）＋介護4：1〕（定員19人以下の併設型は看護6：1＋介護6：1）

a　ユニット型Ⅱ型特別介護医療院短期入所療養介護費〈ユニット型個室〉
ⅰ　要介護1　867単位
ⅱ　要介護2　966単位
ⅲ　要介護3　1,181単位
ⅳ　要介護4　1,273単位
ⅴ　要介護5　1,354単位

b　経過的ユニット型Ⅱ型特別介護医療院短期入所療養介護費〈ユニット型個室的多床室〉
ⅰ　要介護1　867単位
ⅱ　要介護2　966単位
ⅲ　要介護3　1,181単位
ⅳ　要介護4　1,273単位
ⅴ　要介護5　1,354単位

(7)　特定介護医療院短期入所療養介護〈施設区分共通・日帰りショート〉
㈠　3時間以上4時間未満　684単位
㈡　4時間以上6時間未満　948単位
㈢　6時間以上8時間未満　1,316単位

加算・減算

◆ユニットケア体制未整備減算　所定単位数×97/100
◆身体拘束廃止未実施減算　所定単位数×99/100
◆高齢者虐待防止措置未実施減算　所定単位数×99/100
◆業務継続計画未策定減算　所定単位数×99/100
◆療養環境減算
療養環境減算（Ⅰ）　▲25単位/日
療養環境減算（Ⅱ）　▲25単位/日
◆夜間勤務等看護加算
夜間勤務等看護（Ⅰ）　23単位/日
夜間勤務等看護（Ⅱ）　14単位/日
夜間勤務等看護（Ⅲ）　14単位/日
夜間勤務等看護（Ⅳ）　7単位/日
◆認知症行動・心理症状緊急対応加算　200単位/日
◆緊急短期入所受入加算　90単位/日
◆若年性認知症利用者受入加算
短期入所による受入　120単位/日
日帰り入所による受入　60単位/日
◆送迎加算　184単位/片道
◆口腔連携強化加算　50単位/回
◆療養食加算（1日3回まで）　8単位/回
◆認知症専門ケア加算
認知症専門ケア加算（Ⅰ）　3単位/日
認知症専門ケア加算（Ⅱ）　4単位/日
◆重度認知症疾患療養体制加算
重度認知症疾患療養体制加算（Ⅰ）
要介護1・2　140単位/日
要介護3～5　40単位/日
重度認知症疾患療養体制加算（Ⅱ）
要介護1・2　200単位/日
要介護3～5　100単位/日
◆生産性向上推進体制加算
生産性向上推進体制加算（Ⅰ）　100単位/月
生産性向上推進体制加算（Ⅱ）　10単位/月
◆サービス提供体制強化加算
サービス提供体制強化加算（Ⅰ）　22単位/日
サービス提供体制強化加算（Ⅱ）　18単位/日
サービス提供体制強化加算（Ⅲ）　6単位/日
◆介護職員等処遇改善加算
（Ⅰ）　所定単位数×51/1000
（Ⅱ）　所定単位数×47/1000
（Ⅲ）　所定単位数×36/1000
（Ⅳ）　所定単位数×29/1000
（Ⅴ）1　所定単位数×46/1000
（Ⅴ）2　所定単位数×44/1000
（Ⅴ）3　所定単位数×42/1000
（Ⅴ）4　所定単位数×40/1000
（Ⅴ）5　所定単位数×39/1000
（Ⅴ）6　所定単位数×35/1000
（Ⅴ）7　所定単位数×35/1000
（Ⅴ）8　所定単位数×31/1000
（Ⅴ）9　所定単位数×31/1000
（Ⅴ）10　所定単位数×30/1000
（Ⅴ）11　所定単位数×24/1000
（Ⅴ）12　所定単位数×26/1000
（Ⅴ）13　所定単位数×20/1000
（Ⅴ）14　所定単位数×15/1000

個別評価

◆緊急時施設診療費
緊急時治療管理　518単位/日
特定治療　医科診療報酬点数に10円を乗じて得た額
◆特別診療費　別に定める単位数に10円を乗じて得た額

【地域差】

1級地	2級地	3級地	4級地	5級地	6級地	7級地	その他
10.90円	10.72円	10.68円	10.54円	10.45円	10.27円	10.14円	10.00円

算定・請求上の留意事項

イ　介護老人保健施設における短期入所療養介護費

基本単位数

(1)　**「基本型」**の主な基準は以下の通りです。
・退所時に退所後の療養上の指導
・退所後30日以内（要介護4・5は14日以内）に退所者の生活継続見込みを確認
・計画的なリハビリテーションの実施
・医師から理学療法士等への指示（リハビリの目的に加え，留意事項，中止基準，負荷等）
・次の10項目の値の合計が**20以上**

A）1月超入所者の前6月の在宅復帰率
50%超**「20」**，30%超50%以下**「10」**，30%以下**「0」**

B）30.4を平均在所日数で除した値
10%以上**「20」**，5%以上10%未満**「10」**，5%

未満「**0**」

C）入所時に居宅等訪問のうえ，退所を目的としたサービス計画を作成した入所者の割合
30%以上「**10**」，10%以上30%未満「**5**」，10%未満「**0**」

D）退所時に居宅等訪問のうえ，退所後の療養上の指導を行った入所者の割合
30%以上「**10**」，10%以上30%未満「**5**」，10%未満「**0**」

E）訪問リハ，通所リハ，短期入所療養介護の実施数
全種類「**5**」，いずれか2種類で訪問リハ含む「**3**」・訪問リハを含まない「**1**」，いずれか1種類および実施していない「**0**」

F）理学療法士，作業療法士，言語聴覚士の対入所者配置数（に100を乗じた値）
5以上でありPT，OT，STいずれの職種も0.2以上「**5**」，5以上「**3**」，3以上5未満「**2**」，3未満「**0**」

G）支援相談員の対入所者配置数（に100を乗じた値）
3以上「**5**」，2以上3未満「**3**」，2未満「**0**」

H）前3月の要介護4・5の入所者の割合
50%以上「**5**」，35%以上50%未満「**3**」，35%未満「**0**」

I）前3月の喀痰吸引実施の入所者の割合
10%以上「**5**」，5%以上10%未満「**3**」，5%未満「**0**」

J）前3月の経管栄養実施の入所者の割合
10%以上「**5**」，5%以上10%未満「**3**」，5%未満「**0**」

(2)　**「基本型・在宅強化型」**の主な基準は以下の通りです。
・「基本型」の基準に該当
・A～Jまでの10項目の値の合計が**60以上**
・地域に貢献する活動を実施
・少なくとも週3回以上のリハビリテーション実施

(3)　居室の区分形態は以下の通りです。

ユニット型個室
・居室と共同生活室によって一体的に構成される場所（ユニット）を単位として構成
・居室は，定員1人，共同生活室に近接して一体的に設置，床面積は10.65 m^2以上，居室間の壁が天井との隙間なく可動式でないこと
・共同生活室は，床面積が「ユニットの入所定員×2 m^2」以上あること
・洗面設備・トイレは，居室ごとまたは共同生活室ごとに適当数設置され，浴室は，要介護者の入浴に適したものであること
・廊下幅は1.8 m以上（中廊下2.7 m以上）あること

ユニット型個室的多床室
・ユニット型準個室の名称変更（ユニット型個室の基準から下記の緩和は変更なし）
居室床面積が10.65 m^2以上
居室間の壁が天井から一定程度あいていても可

従来型個室
・ユニットでない個室

多床室
・ユニットでない1室2床以上の多床室

(4)　夜勤職員（看護・介護職員）の配置が基準を満たさない場合は，所定単位数の**100分の97**で算定します。なお，併設事業所の場合には，介護老人保健施設の入所者と短期入所利用者を合算した数で職員配置数を考えます。
＊病院・診療所から転換した場合の夜勤職員の配置基準は別途規定されています。

(5)　利用定員超過または看護・介護職員数が基準を満たさない場合は，所定単位数の**100分の70**で算定します。

(6)　別に厚生労働大臣が定める者を対象に，**日中のみの短期入所サービス（日帰りサービス）**を提供した場合は，サービス提供時間別の特定短期入所療養介護費を算定します。現に要した時間ではなく，ケアプランに位置づけられた時間の所定単位数を算定します。

★別に厚生労働大臣が定める者
難病等を有する中重度者またはがん末期の者であり，かつ，サービス提供にあたり常時看護師による観察が必要な者

(7)　ユニット型の職員配置について別に厚生労働大臣が定める基準を満たさない場合は，所定単位数の**100分の97**で算定します。

★別に厚生労働大臣が定める基準
・日中においては1ユニットごとに常時1人以上の介護職員または看護職員を置くこと
・ユニットごとに常勤のユニットリーダーが配置されていること

(8)　**感染症**等により，また，**著しい精神症状**等により同室利用者に重大な影響を及ぼすおそれがあり，従来型個室の利用の必要があると医師が判断した場合は，従来型個室に入所していても短期入所療養介護費（**多床室**）を算定します。

加算・減算

(9)　身体的拘束に関して以下の措置が講じられていない場合は所定単位数の**100分の99**で算定し

ます。

・身体的拘束等を行う場合に，その態様および時間，入所者の心身の状況および緊急やむを得ない理由を記録する
・身体的拘束等の適正化のための対策を検討する委員会を３月に１回以上開催し，その結果を従業者に周知し徹底を図る
・身体的拘束等の適正化のための指針を整備する
・従業者に身体的拘束等の適正化のための研修を定期的に実施する

⑽　高齢者への虐待の発生またはその再発を防止するための以下の措置が講じられていない場合は所定単位数の**100分の99**で算定します。

・虐待防止のための対策を検討する委員会（テレビ電話装置等の活用可能）を定期的に開催し，その結果を従業者に周知し徹底を図る
・虐待防止のための指針を整備する
・従業者へ虐待防止のための研修を定期的に実施する
・上記措置を適切に実施するための担当者を置く

⑾　**業務継続計画**に関して，以下の基準に適合していない場合は所定単位数の**100分の99**で算定します。

・感染症や非常災害の発生時において，サービス提供の継続的な実施および非常時の体制で早期の業務再開を図るための計画（業務継続計画）を策定する
・業務継続計画に従い必要な措置を講ずる

※経過措置期間として，2025年３月31日までの間は減算が適用されません。

⑿　**看護・介護職員の夜間配置**について，別に厚生労働大臣が定める基準を満たす場合，１日につき**24単位**を加算します。

★別に厚生労働大臣が定める基準

・入所者（短期入所利用者含む）41人以上の場合，20：１以上かつ２名超
・同40人以下の場合，20：１以上かつ１名超

⒀　医師または医師の指示を受けた理学療法士，作業療法士，言語聴覚士が個別リハビリ計画を作成し，それに基づいて個別リハビリを行った場合，**個別リハビリテーション実施加算**として，１日につき**240単位**を加算します。

⒁　日常生活に支障ある症状・行動が認められるため介護を必要とする認知症（日常生活自立度Ⅲ，Ⅳ，Ｍに該当）の利用者を，他の利用者と区別して専門棟に入所させた場合，**認知症ケア加算**として，１日につき**76単位**を加算します（ユニット型は算定できません）。

⒂　認知症の行動・心理症状によって在宅生活が困難と医師が判断した利用者にサービスを行った場合，**認知症行動・心理症状緊急対応加算**として，開始日から７日（やむを得ない事情がある場合14日）限度で１日につき**200単位**を加算します。

⒃　別に厚生労働大臣が定める利用者に対して**ケアプランにない短期入所**を行った場合，**緊急短期入所受入加算**として，開始日から７日限度で１日につき**90単位**を加算します。

★厚生労働大臣が定める利用者

・利用者の状態や家族等の事情による緊急利用の必要がある者

＊認知症行動・心理症状緊急対応加算と併せて算定できません。

⒄　満40～64歳の若年性認知症の利用者を受け入れ，本人・家族の希望を踏まえたサービスを行った場合，**若年性認知症利用者受入加算**として，短期入所の場合は１日につき**120単位**，特定短期入所（日帰りサービス）の場合は１日につき**60単位**を加算します。

＊認知症行動・心理症状緊急対応加算と併せて算定できません。

⒅　要介護４・5,かつ別に厚生労働大臣が定める状態にある利用者に対して，**医学的管理**の下でサービスを提供した場合，**重度療養管理加算**として短期入所の場合は，１日につき**120単位**，特定短期入所（日帰りサービス）の場合は１日につき**60単位**を加算します。

★別に厚生労働大臣が定める状態

イ）常時頻回の喀痰吸引を実施している状態
ロ）呼吸障害等により人工呼吸器を使用している状態
ハ）中心静脈注射を実施している状態
ニ）人工腎臓を実施，かつ，重篤な合併症がある状態
ホ）重篤な心機能障害，呼吸障害等で常時モニター測定を実施している状態
ヘ）膀胱または直腸の機能障害の程度が，身体障害者障害程度等級の４級以上に該当し，ストーマの処置を実施している状態
ト）経鼻胃管や胃瘻等の経腸栄養が行われている状態
チ）褥瘡に対する治療を実施している状態
リ）気管切開が行われている状態

⒆　介護老人保健施設の施設基準および別に厚生労働大臣が定める基準に従って，**在宅復帰および療養支援の機能**を有する事業所がサービスを

提供する場合，**在宅復帰・在宅療養支援機能加算**として，以下の区分ごとに加算します。

加算（Ⅰ）　基本型の場合　**51単位/日**

・在宅復帰・在宅療養支援10項目 A～J の合計が**40以上**

※10項目は p.66の A～J を参照

・地域に貢献する活動を実施

・「基本型」の所定単位数を算定

加算（Ⅱ）　在宅強化型の場合　**51単位/日**

・在宅復帰・在宅療養支援10項目 A～J の合計が**70以上**

・「在宅強化型」の所定単位数を算定

⒇　居宅・事業所間の送迎を行う場合，**送迎加算**として，片道につき**184単位**を加算します。

㉑　**特別療養費**

介護療養型老健において厚生労働大臣が定める日常的な**医療行為**を行った場合，特別療養費の項目ごとに定められた単位数を算定します（下記の番号は特別療養費の通し番号）。

	特別療養費項目名	所定単位数
1	感染対策指導管理	6単位/日
2	褥瘡対策指導管理	6単位/日
4	重度療養管理	120単位/日
5	特定施設管理	250単位/日
	個室加算	300単位/日
	2人部屋加算	150単位/日
6	重症皮膚潰瘍管理指導	18単位/日
7	薬剤管理指導	350単位/回
	麻薬管理指導加算	50単位/回
8	医学情報提供	250単位
10	言語聴覚療法	180単位/回
11	摂食機能療法	185単位/日
12	精神科作業療法	220単位/日
13	認知症老人入所精神療法	330単位/週

＊「3　初期入所診療管理」，「9　リハビリテーション指導管理」は短期入所療養介護では対象外です。

＊特別療養費に地域差は適用されません（1単位10.00円）。

㉒　**介護療養型老健**において厚生労働大臣が定める療養体制にある場合，**療養体制維持特別加算**として，以下の区分ごとに加算します。

加算（Ⅰ）　**27単位/日**

・介護職員を常勤換算で4：1以上配置

加算（Ⅱ）　**57単位/日**

・前3月の喀痰吸引または経管栄養実施者20%以上

・前3月の専門医療を要する認知症高齢者50%以上

㉓　治療管理を目的とし，別に厚生労働大臣が定める基準に従いケアプランにない短期入所を行った場合，**総合医学管理加算**として，10日限度で1日につき**275単位**を加算します。

★別に厚生労働大臣が定める基準

・診療方針を定め，治療管理を行い，診療録への記載および主治医への情報提供

＊緊急時施設療養費と併せての算定はできません。

㉔　事業所の従業者が口腔の健康状態の評価を実施し，歯科医療機関および介護支援専門員に対し評価の結果を情報提供した場合に，**口腔連携強化加算**として1回につき**50単位**を1月に1回に限り加算します。

㉕　管理栄養士・栄養士の管理のもとで，以下の**療養食**が提供された場合，**療養食加算**として，1日につき3回を限度に，**8単位**を加算します。

＊療養食は，疾病治療の直接手段として医師の発行する食事せんに基づいて提供される，利用者の年齢や病状等に対応した栄養量・内容を有する以下の治療食および特別な場合の検査食をいいます。

治療食：糖尿病食，腎臓病食，肝臓病食，胃潰瘍食，貧血食，膵臓病食，脂質異常症食，痛風食

㉖　**認知症専門ケア加算**

次の区分にて算定します。

加算（Ⅰ）　**3単位/日**

・認知症高齢者の日常生活自立度Ⅲ以上の者が利用者の100分の50以上

・認知症介護実践リーダー研修修了者等を認知症高齢者の日常生活自立度Ⅲ以上の者が20名未満は1名，20名以上は10名増えるごとに1名ずつ増員して配置し，専門的な認知症ケアを実施

・認知症ケアの留意事項の伝達や技術指導に係る会議を定期的に開催（テレビ電話装置等の ICT 活用可）

加算（Ⅱ）　**4単位/日**

・認知症専門ケア加算（Ⅰ）の要件を満たす

・認知症介護指導者養成研修修了者等を1名以上配置し，事業所全体の認知症ケアの指導等を実施

・介護，看護職員ごとの認知症ケアに関する研修の計画，実施（予定を含む）

㉗　**生産性向上推進体制加算**

次の区分にて加算します。

加算（Ⅰ）　**100単位/月**

・（Ⅱ）の要件を満たし，（Ⅱ）のデータにより業務改善の取組による成果が確認されてい

る
- 見守り機器等のテクノロジーを複数導入している
- 職員間の適切な役割分担（いわゆる介護助手の活用等）の取組等を行っている
- １年以内ごとに１回，業務改善の取組による効果を示すデータの提供（オンラインによる提出）を行う

※生産性向上に資する取組を従来より進めている施設等においては，（Ⅱ）のデータによる業務改善の取組による成果と同等以上のデータを示す等の場合には，（Ⅱ）の加算を取得せず，（Ⅰ）の加算を取得することも可能です。

加算（Ⅱ）　10単位/月
- 利用者の安全並びに介護サービスの質の確保および職員の負担軽減に資する方策を検討するための委員会の開催や必要な安全対策を講じたうえで，生産性向上ガイドラインに基づいた改善活動を継続的に行っている
- 見守り機器等のテクノロジーを１つ以上導入している
- １年以内ごとに１回，業務改善の取組による効果を示すデータの提供（オンラインによる提出）を行う

⒅ サービス提供体制強化加算

加算（Ⅰ）　22単位/日
- 介護福祉士80％以上もしくは勤続10年以上の介護福祉士35％以上

加算（Ⅱ）　18単位/日
- 介護福祉士60％以上

加算（Ⅲ）　6単位/日
- 介護福祉士50％以上もしくは常勤職員75％以上もしくは勤続７年以上の者が30％以上

㉙ 介護職員等処遇改善加算

別に厚生労働大臣が定める介護職員の処遇改善についての各要件を満たす場合，以下の区分ごとに加算します。

加算（Ⅰ）　所定単位数の1000分の75
- 月額賃金改善要件Ⅰ，月額賃金改善要件Ⅱ，キャリアパス要件Ⅰ，キャリアパス要件Ⅱ，キャリアパス要件Ⅲ，キャリアパス要件Ⅳ，キャリアパス要件Ⅴ，職場環境等要件のすべてを満たす

※職場環境等要件は，区分ごとに２以上の取組（生産性向上は３以上）を実施し，HP 掲載を通じた見える化を行う必要があります。

加算（Ⅱ）　所定単位数の1000分の71
- 月額賃金改善要件Ⅰ，月額賃金改善要件Ⅱ，キャリアパス要件Ⅰ，キャリアパス要件Ⅱ，キャリアパス要件Ⅲ，キャリアパス要件Ⅳ，職場環境等要件のすべてを満たす

※職場環境等要件は，区分ごとに２以上の取組（生産性向上は３以上）を実施し，HP 掲載を通じた見える化を行う必要があります。

加算（Ⅲ）　所定単位数の1000分の54
- 月額賃金改善要件Ⅰ，月額賃金改善要件Ⅱ，キャリアパス要件Ⅰ，キャリアパス要件Ⅱ，キャリアパス要件Ⅲ，職場環境等要件のすべてを満たす

※職場環境等要件は，区分ごとに１以上の取組（生産性向上は２以上）を実施する必要があります。

加算（Ⅳ）　所定単位数の1000分の44
- 月額賃金改善要件Ⅰ，月額賃金改善要件Ⅱ，キャリアパス要件Ⅰ，キャリアパス要件Ⅱ，職場環境等要件のすべてを満たす

※職場環境等要件は，区分ごとに１以上の取組（生産性向上は２以上）を実施する必要があります。

また，2024年度末（2025年３月末）までの間，経過措置区分として，2024年５月31日時点で旧３加算の全部または一部を算定している場合には，旧３加算の算定状況に応じて加算（Ⅴ）１～14を算定できます。

※各要件は p. 28⒆同加算を参照

㉚ 緊急時施設療養費

病状重篤で救命救急医療を要する利用者に，緊急に**投薬・検査・注射・処置等**を行った場合，緊急時治療管理として，１日につき**518単位**（月１回，連続３日限度）を算定します。

病状急変など緊急やむを得ない事情で，**①医学的リハビリテーション**，**②複雑な処置**，**③手術**，**④麻酔**，**⑤放射線治療**を行った場合，特定治療として，**診療報酬点数に10円を乗じた額**を算定します。

＊緊急時施設療養費のうち，特定治療に地域差は適用されません（１単位10.00円）。

その他

㉛ 短期入所療養介護の算定は連続して30日を限度とします。

㉜「基本型」の在宅復帰および療養支援機能の指標を満たさない場合に，個別リハビリテーション実施加算，重度療養管理加算，在宅復帰・在宅療養支援機能加算は算定できません。

㉝ 所定単位数の算定（職員の配置数の算定），

定員超過利用・人員基準欠如（介護支援専門員に係るものを除く）・夜勤体制による所定単位数の減算および認知症ケア加算については，介護老人保健施設の本体部分と常に一体的な取扱いが行われるため，施設基準および夜勤職員の基準を満たす旨の届出ならびに認知症ケア加算の届出では，本体施設である介護老人保健施設について行われていれば，短期入所療養介護については行う必要がありません（特定介護老人保健施設短期入所療養介護費を算定した場合は，認知症ケア加算は算定できません）。

□　療養病床を有する病院における短期入所療養介護費

基本単位数

(1)　**「療養機能強化型 A」**の主な基準は以下の通りです。

・前３月の重篤な身体疾患がある者および身体合併症を有する認知症高齢者が50％以上

・前３月の喀痰吸引，経管栄養，インスリン注射の実施者が50％以上

・前３月の次のいずれにも該当する者が10％以上

◎医師が回復の見込みがないと診断した者

◎ターミナルケア計画が作成されている者

◎医師，看護職員，介護職員等の共同で本人・家族の同意を得てターミナルケアが行われている者

◎本人等の意思決定を基本に他の関係者と連携対応している

・生活機能維持改善のリハビリテーションの実施

・地域に貢献する活動の実施

(2)　**「療養機能強化型 B」**の主な基準は以下の通りです。

・重篤身体疾患・認知症高齢者が50％以上

・喀痰吸引，経管栄養，インスリン注射の実施者が30％以上

・ターミナル対象者が５％以上

・生活機能維持改善のリハビリテーションの実施

・地域に貢献する活動の実施

(3)　居室の区分形態についてはp.67(3)を参照。

加算・減算

(4)　夜勤職員の勤務条件の基準に満たない場合は，１日あたり**25単位**を減算します。

(5)　利用定員超過についてはp.67(5)を参照。

(6)　看護・介護職員，介護支援専門員数が基準を満たさない場合は，所定単位数の**100分の70**で算定します。

＊看護師の配置が看護職員配置基準の20％未満の場合は**100分の90**で算定します。

(7)　特定短期入所療養介護費（日帰り短期入所）についてはp.67(6)を参照。

(8)　ユニット型の職員配置についてはp.67(7)を参照。

(9)　従来型個室の利用についてはp.67(8)を参照。

(10)　身体的拘束に関して以下の措置が講じられていない場合は所定単位数の**100分の99**で算定します。

・身体的拘束等を行う場合に，その態様および時間，入所者の心身の状況および緊急やむを得ない理由を記録する

・身体的拘束等の適正化のための対策を検討する委員会を３月に１回以上開催し，その結果を従業者に周知し徹底を図る

・身体的拘束等の適正化のための指針を整備する

・従業者に身体的拘束等の適正化のための研修を定期的に実施する

(11)　高齢者への虐待の発生またはその再発を防止するための以下の措置が講じられていない場合は所定単位数の**100分の99**で算定します。

・虐待防止のための対策を検討する委員会（テレビ電話装置等の活用可能）を定期的に開催し，その結果を従業者に周知し徹底を図る

・虐待防止のための指針を整備する

・従業者へ虐待防止のための研修を定期的に実施する

・上記措置を適切に実施するための担当者を置く

(12)　**業務継続計画**に関して，以下の基準に適合していない場合は所定単位数の**100分の99**で算定します。

・感染症や非常災害の発生時において，サービス提供の継続的な実施および非常時の体制で早期の業務再開を図るための計画（業務継続計画）を策定する

・業務継続計画に従い必要な措置を講ずる

※経過措置期間として，2025年３月31日までの間は減算が適用されません。

(13)　廊下幅に関する基準を満たさない場合，**病院療養病床療養環境減算**として１日につき**25単位**を減算します。

＊廊下幅が1.8ｍ（両側に居室がある場合2.7ｍ）

(14)　医師の配置について基準を満たさない場合

（医療法施行規則49条適用），**医師配置減算**として，１日あたり**12単位**を減算します。

(15)　**看護職員等の夜間配置**について，以下の区分で加算します。

夜間勤務等看護（Ⅰ）　**23単位/日**
- 看護職員15：１以上（最低２以上），１人あたり月平均時間数72時間以下

夜間勤務等看護（Ⅱ）　**14単位/日**
- 看護職員20：１以上（最低２以上），１人あたり月平均時間数72時間以下

夜間勤務等看護（Ⅲ）　**14単位/日**
- 看護・介護職員15：１以上（最低２以上，うち看護職員１以上），１人あたり月平均時間数72時間以下

夜間勤務等看護（Ⅳ）　**７単位/日**
- 看護・介護職員20：１以上（最低２以上，うち看護職員１以上），１人あたり月平均時間数72時間以下

(16)　**認知症行動・心理症状緊急対応加算**についてはp.68(15)を参照。

(17)　**緊急短期入所受入加算**についてはp.68(16)を参照。

(18)　**若年性認知症利用者受入加算**についてはp.68(17)を参照。

(19)　**送迎加算**についてはp.69(20)を参照。

(20)　事業所の従業者が口腔の健康状態の評価を実施し，歯科医療機関および介護支援専門員に対し評価の結果を情報提供した場合に，**口腔連携強化加算**として１回につき**50単位**を１月に１回に限り加算します。

(21)　**療養食加算**についてはp.69(25)を参照。

(22)　**認知症専門ケア加算**についてはp.69(26)を参照。

(23)　**生産性向上推進体制加算**

次の区分にて加算します。

加算（Ⅰ）　**100単位/月**
- （Ⅱ）の要件を満たし，（Ⅱ）のデータにより業務改善の取組による成果が確認されている
- 見守り機器等のテクノロジーを複数導入している
- 職員間の適切な役割分担（いわゆる介護助手の活用等）の取組等を行っている
- １年以内ごとに１回，業務改善の取組による効果を示すデータの提供（オンラインによる提出）を行う

※生産性向上に資する取組を従来より進めている施設等においては，（Ⅱ）のデータによる業務改善の取組による成果と同等以上のデータを示す等の場合には，（Ⅱ）の加算を取得せず，（Ⅰ）の加算を取得することも可能です。

加算（Ⅱ）　**10単位/月**
- 利用者の安全並びに介護サービスの質の確保および職員の負担軽減に資する方策を検討するための委員会の開催や必要な安全対策を講じたうえで，生産性向上ガイドラインに基づいた改善活動を継続的に行っている
- 見守り機器等のテクノロジーを１つ以上導入している
- １年以内ごとに１回，業務改善の取組による効果を示すデータの提供（オンラインによる提出）を行う

(24)　**サービス提供体制強化加算**についてはp.70(28)を参照。

(25)　**介護職員等処遇改善加算**

別に厚生労働大臣が定める介護職員の処遇改善についての各要件を満たす場合，以下の区分ごとに加算します。

加算（Ⅰ）　所定単位数の**1000分の51**
- 月額賃金改善要件Ⅰ，月額賃金改善要件Ⅱ，キャリアパス要件Ⅰ，キャリアパス要件Ⅱ，キャリアパス要件Ⅲ，キャリアパス要件Ⅳ，キャリアパス要件Ⅴ，職場環境等要件のすべてを満たす

※職場環境等要件は，区分ごとに２以上の取組（生産性向上は３以上）を実施し，HP掲載を通じた見える化を行う必要があります。

加算（Ⅱ）　所定単位数の**1000分の47**
- 月額賃金改善要件Ⅰ，月額賃金改善要件Ⅱ，キャリアパス要件Ⅰ，キャリアパス要件Ⅱ，キャリアパス要件Ⅲ，キャリアパス要件Ⅳ，職場環境等要件のすべてを満たす

※職場環境等要件は，区分ごとに２以上の取組（生産性向上は３以上）を実施し，HP掲載を通じた見える化を行う必要があります。

加算（Ⅲ）　所定単位数の**1000分の36**
- 月額賃金改善要件Ⅰ，月額賃金改善要件Ⅱ，キャリアパス要件Ⅰ，キャリアパス要件Ⅱ，キャリアパス要件Ⅲ，職場環境等要件のすべてを満たす

※職場環境等要件は，区分ごとに１以上の取組（生産性向上は２以上）を実施する必要があります。

加算（Ⅳ）　所定単位数の**1000分の29**
- 月額賃金改善要件Ⅰ，月額賃金改善要件Ⅱ，

キャリアパス要件Ⅰ，キャリアパス要件Ⅱ，職場環境等要件のすべてを満たす

※職場環境等要件は，区分ごとに１以上の取組（生産性向上は２以上）を実施する必要があります。

また，2024年度末（2025年３月末）までの間，経過措置区分として，2024年５月31日時点で旧３加算の全部または一部を算定している場合には，旧３加算の算定状況に応じて加算（Ⅴ）１～14を算定できます。

※各要件は p. 28(19)同加算を参照

(26)　**特定診療費**

利用者に指導管理やリハビリテーションなどの日常的に必要な**医療行為**を行った場合は，**特定診療費**の項目ごとに定められた単位数を算定します（下記の番号は特定診療費の通し番号）。

	特定診療費項目名	所定単位数
1	感染対策指導管理	6単位/日
2	褥瘡対策指導管理	6単位/日
4	重度療養管理	125単位/日
5	特定施設管理	250単位/日
	個室加算	300単位/日
	2人部屋加算	150単位/日
6	重症皮膚潰瘍管理指導	18単位/日
7	薬剤管理指導	350単位/回
	麻薬管理指導加算	50単位/回
8	医学情報提供（Ⅰ）	220単位
	医学情報提供（Ⅱ）	290単位
9	理学療法（Ⅰ）	123単位/回
	理学療法（Ⅱ）	73単位/回
	リハビリテーション計画加算	480単位/回
	日常動作訓練指導加算	300単位/回
	リハビリテーション体制強化加算	35単位/回
10	作業療法	123単位/回
	リハビリテーション計画加算	480単位/回
	日常動作訓練指導加算	300単位/回
	リハビリテーション体制強化加算	35単位/回
11	言語聴覚療法	203単位/回
	リハビリテーション体制強化加算	35単位/回
12	集団コミュニケーション療法	50単位/回
13	摂食機能療法	208単位/日
16	精神科作業療法	220単位/日
17	認知症老人入院精神療法	330単位/週

＊「3　初期入院診療管理」，「14　短期集中リハビリテーション」，「15　認知症短期集中リハビリテーション」は短期入所療養介護では対象外です。

＊特定診療費に地域差は適用されません（1単位10.00円）。

その他

(27)　算定限度日数については p. 70(31)を参照。

ハ　療養病床を有する診療所における短期入所療養介護費

基本単位数

(1)　**「療養機能強化型Ａ」**の基準については p. 71(1)を参照。**「療養機能強化型Ｂ」**の基準は以下の通りです。

・重篤身体疾患・認知症高齢者40％以上

・喀痰吸収，経管栄養，インスリン注射の実施者　20％以上

・次のいずれにも該当する者が５％以上

◎医師が回復の見込みがないと診断した者

◎ターミナルケア計画が作成されている者

◎医師，看護職員，介護職員等の共同で本人・家族の同意を得てターミナルケアが行われている者

それ以外は p. 71(2)と同じ。

(2)　居室の区分形態については p. 67(3)を参照。

加算・減算

(3)　職員配置・利用定員超過等は，介護療養型医療施設の本体部分と一体的に取り扱われます。

(4)　利用定員超過については p. 67(5)を参照。

(5)　特定短期入所療養介護費（日帰り短期入所）については p. 67(6)を参照。

(6)　ユニット型の職員配置については p. 67(7)を参照。

(7)　従来型個室の利用については p. 67(8)を参照。

(8)　**身体拘束廃止未実施減算**については，p. 67(9)を参照。

(9)　**高齢者虐待防止措置未実施減算**については，p. 68(10)を参照。

(10)　**業務継続計画未策定減算**については，p. 68(11)を参照。

(11)　廊下幅に関する基準を満たさない場合，**診療所設備基準減算**として１日につき**60単位**を減算します。

※廊下幅が1.8ｍ（両側に居室がある場合2.7ｍ）

(12)　**食堂を有していない**場合，１日につき**25単位**を減算します。

(13)　**認知症行動・心理症状緊急対応加算**については p. 68(15)を参照。

(14)　**緊急短期入所受入加算**については p. 68(16)を参照。

(15)　**若年性認知症利用者受入加算**については p. 68(17)を参照。

(16)　**送迎加算**については p. 69(20)を参照。

(17)　**口腔連携強化加算**については，p. 69(24)を参照。

(18)　**療養食加算**については p. 69(25)を参照。

(19)　**認知症専門ケア加算**については p. 69(26)を参照。

(20)　**生産性向上推進体制加算** p. 69(27)参照。

(21)　**サービス提供体制強化加算**については p. 70(28)を参照。

(22)　**介護職員等処遇改善加算**については，p. 70(29)を参照。

(23)　**特定診療費**については p. 73(26)を参照。

その他

(24)　算定限度日数については p. 70(31)を参照。

ホ　介護医療院における短期入所療養介護費

基本単位数

(1)　**「Ⅰ型」**（療養機能強化型療養病床相当）の医療処置・重度者要件は以下の通りです。

・重篤な身体疾患がある者および身体合併症を有する認知症高齢者が50％以上
・喀痰吸引，経管栄養，インスリン注射の実施者が50％以上〔サービス費（Ⅱ）（Ⅲ）では30％以上〕
・次のいずれにも該当する者が10％以上（同５％以上）
　◎医師が回復の見込みがないと診断した者
　◎ターミナルケア計画が作成されている者
　◎医師，看護職員，介護職員等の共同で本人・家族の同意を得てターミナルケアが行われている者
　◎本人等の意思決定を基本に他の関係者と連携対応している
・生活機能維持改善のリハビリテーションの実施
・地域に貢献する活動の実施

(2)　**「Ⅱ型」**（介護老人保健施設＋24時間看護体制相当）の医療処置・重度者要件は以下の通りです。

・次のいずれかに該当すること
　◎著しい精神症状，周辺症状もしくは重篤な身体疾患がみられ専門医療を要する認知症高齢者が20％以上
　◎喀痰吸引，経管栄養の実施者が15％以上
　◎著しい精神症状，周辺症状もしくは重篤な身体疾患または，日常生活に支障をきたすような症状・行動や意思疎通の困難さが頻繁にみられ，専門医療を要する認知症高齢者が25％以上
・ターミナルケアを行う体制があること

(3)　居室の区分形態については p. 67(3)を参照。

加算・減算

(4)　夜勤職員の基準，利用定員超過，看護・介護等の職員配置については，p. 71(4)〜(6)を参照。

(5)　特定短期入所療養介護費（日帰り短期入所）については p. 67(6)を参照。

(6)　ユニット型の職員配置については p. 67(7)を参照。

(7)　従来型個室の利用については p. 67(8)を参照。

(8)　**身体拘束廃止未実施減算**については，p. 67(9)を参照。

(9)　**高齢者虐待防止措置未実施減算**については，p. 68(10)を参照。

(10)　**業務継続計画未策定減算**については，p. 68(11)を参照。

(11)　**療養環境減算**は，療養環境の基準を満たさない場合，以下の区分で減算します。

減算（Ⅰ）　廊下幅を満たさない場合　**▲25単位/日**

減算（Ⅱ）　療養室面積を満たさない場合　**▲25単位/日**

(12)　看護職員等の夜間配置については p. 72(15)を参照。

(13)　**認知症行動・心理症状緊急対応加算**については p. 68(15)を参照。

(14)　**緊急短期入所受入加算**については p. 68(16)を参照。

(15)　**若年性認知症利用者受入加算**については p. 68(17)を参照。

(16)　**送迎加算**については p. 69(20)を参照。

(17)　**口腔連携強化加算**については，p. 69(24)を参照。

(18)　**療養食加算**については p. 69(25)を参照。

(19)　**認知症専門ケア加算**については p. 69(26)を参照。

(20)　**重度認知症疾患療養体制加算**

別に厚生労働大臣が定める重度の認知症利用者に対応する体制にある場合，１日につき，以下の区分で加算します。

加算（Ⅰ）　要介護１・２の場合　**140単位/日**
　　　　　要介護３〜５の場合　**40単位/日**

・看護職員を常勤換算で４：１以上配置
・専任の精神保健福祉士，および作業療法士をそれぞれ１以上配置
・日常生活に支障をきたすおそれがあり介護を要する認知症高齢者が1/2以上
・近隣の精神科病院との連携，週４回以上の診療体制
・身体拘束廃止未実施減算を算定していない

加算（Ⅱ）　要介護１・２の場合　**200単位/日**
　　　　　要介護３〜５の場合　**100単位/日**

・看護職員を常勤換算で４：１以上配置
・専任の精神保健福祉士，および作業療法士をそれぞれ１以上配置
・60㎡以上の生活機能回復訓練室
・日常生活に支障をきたすおそれがあり介護を要する認知症高齢者が1/2以上
・近隣の精神科病院との連携，週４回以上の診療体制
・身体拘束廃止未実施減算を算定していない

(21)　**生産性向上推進体制加算**については，p. 69(27)を参照。

(22)　**サービス提供体制強化加算**についてはp. 70(28)を参照。

(23)　**介護職員等処遇改善加算**についてはp. 70(29)を参照。

(24)　**緊急時施設診療費**についてはp. 70(30)を参照。

(25)　**特別診療費**についてはp. 73(26)を参照。

その他

(26)　算定限度日数についてはp. 70(31)を参照。

(27)　特別介護医療院短期入所療養介護費を算定する場合は，特別診療費(18)は算定できません。

公費負担制度（介護保険優先）

制　度	法別番号	公費給付率	公費本人負担
感染症法（一般患者に対する医療）　※特別療養費，特定診療費，特別診療費，緊急時施設診療費のみ	10	95	なし
原爆被爆者援護法	19	100	なし
被爆体験者精神影響等調査研究事業	86	100	なし
水俣病総合対策費の国庫補助	88	100	なし
メチル水銀の健康影響に係る調査研究事業	88	100	なし
茨城県神栖町における有機ヒ素化合物による環境汚染及び健康被害に係る緊急措置事業要綱	87	100	なし
石綿による健康被害の救済に関する法律	66	100	なし
中国残留邦人等の円滑な帰国の促進及び永住帰国後の自立の支援に関する法律	25	100	本人負担あり
生活保護（介護扶助）	12	100	本人負担あり

特定診療費／特別診療費

１．感染対策指導管理（１日につき）：６単位

【対象】（介護予防）短期入所療養介護（基準適合診療所を除く），介護療養施設サービスを受ける利用者または入院患者

厚生労働大臣が定める施設基準（MRSA 感染防止につき十分な設備・体制を備えた病院であること）を満たす場合に算定します。

２．褥瘡対策指導管理（１日につき）：（Ⅰ）６単位　（Ⅱ）10単位

【対象】（介護予防）短期入所療養介護，介護療養施設サービスを受ける利用者または入院患者（日常生活の自立度が低い者）

厚生労働大臣が定める施設基準（褥瘡対策につき十分な体制が整備されていること）に満たす場合に算定します。（Ⅱ）※は（Ⅰ）要件を満たす介護医療院が計画，評価，LIFE 提供，活用を行った場合に算定します。

※（Ⅱ）は短期入所療養介護では対象外

３．初期入院診療管理：250単位　※短期入所療養介護では対象外

【対象】介護療養施設サービスを受ける入院患者

入院の際に医師が必要な診察・検査等を行い，診療方針を文書で説明した場合

入院中１回（入院後６月以内に診療方針に重要な変更があった場合は２回）に限り算定します。

４．重度療養管理（１日につき）：(介護老人保健施設)120単位
(介護医療院)125単位

【対象】短期入所療養介護を受ける利用者

厚生労働大臣が定める状態にある利用者または入院患者に対して，計画的な医学的管理を継続して行い，かつ，療養上必要な処置を行った場合に算定します。

★厚生労働大臣が定める状態

・常時頻回の喀痰吸引を実施している状態

・呼吸障害等により人工呼吸器を使用している状態

・中心静脈注射を実施，かつ強心薬等の薬剤を投与している状態

・人工腎臓を実施しており，かつ重篤な合併症を有する状態

・重篤な心機能障害，呼吸障害等により常時モニター測定を実施している状態

・膀胱または直腸の機能障害の程度が身体障害程度等級表の４級以上に該当，かつストーマの処置を実施している状態

(・経鼻胃管や胃瘻等の経管栄養が行われている状態)

(・褥瘡に対する治療を実施している状態)

(・気管切開が行われている状態)

※(　)は老健において短期入所療養介護を利用する場合に追加される。

５．特定施設管理（１日につき）：250単位

【対象】（介護予防）短期入所療養介護，介護療養施設サービス（いずれも老人性認知症疾患療養病棟を除く）を受ける，HIV（後天性免疫不全症候群）に感染している利用者または入院患者

◆個室の場合は１日につき**300単位**を，２人部屋の場合は１日につき**150単位**を加算します。

６．重症皮膚潰瘍管理指導（１日につき）：18単位

【対象】厚生労働大臣が定める施設基準（褥瘡対策指導管理の基準を満たし，皮膚科または形成外科を標榜する医療機関であることなど）に適合する（介護予防）短期入所療養介護事業所，介護療養型医療施設（いずれも老人性認知症疾患療養病棟を除く）における，重症皮膚潰瘍の利用者または入院患者

対象者に重症皮膚潰瘍について管理指導を行った場合に算定します。

７．薬剤管理指導：350単位

【対象】（介護予防）短期入所療養介護，介護療養施設サービス（いずれも老人性認知症疾患療養病棟を除く）を受ける利用者または入院患者

施設の薬剤師が医師の同意を得て，利用者または入院患者に対して（困難な場合は家族等に対して）薬学的管理指導を行った場合に，週１回，月４回（算定日の間隔は６日以上であること）を限度として算定します。

◆疼痛緩和のための麻薬使用に関し薬学的管理指導を行った場合は，１回につき**50単位**を加算します。

◆介護医療院が計画，評価，LIFE 提供，活用を行った場合は，**20単位**を加算します。

８．医学情報提供

医学情報提供　250単位（介護老人保健施設－病院・診療所）

医学情報提供(Ⅰ)　220単位（病院－病院，診療所－診療所）

医学情報提供(Ⅱ)　290単位（病院－診療所，診療所－病院）

【対象】（介護予防）短期入所療養介護，介護療養施設サービス（いずれも老人性認知症疾患療養病棟を除く）を受ける利用者または入院患者

退院（所）時に別の医療機関での診療の必要性を認め，診療状況を示す文書を添えて紹介した場合に算定します。1退院（所）につき1回に限り算定します。

9．理学療法（1回につき）

理学療法（Ⅰ）　123単位
理学療法（Ⅱ）　73単位

【対象】（介護予防）短期入所療養介護，介護療養施設サービス（いずれも老人性認知症疾患療養病棟を除く）を受ける利用者または入院患者

利用者または入院患者個別に20分以上の理学療法が行われた場合，1日3回（他の療法と合わせた場合は4回）を限度に算定します。入院後4月超において，1月合計して11回以上行われた場合，11回目以降は**100分の70**で算定します。

◆（Ⅰ）において，医師，理学療法士（PT）等が共同してリハビリ計画を作成して行った場合，リハビリテーション計画加算として，発症月1回を限度に**480単位**を加算します〔（介護予防）短期入所療養介護のみ算定可〕。

◆日常動作の訓練・指導を月2回以上行った場合，日常動作訓練指導加算として，月1回を限度に**300単位**を加算します〔（介護予防）短期入所療養介護のみ算定可〕。

◆（Ⅰ）において，常勤専従のPTを2名以上配置する場合，リハビリテーション体制強化加算として1回につき**35単位**を加算します。

◆介護医療院が計画，評価，LIFE提供，活用を行った場合は，**33単位**を加算します（作業療法，言語聴覚療法との併用算定は不可）。

10．作業療法（1回につき）：123単位

【対象】（介護予防）短期入所療養介護，介護療養施設サービス（いずれも老人性認知症疾患療養病棟を除く）を受ける利用者または入院患者

利用者または入院患者個別に20分以上の作業療法が行われた場合，1日3回（他の療法と合わせた場合は4回）を限度に算定します。入院後4月超において，1月合計して11回以上行われた場合，11回目以降は**100分の70**で算定します。

◆医師，作業療法士（OT）等が共同してリハビリ計画を作成して行った場合，リハビリテーション計画加算として，発症月1回を限度に**480単位**を加算します〔（介護予防）短期入所療養介護のみ算定可〕。

◆日常動作の訓練・指導を月2回以上行った場合，日常動作訓練指導加算として，月1回を限度に**300単位**を加算します〔（介護予防）短期入所療養介護のみ算定可〕。

◆常勤専従のOTを2名以上配置する場合，リハビリテーション体制強化加算として1回につき**35単位**を加算します。

◆介護医療院が計画，評価，LIFE提供，活用を行った場合は，**33単位**を加算します（理学療法，言語聴覚療法との併用算定は不可）。

11．言語聴覚療法（1回につき）：（介護老人保健施設）180単位
（介護医療院）203単位

【対象】（介護予防）短期入所療養介護，介護療養施設サービス（いずれも老人性認知症疾患療養病棟を除く）を受ける利用者または入院患者

失語症・構音障害等の利用者または入院患者個別に20分以上の言語聴覚療法が行われた場合，1日3回（他の療法と合わせた場合は4回）を限度に算定します。入院後4月超において，1月合計して11回以上行われた場合，11回目以降は**100分の70**で算定します。

◆常勤専従の言語聴覚士（ST）を2名以上配置する場合，リハビリテーション体制強化加算として1回につき**35単位**を加算します。

◆介護医療院が計画，評価，LIFE 提供，活用を行った場合は，**33単位**を加算します（理学療法，作業療法との併用算定は不可）。

12．集団コミュニケーション療法（１回につき）：50単位

【対象】（介護予防）短期入所療養介護，介護療養施設サービス（いずれも老人性認知症対象疾患療養病棟を除く）を受ける利用者または入院患者

複数の利用者または入院患者に対して，ST が集団コミュニケーション療法を行った場合に，月３回を限度として算定します。

13．摂食機能療法（１日につき）：(介護老人保健施設)185単位
(介護医療院)208単位

【対象】（介護予防）短期入所療養介護，介護療養施設サービス（いずれも老人性認知症疾患療養病棟を除く）を受ける利用者または入院患者

摂食機能障害を有する利用者または入院患者に対して摂食機能療法を30分以上行った場合に，月４回を限度として算定します。

14．短期集中リハビリテーション（１日につき）：240単位

※短期入所療養介護では対象外

【対象】介護療養施設サービス（老人性認知症疾患療養病棟を除く）を受ける入院患者

入院日から起算して３月以内に集中的に理学療法，作業療法，言語聴覚療法，摂食機能療法を行った場合に算定します。ただし，理学療法，作業療法，言語聴覚療法，摂食機能療法を算定する場合は，算定できません。

15．認知症短期集中リハビリテーション（１日につき）：240単位

※短期入所療養介護では対象外

【対象】介護療養施設サービスを受けている入院患者のうち，認知症であると医師が判断した者で，リハビリテーションによって生活機能の改善が見込まれると判断されたもの

入院日から起算して３月以内に集中的にリハビリテーションを個別に行った場合に週３日を限度に算定します。

16．精神科作業療法（１日につき）：220単位

【対象】（介護予防）短期入所療養介護，介護療養施設サービスを受けている精神障害者

対象者の社会生活復帰を目的として，１日につき２時間程度実施した場合に算定します。

17．認知症老人入院精神療法（１週間につき）：330単位

【対象】（介護予防）短期入所療養介護，介護療養施設サービスを受ける利用者または入院患者

精神科医師の診療に基づき，計画的な医学的管理を１回につき10人以下を対象に１時間以上行った場合に週１回算定します。

10．特定施設入居者生活介護費

基本単位数

イ　特定施設入居者生活介護費（１日につき）

- (1)　要介護１　**542単位**
- (2)　要介護２　**609単位**
- (3)　要介護３　**679単位**
- (4)　要介護４　**744単位**
- (5)　要介護５　**813単位**

ロ　外部サービス利用型特定施設入居者生活介護費

- (1)　基本部分（１日につき）　**84単位**
- (2)　各サービス部分

　訪問介護

　　イ　身体介護が中心

- (1)　15分未満　**94単位**
- (2)　15分以上30分未満　**189単位**
- (3)　30分以上１時間30分未満　**256単位**に所

要時間30分から計算して15分を増すごとに**85単位**を加算した単位数

(4)　所要時間1時間30分以上　**548単位**に所要時間1時間30分から計算して15分を増すごとに**36単位**を加算した単位数

ロ　生活援助が中心

(1)　15分未満　**48単位**

(2)　15分以上1時間未満　**94単位**に所要時間15分から計算して15分を増すごとに**48単位**を加算した単位数

(3)　1時間以上1時間15分未満　**214単位**

(4)　1時間15分以上　**256単位**

ハ　通院等乗降介助が中心　**85単位/回**

他の訪問系サービス及び通所系サービス

通常の各サービスの基本部分の報酬の90/100

＊福祉用具貸与

通常の福祉用具貸与額と同様。

ハ　短期利用特定施設入居者生活介護費（1日につき）

(1)　要介護1　**542単位**

(2)　要介護2　**609単位**

(3)　要介護3　**679単位**

(4)　要介護4　**744単位**

(5)　要介護5　**813単位**

加算・減算

◆身体拘束廃止未実施減算

（イに対して）**▲所定単位数×10/100**

（ロ，ハについて）**▲所定単位数×1/100**

◆高齢者虐待防止措置未実施減算　所定単位数×99/100

◆業務継続計画未策定減算　所定単位数×99/100

◆入居継続支援加算

入居継続支援加算（Ⅰ）　**36単位/日**

入居継続支援加算（Ⅱ）　**22単位/日**

◆生活機能向上連携加算

生活機能向上連携加算（Ⅰ）　**100単位/月**

生活機能向上連携加算（Ⅱ）　**200単位/月**

〔個別機能訓練加算を算定している場合（Ⅱ）のみ　**100単位/月**〕

◆個別機能訓練加算

個別機能訓練加算（Ⅰ）　**12単位/日**

個別機能訓練加算（Ⅱ）　**20単位/月**

◆ADL維持等加算

ADL維持等加算（Ⅰ）　**30単位/月**

ADL維持等加算（Ⅱ）　**60単位/月**

◆夜間看護体制加算

夜間看護体制加算（Ⅰ）　**18単位/日**

夜間看護体制加算（Ⅱ）　**9単位/日**

◆若年性認知症入居者受入加算　120単位/日

◆協力医療機関連携加算

要件を満たす場合　**100単位/月**

それ以外の場合　**40単位/月**

◆口腔・栄養スクリーニング加算　20単位/回

◆科学的介護推進体制加算　40単位/月

◆退院・退所時連携加算　30単位/日

◆退居時情報提供加算　250単位/回

◆看取り介護加算

（Ⅰ）死亡日以前31日以上45日以下　**72単位/日**

（Ⅰ）死亡日以前4日以上30日以下　**144単位/日**

（Ⅰ）死亡日前日・前々日　**680単位/日**

（Ⅰ）死亡日　**1,280単位/死亡月**

（Ⅱ）死亡日以前31日以上45日以下　**572単位/日**

（Ⅱ）死亡日以前4日以上30日以下　**644単位/日**

（Ⅱ）死亡日前日・前々日　**1,180単位/日**

（Ⅱ）死亡日　**1,780単位/死亡月**

◆認知症専門ケア加算

認知症専門ケア加算（Ⅰ）　**3単位/日**

認知症専門ケア加算（Ⅱ）　**4単位/日**

◆高齢者施設等感染対策向上加算

高齢者施設等感染対策向上加算（Ⅰ）　**10単位/月**

高齢者施設等感染対策向上加算（Ⅱ）　**5単位/月**

◆新興感染症等施設療養費　240単位/日

◆生産性向上推進体制加算

生産性向上推進体制加算（Ⅰ）　**100単位/月**

生産性向上推進体制加算（Ⅱ）　**10単位/月**

◆サービス提供体制強化加算

サービス提供体制強化加算（Ⅰ）　**22単位/日**

サービス提供体制強化加算（Ⅱ）　**18単位/日**

サービス提供体制強化加算（Ⅲ）　**6単位/日**

◆介護職員等処遇改善加算

（Ⅰ）　**所定単位数×128/1000**

（Ⅱ）　**所定単位数×122/1000**

（Ⅲ）　**所定単位数×110/1000**

（Ⅳ）　**所定単位数×88/1000**

（Ⅴ）1　**所定単位数×113/1000**

（Ⅴ）2　**所定単位数×106/1000**

（Ⅴ）3　**所定単位数×107/1000**

（Ⅴ）4　**所定単位数×100/1000**

（Ⅴ）5　**所定単位数×91/1000**

（Ⅴ）6　**所定単位数×85/1000**

（Ⅴ）7　**所定単位数×79/1000**

（Ⅴ）8　**所定単位数×95/1000**

（Ⅴ）9　**所定単位数×73/1000**

（Ⅴ）10　**所定単位数×64/1000**

（Ⅴ）11　**所定単位数×73/1000**

（Ⅴ）12　**所定単位数×58/1000**

（Ⅴ）13　**所定単位数×61/1000**

（Ⅴ）14　**所定単位数×46/1000**

【地域差】

1級地	2級地	3級地	4級地	5級地	6級地	7級地	その他
10.90円	10.72円	10.68円	10.54円	10.45円	10.27円	10.14円	10.00円

算定・請求上の留意事項

基本単位数

(1)　特定施設入居者生活介護とは，有料老人ホームやケアハウスが，入浴・排泄・食事等の介護のほか，日常生活上の世話や機能訓練，療養上の世話を提供するサービスです。

(2)　**外部サービス利用型特定施設入居者生活介護**

外部サービス利用型とは，**①特定施設は生活相談や介護サービス計画の策定，安否確認の実施を行い，②外部のサービス事業所との契約に基づいて介護サービスを提供する**――というサービス類型です。

＊①にかかる部分は，１日につき**83単位**を算定します。なお，外部サービスを利用しない日であっても，外部サービス利用型の基本部分を算定します。

＊②にかかる部分は，各サービスに定められた単位数を積み上げて算定します。実際のサービス事業所への支払は，特定施設とサービス事業所の契約に基づき，特定施設が外部サービス利用型特定施設入居者生活介護費の中から行われます。

＊①基本部分および②外部サービス部分の合計を，別に厚生労働大臣が定める**単位数の限度内で調整**して利用します。

要介護１	**16,355単位**
要介護２	**18,362単位**
要介護３	**20,490単位**
要介護４	**22,435単位**
要介護５	**24,533単位**

＊外部サービスの利用のない日は通常の特定施設入居者生活介護費を算定するといった混在算定は認められません。

(3)　**短期利用特定施設入居者生活介護**

定員１名の空き居室を，予め**30日以内で期間を決めて短期利用**する場合，所定単位数を算定します。

＊10％以下の短期利用であることが必要です。

加算・減算

(4)　介護・看護職員数（外部サービス利用型の場合は介護職員数）が基準を満たさない場合は，所定単位数の**100分の70**で算定します。

(5)　入居者に対して身体拘束等を行っている場合（やむをえない場合を除く），**身体拘束廃止未実施減算**として所定単位数のイについては**100分の10**，ロ及びハについては**100分の１**を減算します。

(6)　高齢者への虐待の発生またはその再発を防止するための以下の措置が講じられていない場合は所定単位数の**100分の99**で算定します。

・虐待防止のための対策を検討する委員会（テレビ電話装置等の活用可能）を定期的に開催し，その結果を従業者に周知し徹底を図る
・虐待防止のための指針を整備する
・従業者へ虐待防止のための研修を定期的に実施する
・上記措置を適切に実施するための担当者を置く

(7)　**業務継続計画**に関して，以下の基準に適合していない場合は所定単位数の**100分の97**で算定します。

・感染症や非常災害の発生時において，サービス提供の継続的な実施および非常時の体制で早期の業務再開を図るための計画（業務継続計画）を策定する
・業務継続計画に従い必要な措置を講ずる

※経過措置期間として，2025年３月31日までの間は減算が適用されません。

(8)　**入居継続支援加算**

次の区分で加算します。

加算(Ⅰ)　**36単位/日**

・喀痰吸引等を必要とする入居者および以下のいずれかに該当する状態の入居者15％以上
　a　尿道カテーテル留置を実施している状態
　b　在宅酸素療法を実施している状態
　c　インスリン注射を実施している状態
　＊ただし，入居者の医療ニーズを踏まえた看護職員によるケアを推進するという加算の趣旨から，算定する場合には，事業所に常勤の看護師を１名以上配置し，看護に係る責任者を定める。
・介護福祉士６：１以上

加算(Ⅱ)　**22単位/日**

・喀痰吸引等を必要とする入居者および上記ａｂｃのいずれかに該当する状態の入居者５％以上
・介護福祉士６：１以上

＊次のいずれにも適合する場合，介護福祉士は常勤換算７：１でも算定できます。
・全居室への見守り機器設置および全スタッフがインカム等のICT機器を使用
・介護記録のICT機器設置
・介護機器活用委員会の３月に１回以上の開催
・職員の負担軽減，勤務状況への配慮，人員配置の検討等
・機器の不具合の定期チェックの実施（メーカーとの連携を含む）
・介護機器の使用方法講習やヒヤリハット事例の周知などの研修の定期実施

(9)　**生活機能向上連携加算**

別に厚生労働大臣が定める基準で，外部との連携により，身体状況の評価，個別機能訓練計画を作成した場合，次の区分にて加算します。

加算(Ⅰ)　**100単位**

＊３月１回に限る，ただし急性増悪等による見直しを除きます。

＊個別機能訓練加算を算定する場合は算定不可で

す。

・訪問リハビリ，通所リハビリを実施またはリハビリ施設のPT等の助言（テレビ電話装置等のICT活用可）

・機能訓練指導員と共同でアセスメント，計画作成，機能訓練指導員等がリハ提供，3月に1回の評価

加算(Ⅱ)　**200単位/月**

＊個別機能訓練加算を算定する場合は**100単位**を加算します。

・訪問リハビリ，通所リハビリを実施またはリハビリ施設のPT等が事業所を訪問

・機能訓練指導員と共同でアセスメント，計画作成，機能訓練指導員等がリハ提供，3月に1回の評価

※評価については，ガイドラインに基づき，関係者の同意のもとテレビ電話装置等のICT活用可

(10)　機能訓練指導に従事する常勤専従の理学療法士，作業療法士，言語聴覚士，看護職員等を1名以上配置（利用者数100人超の場合，100人ごとに1人追加）し，利用者ごとに個別計画の作成，利用者等への説明，訓練実施をしている場合に，**個別機能訓練加算(Ⅰ)**として，1日につき**12単位**を加算します。また，(Ⅰ)を算定している場合であって，LIFEへの情報提供，活用も行う場合，**個別機能訓練加算(Ⅱ)**として1月につき**20単位**を加算します。

※説明については，ガイドラインに基づき，関係者の同意のもと，テレビ電話装置等のICT活用可

(11)　**ADL維持等加算**

前12月の利用者のうち，ADLの維持・改善の度合いが一定水準を超えた場合，翌月から12月以内に限り，以下の区分ごとに加算します。

加算(Ⅰ)　**30単位/月**

①連続して6月以上サービス利用（評価対象利用期間）の利用者が10人以上

②評価対象利用期間の初月と6月目にBarthelIndexによるADL評価・測定が行われ，測定月ごとにLIFEにて提出

③ADL利得の平均値が**1以上**

加算(Ⅱ)　**60単位/月**

・①②要件に適合

・ADL利得の平均値が**3以上**

(12)　**夜間看護体制加算**

以下の基準を満たし，夜勤または宿直の看護職員の配置を行う場合，以下の区分で加算します。

加算(Ⅰ)　**18単位/日**

・常勤の看護師を1名以上配置し，看護に係る責任者を定めている

・夜勤または宿直を行う看護職員の数が1名以上かつ，必要に応じて健康上の管理等を行う体制を確保している

・重度化した場合の対応指針を定め，利用者またはその家族等に対して，内容の説明および同意を得ている

加算(Ⅱ)　**9単位/日**

・加算(Ⅰ)の(1)及び(3)を満たす

・看護職員もしくは病院等との連携により，利用者に対して，24時間連絡体制および必要に応じた健康上の管理等を行う体制の確保

(13)　満40～64歳の若年性認知症の利用者を受け入れ，本人・家族の希望を踏まえたサービスを行った場合，**若年性認知症入居者受入加算**として，1日につき**120単位**を加算します。

(14)　**協力医療機関連携加算**

協力医療機関との間で，入所者等の同意を得て，当該入所者等の病歴等の情報を共有する会議を定期的に開催している場合，協力医療機関の要件によって以下の区分ごとに算定します。

・協力医療機関が下記要件の①，②を満たす場合　**100単位/月**

・それ以外の場合　**40単位/月**

（協力医療機関の要件）

①入所者等の病状が急変した場合等において，医師又は看護職員が相談対応を行う体制を常時確保している

②高齢者施設等からの診療の求めがあった場合，診療を行う体制を常時確保している

③入所者等の病状が急変した場合等に，入院を要すると認められた入所者等の入院を原則として受け入れる体制を確保している

(15)　6月ごとに利用者の口腔の健康状態，栄養状態のスクリーニングを行い，情報を担当ケアマネジャーに提供した場合，**口腔・栄養スクリーニング加算**として，1回につき**20単位**を加算します。

＊外部サービス利用型は対象外です。

＊同一利用者の他事業所が本加算を算定している場合は算定できません。

(16)　利用者全員の情報（ADL値，栄養状態，口腔機能，認知症の状況，心身に係る基本的情報）をLIFEへ3月に1回以上提出し，必要に

応じて計画を見直すなど情報を活用している場合，**科学的介護推進体制加算**として１月につき**40単位**を加算します。

(17)　病院，診療所，介護老人保健施設，介護医療院から入居した場合，入居日から30日以内の期間，**退院・退所時連携加算**として，１日につき**30単位**を加算します。

(18)　退所後の医療機関に対して入所者等を紹介する際，入所者等の同意を得て，心身の状況や生活歴等の情報を提供した場合，**退居時情報提供加算**として１人につき１回に限り**250単位**を加算します。

(19)　**看取り介護加算**

別に厚生労働大臣が定める利用者に対して看取り介護を行った場合，以下の区分で加算します。

共通要件：夜間看護体制加算を算定している

＊外部サービス利用型および短期利用では算定できません。

加算（Ⅰ）

死亡日以前31日以上45日以下	**72単位/日**
死亡日以前４日以上30日以下	**144単位/日**
死亡日前日および前々日	**680単位/日**
死亡日	**1,280単位/死亡月**

加算（Ⅱ）

夜勤または宿直の看護職員を１名以上配置

死亡日以前31日以上45日以下	**572単位/日**
死亡日以前４日以上30日以下	**644単位/日**
死亡日前日および前々日	**1,180単位/日**
死亡日	**1,780単位/死亡月**

★別に厚生労働大臣が定める基準等

〈施設基準〉

- 看取りの指針を定め，入居時に利用者・家族に説明し，同意を得る
- 医師その他職種の協議で，看取り指針の見直し
- 看取りに関する職員研修の実施

〈利用者〉

- 医師が回復の見込みがないと診断
- 医師等の共同作成の介護計画について説明を受け，同意
- 介護記録等の活用による介護の説明を受け，同意

(20)　**認知症専門ケア加算**

次の区分にて算定します。

加算（Ⅰ）　3単位/日

- 認知症高齢者の日常生活自立度Ⅲ以上の者が利用者の100分の50以上
- 認知症介護実践リーダー研修修了者等を認知症高齢者の日常生活自立度Ⅲ以上の者が20名未満は１名，20名以上は10名増えるごとに１名ずつ増員して配置し，専門的な認知症ケアを実施
- 認知症ケアの留意事項の伝達や技術指導に係る会議を定期的に開催（テレビ電話装置等のICT活用可）

加算（Ⅱ）　4単位/日

- 認知症専門ケア加算（Ⅰ）の要件を満たす
- 認知症介護指導者養成研修修了者等を１名以上配置し，事業所全体の認知症ケアの指導等を実施
- 介護，看護職員ごとの認知症ケアに関する研修の計画，実施（予定を含む）

(21)　**高齢者施設等感染対策向上加算**

次の区分にて加算します。

加算（Ⅰ）　10単位/月

- 感染症法第６条第17項に規定する第二種協定指定医療機関との間で，新興感染症の発生時等の対応を行う体制を確保している
- 協力医療機関等との間で新興感染症以外の一般的な感染症の発生時等の対応を取り決めるとともに，感染症の発生時等に協力医療機関等と連携し適切に対応している
- 診療報酬における感染対策向上加算または外来感染対策向上加算の届出医療機関または地域の医師会が定期的に行う院内感染対策に関する研修または訓練に１年に１回以上参加している

加算（Ⅱ）　5単位/月

- 診療報酬における感染対策向上加算の届出医療機関から，３年に１回以上，施設内で感染者が発生した場合の感染制御等に係る実地指導を受けている

(22)　**新興感染症等施設療養費**

入所者等が別に厚生労働大臣が定める感染症※に感染した場合に相談対応，診療，入院調整等を行う医療機関を確保し，かつ，当該感染症に感染した入所者等に対し，適切な感染対策を行った上で，該当する介護サービスを行った場合に，１月に１回，連続する５日を限度として１日につき**240単位**を算定します。

※現時点において指定されている感染症はなし。

(23)　**生産性向上推進体制加算**

次の区分にて加算します。

加算（Ⅰ）　100単位/月

- （Ⅱ）の要件を満たし，（Ⅱ）のデータにより業務改善の取組による成果が確認されてい

る

・見守り機器等のテクノロジーを複数導入している

・職員間の適切な役割分担（いわゆる介護助手の活用等）の取組等を行っている

・１年以内ごとに１回，業務改善の取組による効果を示すデータの提供（オンラインによる提出）を行う

※生産性向上に資する取組を従来より進めている施設等においては，(Ⅱ)のデータによる業務改善の取組による成果と同等以上のデータを示す等の場合には，(Ⅱ)の加算を取得せず，(Ⅰ)の加算を取得することも可能です。

加算(Ⅱ)　　10単位/月

・利用者の安全並びに介護サービスの質の確保および職員の負担軽減に資する方策を検討するための委員会の開催や必要な安全対策を講じたうえで，生産性向上ガイドラインに基づいた改善活動を継続的に行っている

・見守り機器等のテクノロジーを１つ以上導入している

・１年以内ごとに１回，業務改善の取組による効果を示すデータの提供（オンラインによる提出）を行う

(24) サービス提供体制強化加算

以下の区分ごとの基準を満たす場合に加算します。

加算(Ⅰ)　　22単位/日

・介護福祉士70％以上もしくは勤続10年以上の介護福祉士25％以上

・提供するサービスの質の向上に資する取組み

加算(Ⅱ)　　18単位/日

・介護福祉士50％以上

加算(Ⅲ)　　6単位/日

・介護福祉士40％以上もしくは勤続７年以上の者が30％以上

(25) 介護職員等処遇改善加算

別に厚生労働大臣が定める介護職員の処遇改善についての各要件を満たす場合，以下の区分ごとに加算します。

加算(Ⅰ)　　所定単位数の1000分の128

・月額賃金改善要件Ⅰ，月額賃金改善要件Ⅱ，キャリアパス要件Ⅰ，キャリアパス要件Ⅱ，キャリアパス要件Ⅲ，キャリアパス要件Ⅳ，キャリアパス要件Ⅴ，職場環境等要件のすべてを満たす

※職場環境等要件は，区分ごとに２以上の取組（生産性向上は３以上）を実施し，HP 掲載を通じた見える化を行う必要があります。

加算(Ⅱ)　　所定単位数の1000分の122

・月額賃金改善要件Ⅰ，月額賃金改善要件Ⅱ，キャリアパス要件Ⅰ，キャリアパス要件Ⅱ，キャリアパス要件Ⅲ，キャリアパス要件Ⅳ，職場環境等要件のすべてを満たす

※職場環境等要件は，区分ごとに２以上の取組（生産性向上は３以上）を実施し，HP 掲載を通じた見える化を行う必要があります。

加算(Ⅲ)　　所定単位数の1000分の110

・月額賃金改善要件Ⅰ，月額賃金改善要件Ⅱ，キャリアパス要件Ⅰ，キャリアパス要件Ⅱ，キャリアパス要件Ⅲ，職場環境等要件のすべてを満たす

※職場環境等要件は，区分ごとに１以上の取組（生産性向上は２以上）を実施する必要があります。

加算(Ⅳ)　　所定単位数の1000分の88

・月額賃金改善要件Ⅰ，月額賃金改善要件Ⅱ，キャリアパス要件Ⅰ，キャリアパス要件Ⅱ，職場環境等要件のすべてを満たす

※職場環境等要件は，区分ごとに１以上の取組（生産性向上は２以上）を実施する必要があります。

また，2024年度末（2025年３月末）までの間，経過措置区分として，2024年５月31日時点で旧３加算の全部または一部を算定している場合には，旧３加算の算定状況に応じて加算(Ⅴ)１～14を算定できます。

※各要件は p. 28(19)同加算を参照

公費負担制度（介護保険優先）

制　度	法別番号	公費給付率	公費本人負担
中国残留邦人等の円滑な帰国の促進及び永住帰国後の自立の支援に関する法律	25	100	本人負担あり
生活保護（介護扶助）	12	100	本人負担あり

11．福祉用具貸与費

基本単位数

現に用具貸与に要した額を１単位単価（10.00円）で除した単位数

加算・減算

◆高齢者虐待防止措置未実施減算　所定単位数×99/100

◆業務継続計画未策定減算　所定単位数×99/100

◆特別地域加算　所定単位数の100／100限度

◆中山間地域等小規模事業所加算　交通費の２／３を１単位単価で除した単位数（貸与費の２／３を限度）

◆中山間地域等居住者サービス提供加算　交通費の１／３を１単位単価で除した単位数（貸与費の１／３を限度）

【地域差】

１単位は一律**10.00円**（地域差の設定はありません）

算定・請求上の留意事項

基本単位数

(1)　一定の所定単位数は設定されていません。通常の搬出入に要する費用を含めて，**実際に貸与にかかった費用**を１単位単価（10.00円）で除した数で算定します。対象品目は以下の通りです。

	用具種類	該当品目等
1	車いす	自走用標準型，普通型電動，介助用標準型
2	車いす付属品（一体的に貸与されるもの）	クッション，パッド，電動補助装置，テーブル，ブレーキ
3	特殊寝台	（サイドテーブルが取り付けてあるもの。または取り付け可能なもの）
4	特殊寝台付属品	サイドレール，マットレス，ベッド用手すり，テーブル，スライディングボード，スライディングマット
5	床ずれ防止用具	空気マット，全身用マット
6	体位変換器	空気パッド等
7	手すり	（取り付け工事を伴わないもの）
8	スロープ	（段差解消のためのものであって，取り付け工事を伴わないもの）
9	歩行器	車輪を有するもの，四脚を有するもの
10	歩行補助杖	松葉杖，カナディアンクラッチ，ロフストランドクラッチ，
11	認知症老人徘徊感知機器	（センサーにより感知し，家族や隣人等に通報するもの）
12	移動用リフト（つり具部分除く）	床走行式，固定式（入浴用リフト），据置式（段差解消，立上り座椅子）
13	自動排泄処理装置	（尿のみを自動的に吸引する機能のものを除く）

加算・減算

(2)　高齢者への虐待の発生またはその再発を防止するための以下の措置が講じられていない場合は所定単位数の**100分の99**で算定します。

・虐待防止のための対策を検討する委員会（テレビ電話装置等の活用可能）を定期的に開催し，その結果を従業者に周知し徹底を図る

・虐待防止のための指針を整備する

・従業者へ虐待防止のための研修を定期的に実施する

・上記措置を適切に実施するための担当者を置く

(3)　**業務継続計画**に関して，以下の基準に適合していない場合は所定単位数の**100分の99**で算定します。

・感染症や非常災害の発生時において，サービス提供の継続的な実施および非常時の体制で早期の業務再開を図るための計画（業務継続計画）を策定する

・業務継続計画に従い必要な措置を講ずる

※経過措置期間として，2025年３月31日までの間は減算が適用されません。

(4)　**離島・へき地等**に事業所が所在する場合は，**特別地域加算**として，所定単位数（複数の福祉用具の場合はその合計）の**100分の100**を限度に，交通費を１単位単価で除した単位数を加算します。

＊交通費は，①用具の運搬に要した経費，②用具の調整等を行う専門相談員１名の往復交通費を内訳とします。

(5)　**中山間地域等**に所在する**小規模事業所**（１月あたりの実利用者数15人以下）が行う場合，**貸与額の３分の２**を限度に通常の実施地域で要する交通費の３分の２を１単位単価で除した単位数を加算します。

(6)　**中山間地域等**に居住する**利用者**に対して，通常の事業実施地域を越えて行う場合，**貸与額の３分の１**を限度に通常の実施地域で要する交通費の３分の１を１単位単価で除した単位数を加算します。

その他

(7)　**要介護１（⑨は要介護１～3）**について，①車いす，②車いす付属品，③特殊寝台，④特殊寝台付属品，⑤床ずれ防止用具，⑥体位変換器，⑦認知症老人徘徊感知機器，⑧移動用リフト（つり具部分除く），⑨自動排泄処理装置の貸与費は算定できません。

ただし，別に厚生労働大臣が定める者（**日常的に歩行・起き上がり・寝返り・立ち上がり等が困難な者**など），末期がん等の者については例外的に算定が可能です。

★別に厚生労働大臣が定める者

車いす 車いす付属品	ⅰ　日常的に歩行が困難な者 ⅱ　日常生活範囲における移動の支援が特に必要と認められる者
特殊寝台 特殊寝台付属品	ⅰ　日常的に起き上がりが困難な者 ⅱ　日常的に寝返りが困難な者
床ずれ防止用具	日常的に寝返りが困難な者
認知症老人徘徊感知機器	（いずれにも該当する場合） ⅰ　意思の伝達，介護者への反応，記憶・理解のいずれかに支障がある者 ⅱ　移動において全介助を必要としない者
移動用リフト（つり具部分除く）	ⅰ　日常的に立ち上がりが困難な者 ⅱ　移乗が一部介助または全介助を必要とする者 ⅲ　生活環境において段差の解消が必要と認められる者
自動排泄処理装置	（いずれにも該当する場合） ⅰ　排便において全介助を必要とする者 ⅱ　移乗において全介助を必要とする者

軽度者（要介護１）への福祉用具貸与の例外給付として，以下のⅰ～ⅲのいずれかに該当することが，①「医師の意見（医学的な所見）」に基づき判断され，②サービス担当者会議等を経た適切な「ケアマネジメント」の結果を踏まえていることを，③市町村が書面等で「確認」している――場合には，福祉用具貸与が認められるようになります。

ⅰ　疾病その他の原因により，状態が変動しやすく，日や時間帯によって頻繁に福祉用具が必要である。

ⅱ　疾病その他の原因により，状態が急速に悪化し，短期間のうちに福祉用具が必要な状態になることが確実に見込まれる。

ⅲ　疾病その他の原因により，身体への重大な危険性または症状の重篤化の回避等，医学的判断から福祉用具が必要である。

(8)　特定施設入居者生活介護費（短期利用除く），認知症対応型共同生活介護費（短期利用除く），地域密着型特定施設入居者生活介護費（短期利用除く），地域密着型介護老人福祉施設入所者生活介護費を算定している間は福祉用具貸与費は算定できません。

◎上限設定は商品ごとに行うものとし，「全国平均貸与価格＋１標準偏差」が上限

◎新商品については，３月に１度の頻度で同様の取扱い

◎上限設定等は３年に１度の頻度で見直しを行う（上限設定等から１年未満の新商品は除く）

◎上限設定等は，月平均100件以上の貸与件数となったことがある商品について適用

公費負担制度（介護保険優先）

制　度	法別番号	公費給付率	公費本人負担
中国残留邦人等の円滑な帰国の促進及び永住帰国後の自立の支援に関する法律	25	100	本人負担あり
生活保護（介護扶助）	12	100	本人負担あり

2　施設サービスの介護報酬

【施設サービス費：算定上の共通の留意事項】

１．報酬の基本構成

(1)　施設サービス費は，以下の３つの部分から構成されます。
①施設サービス費（基本部分・包括評価）
②加算・減算
③個別評価（出来高評価）

(2)　施設サービス費（基本部分）は，居室の形態（ユニット型個室，ユニット型個室的多床室，従来型個室，多床室）ごとに要介護度別の１日当たりの単位数として設定されます。

２．入所等の日数の数え方

入所入院の日数は，原則として，入所した日および退所した日の両方を含むものとします。

ただし，同一敷地内や近隣における介護保険施設等であって，職員兼務，施設共用が行われているものの間で，退所したその日に入所する場合は，入所の日は含みますが，退所の日は含みません。

なお，同一敷地内や近隣の職員兼務，施設共用が行われている医療保険適用病床との間では，入院，退院日は医療保険で算定し，介護保険施設では入所退所日のいずれも算定できません。

３．定員超過利用の場合の算定

定員超過利用の場合は減算がされます。その際の利用者数の算出は，１月間の利用者の平均（１月間の全利用者の延数をその月の日数で除して算出・小数点以下切り上げ）を用います。なお，減算は定員超過のあった翌月から超過解消の月まで，利用者の全員に適用されます。

４．常勤換算方法および常勤の具体的な取扱い

常勤換算方法とは，暦月ごとの職員の勤務延時間数を常勤勤務時間で除して算定します（小数点第２位以下は切り捨て）。なお，やむを得ない事情により，職員配置に一時的な１割以内の減少があった場合，１月内に職員補充がされれば減算となりません。

①育児，介護のための時短労働の場合は，（週あたり）30時間以上の勤務で常勤換算１とみなすことができます。

②「常勤」での配置が求められる職員が，産前産後休業や育児・介護休業等を取得した場合，同等資格をもつ複数の非常勤職員を常勤換算することで，人員配置基準を満たすものと認められます。常勤割合を要件とするサービス提供体制強化加算等では，産前産後休業や育児・介護休業等を取得した場合，当該職員を常勤割合に含めることができます。

５．人員基準欠如の場合の算定

(1)　人員基準欠如の場合には，サービス種ごとに欠如内容によって減算幅が設けられています。

(2)　看護師配置を算出する際の利用者数は，前年度（４／１～３／31）の平均を用います（前年度の全利用者の延数を前年度日数で除して算出・小数点以下切り上げ）。

(3)　看護・介護職員の人員欠如が１割以上の場合は翌月から減算，１割以内の場合は**翌々月から**減算となり，人員欠如が解消された月まで利用者の全員に適用されます。
(4)　看護・介護職員以外の人員基準欠如の場合には**翌々月から**減算となります。
(5)　減算は，最も低い人員基準を満たさない場合に適用されます。例えば，介護４：１の介護療養型医療施設において欠如になっても介護５：１を満たせば減算はせず，５：１の所定単位を算定します。最も低い介護６：１を下回った場合にはじめて人員基準欠如となります。

6．夜勤体制による減算

夜勤時間帯（22：00～５：00までを含む連続した16時間をいい，原則として事業所ごとに設定するもの）の配置欠如が２日以上連続で発生した場合，または，１月に４日以上発生した場合に減算となり，利用者の全員に適用されます。

7．新設，増床または減床の場合の（人員基準，夜勤配置員数の算定における）利用者数

(1)　新設，増床の場合の利用者数
・６月未満ではベッド数の90％を利用者数とする
・６月～１年未満では直近６月の利用者の延数を６月の日数で除した数
(2)　減床の場合の利用者数
・減床の実績が３月以上ある時は，減床後の延利用者数を延日数で除した数

8．短期入所的な施設サービスの利用

施設サービス入所時に退所日を決めて短期利用することは「施設入所」とは認められません。短期入所サービスとなります（在宅・入所相互利用加算の対象者を除く）。

9．「認知症高齢者の日常生活自立度」の決定方法

(1)　加算の要件として用いられる場合の自立度の決定は，医師の判定結果または主治医意見書を用います。
(2)　複数の医師の判定結果がある場合には，最も新しい判定を用います。また，医師の判定がない場合には，認定調査票を用います。

10．文書の取扱い

(1)　事業者は書面の作成，保存等を電磁的記録により行うことができます。
(2)　事業者は交付，説明，同意，承諾，締結等について，事前に利用者，家族等の承諾を得たうえで電磁的方法によって行うことができます。

1．介護福祉施設サービス

基本単位数

1　介護福祉施設サービス
　イ　介護福祉施設サービス費（１日につき）
　　(1)　介護福祉施設サービス費
　　　(一)　介護福祉施設サービス費（Ⅰ）〈従来型個室〉

a	要介護１	**589単位**
b	要介護２	**659単位**
c	要介護３	**732単位**
d	要介護４	**802単位**
e	要介護５	**871単位**

(二)　介護福祉施設サービス費（Ⅱ）〈多床室（平成24年４月１日以前に整備）〉
a　要介護１　589単位
b　要介護２　659単位
c　要介護３　732単位
d　要介護４　802単位
e　要介護５　871単位

(2)　経過的小規模介護福祉施設サービス費

(一)　経過的小規模介護福祉施設サービス費（Ⅰ）〈従来型個室〉
a　要介護１　694単位
b　要介護２　762単位
c　要介護３　835単位
d　要介護４　903単位
e　要介護５　968単位

(二)　経過的小規模介護福祉施設サービス費（Ⅱ）〈多床室（平成24年４月１日以前に整備）〉
a　要介護１　694単位
b　要介護２　762単位
c　要介護３　835単位
d　要介護４　903単位
e　要介護５　968単位

ロ　ユニット型介護福祉施設サービス費（１日につき）

(1)　ユニット型介護福祉施設サービス費

(一)　ユニット型介護福祉施設サービス費〈ユニット型個室〉
a　要介護１　670単位
b　要介護２　740単位
c　要介護３　815単位
d　要介護４　886単位
e　要介護５　955単位

(二)　経過的ユニット型介護福祉施設サービス費〈ユニット型個室的多床室〉
a　要介護１　670単位
b　要介護２　740単位
c　要介護３　815単位
d　要介護４　886単位
e　要介護５　955単位

(2)　経過的ユニット型小規模介護福祉施設サービス費

(一)　経過的ユニット型小規模介護福祉施設サービス費（Ⅰ）〈ユニット型個室〉
a　要介護１　768単位
b　要介護２　836単位
c　要介護３　910単位
d　要介護４　977単位
e　要介護５　1,043単位

(二)　経過的ユニット型小規模介護福祉施設サービス費（Ⅱ）〈ユニット型個室的多床室〉
a　要介護１　768単位
b　要介護２　836単位
c　要介護３　910単位
d　要介護４　977単位
e　要介護５　1,043単位

加算・減算

◆ユニットケア体制未整備減算　所定単位数×97/100
◆身体拘束廃止未実施減算　▲所定単位数×10/100単位/日
◆安全管理体制未実施減算　▲５単位/日
◆高齢者虐待防止措置未実施減算　所定単位数×99/100
◆業務継続計画未策定減算　所定単位数×97/100
◆栄養管理基準を満たさない場合の減算　▲14単位/日

◆日常生活継続支援加算
日常生活継続支援加算（Ⅰ）　36単位/日
日常生活継続支援加算（Ⅱ）　46単位/日

◆看護体制加算
看護体制加算（Ⅰ）
イ：入所定員30人以上50人以下　６単位/日
ロ：入所定員51人以上　４単位/日
看護体制加算（Ⅱ）
イ：入所定員30人以上50人以下　13単位/日
ロ：入所定員51人以上　８単位/日

◆夜勤職員配置加算
夜勤職員配置加算（Ⅰ）
イ：入所定員30人以上50人以下　22単位/日
ロ：入所定員51人以上　13単位/日
夜勤職員配置加算（Ⅱ）ユニット型
イ：入所定員30人以上50人以下　27単位/日
ロ：入所定員51人以上　18単位/日
夜勤職員配置加算（Ⅲ）
イ：入所定員30人以上50人以下　28単位/日
ロ：入所定員51人以上　16単位/日
夜勤職員配置加算（Ⅳ）ユニット型
イ：入所定員30人以上50人以下　33単位/日
ロ：入所定員51人以上　21単位/日

◆準ユニットケア加算　５単位/日

◆生活機能向上連携加算
生活機能向上連携加算（Ⅰ）　100単位/月
生活機能向上連携加算（Ⅱ）　200単位/月
〔個別機能訓練加算を算定している場合（Ⅱ）のみ　100単位/月〕

◆個別機能訓練加算
個別機能訓練加算（Ⅰ）　12単位/日
個別機能訓練加算（Ⅱ）　20単位/月
個別機能訓練加算（Ⅲ）　20単位/月

◆ADL 維持等加算
ADL 維持等加算（Ⅰ）　30単位/月
ADL 維持等加算（Ⅱ）　60単位/月

◆若年性認知症入所者受入加算　120単位/日
◆常勤医師配置加算　25単位/日
◆精神科医療養指導加算　５単位/日

◆障害者生活支援体制加算
障害者生活支援体制加算（Ⅰ）　26単位/日
障害者生活支援体制加算（Ⅱ）　41単位/日

◆外泊時費用　246単位/日
◆外泊時在宅サービスを利用したときの費用　560単位/日
◆初期加算　30単位/日
◆退所時栄養情報連携加算　70単位/回
◆再入所時栄養連携加算　200単位/回

◆退所時等相談援助加算
退所前訪問相談援助加算　460単位/回
退所後訪問相談援助加算　460単位/回
退所時相談援助加算　400単位/回
退所前連携加算　500単位/回
退所時情報提供加算　250単位/回

◆協力医療機関連携加算
(1)　協力医療機関の要件①～③を満たす場合
100単位/月（2024年度）
50単位/月（2025年度～）
(2)　それ以外の場合　５単位/月

◆栄養マネジメント強化加算　11単位/日
◆経口移行加算　28単位/日

◆経口維持加算
経口維持加算（Ⅰ）　400単位/月
経口維持加算（Ⅱ）　100単位/月

◆口腔衛生管理加算
口腔衛生管理加算（Ⅰ）　90単位/月
口腔衛生管理加算（Ⅱ）　110単位/月
◆療養食加算（1日3回まで）　6単位/回
◆特別通院送迎加算　594単位/月
◆配置医師緊急時対応加算
配置医師の通常の勤務時間外の場合（早朝・夜間及び深夜を除く）　325単位/回
早朝・夜間の場合　650単位/回
深夜の場合　1,300単位/回
◆看取り介護加算
（Ⅰ）死亡日以前31日以上45日以下　72単位/日
（Ⅰ）死亡日以前4日以上30日以下　144単位/日
（Ⅰ）死亡日以前2日又は3日　680単位/日
（Ⅰ）死亡日　1,280単位/死亡月
（Ⅱ）死亡日以前31日以上45日以下　72単位/日
（Ⅱ）死亡日以前4日以上30日以下　144単位/日
（Ⅱ）死亡日以前2日又は3日　780単位/日
（Ⅱ）死亡日　1,580単位/死亡月
◆在宅復帰支援機能加算　10単位/日
◆在宅・入所相互利用加算　40単位/日
◆認知症専門ケア加算
認知症専門ケア加算（Ⅰ）　3単位/日
認知症専門ケア加算（Ⅱ）　4単位/日
◆認知症チームケア推進加算（Ⅰ）　150単位/月
認知症チームケア推進加算（Ⅱ）　120単位/月
◆認知症行動・心理症状緊急対応加算　200単位/日
◆褥瘡マネジメント加算
褥瘡マネジメント加算（Ⅰ）　3単位/月
褥瘡マネジメント加算（Ⅱ）　13単位/月
◆排せつ支援加算
排せつ支援加算（Ⅰ）　10単位/月
排せつ支援加算（Ⅱ）　15単位/月
排せつ支援加算（Ⅲ）　20単位/月
◆自立支援促進加算　280単位/月
◆科学的介護推進体制加算
科学的介護推進体制加算（Ⅰ）　40単位/月
科学的介護推進体制加算（Ⅱ）　50単位/月
◆安全対策体制加算　20単位/日
◆高齢者施設等感染対策向上加算（Ⅰ）　10単位/月
高齢者施設等感染対策向上加算（Ⅱ）　5単位/月
◆新興感染症等施設療養費　240単位/日
◆生産性向上推進体制加算（Ⅰ）　100単位/月
生産性向上推進体制加算（Ⅱ）　10単位/月
◆サービス提供体制強化加算
サービス提供体制強化加算（Ⅰ）　22単位/日
サービス提供体制強化加算（Ⅱ）　18単位/日
サービス提供体制強化加算（Ⅲ）　6単位/日
◆介護職員等処遇改善加算
（Ⅰ）　所定単位数×140/1000
（Ⅱ）　所定単位数×136/1000
（Ⅲ）　所定単位数×113/1000
（Ⅳ）　所定単位数×90/1000
（Ⅴ）1　所定単位数×124/1000
（Ⅴ）2　所定単位数×117/1000
（Ⅴ）3　所定単位数×120/1000
（Ⅴ）4　所定単位数×113/1000
（Ⅴ）5　所定単位数×101/1000
（Ⅴ）6　所定単位数×97/1000
（Ⅴ）7　所定単位数×90/1000
（Ⅴ）8　所定単位数×97/1000
（Ⅴ）9　所定単位数×86/1000
（Ⅴ）10　所定単位数×74/1000
（Ⅴ）11　所定単位数×74/1000
（Ⅴ）12　所定単位数×70/1000
（Ⅴ）13　所定単位数×63/1000
（Ⅴ）14　所定単位数×47/1000

【地域差】

1級地	2級地	3級地	4級地	5級地	6級地	7級地	その他
10.90円	10.72円	10.68円	10.54円	10.45円	10.27円	10.14円	10.00円

算定・請求上の留意事項

基本単位数

(1)　居室の区分形態は以下の通りです。

居室

原則1人，ただし必要に応じて2人可，1人あたり面積10.65 m^2以上，ただし定員2人の場合21.3 m^2以上

食堂および機能訓練室：1人あたり3 m^2以上

医務室：医療法に規定する診療所

床面積：入所者数×3 m^2以上

廊下幅：1.8 m 以上，中廊下は2.7 m 以上

浴室：身体の不自由な者が入浴するのに適したもの

ユニット型

上記に加え

・共同生活室の設置
・居室を共同生活室に近接して一体的に設置（ユニットを単位として構成）
・1ユニット定員は概ね10人，ただし，支障がない場合は15人まで
・ブザーまたはこれに代わる設備を設ける

従来型個室

・ユニット型に属さない個室

多床室

・ユニット型に属さない1室定員が2人以上の居室

(2)　夜勤職員（介護・看護職員，介護支援専門員）が以下の基準を満たさない場合は，所定単位数の**100分の97**で算定します。

入所者数	25人以下	夜勤職員1名以上
入所者数	26～60人以下	夜勤職員2名以上
入所者数	61～80人以下	夜勤職員3名以上
入所者数	81～100人以下	夜勤職員4名以上

入所者数	101人以上	夜勤職員4名に利用者が25人またはその端数を増すごとに1名追加

(3)　入所定員超過または介護・看護職員数が基準を満たさない場合は，所定単位数の**100分の70**で算定します。

＊入所定員について，①市町村が行った措置によって定員超過する場合，②入所者が医療機関に入院したが予定よりも早く再入所したような場合，また，③近い将来に入所が見込まれる者が家族の入院により在宅継続が困難になった等，施設入所が適当と認められる場合――は，入所定員に**100分の105**を乗じた数（定員40人を超える場合は定員数に2を加えた数）までは超過扱いになりません。

(4)　ユニット型施設の職員配置について別に厚生労働大臣が定める基準を満たさない場合は，所定単位数の**100分の97**で算定します。

★別に厚生労働大臣が定める基準

・日中においては1ユニットごとに常時1人以上の介護職員または看護職員を置く

・ユニットごとに常勤のユニットリーダーが配置されている

(5)　**感染症**等により，また，**著しい精神症状**等により同室利用者に重大な影響を及ぼすおそれがあり，従来型個室の利用の必要があると医師が判断した場合は，従来型個室に入所していても介護福祉施設サービス費（Ⅱ）（多床室）を算定します。

加算・減算

(6)　入所者に対する身体拘束等について，別に厚生労働大臣が定める基準を満たさない場合は，**身体拘束廃止未実施減算**として，1日につき所定単位数の**100分の10**を減算します。

★別に厚生労働大臣が定める基準

・身体的拘束等の適正化のための指針の整備

・やむを得ず身体拘束する場合には理由の記録

・身体拘束対策委員会を3月に1回以上（ICT活用可）および結果の職員周知徹底

・身体的拘束等の適正化のための指針，研修，自己評価および改善

(7)　高齢者への虐待の発生またはその再発を防止するための以下の措置が講じられていない場合は所定単位数の**100分の99**で算定します。

・虐待防止のための対策を検討する委員会（テレビ電話装置等の活用可能）を定期的に開催し，その結果を従業者に周知し徹底を図る

・虐待防止のための指針を整備する

・従業者へ虐待防止のための研修を定期的に実施する

・上記措置を適切に実施するための担当者を置く

(8)　**業務継続計画**に関して，以下の基準に適合していない場合は所定単位数の**100分の97**で算定します。

・感染症や非常災害の発生時において，サービス提供の継続的な実施および非常時の体制で早期の業務再開を図るための計画（業務継続計画）を策定する

・業務継続計画に従い必要な措置を講ずる

※経過措置期間として，2025年3月31日までの間は減算が適用されません。

(9)　事故の再発防止のため別に厚生労働大臣が定める基準を満たさない場合は，**安全管理体制未実施減算**として，1日につき**5単位**を減算します。

★別に厚生労働大臣が定める基準

・事故発生時の速やかな市町村，入院患者の家族等への連絡と必要な措置

・事故により損害賠償が必要な場合は速やかに行う

(10)　入所者の栄養状態の維持，改善のため栄養士，管理栄養士の配置，計画的な栄養管理がされない場合は，1日につき**14単位**を減算します。

※経過措置：2024年3月31日までは適用しない

(11)　**日常生活継続支援加算**

次の区分にて算定します。

加算（Ⅰ）　36単位/日

・従来型または経過的小規模介護福祉施設である

・次のいずれかに該当する

a．前6月または前12月の新規入所者のうち要介護度4・5の割合が70%以上

b．前6月または前12月の新規入所者のうち日常生活自立度Ⅲ以上の割合が65%以上

c．喀痰吸引，経管栄養の割合が15%以上

・介護福祉士が常勤換算で6：1以上配置。ただし，次のいずれにも該当する場合は7：1以上配置で可

a．全居室へ見守り機器，全職員へインカム等ICT機器，記録ソフトや端末，移乗支援機器，その他の効率化，質の向上，職員負担の軽減に資するICT機器の導入

b．介護機器の使用にあたり多職種が共同して入所者のアセスメント，評価を行い

職員配置の見直しを行う

c．３月に１回以上介護機器活用委員会を開催（ICT 活用可）し，入所者の安全，ケアの質，職員負担の軽減，勤務状況配慮，介護機器の定期点検，介護機器の研修等の実施や確認を行う

・定員超過，人員基準欠如がない

加算（Ⅱ）　46単位/日

・ユニット型または経過的ユニット型小規模介護福祉施設である

・以下は加算（Ⅰ）と同じ

⑿　**看護体制加算**

看護体制について，別に厚生労働大臣が定める基準を満たす場合，以下の区分ごとに加算します。

加算（Ⅰ）イ　6単位/日

・入所定員30人以上50人以下

・常勤看護師１名以上配置

加算（Ⅰ）ロ　4単位/日

・入所定員51人以上

・常勤看護師１名以上配置

加算（Ⅱ）イ　13単位/日

・入所定員30人以上50人以下

・看護職員常勤換算25：１以上，かつ，看護配置基準＋１名以上

・医療機関・訪問看護ステーションとの連携による24時間連絡体制

加算（Ⅱ）ロ　8単位/日

・入所定員51人以上

・看護職員常勤換算25：１以上，かつ，看護配置基準＋１名以上

・医療機関・訪問看護ステーションとの連携による24時間連絡体制

⒀　**夜勤職員配置加算**

夜勤体制について，別に厚生労働大臣が定める基準を満たす場合，次の区分ごとに加算します。

加算（Ⅰ）イ　22単位/日

・ユニット型以外

・入所定員30人以上50人以下

・介護・看護職員の夜勤配置基準＋１名以上

※ただし，次の要件①の場合は0.9名以上，②の場合は0.6名以上で算定可。②において人員基準緩和を適用する場合は0.6→0.8名以上

要件①見守り機器を入所者の10％以上に設置，介護機器活用委員会の開催がある場合

要件②

a．全居室へ見守り機器，全職員へインカム等ICT 機器，記録ソフトや端末，移乗支援機器，その他の効率化，質の向上，職員負担の軽減に資するICT 機器の導入

b．介護機器の使用にあたり多職種が共同して入所者のアセスメント，評価を行い職員配置の見直しを行う

c．３月に１回以上介護機器活用委員会を開催（ICT 活用可）し，入所者の安全，ケアの質，職員負担の軽減，勤務状況配慮，介護機器の定期点検，介護機器の研修等の実施や確認を行う

加算（Ⅰ）ロ　13単位/日

・ユニット型以外

・入所定員51人以上

・介護・看護職員の夜勤配置基準＋１名以上（※同上）

加算（Ⅱ）イ　27単位/日

・ユニット型施設

・入所定員30人以上50人以下

・介護・看護職員の夜勤配置基準＋１名以上（※同上）

加算（Ⅱ）ロ　18単位/日

・ユニット型施設

・入所定員51人以上

・介護・看護職員の夜勤配置基準＋１名以上（※同上）

加算（Ⅲ）イ　28単位/日

・（Ⅰ）イの基準

・夜勤時間帯を通じて，看護職員または喀痰吸引できる介護職員を配置

加算（Ⅲ）ロ　16単位/日

・（Ⅰ）ロの基準

・夜勤時間帯を通じて，看護職員または喀痰吸引できる介護職員を配置

加算（Ⅳ）イ（ユニット型）　33単位/日

・（Ⅱ）イの基準

・夜勤時間帯を通じて，看護職員または喀痰吸引できる介護職員を配置

加算（Ⅳ）ロ（ユニット型）　21単位/日

・（Ⅱ）ロの基準

・夜勤時間帯を通じて，看護職員または喀痰吸引できる介護職員を配置

⒁　**少人数，グループ単位**で行うケアに関して，別に厚生労働大臣が定める基準を満たす場合は，**準ユニットケア加算**として，１日につき**5単位**

を加算します。

★別に厚生労働大臣が定める基準

①12人程度までの小グループ単位でケアを実施

②プライバシーに配慮した個室的なしつらえ等が確保されている

③日中においては準ユニットごとに常時1人以上の介護職員または看護職員を置くこと，夜間においては2準ユニットごとに1人以上の夜勤職員，準ユニットごとに常勤のユニットリーダーが配置されている

⒂　満40～64歳の若年性認知症の入所者を受け入れ，本人・家族の希望を踏まえたサービスを行った場合，**若年性認知症入所者受入加算**として，1日につき**120単位**を加算します。

＊認知症行動・心理症状緊急対応加算と併せて算定できません。

⒃　**常勤専従の医師**を1名以上配置している場合（入所者100人超のとき100人ごとに常勤換算で1名加える），1日につき**25単位**を加算します。

⒄　**生活機能向上連携加算**

別に厚生労働大臣が定める基準で，外部との連携により，身体状況の評価，個別機能訓練計画を作成した場合，次の区分にて加算します。

加算（Ⅰ）　100単位

・訪問リハビリ，通所リハビリを実施またはリハビリ施設のPT等の**助言**（テレビ電話装置等のICT活用可）

・機能訓練指導員と共同でアセスメント，計画作成，機能訓練指導員等がリハ提供，3月に1回の評価

＊3月1回に限る，ただし急性増悪等による見直しを除きます。

＊個別機能訓練加算を算定する場合は算定不可です。

加算（Ⅱ）　200単位/月

・訪問リハビリ，通所リハビリを実施またはリハビリ施設のPT等が施設を**訪問**

・機能訓練指導員と共同でアセスメント，計画作成，機能訓練指導員等がリハ提供，3月に1回の評価

＊個別機能訓練加算を算定する場合は100単位を加算します。

※評価については，ガイドラインに基づき，関係者の同意のもと，テレビ電話装置等のICT活用可

⒅　**個別機能訓練加算**

次の区分にて加算します。

加算（Ⅰ）　12単位/日

・常勤専従の機能訓練指導員として，理学療法士，作業療法士，言語聴覚士，看護職員等を1名以上配置する

・入所者ごとに個別計画の作成，利用者等への説明（ICT活用可），訓練の実施をする

加算（Ⅱ）　20単位/日

・（Ⅰ）を算定し，LIFEへの情報提供，活用を行う

加算（Ⅲ）　20単位/日

・（Ⅱ）を算定し，口腔衛生管理加算（Ⅱ）及び栄養マネジメント強化加算を併せて算定している

⒆　**ADL維持等加算**

前12月の利用者のうち，ADLの維持・改善の度合いが一定水準を超えた場合，翌月から12月以内に限り，1月につき，以下の区分ごとに加算します。

加算（Ⅰ）　30単位/月

①連続して6月以上サービス利用（評価対象利用期間）の利用者が10人以上

②評価対象利用期間の初月と6月目にBarthel IndexによるADL評価・測定が行われ，測定月ごとにLIFEにて提出

③ADL利得の平均値が**1以上**

加算（Ⅱ）　60単位/月

・加算（Ⅰ）の要件①②に適合

・ADL利得の平均値が**3以上**

⒇　認知症の入所者が全体の3分の1を占める施設で，**精神科医師による定期的な療養指導**が月2回以上行われている場合に，1日につき**5単位**を加算します。

(21)　**障害者生活支援体制加算**

視覚，聴覚，言語機能の障害，知的障害または精神障害のある入所者への対応として，別に厚生労働大臣が定める体制にある場合は，以下の区分ごとに加算します。

加算（Ⅰ）　26単位/日

・視覚，聴覚，言語，知的，精神障害者等が15人以上または入所者の30%以上

・常勤専従の障害者生活支援員1名以上（障害者50名を超えるごとに1名）

加算（Ⅱ）　41単位/日

・視覚，聴覚，言語，知的，精神障害者等が入所者の50%以上

・常勤専従の障害者生活支援員2名以上

(22)　医療機関への**入院**，居宅等への**外泊**の場合，月に6日を限度に施設サービス費に代えて，1日につき**246単位**を算定（入院・外泊の初日・

最終日は算定せず，通常の施設サービス費を算定）します。

＊入院・外泊が月をまたがる場合，最大で連続12日まで算定できます。

＊入居者の同意があれば，外泊期間中の空き居室を短期入所生活介護として利用可能です。その場合は，入院または外泊時費用は算定できません。

外泊期間中（初日，最終日を除く）に介護老人福祉施設の従業者が**居宅サービスを提供**する場合は所定単位数に代えて１日につき**560単位**を算定します。

(23)　厚生労働大臣が定める特別食*を必要とする入所者または低栄養状態にあると医師が判断した入所者に対して，管理栄養士が退所先の医療機関等へ当該者の栄養管理に関する情報を提供した場合，**退所時栄養情報連携加算**として，１月につき１回を限度に**70単位**を加算します。

＊疾病治療の直接手段として，医師の発行する食事箋に基づき提供された適切な栄養量および内容を有する腎臓病食，肝臓病食，糖尿病食，胃潰瘍食，貧血食，膵臓病食，脂質異常症食，痛風食，嚥下困難者のための流動食，経管栄養のための濃厚流動食および特別な場合の検査食（単なる流動食および軟食を除く）

(24)　入所日から起算して30日以内の期間について，**初期加算**として１日に**30単位**を加算します。

＊同一施設に過去３月（認知症高齢者の日常生活自立度Ⅲ以上の場合は１月）入所していないことが必要です。

＊同一施設の短期入所サービスから引き続いて入所した場合は，短期入所の利用日数を30日から引いた日数を限度に算定します。

(25)　入退後，再入所者であって特別食等を必要とする者について，入院機関の管理栄養士と連携（同意のもとICT活用可）して，改めて栄養ケア計画を作成した場合，**再入所時栄養連携加算**として，１回を限度に**200単位**を加算します。

＊栄養管理の基準を満たさない減算がある場合は算定できません。

(26)　**退所時・退所前後の入所者に対して居宅サービス等利用に関する援助**を行った場合，以下の区分に応じて加算します。

・退所後のサービス利用等に関して，退所に先立って居宅に訪問し家族等に対して相談援助を行った場合に，**退所前訪問相談援助加算**として，入所中１回**460単位**を加算します。

・退所後30日以内に居宅に訪問し，同様の相談援助を行った場合に，**退所後相談援助加算**として退所後１回**460単位**を加算します。

・退所時に，サービス利用等に関する本人・家族への相談援助を行い，かつ，退所から２週間以内に市町村等に情報提供を行った場合に，**退所時相談援助加算**として**400単位**を加算します。

・退所に先立って，利用予定の居宅介護支援事業所に対して情報提供を行った場合に，**退所前連携加算**として**500単位**を加算します。

・退所時に，利用予定の医療機関に対して情報提供を行った場合に，**退所時情報提供加算**として**250単位**を算定します。

(27)　**2005年10月より継続して従来型個室に入所**する場合は，従来型個室に入所していても介護福祉施設サービス費（Ⅱ）（多床室）を算定します。

(28)　**協力医療機関連携加算**

協力医療機関との間で，入所者等の同意を得て，当該入所者等の病歴等の情報を共有する会議を定期的に開催している場合，協力医療機関の要件によって以下の区分ごとに算定します。

(1)　協力医療機関が下記要件の①，②を満たす場合　**100単位/月**（2024年度）
50単位/月（2025年度～）

(2)　それ以外の場合　**５単位/月**

＊協力医療機関の要件

①　入所者等の病状が急変した場合等において，医師又は看護職員が相談対応を行う体制を常時確保している。

②　高齢者施設等からの診療の求めがあった場合において，診療を行う体制を常時確保している。

③　入所者等の病状が急変した場合等において，入院を要すると認められた入所者等の入院を原則として受け入れる体制を確保している。

(29)　別に厚生労働大臣が定める基準に従って，入所者ごとの継続的な栄養管理を強化した場合，**栄養マネジメント強化加算**として，１日につき**11単位**を加算します（栄養管理の基準を満たさない減算がある場合は算定できません）。

★別に厚生労働大臣が定める基準

・管理栄養士50：１以上配置（給食管理する常勤栄養士１以上の場合は70：１以上）

・低栄養状態の入所者の栄養ケア計画を多職種で共同して作成，実施，調整

・低栄養状態ではない入所者の食事の観察，必要に応じての対応

・栄養状態等のLIFEへの情報提供，活用

(30)　**経管により食事摂取**している入所者に対して，

医師，管理栄養士等による経口による食事摂取に向けた計画作成，管理栄養士等の栄養管理，言語聴覚士等の支援を行った場合に，**経口移行加算**として，180日を限度に，１日につき**28単位**を加算します。

＊180日を超えても特別な管理を必要とする場合は算定可能です。

⑶1 **経口維持加算**

現在，経口摂取している入所者に対して，経口による継続的な食事摂取に向けた栄養管理を行った場合に，１月につき，以下の区分ごとに加算します。

加算（Ⅰ）　**400単位/月**

・医師，管理栄養士等による観察・会議・計画作成

・管理栄養士等による栄養管理

加算（Ⅱ）　**100単位/月**

・経口維持加算（Ⅰ）を算定

・協力歯科医療機関を設定

・観察・会議に医師（配置医師を除く），歯科医師，歯科衛生士，言語聴覚士の参加

＊経口移行加算を算定している場合，栄養管理の基準を満たさない減算がある場合は算定できません。

⑶2 **口腔衛生管理加算**

入所者に対して，歯科衛生士が口腔衛生の管理を行った場合，次の区分ごとに加算します。

加算（Ⅰ）　**90単位/月**

・歯科医師または歯科衛生士の指導に基づき，口腔衛生等の管理計画の作成

・歯科衛生士による月２回以上の口腔管理の実施

・歯科衛生士が介護職員へ口腔衛生の技術的助言，指導，また，相談への対応

加算（Ⅱ）　**110単位/月**

・加算（Ⅰ）に加え，口腔衛生等管理のLIFEへの情報提供，活用

⑶3 管理栄養士・栄養士の管理のもとで，以下の療養食が提供された場合，**療養食加算**として，１日につき，３回を限度に**６単位**を加算します。

＊療養食は，疾病治療の直接手段として医師の発行する食事せんに基づいて提供される，利用者の年齢や病状等に対応した栄養量・内容を有する以下の治療食および特別な検査食をいいます。

療養食：糖尿病食，腎臓病食，肝臓病食，胃潰瘍食，貧血食，膵臓病食，脂質異常症食，痛風食

＊経口移行加算または経口維持加算との併算定ができます。

⑶4 透析を要する入所者であって，その家族や病院等による送迎が困難である等やむを得ない事情があるものに対して，１月に12回以上，通院のため送迎を行った場合，**特別通院送迎加算**として１月につき**594単位**を算定します。

⑶5 配置医師が介護老人福祉施設の求めに応じて訪問し，入所者に対して診療および理由の記録をした場合，**配置医師緊急時対応加算**として，以下の区分ごとに加算します。

診療時間が配置医師の通常の勤務時間外の場合（早朝・夜間および深夜を除く）　**325単位/回**

診療時間が早朝・夜間の場合　**650単位/回**

診療時間が深夜の場合　**1,300単位/回**

＊ただし，看護体制加算（Ⅱ）を算定していない場合は算定できません。

⑶6 **看取り介護加算**

入所者への看取り介護について，別に厚生労働大臣が定める施設・入所者の基準を満たす場合は，以下の区分で加算します。

共通要件：夜間看護体制加算を算定している

＊外部サービス利用型および短期利用では算定できません。

加算（Ⅰ）

死亡日以前31日以上45日以下　**72単位/日**

死亡日以前４日以上30日以下　**144単位/日**

死亡日以前２日または３日　**680単位/日**

死亡日　**1,280単位/死亡月**

加算（Ⅱ）

※夜勤または宿直の看護職員を１名以上配置

死亡日以前31日以上45日以下　**72単位/日**

死亡日以前４日以上30日以下　**144単位/日**

死亡日以前２日または３日　**780単位/日**

死亡日　**1,580単位/死亡月**

★別に厚生労働大臣が定める基準

（施設基準）

・常勤看護師１名以上，医療機関・訪問看護ステーションとの連携による24時間連絡体制

・看取りに関する指針策定，入所者への説明と同意

・医師，生活相談員，看護職員，介護職員，管理栄養士等の協議で看取りの指針の見直し

・看取りに関する職員研修の実施

・個室または静養室の利用（可能となるように配慮）

（入所者要件）

・医師が医学的所見に基づいて回復の見込み

がないと診断した者
・医師等が共同で作成した介護計画の説明を受けた上で，同意している者
・看取りの指針に基づく介護について説明を受け同意の上で介護を受けている者

(37) 入所１月超の入所者に対して，在宅復帰に向けて次の要件を満たす場合，**在宅復帰支援機能加算**として，１日につき**10単位**を加算します。
・前６月の退所者のうち在宅で介護を受けることになった者が20%以上
・退所後30日以内に居宅への訪問，または介護支援専門員からの情報提供によって在宅生活１月以上の継続見込みの確認，記録
・退所にあたって，入所者，家族との連絡調整
・退所にあたって，利用予定の居宅介護支援事業者への情報提供と居宅サービス等の調整

(38) 可能な限り対象者が在宅生活を継続できるように，施設と在宅の介護支援専門員が連携して，複数の要介護者についてあらかじめ期間（原則３月）を定めて居室を計画的に利用する場合に，**在宅・入所相互利用加算**として，１日につき**40単位**を加算します。

(39) **認知症専門ケア加算**
次の区分にて算定します。

加算（Ⅰ）　3単位/日
・認知症高齢者の日常生活自立度Ⅲ以上の者が入所者の1/2以上
・認知症介護実践リーダー研修修了者等を認知症高齢者の日常生活自立度Ⅲ以上の者が20名未満は１名，20名以上は10名増えるごとに１名ずつ増員して配置し，専門的な認知症ケアを実施
・認知症ケアの留意事項の伝達や技術指導に係る会議を定期的に開催（ICT 活用可）

加算（Ⅱ）　4単位/日
・認知症専門ケア加算（Ⅰ）の要件を満たす
・認知症介護指導者養成研修修了者等を１名以上配置し，事業所全体の認知症ケアの指導等を実施
・介護，看護職員ごとの認知症ケアに関する研修の計画，実施（予定を含む）

(40) **認知症チームケア推進加算**
次の区分にて加算します。

加算（Ⅰ）　150単位/月
(1) 事業所または施設における利用者または入所者の総数のうち，周囲の者による日常生活に対する注意を必要とする認知症の者の占める割合が２分の１以上である。
(2) 認知症の行動・心理症状の予防および出現時の早期対応に資する認知症介護の指導に係る専門的な研修を修了している者，または認知症介護に係る専門的な研修および認知症の行動・心理症状の予防等に資するケアプログラムを含んだ研修を修了した者を１名以上配置し，かつ，複数人の介護職員から成る認知症の行動・心理症状に対応するチームを組んでいる。
(3) 個別に認知症の行動・心理症状の評価を計画的に行い，その評価に基づく値を測定し，認知症の行動・心理症状の予防等に資するチームケアを実施。
(4) 認知症の行動・心理症状の予防等に資する認知症ケアについて，カンファレンスの開催，計画の作成，認知症の行動・心理症状の有無および程度についての定期的な評価，ケアの振り返り，計画の見直し等を行っている。

加算（Ⅱ）　120単位/月
・（Ⅰ）の(1)，(3)，(4)の基準に適合する
・認知症の行動・心理症状の予防等に資する認知症介護に係る専門的な研修修了者を１名以上配置し，かつ，複数人の介護職員から成る認知症の行動・心理症状に対応するチームを組んでいる
※認知症専門ケア加算（Ⅰ）または（Ⅱ）を算定している場合においては，算定できません。

(41) 認知症の行動・心理症状によって緊急入所が適当と判断された入所者を入所させた場合，**認知症行動・心理症状緊急対応加算**として，入所日から７日を限度に１日につき**200単位**を加算します。

(42) **褥瘡マネジメント加算**
継続的に入所者ごとの褥瘡管理を行った場合，１月につき，次の区分ごとに加算します。

加算（Ⅰ）　3単位/月
・入所時と，その後３月に１回以上，褥瘡の有無・褥瘡リスク等を評価し LIFE へ情報提供，活用
・褥瘡が認められる，または褥瘡の発生リスクのある入所者に対して，多職種が共同して褥瘡ケア計画を作成，管理，記録，３月ごとに見直し

加算（Ⅱ）　13単位/月
・加算（Ⅰ）の要件に加え，褥瘡の認められた入所者等について，当該褥瘡が治癒したこと，または褥瘡リスクがある入所者から褥

瘡の発生がないこと

⑷3　**排せつ支援加算**

継続的に入所者ごとの排せつに係る支援を行った場合，１月につき，次の区分ごとに加算します。

加算（Ⅰ）　10単位/月

・介護状態見込みについて，入所時と，その後３月に１回以上，医師等が評価しLIFEへ情報提供，活用

・多職種が共同して排せつに係る支援計画を作成，実施，３月ごとに見直し

加算（Ⅱ）　15単位/月

・加算（Ⅰ）の要件に加え，次のいずれかに適合する

①対象者の排せつが改善，もしくは悪化していない

②おむつの使用がなくなった

③尿道カテーテルが留置されていた者について，尿道カテーテルが抜去された

加算（Ⅲ）　20単位/月

・加算（Ⅰ）の要件に加え，対象者の排せつが改善，もしくは悪化していない，かつ，おむつの使用がなくなった

⑷4　継続的に入所者ごとの自立支援を行った場合，**自立支援促進加算**として，１月につき**280単位**を加算します。

・自立支援に係る医学的評価を，入所時と，その後少なくとも６月に１回以上行い，LIFEへ情報提供，活用

・医師が参加し，多職種が共同して自立支援に係る支援計画を作成，実施，３月ごとに見直し

⑷5　**科学的介護推進体制加算**

次の区分ごとに加算します。

加算（Ⅰ）　40単位/月

・すべての入所者のADL値，栄養状態，口腔機能，認知症の状況，心身に係る基本的情報をLIFEへ提出し，必要に応じて情報を活用

加算（Ⅱ）　50単位/月

・加算（Ⅰ）の要件に加え，その他サービスを適切，有効に提供するために必要な情報をLIFEへ提供，活用

⑷6　事故発生防止のための指針，委員会の開催，研修，事故発生防止担当者の配置，担当者による外部研修受講など，組織的に実施する体制を備えた場合，**安全対策体制加算**として，入所初日に限り**20単位**を加算します。

⑷7　**高齢者施設等感染対策向上加算**

次の区分にて加算します。

加算（Ⅰ）　10単位/月

・感染症法第６条第17項に規定する第二種協定指定医療機関との間で，新興感染症の発生時等の対応を行う体制を確保している

・協力医療機関等との間で新興感染症以外の一般的な感染症の発生時等の対応を取り決めるとともに，感染症の発生時等に協力医療機関等と連携し適切に対応している

・診療報酬の感染対策向上加算または外来感染対策向上加算の届出医療機関または地域の医師会が定期的に行う院内感染対策に関する研修または訓練に１年に１回以上参加している

加算（Ⅱ）　５単位/月

・診療報酬の感染対策向上加算の届出医療機関から，３年に１回以上施設内で感染者が発生した場合の感染制御等に係る実地指導を受けている

⑷8　**新興感染症等施設療養費**

入所者等が別に厚生労働大臣が定める感染症に感染した場合に相談対応，診療，入院調整等を行う医療機関を確保し，かつ，当該感染症に感染した入所者等に対し，適切な感染対策を行った上で，該当する介護サービスを行った場合に，１月に１回，連続する５日を限度に１日につき**240単位**を算定します。

※現時点において指定されている感染症はなし。

⑷9　**生産性向上推進体制加算**

次の区分にて加算します。

加算（Ⅰ）　100単位/月

・（Ⅱ）の要件を満たし，（Ⅱ）のデータにより業務改善の取組による成果が確認されている

・見守り機器等のテクノロジーを複数導入している

・職員間の適切な役割分担（いわゆる介護助手の活用等）の取組等を行っている

・１年以内ごとに１回，業務改善の取組による効果を示すデータの提供（オンラインによる提出）を行う

※生産性向上に資する取組を従来より進めている施設等においては，（Ⅱ）のデータによる業務改善の取組による成果と同等以上のデータを示す等の場合には，（Ⅱ）の加算を取得せず，（Ⅰ）の加算を取得することも可能です。

加算（Ⅱ）　10単位/月

- 利用者の安全並びに介護サービスの質の確保及び職員の負担軽減に資する方策を検討するための委員会の開催や必要な安全対策を講じたうえで，生産性向上ガイドラインに基づいた改善活動を継続的に行っている
- 見守り機器等のテクノロジーを1つ以上導入している
- 1年以内ごとに1回，業務改善の取組による効果を示すデータの提供（オンラインによる提出）を行う

⑸⑽ **サービス提供体制強化加算**

加算（Ⅰ）　22単位/日

- 介護福祉士80%以上もしくは勤続10年以上の介護福祉士35%以上
- 提供するサービスの質の向上に資する取組み

加算（Ⅱ）　18単位/日

- 介護福祉士60%以上

加算（Ⅲ）　6単位/日

- 介護福祉士50%以上もしくは常勤職員75%以上もしくは勤続7年以上の者が30%以上

(51) **介護職員等処遇改善加算**

別に厚生労働大臣が定める介護職員の処遇改善についての各要件を満たす場合，以下の区分ごとに加算します。

加算（Ⅰ）　所定単位数の1000分の140

- 月額賃金改善要件Ⅰ，月額賃金改善要件Ⅱ，キャリアパス要件Ⅰ，キャリアパス要件Ⅱ，キャリアパス要件Ⅲ，キャリアパス要件Ⅳ，キャリアパス要件Ⅴ，職場環境等要件のすべてを満たす

※職場環境等要件は，区分ごとに2以上の取組（生産性向上は3以上）を実施し，HP掲載を通じた見える化を行う必要があります。

加算（Ⅱ）　所定単位数の1000分の136

- 月額賃金改善要件Ⅰ，月額賃金改善要件Ⅱ，キャリアパス要件Ⅰ，キャリアパス要件Ⅱ，キャリアパス要件Ⅲ，キャリアパス要件Ⅳ，職場環境等要件のすべてを満たす

※職場環境等要件は，区分ごとに2以上の取組（生産性向上は3以上）を実施し，HP掲載を通じた見える化を行う必要があります。

加算（Ⅲ）　所定単位数の1000分の113

- 月額賃金改善要件Ⅰ，月額賃金改善要件Ⅱ，キャリアパス要件Ⅰ，キャリアパス要件Ⅱ，キャリアパス要件Ⅲ，職場環境等要件のすべてを満たす

※職場環境等要件は，区分ごとに1以上の取組（生産性向上は2以上）を実施する必要があります。

加算（Ⅳ）　所定単位数の1000分の90

- 月額賃金改善要件Ⅰ，月額賃金改善要件Ⅱ，キャリアパス要件Ⅰ，キャリアパス要件Ⅱ，職場環境等要件のすべてを満たす

※職場環境等要件は，区分ごとに1以上の取組（生産性向上は2以上）を実施する必要があります。

また，2024年度末（2025年3月末）までの間，経過措置区分として，2024年5月31日時点で旧3加算の全部または一部を算定している場合には，旧3加算の算定状況に応じて加算（Ⅴ）1～14を算定できます。

※各要件はp. 28⒆同加算を参照

公費負担制度（介護保険優先）

制　度	法別番号	公費給付率	公費本人負担
原爆被爆者の介護保険等利用者負担に対する助成事業	81	100	なし
中国残留邦人等の円滑な帰国の促進及び永住帰国後の自立の支援に関する法律	25	100	本人負担あり
生活保護（介護扶助）	12	100	本人負担あり

単位数解説

施設

2．介護保健施設サービス

基本単位数

イ　介護保健施設サービス費（1日につき）（看護＋介護3：1）

(1)　介護保健施設サービス費（Ⅰ）〈基本型老健〉

㈠　介護保健施設サービス費（ⅰ）〈基本型（従来型個室）〉

a　要介護1　717単位
b　要介護2　763単位
c　要介護3　828単位
d　要介護4　883単位
e　要介護5　932単位

㈡　介護保健施設サービス費（ⅱ）〈基本型・在宅強化型（従来型個室）〉

a　要介護1　788単位
b　要介護2　863単位
c　要介護3　928単位
d　要介護4　985単位
e　要介護5　1,040単位

㈢　介護保健施設サービス費（ⅲ）〈基本型（多床室）〉

a　要介護1　793単位
b　要介護2　843単位
c　要介護3　908単位
d　要介護4　961単位
e　要介護5　1,012単位

㈣　介護保健施設サービス費（ⅳ）〈基本型・在宅強化型（多床室）〉

a　要介護1　871単位
b　要介護2　947単位
c　要介護3　1,014単位
d　要介護4　1,072単位
e　要介護5　1,125単位

(2)　介護保健施設サービス費（Ⅱ）〈介護療養型老健で看護職員常時配置〉

㈠　介護保健施設サービス費（ⅰ）〈看護職員常時配置（従来型個室）〉

a　要介護1　758単位
b　要介護2　843単位
c　要介護3　960単位
d　要介護4　1,041単位
e　要介護5　1,117単位

㈡　介護保健施設サービス費（ⅱ）〈看護職員常時配置（多床室）〉

a　要介護1　839単位
b　要介護2　924単位
c　要介護3　1,044単位
d　要介護4　1,121単位
e　要介護5　1,197単位

(3)　介護保健施設サービス費（Ⅲ）〈介護療養型老健で夜間看護オンコール体制〉

㈠　介護保健施設サービス費（ⅰ）〈夜間オンコール（従来型個室）〉

a　要介護1　758単位
b　要介護2　837単位
c　要介護3　933単位
d　要介護4　1,013単位
e　要介護5　1,089単位

㈡　介護保健施設サービス費（ⅱ）〈夜間オンコール（多床室）〉

a　要介護1　839単位
b　要介護2　918単位
c　要介護3　1,016単位
d　要介護4　1,092単位
e　要介護5　1,170単位

(4)　介護保健施設サービス費（Ⅳ）〈基本型の在宅復帰・在宅療養支援等指標要件を満たせない場合〉

㈠　介護保健施設サービス費（ⅰ）〈従来型個室〉

a　要介護1　703単位
b　要介護2　748単位
c　要介護3　812単位
d　要介護4　865単位
e　要介護5　913単位

㈡　介護保健施設サービス費（ⅱ）〈多床室〉

a　要介護1　777単位
b　要介護2　826単位
c　要介護3　889単位
d　要介護4　941単位
e　要介護5　991単位

ロ　ユニット型介護保健施設サービス費（1日につき）（看護＋介護3：1）

(1)　ユニット型介護保健施設サービス費（Ⅰ）〈基本型老健〉

㈠　ユニット型介護保健施設サービス費（ⅰ）〈基本型老健（ユニット型個室）〉

a　要介護1　802単位
b　要介護2　848単位
c　要介護3　913単位
d　要介護4　968単位
e　要介護5　1,018単位

㈡　ユニット型介護保健施設サービス費（ⅱ）〈基本型・在宅強化型老健（ユニット型個室）〉

a　要介護1　876単位
b　要介護2　952単位
c　要介護3　1,018単位
d　要介護4　1,077単位
e　要介護5　1,130単位

㈢　経過的ユニット型介護保健施設サービス費（ⅰ）〈基本型老健（ユニット型個室的多床室）〉

a　要介護1　802単位
b　要介護2　848単位
c　要介護3　913単位
d　要介護4　968単位
e　要介護5　1,018単位

㈣　経過的ユニット型介護保健施設サービス費（ⅱ）〈基本型・在宅強化型老健（ユニット型個室的多床室）〉

a　要介護1　876単位
b　要介護2　952単位
c　要介護3　1,018単位
d　要介護4　1,077単位
e　要介護5　1,130単位

(2)　ユニット型介護保健施設サービス費（Ⅱ）〈介護療養型老健で看護職員常時配置〉

㈠　ユニット型介護保健施設サービス費〈看護職員常時配置（ユニット型個室）〉

a　要介護1　928単位
b　要介護2　1,014単位
c　要介護3　1,130単位
d　要介護4　1,209単位
e　要介護5　1,287単位

㈡　経過的ユニット型介護保健施設サービス費〈看護職員常時配置（ユニット型個室的多床室）〉

a　要介護1　928単位
b　要介護2　1,014単位
c　要介護3　1,130単位
d　要介護4　1,209単位
e　要介護5　1,287単位

(3)　ユニット型介護保健施設サービス費（Ⅲ）〈介護療養型老健で夜間看護オンコール体制〉

㈠　ユニット型介護保健施設サービス費〈夜間オンコール（ユニット型個室）〉

a　要介護1　928単位
b　要介護2　1,007単位
c　要介護3　1,104単位
d　要介護4　1,181単位
e　要介護5　1,259単位

㈡　経過的ユニット型介護保健施設サービス費〈夜間オンコール（ユニット型個室的多床室）〉

a　要介護1　928単位
b　要介護2　1,007単位
c　要介護3　1,104単位
d　要介護4　1,181単位
e　要介護5　1,259単位

(4)　ユニット型介護保健施設サービス費（Ⅳ）〈基本型の在宅復帰・在宅療養支援等指標要件を満たせない場合〉

㈠　ユニット型介護保健施設サービス費〈ユニット型個室〉

a　要介護1　784単位
b　要介護2　832単位
c　要介護3　894単位
d　要介護4　948単位
e　要介護5　997単位

㈡　経過的ユニット型介護保健施設サービス費〈ユニット型個室的多床室〉

a　要介護1　784単位
b　要介護2　832単位
c　要介護3　894単位
d　要介護4　948単位
e　要介護5　997単位

加算・減算

◆ユニットケア体制未整備減算　所定単位数×97/100

◆身体拘束廃止未実施減算

▲所定単位数×10/100単位/日

◆安全管理体制未実施減算　▲5単位/日

◆高齢者虐待防止措置未実施減算　所定単位数×99/100

◆業務継続計画未実施減算　所定単位数×97/100

◆栄養管理基準を満たさない場合の減算　▲14単位/日

◆夜勤職員配置加算　24単位/日

◆短期集中リハビリテーション実施加算

短期集中リハビリテーション実施加算（Ⅰ）
258単位/日

短期集中リハビリテーション実施加算（Ⅱ）
200単位/日

◆認知症短期集中リハビリテーション実施加算

認知症短期集中リハビリテーション実施加算（Ⅰ）
240単位/日

認知症短期集中リハビリテーション実施加算（Ⅱ）
120単位/日

◆認知症ケア加算　76単位/日

◆若年性認知症入所者受入加算　120単位/日

◆外泊時費用　362単位/日

◆外泊時在宅サービスを利用したときの費用
800単位/日

◆ターミナルケア加算

介護老人保健施設
死亡日以前31日以上45日以下　72単位/日
死亡日以前4日以上30日以下　160単位/日
死亡日前日・前々日　910単位/日
死亡日　1,900単位/死亡月

介護療養型老人保健施設
死亡日以前31日以上45日以下　80単位/日
死亡日以前4日以上30日以下　160単位/日
死亡日前日・前々日　850単位/日
死亡日　1,700単位/死亡月

◆療養体制維持特別加算（療養型老健）

療養体制維持特別加算（Ⅰ）　27単位/日
療養体制維持特別加算（Ⅱ）　57単位/日

◆在宅復帰・在宅療養支援機能加算

在宅復帰・在宅療養支援機能加算（Ⅰ）・（Ⅱ）
51単位/日

◆初期加算

初期加算（Ⅰ）　60単位/日
初期加算（Ⅱ）　30単位/日

◆退所時栄養情報連携加算　70単位/回

◆再入所時栄養連携加算　200単位/回

◆入所前後訪問指導加算

入所前後訪問指導加算（Ⅰ）　450単位/回
入所前後訪問指導加算（Ⅱ）　480単位/回

◆退所時等支援等加算

試行的退所時指導加算　400単位/回
退所時情報提供加算（Ⅰ）　500単位/回
退所時情報提供加算（Ⅱ）　250単位/回
入退所前連携加算（Ⅰ）　600単位/回
入退所前連携加算（Ⅱ）　400単位/回

◆訪問看護指示加算　300単位/回

◆協力医療機関連携加算

⑴協力医療機関の要件①～③を満たす場合
100単位/月（2024年度）
50単位/月（2025年度～）
⑵それ以外の場合　5単位/月

◆栄養マネジメント強化加算　11単位/日

◆経口移行加算　28単位/日

◆経口維持加算

経口維持加算（Ⅰ）　400単位/月
経口維持加算（Ⅱ）　100単位/月

◆口腔衛生管理加算

口腔衛生管理加算（Ⅰ）　90単位/月
口腔衛生管理加算（Ⅱ）　110単位/月

◆療養食加算　6単位/回

◆在宅復帰支援機能加算　10単位/日

◆かかりつけ医連携薬剤調整加算

かかりつけ医連携薬剤調整加算（Ⅰ）イ　140単位/回
かかりつけ医連携薬剤調整加算（Ⅰ）ロ　70単位/回
かかりつけ医連携薬剤調整加算（Ⅱ）　240単位/回
かかりつけ医連携薬剤調整加算（Ⅲ）　100単位/回

◆認知症専門ケア加算

認知症専門ケア加算（Ⅰ）　3単位/日
認知症専門ケア加算（Ⅱ）　4単位/日

◆認知症チームケア推進加算

認知症チームケア推進加算（Ⅰ）　150単位/月
認知症チームケア推進加算（Ⅱ）　120単位/月

◆認知症行動・心理症状緊急対応加算 200単位/日

◆リハビリテーションマネジメント計画書情報加算
リハビリテーションマネジメント計画書情報加算(Ⅰ) 53単位/月
リハビリテーションマネジメント計画書情報加算(Ⅱ) 33単位/月

◆褥瘡マネジメント加算
褥瘡マネジメント加算(Ⅰ) 3単位/月
褥瘡マネジメント加算(Ⅱ) 13単位/月

◆排せつ支援加算
排せつ支援加算(Ⅰ) 10単位/月
排せつ支援加算(Ⅱ) 15単位/月
排せつ支援加算(Ⅲ) 20単位/月

◆自立支援促進加算 300単位/月

◆科学的介護推進体制加算
科学的介護推進体制加算(Ⅰ) 40単位/月
科学的介護推進体制加算(Ⅱ) 60単位/月

◆安全対策体制加算 20単位/回

◆高齢者施設等感染対策向上加算
高齢者施設等感染対策向上加算(Ⅰ) 10単位/月
高齢者施設等感染対策向上加算(Ⅱ) 5単位/月

◆新興感染症等施設療養費 240単位/日

◆生産性向上推進体制加算
生産性向上推進体制加算(Ⅰ) 100単位/月
生産性向上推進体制加算(Ⅱ) 10単位/月

◆サービス提供体制強化加算
サービス提供体制強化加算(Ⅰ) 22単位/日
サービス提供体制強化加算(Ⅱ) 18単位/日
サービス提供体制強化加算(Ⅲ) 6単位/日

◆介護職員等処遇改善加算
(Ⅰ) 所定単位数×75/1000
(Ⅱ) 所定単位数×71/1000
(Ⅲ) 所定単位数×54/1000
(Ⅳ) 所定単位数×44/1000
(Ⅴ)1 所定単位数×67/1000
(Ⅴ)2 所定単位数×65/1000
(Ⅴ)3 所定単位数×63/1000
(Ⅴ)4 所定単位数×61/1000
(Ⅴ)5 所定単位数×57/1000
(Ⅴ)6 所定単位数×53/1000
(Ⅴ)7 所定単位数×52/1000
(Ⅴ)8 所定単位数×46/1000
(Ⅴ)9 所定単位数×48/1000
(Ⅴ)10 所定単位数×44/1000
(Ⅴ)11 所定単位数×36/1000
(Ⅴ)12 所定単位数×40/1000
(Ⅴ)13 所定単位数×31/1000
(Ⅴ)14 所定単位数×23/1000

個別評価

◆特別療養費(療養型老健)
別に定める単位数に10円を乗じた額

◆緊急時施設療養費
緊急時治療管理 518単位/日
特定治療 別に定める医科点数に10円を乗じた額

◆所定疾患施設療養費
所定疾患施設療養費(Ⅰ) 239単位/日
所定疾患施設療養費(Ⅱ) 480単位/日

【地域差】

1級地	2級地	3級地	4級地	5級地	6級地	7級地	その他
10.90円	10.72円	10.68円	10.54円	10.45円	10.27円	10.14円	10.00円

算定・請求上の留意事項

基本単位数

(1) 基本サービス費にかかる主な施設基準は以下の通りです。

【基本型】

・退所時に退所後の療養上の指導
・退所後30日以内(要介護4・5は14日以内)に退所者の生活継続見込みを確認
・計画的なリハビリテーションの実施
・医師から理学療法士等への指示(リハビリの目的に加え,留意事項,中止基準,負荷等)
・次の10項目の値の合計が**20以上**

A)1月超入所者の前6月の在宅復帰率
50%超「**20**」,30%超50%以下「**10**」,30%以下「**0**」

B)30.4を平均在所日数で除した値
10%以上「**20**」,5%以上10%未満「**10**」,5%未満「**0**」

C)入所時に居宅等訪問のうえ,退所を目的としたサービス計画を作成した入所者の割合
30%以上「**10**」,10%以上30%未満「**5**」,10%未満「**0**」

D)退所時に居宅等訪問のうえ,退所後の療養上の指導を行った入所者の割合
30%以上「**10**」,10%以上30%未満「**5**」,10%未満「**0**」

E)訪問リハ,通所リハ,短期入所療養介護の実施数
全種類「**5**」,いずれか2種類で訪問リハ含む「**3**」・訪リハを含まない「**1**」,いずれか1種類および実施していない「**0**」

F)理学療法士,作業療法士,言語聴覚士の対入所者配置数(に100を乗じた値)
5以上でありPT,OT,STいずれの職種も0.2以上「**5**」,5以上「**3**」,3以上5未満「**2**」,3未満「**0**」

G)支援相談員の対入所者配置数(に100を乗じた値)

3以上「**5**」，2以上3未満「**3**」，2未満「**0**」

H）前3月の要介護4・5の入所者の割合
50%以上「**5**」，35%以上50%未満「**3**」，35%未満「**0**」

I）前3月の喀痰吸引実施の入所者の割合
10%以上「**5**」，5%以上10%未満「**3**」，5%未満「**0**」

J）前3月の経管栄養実施の入所者の割合
10%以上「**5**」，5%以上10%未満「**3**」，5%未満「**0**」

【基本型・在宅強化型】
- 「基本型」の基準に該当
- A～Jまでの10項目の値の合計が**60以上**
- 地域に貢献する活動を実施
- 少なくとも週3回以上のリハビリテーションの実施

(2) 居室の区分形態は以下の通りです。

ユニット型個室
- 居室と共同生活室によって一体的に構成される場所（ユニット）を単位として構成
- 居室は，定員1人，共同生活室に近接して一体的に設置，床面積は10.65 m^2以上，居室間の壁が天井との隙間なく可動式でないこと
- 共同生活室は，床面積が「ユニットの入所定員×2 m^2」以上あること
- 洗面設備・トイレは，居室ごとまたは共同生活室ごとに適当数設置され，浴室は，要介護者の入浴に適したものであること
- 廊下幅は1.8 m以上（中廊下2.7 m以上）あること

ユニット型個室的多床室
- ユニット型準個室の名称変更（ユニット型個室の基準からの下記の緩和は変更なし）
居室床面積が10.65 m^2以上
居室間の壁が天井から一定程度あいていても可

従来型個室
- ユニットでない個室

多床室
- ユニットでない1室2床以上の多床室

(3) 夜勤職員（看護・介護職員）が以下の基準を満たさない場合は，所定単位数の**100分の97**で算定します。

従来型個室・多床室
：夜勤職員2名以上〔入所者（短期含む）40人以下で緊急時連絡体制がある場合は1名以上〕

ユニット型個室・ユニット型個室的多床室
：ユニットごとに1名以上

(4) 入所定員超過または医師，看護・介護職員，理学療法士（PT），作業療法士（OT），介護支援専門員の数が基準を満たさない場合は，所定単位数の**100分の70**で算定します。

(5) **感染症**等により，また，**著しい精神症状**等により同室利用者に重大な影響を及ぼすおそれがあり，従来型個室の利用の必要があると医師が判断した場合は，従来型個室に入所していても介護保健施設サービス費の**多床室**を算定します。

(6) 試行的に退所した期間に介護老人保健施設が**居宅サービスを提供**する場合は所定単位数に代えて1日につき**800単位**を算定します。

加算・減算

(7) ユニット型施設の職員配置について別に厚生労働大臣が定める基準を満たさない場合は，所定単位数の**100分の97**で算定します。

★別に厚生労働大臣が定める基準
- 日中においては1ユニットごとに常時1人以上の介護職員または看護職員を置くこと
- ユニットごとに常勤のユニットリーダーが配置されていること

(8) **療養体制維持特別加算**

介護療養型老健において転換前の療養体制維持のため介護職員配置を行っている場合，以下の区分ごとに加算します（基本型は算定できません）。

加算(Ⅰ)　**27単位/日**
- 介護職員を常勤換算で4：1以上配置

加算(Ⅱ)　**57単位/日**
- 介護職員を常勤換算で4：1以上配置
- 前3月の喀痰吸引または経管栄養実施者20%以上
- 前3月の専門医療を要する認知症高齢者50%以上

(9) 入所者に対する身体拘束等について，別に厚生労働大臣が定める基準を満たさない場合は，**身体拘束廃止未実施減算**として，1日につき所定単位数の**100分の10**を減算します。

★別に厚生労働大臣が定める基準
- 生命・身体を保護するため緊急やむを得ない場合を除き，身体的拘束等を行ってはならない
- 身体拘束等を行う場合は，態様，時間，心身の状況，やむを得ない理由を記録しなければならない

(10) 事故の再発防止のため別に厚生労働大臣が定める基準を満たさない場合は，**安全管理体制未実施減算**として，1日につき**5単位**を減算しま

す。

★別に厚生労働大臣が定める基準

- 事故再発防止のための方針，報告・周知体制，委員会（ICT 活用可），事故防止の研修
- 事故再発防止担当者の設置
- 保険者への事故報告，事故経過記録，必要な損害賠償

⑾ 高齢者への虐待の発生またはその再発を防止するための以下の措置が講じられていない場合は所定単位数の**100分の99**で算定します。

- 虐待防止のための対策を検討する委員会（テレビ電話装置等の活用可能）を定期的に開催し，その結果を従業者に周知し徹底を図る
- 虐待防止のための指針を整備する
- 従業者へ虐待防止のための研修を定期的に実施する
- 上記措置を適切に実施するための担当者を置く

⑿ **業務継続計画**に関して，以下の基準に適合していない場合は所定単位数の**100分の97**で算定します。

- 感染症や非常災害の発生時において，サービス提供の継続的な実施および非常時の体制で早期の業務再開を図るための計画（業務継続計画）を策定する
- 業務継続計画に従い必要な措置を講ずる

※経過措置期間として，2025年３月31日までの間は減算が適用されません。

⒀ 入所者の栄養状態の維持，改善のため栄養士，管理栄養士の配置，計画的な栄養管理がされない場合は，１日につき**14単位**を減算します。

⒁ 室料相当額控除について2025年８月以降，次に掲げる要件に該当する場合，多床室の利用者に係る介護保健施設サービス費について，室料相当額を控除することになります。

①当該介護老人保健施設の療養室に係る床面積の合計を入所定員で除した数が８以上

②2025年８月～2027年７月は，2024年度において介護保健施設サービス費（Ⅱ），介護保健施設サービス費（Ⅲ），介護保健施設サービス費（Ⅳ）を算定した月が，介護保健施設サービス費（Ⅰ）を算定した月より多い（７カ月以上）

※2027年８月以降は，算定日が属する計画期間の前の計画期間（算定日が計画期間の開始後４月以内の日である場合は，前の計画期間の　前の計画期間）の最終年度において，介護保健施設サービス費（Ⅱ），介護保健施設サービス費（Ⅲ）または介護保健施設サービス費（Ⅳ）を算定した月が，介護保健施設サービス費（Ⅰ）を算定した月より多い

⒂ **夜勤職員配置**について，別に厚生労働大臣が定める基準を満たす場合，１日につき**24単位**を加算します。

★別に厚生労働大臣が定める基準

- 入所者（短期入所利用者含む）41人以上の場合，20：１以上かつ２名超
- 同40人以下の場合，20：１以上かつ１名超

⒃ **短期集中リハビリテーション実施加算**

入所者に対して，医師または理学療法士等が，入所日から起算して３月以内に集中的にリハビリテーションを行った場合，次の区分にて算定します。

加算（Ⅰ）　258単位/日

- 入所者に対して医師又は理学療法士等が集中的にリハビリテーションを行う
- 入所時と１月に１回以上，ADL 等の評価，LIFE 提出，リハビリテーション計画の見直しを行う

加算（Ⅱ）　200単位/日

- 入所者に対して医師等が集中的にリハビリテーションを行う

⒄ **認知症短期集中リハビリテーション実施加算**

医師が認知症と判断した入所者に対して，理学療法士等が，入所日から起算して３月以内に集中的にリハビリテーションを行った場合，次の区分にて算定します。

加算（Ⅰ）　240単位/日

①リハビリテーションを担当する理学療法士等が適切に配置されている

②入所者数が，リハビリテーションの担当職員数に対して適切である

③入所者の退所先を訪問し，リハビリテーション計画を作成している

加算（Ⅱ）　120単位/日

認知症短期集中リハビリテーション実施加算（Ⅰ）の①及び②に該当

⒅ 日常生活に支障ある症状・行動が認められるため介護を必要とする認知症の利用者を，他の利用者と区別して専門棟に入所させた場合，別に厚生労働大臣が定める基準にあてはまる施設がサービスを提供した場合に，**認知症ケア加算**として，１日につき**76単位**を加算します（ユニット型は算定できません）。

★別に厚生労働大臣が定める基準

（対象者）

- 認知症高齢者の日常生活自立度Ⅲ以上（医師が認めた入所者）

・サービス単位は入所者10人程度が標準

（施設）

・同一の建物または階において他の入所者と区分されている

・専門棟の定員は40人を標準とし，定員の1割以上の個室がある

・1人あたり2 m^2以上のデイルームがある

・家族への介護方法の知識技術提供のための30 m^2以上の設備

（人員）

・サービス単位ごとに固定職員を配置

(19) 満40～64歳の若年性認知症の入所者を受け入れ，本人・家族の希望を踏まえたサービスを行った場合，**若年性認知症入所者受入加算**として，1日につき**120単位**を加算します。

＊認知症行動・心理症状緊急対応加算と併せて算定できません。

(20) 居宅等への**外泊**の場合，月に6日を限度に施設サービス費に代えて，1日につき**362単位**を算定（外泊の初日・最終日は算定せず，通常の施設サービス費を算定）します。

＊外泊が月をまたがる場合，最大で連続12日まで算定できます。

＊外泊期間中，入所者の同意があれば，空きベッドを短期入所療養介護として利用可能です。その場合は，外泊時費用は算定できません。

(21) 入所者へのターミナルケアについて，別に厚生労働大臣が定める施設・入所者の基準を満たす場合は，**ターミナルケア加算**として，以下の区分で加算します。

介護老人保健施設の場合

死亡日以前31日以上45日以下	**72単位/日**
死亡日以前4日以上30日以下	**160単位/日**
死亡日前日および前々日	**910単位/日**
死亡日	**1,900単位/死亡月**

介護療養型老人保健施設の場合

死亡日以前31日以上45日以下	**80単位/日**
死亡日以前4日以上30日以下	**160単位/日**
死亡日前日および前々日	**850単位/日**
死亡日	**1,700単位/死亡月**

＊退所した日の翌日から死亡日までの間は算定できません。

(22) 介護老人保健施設の施設基準および別に厚生労働大臣が定める基準に従って，在宅復帰および療養支援の機能を有する事業所がサービスを提供する場合，**在宅復帰・在宅療養支援機能加算（Ⅰ）または（Ⅱ）**として，**51単位/日**を加算します。

(23) **初期加算**

介護老人保健施設への入所者に対して，1日につき次の区分ごとに加算します。

加算（Ⅰ）　60単位/日

・急性期医療を担う医療機関の一般病棟への入院後30日以内に退院し，介護老人保健施設に入所した者

・当該施設の空床情報について定期的に公表し，地域の医療機関や急性期医療を担う医療機関の入退院支援部門へ情報を共有

加算（Ⅱ）　30単位/日

・当該施設への入所日から起算して30日以内の期間

※初期加算（Ⅰ）を算定している場合は，算定できません。

(24) 厚生労働大臣が定める特別食※を必要とする入所者または低栄養状態にあると医師が判断した入所者に対して，管理栄養士が退所先の医療機関等へ当該者の栄養管理に関する情報を提供した場合，**退所時栄養情報連携加算**として，1月につき1回を限度に**70単位**を加算します。

※疾病治療の直接手段として，医師の発行する食事箋に基づき提供された適切な栄養量および内容を有する腎臓病食，肝臓病食，糖尿病食，胃潰瘍食，貧血食，膵臓病食，脂質異常症食，痛風食，嚥下困難者のための流動食，経管栄養のための濃厚流動食および特別な場合の検査食（単なる流動食および軟食を除く）

(25) 入退後，再入所者であって特別食等を必要とする者について，入院機関の管理栄養士と連携（同意のもとICT活用可）して，改めて栄養ケア計画を作成した場合，**再入所時栄養連携加算**として，1回を限度に**200単位**を加算します（栄養管理の基準を満たさない減算がある場合は算定できません）。

(26) **入所前後訪問指導加算**

介護老人保健施設において，入所前30日以内または入所後7日以内に居宅に訪問し，退所に向けた計画策定等を行った場合，以下の区分ごとにいずれかを入所中1回加算します。

加算（Ⅰ）　450単位/回

・退所を目的としたサービス計画の策定

加算（Ⅱ）　480単位/回

・（Ⅰ）の計画策定にあたり生活機能の改善目標を定め，退所後の生活支援計画も策定

(27) **退所時等支援等加算**

退所時・退所前後の入所者に対して居宅サービス等利用に関する指導を行った場合，以下の区分に応じて加算します。

試行的退所時支援加算　400単位

＊３月に限り，１月１回を限度。
・試行的な退所時に，サービス利用等に関して本人および家族への療養上の指導

退所時情報提供加算（Ⅰ）　500単位

＊入所者１人につき１回に限ります。
・退所後の居宅の主治医へ診療状況に関する情報提供

退所時情報提供加算（Ⅱ）　250単位

＊入所者１人につき１回に限ります。
・退所後の医療機関へ診療状況に関する情報提供

入退所前連携加算（Ⅰ）　600単位

＊入所者１人につき１回に限ります。
・入所前後30日以内に，退所後の生活を見据え，利用予定の介護支援専門員と連携し，居宅における居宅サービス等の利用方針を定めること

入退所前連携加算（Ⅱ）　400単位

＊入所者１人につき１回に限ります。
・退所に先立って，利用予定の介護支援専門員へ情報提供・居宅サービス等の調整

訪問看護指示加算　300単位

＊入所者１人につき１回に限ります。
・退所後に訪問看護サービス，定期巡回・随時対応型訪問介護看護または看護小規模多機能型居宅介護の必要があると判断し，老健の医師が訪問看護ステーションに指示書を交付

(28)　**2005年10月より継続して従来型個室に入所**する場合は，従来型個室に入所していても介護保健施設サービス費の**多床室**を算定します。

(29)　**協力医療機関連携加算**

協力医療機関との間で，入所者等の同意を得て，当該入所者等の病歴等の情報を共有する会議を定期的に開催している場合，協力医療機関の要件によって以下の区分ごとに算定します。

(1)　協力医療機関が下記要件の①，②を満たす場合　**100単位/月**（2024年度）
50単位/月（2025年度～）

(2)　それ以外の場合　**５単位/月**

＊協力医療機関の要件
①　入所者等の病状が急変した場合等において，医師または看護職員が相談対応を行う体制を常時確保している。
②　高齢者施設等からの診療の求めがあった場合において，診療を行う体制を常時確保している。
③　入所者等の病状が急変した場合等において，入院を要すると認められた入所者等の入院を原則として受け入れる体制を確保している。

(30)　別に厚生労働大臣が定める基準に従って，入所者ごとの継続的な栄養管理を強化した場合，**栄養マネジメント強化加算**として，１日につき**11単位**を加算します（栄養管理の基準を満たさない減算がある場合は算定できません）。

★別に厚生労働大臣が定める基準
・管理栄養士50：１以上配置（給食管理する常勤栄養士１以上の場合は70：１以上）
・低栄養状態の入所者の栄養ケア計画を多職種で共同して作成，実施，調整
・低栄養状態ではない入所者の食事の観察，必要に応じての対応
・栄養状態等の LIFE への情報提供，活用

(31)　**経管により食事摂取**している入所者に対して，医師，管理栄養士等による経口による食事摂取に向けた計画作成，管理栄養士等の栄養管理，言語聴覚士等の支援を行った場合に，**経口移行加算**として，180日を限度に，１日につき**28単位**を加算します。

(32)　**経口維持加算**

現在，経口摂取している入所者に対して，経口による継続的な食事摂取に向けた栄養管理を行った場合に，１月につき，以下の区分ごとに加算します。

加算（Ⅰ）　400単位/月

・医師，管理栄養士等による観察・会議（月１回以上，ITC 活用可）・計画作成
・管理栄養士等による栄養管理

加算（Ⅱ）　100単位/月

・経口維持加算（Ⅰ）を算定
・協力歯科医療機関を設定
・観察・会議に医師（配置医師を除く），歯科医師，歯科衛生士，言語聴覚士の参加
＊180日を超えても特別な管理を必要とする場合は算定可能です。
＊栄養管理の基準を満たさない減算がある場合は算定できません。

(33)　**口腔衛生管理加算**

入所者に対して，歯科衛生士が口腔衛生の管理を行った場合，次の区分ごとに加算します。

加算（Ⅰ）　90単位/月

・歯科医師または歯科衛生士の指導に基づき，口腔衛生等の管理計画の作成
・歯科衛生士による月２回以上の口腔管理の実施
・歯科衛生士が介護職員へ口腔衛生の技術的

助言，指導，また，相談への対応

加算(Ⅱ)　　**110単位/月**

・加算(Ⅰ)に加え，口腔衛生等管理のLIFEへの情報提供，活用

(34) 管理栄養士・栄養士の管理のもとで，以下の療養食が提供された場合，**療養食加算**として，1日につき，3回を限度に**6単位**を加算します。

＊療養食は，疾病治療の直接手段として医師の発行する食事せんに基づいて提供される，利用者の年齢や病状等に対応した栄養量・内容を有する以下の治療食および特別な検査食をいいます。

療養食：糖尿病食，腎臓病食，肝臓病食，胃潰瘍食，貧血食，膵臓病食，脂質異常症食，痛風食

＊経口移行加算または経口維持加算との併算定ができます。

(35) 介護療養型老健において，入所1月超の入所者に対して，在宅復帰に向けて次の要件を満たす場合，**在宅復帰支援機能加算**として，1日につき**10単位**を加算します。

・前6月の退所者のうち在宅で介護を受けることになった者が30%以上
・退所後30日以内に居宅への訪問，または介護支援専門員からの情報提供によって在宅生活1月以上の継続見込みの確認，記録
・退所にあたって，入所者，家族との連絡調整
・退所にあたって，利用予定の居宅介護支援事業者への情報提供と居宅サービス等の調整

(36) **かかりつけ医連携薬剤調整加算**

入所者1人につき1回に限り，次の区分ごとに加算します。

加算(Ⅰ)イ　　**140単位/回**

①老健の医師，薬剤師が高齢者の薬物療法に関する研修を受講
②入所1月以内に処方内容の変更の可能性について主治医の合意
③入所前に6種類以上の内服薬が処方されており，老健の医師と主治医の共同により処方の調整・療養上の指導
④関係職種間で処方内容変更時の情報共有，多職種で入所者の状態確認
⑤退所1月以内に服用薬剤の総合評価情報を主治医へ提供，記録

加算(Ⅰ)ロ　　**70単位/回**

・加算(Ⅰ)の要件①，④，⑤の基準のいずれにも適合
・入所前に6種類以上の内服薬が処方されており，老健の医師と主治医の共同により処方の調整・療養上の指導

加算(Ⅱ)　　**240単位/回**

・加算(Ⅰ)イまたはロの算定
・服薬についてLIFEへの情報提供，活用

加算(Ⅲ)　　**100単位/回**

・加算(Ⅱ)の算定
・退所時において，内服薬の種類が入所時に比べ1種類以上減少

(37) **緊急時施設療養費**

病状重篤で救命救急医療を要する利用者に，緊急に投薬・検査・注射・処置等を行った場合，**緊急時治療管理**として，1日につき**518単位**(月1回，連続3日限度）を算定します。

病状急変など緊急やむを得ない事情で，①医学的リハビリテーション，②複雑な処置，③手術，④麻酔，⑤放射線治療を行った場合，**特定治療**として，**診療報酬点数に10円を乗じた額**を算定します。

＊緊急時施設療養費のうち，特定治療に地域差は適用されません（1単位10.00円）。

(38) **所定疾患施設療養費**

肺炎，尿路感染症，帯状疱疹，蜂窩織炎，慢性心不全の増悪のいずれかに該当する入所者に対して，投薬，検査，注射，処置等を行った場合，次の区分ごとに算定します。

療養費(Ⅰ)　　**239単位**

＊1月に1回連続7日を限度とします。
・診断内容の記録と前年度の投薬等の実施状況の公表

療養費(Ⅱ)　　**480単位**

＊1月に1回連続する10日を限度とします。
＊緊急時施設療養費を算定した日は算定できません。
・(Ⅰ)の要件に加え，老健の医師が感染症対策に関する研修を受講

(39) **認知症専門ケア加算**

次の区分にて算定します。

加算(Ⅰ)　　**3単位/日**

・認知症高齢者の日常生活自立度Ⅲ以上の者が利用者の100分の50以上
・認知症介護実践リーダー研修修了者等を認知症高齢者の日常生活自立度Ⅲ以上の者が20名未満は1名，20名以上は10名増えるごとに1名ずつ増員して配置し，専門的な認知症ケアを実施
・認知症ケアの留意事項の伝達や技術指導に係る会議を定期的に開催（テレビ電話装置等のICT活用可）

加算(Ⅱ)　　**4単位/日**
- 認知症専門ケア加算(Ⅰ)の要件を満たす
- 認知症介護指導者養成研修修了者等を1名以上配置し，事業所全体の認知症ケアの指導等を実施
- 介護，看護職員ごとの認知症ケアに関する研修の計画，実施（予定を含む）

⑷0 **認知症チームケア推進加算**

次の区分にて加算します。

加算(Ⅰ)　　**150単位/月**

(1)　事業所または施設における利用者または入所者の総数のうち，周囲の者による日常生活に対する注意を必要とする認知症の者の占める割合が2分の1以上である

(2)　認知症の行動・心理症状の予防および出現時の早期対応（以下「予防等」という）に資する認知症介護の指導に係る専門的な研修を修了している者または認知症介護に係る専門的な研修および認知症の行動・心理症状の予防等に資するケアプログラムを含んだ研修を修了した者を1名以上配置し，かつ，複数人の介護職員から成る認知症の行動・心理症状に対応するチームを組んでいる

(3)　対象者に対し，個別に認知症の行動・心理症状の評価を計画的に行い，その評価に基づく値を測定し，認知症の行動・心理症状の予防等に資するチームケアを実施している

(4)　認知症の行動・心理症状の予防等に資する認知症ケアについて，カンファレンスの開催，計画の作成，認知症の行動・心理症状の有無および程度についての定期的な評価，ケアの振り返り，計画の見直し等を行っている

加算(Ⅱ)　　**120単位/月**
- (Ⅰ)の(1)，(3)，(4)の基準に適合する
- 認知症の行動・心理症状の予防等に資する認知症介護に係る専門的な研修修了者を1名以上配置し，かつ，複数人の介護職員から成る認知症の行動・心理症状に対応するチームを組んでいる

※認知症専門ケア加算(Ⅰ)又は(Ⅱ)を算定している場合においては算定できません。

⑷1 認知症の行動・心理症状によって緊急入所が適当と判断された入所者を入所させた場合，**認知症行動・心理症状緊急対応加算**として，入所日から7日を限度に1日につき**200単位**を加算します。

⑷2 **リハビリテーションマネジメント計画書情報加算**

次の区分にて算定します。

加算(Ⅰ)　　**53単位/月**
- 入所者ごとのリハビリテーション実施計画書の内容をLIFEへ情報提出，活用
- 口腔衛生管理加算(Ⅱ）及び栄養マネジメント強化加算を算定
- 関係職種間で，入所者のリハビリテーション計画・口腔状態・栄養状態に関する情報を共有し，リハビリテーション計画見直しを行った場合は，見直し内容の共有

加算(Ⅱ)　　**33単位/月**
- 入所者ごとのリハビリテーション実施計画書の内容をLIFEへ情報提出，活用

⑷3 **褥瘡マネジメント加算**

継続的に入所者ごとの褥瘡管理を行った場合，次の区分ごとに加算します。

加算(Ⅰ)　　**3単位/月**
- 入所時と，その後3月に1回以上，褥瘡の有無・褥瘡リスク等を評価しLIFEへ情報提供，活用
- 褥瘡が認められる，または褥瘡の発生リスクのある入所者に対して，多職種が共同して褥瘡ケア計画を作成，管理，記録，3月ごとに見直し

加算(Ⅱ)　　**13単位/月**
- 加算(Ⅰ)の要件に加え，褥瘡の認められた入所者等について，当該褥瘡が治癒したこと，または褥瘡リスクがある入所者から褥瘡の発生がないこと

⑷4 **排せつ支援加算**

継続的に入所者ごとの排せつに係る支援を行った場合，次の区分ごとに加算します。

加算(Ⅰ)　　**10単位/月**
- 介護状態見込みについて，入所時と，その後3月に1回以上，医師等が評価しLIFEへ情報提供，活用
- 多職種が共同して排せつに係る支援計画を作成，実施，3月ごとに見直し

加算(Ⅱ)　　**15単位/月**
- 加算(Ⅰ)の要件に加え，次の**いずれか**に適合する

  ①対象者の排せつが改善，もしくは悪化していない，②おむつ使用がなくなった，③尿道カテーテルが留置されていた者について，尿道カテーテルが抜去された

加算（Ⅲ）　**20単位/月**

・加算（Ⅰ）の要件に加え，対象者の排せつが改善，もしくは悪化していない，かつ，おむつの使用がなくなった

(45) 継続的に入所者ごとの自立支援を行った場合，**自立支援促進加算**として，1月につき**300単位**を加算します。

・自立支援に係る医学的評価を，入所時と，その後少なくとも3月に1回以上行い，LIFEへ情報提供，活用
・医師が参加し，多職種が共同して自立支援に係る支援計画を作成，実施，3月ごとに見直し

(46) **科学的介護推進体制加算**

次の区分ごとに加算します。

加算（Ⅰ）　**40単位/月**

・ADL値，栄養状態，口腔機能，認知症の状況，心身に係る基本的情報をLIFEへ提出し，必要に応じて情報を活用

加算（Ⅱ）　**60単位/月**

・加算（Ⅰ）の要件に加え，疾病，服薬の状況等の情報をLIFEへ提供，活用

(47) 事故発生防止のための指針，委員会の開催，研修，事故発生防止担当者の配置，担当者による外部研修受講など，組織的に実施する体制を備えた場合，**安全対策体制加算**として，入所初日に限り**20単位**を加算します。

(48) **高齢者施設等感染対策向上加算**

次の区分にて加算します。

加算（Ⅰ）　**10単位/月**

・感染症法第6条第17項に規定する第二種協定指定医療機関との間で，新興感染症の発生時等の対応を行う体制を確保している
・協力医療機関等との間で新興感染症以外の一般的な感染症の発生時等の対応を取り決めるとともに，感染症の発生時等に協力医療機関等と連携し適切に対応している
・診療報酬における感染対策向上加算または外来感染対策向上加算に係る届出を行った医療機関または地域の医師会が定期的に行う院内感染対策に関する研修または訓練に1年に1回以上参加している

加算（Ⅱ）　**5単位/月**

・診療報酬における感染対策向上加算に係る届出を行った医療機関から，3年に1回以上施設内で感染者が発生した場合の感染制御等に係る実地指導を受けている

(49) **新興感染症等施設療養費**

入所者等が別に厚生労働大臣が定める感染症※に感染した場合に相談対応，診療，入院調整等を行う医療機関を確保し，かつ，当該感染症に感染した入所者等に対し，適切な感染対策を行った上で，該当する介護サービスを行った場合に，1月に1回，連続する5日を限度として1日につき**240単位**を算定します。

※現時点において指定されている感染症はなし。

(50) **生産性向上推進体制加算**

次の区分にて加算します。

加算（Ⅰ）　**100単位/月**

・（Ⅱ）の要件を満たし，（Ⅱ）のデータにより業務改善の取組による成果が確認されている
・見守り機器等のテクノロジーを複数導入していること
・職員間の適切な役割分担（いわゆる介護助手の活用等）の取組等を行っている
・1年以内ごとに1回，業務改善の取組による効果を示すデータの提供（オンラインによる提出）を行う

※生産性向上に資する取組を従来より進めている施設等においては，（Ⅱ）のデータによる業務改善の取組による成果と同等以上のデータを示す等の場合には，（Ⅱ）の加算を取得せず，（Ⅰ）の加算を取得することも可能です。

加算（Ⅱ）　**10単位/月**

・利用者の安全並びに介護サービスの質の確保および職員の負担軽減に資する方策を検討するための委員会の開催や必要な安全対策を講じたうえで，生産性向上ガイドラインに基づいた改善活動を継続的に行っている
・見守り機器等のテクノロジーを1つ以上導入している
・1年以内ごとに1回，業務改善の取組による効果を示すデータの提供（オンラインによる提出）を行う

(51) **サービス提供体制強化加算**

加算（Ⅰ）　**22単位/日**

・介護福祉士80%以上もしくは勤続10年以上の介護福祉士35%以上
・提供するサービスの質の向上に資する取組み

加算（Ⅱ）　**18単位/日**

・介護福祉士60%以上

加算（Ⅲ）　**6単位/日**

・介護福祉士50%以上もしくは常勤職員75%

以上もしくは勤続7年以上の者が30%以上

⑸2 介護職員等処遇改善加算

別に厚生労働大臣が定める介護職員の処遇改善についての各要件を満たす場合，以下の区分ごとに加算します。

加算(Ⅰ)　所定単位数の**1000分の75**

・月額賃金改善要件Ⅰ，月額賃金改善要件Ⅱ，キャリアパス要件Ⅰ，キャリアパス要件Ⅱ，キャリアパス要件Ⅲ，キャリアパス要件Ⅳ，キャリアパス要件Ⅴ，職場環境等要件のすべてを満たす

※職場環境等要件は，区分ごとに2以上の取組（生産性向上は3以上）を実施し，HP掲載を通じた見える化を行う必要があります。

加算(Ⅱ)　所定単位数の**1000分の71**

・月額賃金改善要件Ⅰ，月額賃金改善要件Ⅱ，キャリアパス要件Ⅰ，キャリアパス要件Ⅱ，キャリアパス要件Ⅲ，キャリアパス要件Ⅳ，職場環境等要件のすべてを満たす

※職場環境等要件は，区分ごとに2以上の取組（生産性向上は3以上）を実施し，HP掲載を通じた見える化を行う必要があります。

加算(Ⅲ)　所定単位数の**1000分の54**

・月額賃金改善要件Ⅰ，月額賃金改善要件Ⅱ，キャリアパス要件Ⅰ，キャリアパス要件Ⅱ，キャリアパス要件Ⅲ，職場環境等要件のすべてを満たす

※職場環境等要件は，区分ごとに1以上の取組（生産性向上は2以上）を実施する必要があります。

加算(Ⅳ)　所定単位数の**1000分の44**

・月額賃金改善要件Ⅰ，月額賃金改善要件Ⅱ，キャリアパス要件Ⅰ，キャリアパス要件Ⅱ，職場環境等要件のすべてを満たす

※職場環境等要件は，区分ごとに1以上の取組（生産性向上は2以上）を実施する必要があります。

また，2024年度末（2025年3月末）までの間，経過措置区分として，2024年5月31日時点で旧3加算の全部または一部を算定している場合には，旧3加算の算定状況に応じて加算(Ⅴ)1〜14を算定できます。

※各要件はp.28⒆同加算を参照

⑸3 特別療養費

介護療養型老健において厚生労働大臣が定める**日常的な医療行為**を行った場合，特別療養費の**項目ごとに定められた単位数**を算定します。

	特別療養費項目名	所定単位数
1	感染対策指導管理	6単位/日
2	褥瘡対策指導管理	6単位/日
3	初期入所診療管理	250単位/回
4	重度療養管理	120単位/日
5	特定施設管理	250単位/日
	個室加算	300単位/日
	2人部屋加算	150単位/日
6	重症皮膚潰瘍管理指導	18単位/日
7	薬剤管理指導	350単位/回
	麻薬管理指導加算	50単位/回
8	医学情報提供	250単位
9	リハビリテーション指導管理	10単位/日
10	言語聴覚療法	180単位/回
	リハビリテーション体制強化加算	35単位/回
11	摂食機能療法	185単位/日
12	精神科作業療法	220単位/日
13	認知症老人入所精神療法	330単位/週

＊特別療養費に地域差は適用されません（1単位10.00円）。

＊各項目の具体的な内容は特定診療費（p.73）の項目と同様です。

＊特定治療として算定できない診療報酬項目は**次の表**の通りです。

特定治療として算定できない診療報酬項目

1．第7部リハビリテーションに掲げるリハビリテーションのうち次に掲げるもの

ⅰ．脳血管疾患等リハビリテーション料（言語聴覚療法に係るものに限る）
ⅱ．摂食機能療法
ⅲ．視能訓練

2．第9部処置に掲げる処置のうち次に掲げるもの

ⅰ．一般処置に掲げる処置のうち次に掲げるもの
- a　創傷処置〔6,000 cm^2以上のもの（褥瘡に係るものを除く）を除く〕
- b　熱傷処置（6,000 cm^2以上のものを除く）
- c　重度褥瘡処置
- d　長期療養患者褥瘡等処置
- e　精神病棟等長期療養患者褥瘡等処置
- f　爪甲除去（麻酔を要しないもの）
- g　穿刺排膿後薬液注入
- h　空洞切開術後ヨードホルムガーゼ処置
- i　ドレーン法（ドレナージ）
- j　頸椎，胸椎又は腰椎穿刺
- k　胸腔穿刺（洗浄，注入及び排液を含む）
- l　腹腔穿刺（人工気腹，洗浄，注入及び排液を含む）
- m　喀痰吸引
- n　干渉低周波去痰器による喀痰排出
- o　高位浣腸，高圧浣腸，洗腸
- p　摘便
- q　腰椎麻酔下直腸内異物除去
- r　腸内ガス排気処置（開腹手術後）
- s　酸素吸入
- t　突発性難聴に対する酸素療法
- u　酸素テント
- v　間歇的陽圧吸入法
- w　体外式陰圧人工呼吸器治療
- x　肛門拡張法（徒手又はブジーによるもの）
- y　非還納性ヘルニア徒手整復法
- z　痔核嵌頓整復法（脱肛を含む）

ⅱ．救急処置に掲げる処置のうち次に掲げるもの
- a　救急のための気管内挿管
- b　体表面ペーシング法又は食道ペーシング法
- c　人工呼吸
- d　非開胸的心マッサージ
- e　気管内洗浄
- f　胃洗浄

ⅲ．皮膚科処置に掲げる処置のうち次に掲げるもの
- a　皮膚科軟膏処置
- b　いぼ焼灼法
- c　イオントフォレーゼ
- d　臍肉芽腫切除術

ⅳ．泌尿器科処置に掲げる処置のうち次に掲げるもの
- a　膀胱洗浄（薬液注入を含む）
- b　後部尿道洗浄（ウルツマン）
- c　留置カテーテル設置
- d　嵌頓包茎整復法（陰茎絞扼等）

ⅴ．産婦人科処置に掲げる処置のうち次に掲げるもの
- a　腟洗浄（熱性洗浄を含む）
- b　子宮頸管内への薬物挿入法

ⅵ．眼科処置に掲げる処置のうち次に掲げるもの
- a　眼処置
- b　義眼処置
- c　睫毛抜去
- d　結膜異物除去

ⅶ．耳鼻咽喉科処置に掲げる処置のうち次に掲げるもの
- a　耳処置（点耳，耳浴，耳洗浄及び簡単な耳垢栓除去を含む）
- b　鼻処置（鼻吸引，鼻洗浄，単純鼻出血及び鼻前庭の処置を含む）
- c　口腔，咽頭処置
- d　間接喉頭鏡下喉頭処置（喉頭注入を含む）
- e　鼻出血止血法（ガーゼタンポン又はバルーンによるもの）
- f　耳垢栓塞除去（複雑なもの）
- g　ネブライザー
- h　超音波ネブライザー

ⅷ．整形外科的処置に掲げる処置（鋼線等による直達牽引を除く）

ⅸ．栄養処置に掲げる処置のうち次に掲げるもの
- a　鼻腔栄養
- b　滋養浣腸

3．第10部手術に掲げる手術のうち次に掲げるもの

ⅰ．創傷処理（長径5 cm 以上で筋肉，臓器に達するものを除く）
ⅱ．皮膚切開術（長径20 cm 未満のものに限る）
ⅲ．デブリードマン（100 cm^2未満のものに限る）
ⅳ．爪甲除去術
ⅴ．瘭疽手術
ⅵ．風棘手術
ⅶ．外耳道異物除去術（極めて複雑なものを除く）
ⅷ．咽頭異物摘出術
ⅸ．顎関節脱臼非観血的整復術
ⅹ．血管露出術

4．第11部麻酔に掲げる麻酔のうち次に掲げるもの

ⅰ．静脈麻酔，筋肉注射による全身麻酔，注腸による麻酔
ⅱ．硬膜外ブロックにおける麻酔剤の持続的注入

5．1．から4．までに掲げるリハビリテーション，処置，手術又は麻酔に最も近似するものとして医科診療報酬点数表により点数の算定される特殊なリハビリテーション，処置，手術及び麻酔

公費負担制度（介護保険優先）

制　度	法別番号	公費給付率	公費本人負担
感染症法（一般患者に対する医療）　※特別療養費のみ	10	95	なし
原爆被爆者援護法	19	100	なし
被爆体験者精神影響等調査研究事業	86	100	なし
水俣病総合対策費の国庫補助※	88	100	なし
メチル水銀の健康影響に係る調査研究事業※	88	100	なし
茨城県神栖町における有機ヒ素化合物による環境汚染及び健康被害に係る緊急措置事業要綱※	87	100	なし
石綿による健康被害の救済に関する法律※	66	100	なし
中国残留邦人等の円滑な帰国の促進及び永住帰国後の自立の支援に関する法律	25	100	本人負担あり
生活保護（介護扶助）	12	100	本人負担あり

※緊急時施設療養費のみが対象

４．介護医療院サービス

基本単位数

イ　Ⅰ型介護医療院サービス費（１日につき）

(1)　Ⅰ型介護医療院サービス費（Ⅰ）〔看護６：１（看護師２割）＋介護４：１〕（定員19人以下の併設型は看護６：１＋介護６：１）

㈠　Ⅰ型介護医療院サービス費（ⅰ）〈従来型個室〉
- a　要介護１　721単位
- b　要介護２　832単位
- c　要介護３　1,070単位
- d　要介護４　1,172単位
- e　要介護５　1,263単位

㈡　Ⅰ型介護医療院サービス費（ⅱ）〈多床室〉
- a　要介護１　833単位
- b　要介護２　943単位
- c　要介護３　1,182単位
- d　要介護４　1,283単位
- e　要介護５　1,375単位

(2)　Ⅰ型介護医療院サービス費（Ⅱ）〔看護６：１（看護師２割）＋介護４：１〕（定員19人以下の併設型は看護６：１＋介護６：１）

㈠　Ⅰ型介護医療院サービス費（ⅰ）〈従来型個室〉
- a　要介護１　711単位
- b　要介護２　820単位
- c　要介護３　1,055単位
- d　要介護４　1,155単位
- e　要介護５　1,245単位

㈡　Ⅰ型介護医療院サービス費（ⅱ）〈多床室〉
- a　要介護１　821単位
- b　要介護２　930単位
- c　要介護３　1,165単位
- d　要介護４　1,264単位
- e　要介護５　1,355単位

(3)　Ⅰ型介護医療院サービス費（Ⅲ）〔看護６：１（看護師２割）＋介護５：１〕

㈠　Ⅰ型介護医療院サービス費（ⅰ）〈従来型個室〉
- a　要介護１　694単位
- b　要介護２　804単位
- c　要介護３　1,039単位
- d　要介護４　1,138単位
- e　要介護５　1,228単位

㈡　Ⅰ型介護医療院サービス費（ⅱ）〈多床室〉
- a　要介護１　805単位
- b　要介護２　914単位
- c　要介護３　1,148単位
- d　要介護４　1,248単位
- e　要介護５　1,338単位

ロ　Ⅱ型介護医療院サービス費（１日につき）

(1)　Ⅱ型介護医療院サービス費（Ⅰ）（看護６：１＋介護４：１）（定員19人以下の併設型は看護６：１＋介護６：１）

㈠　Ⅱ型介護医療院サービス費（ⅰ）〈従来型個室〉
- a　要介護１　675単位
- b　要介護２　771単位
- c　要介護３　981単位
- d　要介護４　1,069単位
- e　要介護５　1,149単位

㈡　Ⅱ型介護医療院サービス費（ⅱ）〈多床室〉
- a　要介護１　786単位
- b　要介護２　883単位
- c　要介護３　1,092単位
- d　要介護４　1,181単位
- e　要介護５　1,261単位

(2)　Ⅱ型介護医療院サービス費（Ⅱ）（看護６：１＋介護５：１）

㈠　Ⅱ型介護医療院サービス費（ⅰ）〈従来型個室〉
- a　要介護１　659単位
- b　要介護２　755単位
- c　要介護３　963単位
- d　要介護４　1,053単位
- e　要介護５　1,133単位

㈡　Ⅱ型介護医療院サービス費（ⅱ）〈多床室〉

a　要介護1　770単位
b　要介護2　867単位
c　要介護3　1,075単位
d　要介護4　1,165単位
e　要介護5　1,245単位

(3)　Ⅱ型介護医療院サービス費(Ⅲ)（看護6：1＋介護6：1）

(一)　Ⅱ型介護医療院サービス費(ⅰ)〈従来型個室〉
a　要介護1　648単位
b　要介護2　743単位
c　要介護3　952単位
d　要介護4　1,042単位
e　要介護5　1,121単位

(二)　Ⅱ型介護医療院サービス費(ⅱ)〈多床室〉
a　要介護1　759単位
b　要介護2　855単位
c　要介護3　1,064単位
d　要介護4　1,154単位
e　要介護5　1,234単位

ハ　特別介護医療院サービス費（1日につき）

(1)　Ⅰ型特別介護医療院サービス費〔看護6：1（看護師2割）＋介護5：1〕（定員19人以下の併設型は看護6：1＋介護6：1）

(一)　Ⅰ型特別介護医療院サービス費(ⅰ)〈従来型個室〉
a　要介護1　661単位
b　要介護2　763単位
c　要介護3　988単位
d　要介護4　1,081単位
e　要介護5　1,168単位

(二)　Ⅰ型特別介護医療院サービス費(ⅱ)〈多床室〉
a　要介護1　764単位
b　要介護2　869単位
c　要介護3　1,091単位
d　要介護4　1,186単位
e　要介護5　1,271単位

(2)　Ⅱ型特別介護医療院サービス費（看護6：1＋介護6：1）

(一)　Ⅱ型特別介護医療院サービス費(ⅰ)〈従来型個室〉
a　要介護1　614単位
b　要介護2　707単位
c　要介護3　905単位
d　要介護4　991単位
e　要介護5　1,066単位

(二)　Ⅱ型特別介護医療院サービス費(ⅱ)〈多床室〉
a　要介護1　721単位
b　要介護2　814単位
c　要介護3　1,012単位
d　要介護4　1,096単位
e　要介護5　1,172単位

ニ　ユニット型Ⅰ型介護医療院サービス費（1日につき）

〔看護6：1（看護師2割）＋介護4：1〕（定員19人以下の併設型は看護6：1＋介護6：1）

(1)　ユニット型Ⅰ型介護医療院サービス費(Ⅰ)

(一)　ユニット型Ⅰ型介護医療院サービス費〈ユニット型個室〉
a　要介護1　850単位
b　要介護2　960単位
c　要介護3　1,199単位
d　要介護4　1,300単位
e　要介護5　1,392単位

(二)　経過的ユニット型Ⅰ型介護医療院サービス費〈ユニット型個室的多床室〉
a　要介護1　850単位
b　要介護2　960単位
c　要介護3　1,199単位
d　要介護4　1,300単位
e　要介護5　1,392単位

(2)　ユニット型Ⅰ型介護医療院サービス費(Ⅱ)

(一)　ユニット型Ⅰ型介護医療院サービス費〈ユニット型個室〉
a　要介護1　840単位
b　要介護2　948単位
c　要介護3　1,184単位
d　要介護4　1,283単位
e　要介護5　1,374単位

(二)　経過的ユニット型Ⅰ型介護医療院サービス費〈ユニット型個室的多床室〉
a　要介護1　840単位
b　要介護2　948単位
c　要介護3　1,184単位
d　要介護4　1,283単位
e　要介護5　1,374単位

ホ　ユニット型Ⅱ型介護医療院サービス費（1日につき）

（看護6：1＋介護4：1）（定員19人以下の併設型は看護6：1＋介護6：1）

(1)　ユニット型Ⅱ型介護医療院サービス費〈ユニット型個室〉
(一)　要介護1　849単位
(二)　要介護2　951単位
(三)　要介護3　1,173単位
(四)　要介護4　1,267単位
(五)　要介護5　1,353単位

(2)　経過的ユニット型Ⅱ型介護医療院サービス費〈ユニット型個室的多床室〉
(一)　要介護1　849単位
(二)　要介護2　951単位
(三)　要介護3　1,173単位
(四)　要介護4　1,267単位
(五)　要介護5　1,353単位

ヘ　ユニット型特別介護医療院サービス費（1日につき）

(1)　ユニット型Ⅰ型特別介護医療院サービス費〔看護6：1（看護師2割）＋介護4：1〕（定員19人以下の併設型は看護6：1＋介護6：1）

(一)　ユニット型Ⅰ型特別介護医療院サービス費〈ユニット型個室〉
a　要介護1　798単位
b　要介護2　901単位
c　要介護3　1,126単位
d　要介護4　1,220単位
e　要介護5　1,304単位

(二)　経過的ユニット型Ⅰ型特別介護医療院サービス費〈ユニット型個室的多床室〉
a　要介護1　798単位
b　要介護2　901単位
c　要介護3　1,126単位
d　要介護4　1,220単位
e　要介護5　1,304単位

(2)　ユニット型Ⅱ型特別介護医療院サービス費〔看護6：1（看護師2割）＋介護4：1〕（定員19人以下の併設型は看護6：1＋介護6：1）

(一)　ユニット型Ⅱ型特別介護医療院サービス費〈ユニット型個室〉
a　要介護1　808単位

b　要介護2　904単位
c　要介護3　1,114単位
d　要介護4　1,205単位
e　要介護5　1,284単位

㈡　経過的ユニット型Ⅱ型特別介護医療院サービス費〈ユニット型個室的多床室〉

a　要介護1　808単位
b　要介護2　904単位
c　要介護3　1,114単位
d　要介護4　1,205単位
e　要介護5　1,284単位

加算・減算

◆ユニットケア体制未整備減算　所定単位数×97/100

◆身体拘束廃止未実施減算　▲所定単位数×10/100単位/日

◆安全管理体制未実施減算　▲5単位/日

◆高齢者虐待防止措置未実施減算　所定単位数×99/100

◆業務継続計画未策定減算　所定単位数×97/100

◆栄養管理基準を満たさない場合の減算　▲14単位/日

◆療養環境減算

療養環境減算(Ⅰ)　▲25単位/日
療養環境減算(Ⅱ)　▲25単位/日

◆夜間勤務等看護加算

夜間勤務等看護(Ⅰ)　23単位/日
夜間勤務等看護(Ⅱ)　14単位/日
夜間勤務等看護(Ⅲ)　14単位/日
夜間勤務等看護(Ⅳ)　7単位/日

◆若年性認知症患者受入加算　120単位/日

◆外泊時費用　362単位/日

◆初期加算　30単位/日

◆退所時栄養情報連携加算　70単位/月

◆再入所時栄養連携加算　200単位/回

◆退所時等指導加算

退所前訪問指導加算　460単位/回
退所後訪問指導加算　460単位/回
退所時指導加算　400単位/回
退所時情報提供加算(Ⅰ)　500単位/回
退所時情報提供加算(Ⅱ)　250単位/回
退所前連携加算　500単位/回

◆訪問看護指示加算　300単位/回

◆協力医療機関連携加算

⑴協力医療機関の要件①～③を満たす場合
100単位/月（2024年度）
50単位/月（2025年度～）
⑵それ以外の場合　5単位/月

◆栄養マネジメント強化加算　11単位/日

◆経口移行加算　28単位/日

◆経口維持加算

経口維持加算(Ⅰ)　400単位/月
経口維持加算(Ⅱ)　100単位/月

◆口腔衛生管理加算

口腔衛生管理加算(Ⅰ)　90単位/月
口腔衛生管理加算(Ⅱ)　110単位/月

◆療養食加算（1日3回まで）　6単位/回

◆在宅復帰支援機能加算　10単位/日

◆認知症専門ケア加算

認知症専門ケア加算(Ⅰ)　3単位/日
認知症専門ケア加算(Ⅱ)　4単位/日

◆認知症チームケア推進加算

認知症チームケア推進加算(Ⅰ)　150単位/月
認知症チームケア推進加算(Ⅱ)　120単位/月

◆認知症行動・心理症状緊急対応加算　200単位/日

◆重度認知症疾患療養体制加算

重度認知症疾患療養体制加算(Ⅰ)
要介護1・2　140単位/日
要介護3～5　40単位/日
重度認知症疾患療養体制加算(Ⅱ)
要介護1・2　200単位/日
要介護3～5　100単位/日

◆排せつ支援加算

排せつ支援加算(Ⅰ)　10単位/月
排せつ支援加算(Ⅱ)　15単位/月
排せつ支援加算(Ⅲ)　20単位/月

◆自立支援促進加算　280単位/月

◆科学的介護推進体制加算

科学的介護推進体制加算(Ⅰ)　40単位/月
科学的介護推進体制加算(Ⅱ)　60単位/月

◆安全対策体制加算　20単位/日

◆高齢者施設等感染対策向上加算

高齢者施設等感染対策向上加算(Ⅰ)　10単位/月
高齢者施設等感染対策向上加算(Ⅱ)　5単位/月

◆新興感染症等施設療養費　240単位/日

◆生産性向上推進体制加算

生産性向上推進体制加算(Ⅰ)　100単位/月
生産性向上推進体制加算(Ⅱ)　10単位/月

◆サービス提供体制強化加算

サービス提供体制強化加算(Ⅰ)　22単位/日
サービス提供体制強化加算(Ⅱ)　18単位/日
サービス提供体制強化加算(Ⅲ)　6単位/日

◆介護職員処遇改善加算

(Ⅰ)　所定単位数×51/1000
(Ⅱ)　所定単位数×47/1000
(Ⅲ)　所定単位数×36/1000
(Ⅳ)　所定単位数×29/1000
(Ⅴ)1　所定単位数×46/1000
(Ⅴ)2　所定単位数×44/1000
(Ⅴ)3　所定単位数×42/1000
(Ⅴ)4　所定単位数×40/1000
(Ⅴ)5　所定単位数×39/1000
(Ⅴ)6　所定単位数×35/1000
(Ⅴ)7　所定単位数×35/1000
(Ⅴ)8　所定単位数×31/1000
(Ⅴ)9　所定単位数×31/1000
(Ⅴ)10　所定単位数×30/1000
(Ⅴ)11　所定単位数×24/1000
(Ⅴ)12　所定単位数×26/1000
(Ⅴ)13　所定単位数×20/1000
(Ⅴ)14　所定単位数×15/1000

個別評価

◆特別診療費　別に定める単位数に10円を乗じて得た額

◆緊急時施設診療費

緊急時治療管理　518単位/日
特定治療　医科診療報酬点数に10円を乗じて得た額

算定・請求上の留意事項

基本単位数

⑴　基本サービス費にかかる医療処置・重度者要件は以下の通りです。

【Ⅰ型】

・前3月における重篤な身体疾患がある者および身体合併症を有する認知症高齢者が50%以上

・喀痰吸引，経管栄養，インスリン注射の実施者が50％以上〔サービス費(Ⅱ)(Ⅲ)では30％以上〕
・次のいずれにも該当する者が10％以上（同５％以上）
◎医師が回復の見込みがないと診断した者
◎ターミナルケア計画が作成されている者
◎医師，看護職員，介護職員等の共同で本人・家族の同意を得てターミナルケアが行われている者
◎ターミナル計画，ケア実施について，本人等との話合いをもとに他の関係者と連携，対応が行われていること
・生活機能維持改善のリハビリテーションの実施
・地域に貢献する活動の実施

【Ⅱ型】

・次のいずれかに該当すること
◎著しい精神症状，周辺症状もしくは重篤な身体疾患がみられ専門医療を要する認知症高齢者が20％以上
◎喀痰吸引，経管栄養の実施者が15％以上
◎著しい精神症状，周辺症状もしくは重篤な身体疾患または，日常生活に支障をきたすような症状・行動や意思疎通の困難さが頻繁にみられ専門医療を要する認知症高齢者が25％以上
・本人等との話合いをもとに他の関係者と連携のうえ，ターミナルケアを行う体制があること

(2) 居室の区分形態は以下の通りです。

従来型共通
機能訓練室：40 m^2以上
食堂：１人あたり１ m^2以上
廊下幅：1.8 m 以上，中廊下は2.7 m 以上（転換の場合，1.2 m 以上，同1.6 m 以上）
浴室：身体の不自由な者が入浴するのに適したもの
※食堂，浴室はユニット型を除く

ユニット型
上記に加え
・共同生活室の設置
・療養室を共同生活室に近接して一体的に設置(ユニットを単位として構成)
・１ユニット定員は概ね10人，ただし，支障がない場合は15人まで
・ブザーまたはこれに代わる設備を設けること

個室（従来型，ユニット型共通）
療養室：定員１人，ただし必要に応じて２人可
床面積：10.65 m^2以上（転換の場合，大規模改修まで6.4 m^2以上可），定員２人の場合は21.3 m^2以上

多床室（従来型，ユニット型共通）
療養室：１室あたり定員４人以下
床面積：１人あたり8.0 m^2以上（転換の場合，大規模改修まで6.4 m^2以上可）

(3) 夜勤職員（看護・介護職員）が30：１以上（最低２名，うち１人は看護職）の基準を満たさない場合は，１日につき**25単位**を減算します。

(4) 医師，薬剤師，看護職員，介護職員，介護支援専門員の員数が基準に満たない場合，**100分の70**で算定します。
看護師が正看比率20％未満の場合，Ⅰ型(Ⅲ)，Ⅰ型特別・ユニット型Ⅰ型(Ⅱ)・ユニット型Ⅰ型特別の**100分の90**で算定します。

(5) 入院定員超過の場合は，所定単位数の**100分の70**で算定します。

(6) ユニット型施設の職員配置について別に厚生労働大臣が定める基準を満たさない場合は，所定単位数の**100分の97**で算定します。

★別に厚生労働大臣が定める基準
・日中においては１ユニットごとに常時１人以上の介護職員または看護職員を置く
・ユニットごとに常勤のユニットリーダーが配置されている

(7) 居宅への**外泊**の場合，月に６日を限度に施設サービス費に代えて，１日につき**362単位**を算定（外泊の初日・最終日は算定せず，通常のサービス費を算定）します。
＊外泊が月をまたがる場合，最大で連続12日まで算定できます。
＊外泊期間中，入所者の同意があれば，空きベッドを短期入所療養介護として利用可能。その場合は，外泊時費用は算定できません。

(8) 入所者について**試行的に退院**させ，施設従業者が居宅サービスを提供する場合は，月に６日を限度に施設サービス費に代えて，１日につき**800単位**を算定します。
＊外泊時費用と併算定はできません。

(9) 専門的な診療のため，**他の医療機関を受診**する場合，月に４日を限度に施設サービス費に代えて，１日につき**362単位**を算定します。

(10) **2005年10月より継続して従来型個室に入所**する場合は，従来型個室に入所していても，それぞれの対応するサービス費の**多床室**の所定単位数を算定します。

(11) **感染症**等により，また，**著しい精神症状**等により同室利用者に重大な影響を及ぼすおそれがあり，従来型個室の利用の必要があると医師が判断した場合は，従来型個室に入所していても，

それぞれの対応するサービス費の**多床室**の所定単位数を算定します。

加算・減算

(12) 入所者に対する身体拘束等について，別に厚生労働大臣が定める基準を満たさない場合は，**身体拘束廃止未実施減算**として，１日につき所定単位数の**100分の10**を減算します。

★**別に厚生労働大臣が定める基準**
- やむを得ず身体拘束する場合には理由の記録
- 身体拘束対策委員会を３月に１回以上（ICT活用可）および結果の職員周知徹底
- 身体的拘束等の適正化のための指針，研修，自己評価および改善

(13) 事故の再発防止のため別に厚生労働大臣が定める基準を満たさない場合は，**安全管理体制未実施減算**として，１日につき**５単位**を減算します。

★**別に厚生労働大臣が定める基準**
- 事故発生時の速やかな市町村，入院患者の家族等への連絡と必要な措置
- 事故により損害賠償が必要な場合は速やかに行う

(14) 高齢者への虐待の発生またはその再発を防止するための以下の措置が講じられていない場合は所定単位数の**100分の99**で算定します。
- 虐待防止のための対策を検討する委員会（テレビ電話装置等の活用可能）を定期的に開催し，その結果を従業者に周知し徹底を図る
- 虐待防止のための指針を整備する
- 従業者へ虐待防止のための研修を定期的に実施する
- 上記措置を適切に実施するための担当者を置く

(15) **業務継続計画**に関して，以下の基準に適合していない場合は所定単位数の**100分の97**で算定します。
- 感染症や非常災害の発生時において，サービス提供の継続的な実施および非常時の体制で早期の業務再開を図るための計画（業務継続計画）を策定する
- 業務継続計画に従い必要な措置を講ずる

※経過措置期間として，2025年３月31日までの間は減算が適用されません。

(16) 入所者の栄養状態の維持，改善のため栄養士，管理栄養士の配置，計画的な栄養管理がされない場合は，１日につき**14単位**を減算します。

(17) 療養環境の基準を満たさない場合，**療養環境減算**として，以下の区分で減算します。

減算（Ⅰ）　廊下幅を満たさない場合 **▲25単位/日**

減算（Ⅱ）　療養室面積を満たさない場合 **▲25単位/日**

(18) 室料相当額控除について2025年８月以降，次に掲げる要件に該当する場合，多床室の利用者に係る介護保健施設サービス費について，室料相当額を控除することになります。

①当該介護老人保健施設の療養室に係る床面積の合計を入所定員で除した数が８以上

②2025年８月～2027年７月は，2024年度において，介護保健施設サービス費（Ⅱ），介護保健施設サービス費（Ⅲ）または介護保健施設サービス費（Ⅳ）を算定した月が，介護保健施設サービス費（Ⅰ）を算定した月より多い（７カ月以上）

※2027年８月以降は，算定日が属する計画期間の前の計画期間（算定日が計画期間の開始後４月以内の日である場合は，前の計画期間の前の計画期間）の最終年度において，介護保健施設サービス費（Ⅱ），介護保健施設サービス費（Ⅲ）または介護保健施設サービス費（Ⅳ）を算定した月が，介護保健施設サービス費（Ⅰ）を算定した月より多い

(19) **夜間勤務等看護**

看護職員等の夜間勤務について，以下の区分で加算します（病院のみ）。

看護（Ⅰ）　23単位/日
- 看護職員15：１以上（最低２以上），１人あたり月平均時間数72時間以下

看護（Ⅱ）　14単位/日
- 看護職員20：１以上（最低２以上），１人あたり月平均時間数72時間以下

看護（Ⅲ）　14単位/日
- 看護・介護職員15：１以上（最低２以上，うち看護職員１以上），１人あたり月平均時間数72時間以下

看護（Ⅳ）　７単位/日
- 看護・介護職員20：１以上（最低２以上，うち看護職員１以上），１人あたり月平均時間数72時間以下

(20) 満40～64歳の若年性認知症の患者を受け入れ，本人・家族の希望を踏まえたサービスを行った場合，**若年性認知症患者受入加算**として，１日につき**120単位**を加算します。

＊認知症行動・心理症状緊急対応加算を算定している場合は算定できません。

(21) 入所日から起算して30日以内の期間について，**初期加算**として１日に**30単位**を加算します。

＊同一施設に過去３月（認知症高齢者の日常生活自立度Ⅲ以上の場合は１月）入所していないことが必要です。

＊同一施設の短期入所サービスから引き続いて入所した場合は，短期入所の利用日数を30日から引いた日数を限度に算定します。

(22)　厚生労働大臣が定める特別食※を必要とする入所者又は低栄養状態にあると医師が判断した入所者に対して，管理栄養士が退所先の医療機関等へ当該者の栄養管理に関する情報を提供した場合，**退所時栄養情報連携加算**として，１月につき１回を限度に**70単位**を加算します。

※疾病治療の直接手段として，医師の発行する食事箋に基づき提供された適切な栄養量および内容を有する腎臓病食，肝臓病食，糖尿病食，胃潰瘍食，貧血食，膵臓病食，脂質異常症食，痛風食，嚥下困難者のための流動食，経管栄養のための濃厚流動食および特別な場合の検査食（単なる流動食および軟食を除く）

(23)　退所後，再入所者であって特別食等を必要とする者について，入院期間の管理栄養士と連携して，改めて栄養ケア計画を作成した場合，**再入所時栄養連携加算**として，１回を限度に**200単位**を加算します。

＊栄養管理の基準を満たさない減算を行っている場合は算定できません。

(24)　**退所時・退所前後の入所者に対して居宅サービス等利用に関する指導**を行った場合，以下の区分に応じて加算します。

・退所後のサービス利用等に関して，退所に先立って居宅に訪問し家族等に対して指導を行った場合に，**退所前訪問指導加算**として，入所中１回**460単位**を加算します。

・退所後30日以内に居宅に訪問し，同様の指導を行った場合，**退所後訪問指導加算**として，退所後１回**460単位**を加算します。

・退所時に，本人・家族に対して療養上の指導を行った場合，**退所時指導加算**として**400単位**を加算します。

・退所後の主治医に診療状況に関する情報提供を行った場合，**退所時情報提供加算**として加算(Ⅰ)**500単位**，加算(Ⅱ)**250単位**を加算します。

・退所に先立って，利用予定の居宅介護支援事業所に対して情報提供・調整を行った場合に，**退所前連携加算**として**500単位**を加算します。

・退所後に訪問看護サービス等の必要があると判断し，訪問看護ステーションに指示書を交付した場合，入所者１人１回に限り，**訪問看護指示加算**として**300単位**を加算します。

(25)　**協力医療機関連携加算**

協力医療機関との間で，入所者等の同意を得て，当該入所者等の病歴等の情報を共有する会議を定期的に開催している場合，協力医療機関の要件によって以下の区分ごとに算定します。

(1)　協力医療機関が下記要件の①，②を満たす場合　**100単位/月**（2024年度）
50単位/月（2025年度～）

(2)　それ以外の場合　**5単位/月**

協力医療機関の要件

①　入所者等の病状が急変した場合等において，医師又は看護職員が相談対応を行う体制を常時確保している

②　高齢者施設等からの診療の求めがあった場合において，診療を行う体制を常時確保している

③　入所者等の病状が急変した場合等において，入院を要すると認められた入所者等の入院を原則として受け入れる体制を確保している

(26)　別に厚生労働大臣が定める基準に従って，入所者ごとの継続的な栄養管理を強化した場合，**栄養マネジメント強化加算**として，１日につき**11単位**を加算します。

＊栄養管理の基準を満たさない減算がある場合は算定できません。

★別に厚生労働大臣が定める基準

・管理栄養士50：１以上配置（給食管理する常勤栄養士１以上の場合は70：１以上）
・低栄養状態の入所者の栄養ケア計画を多職種で共同して作成，実施，調整
・低栄養状態ではない入所者の食事の観察，必要に応じての対応
・栄養状態等のLIFEへの情報提供，活用

(27)　**経管により食事摂取**している入所者に対して，医師，管理栄養士等による経口による食事摂取に向けた計画作成，管理栄養士等の栄養管理，言語聴覚士等の支援を行った場合に，**経口移行加算**として，180日を限度に，１日につき**28単位**を加算します。

＊180日を超えても特別な管理を必要とする場合は算定可能です。

(28)　**経口維持加算**

現在，経口摂取している入所者に対して，経口による継続的な食事摂取に向けた栄養管理を行った場合に，１月につき，以下の区分ごとに加算します。

加算(Ⅰ)　**400単位/月**

・医師，管理栄養士等による観察・会議・計画作成

・管理栄養士等による栄養管理

加算(Ⅱ)　100単位/月

・経口維持加算(Ⅰ)を算定

・協力歯科医療機関を設定

・観察・会議に医師（配置医師を除く），歯科医師，歯科衛生士，言語聴覚士の参加

＊経口移行加算を算定している場合，栄養管理の基準を満たさない減算がある場合は算定できません。

(29)　**口腔衛生管理加算**

入所者に対して，歯科衛生士が口腔衛生の管理を行った場合，次の区分ごとに加算します。

加算(Ⅰ)　90単位/月

・歯科医師または歯科衛生士の指導に基づき，口腔衛生等の管理計画の作成

・歯科衛生士による月2回以上の口腔管理の実施

・歯科衛生士が介護職員へ口腔衛生の技術的助言，指導，また，相談への対応

加算(Ⅱ)　110単位/月

・加算(Ⅰ)に加え，口腔衛生等管理のLIFEへの情報提供，活用

(30)　管理栄養士・栄養士の管理のもとで，以下の療養食が提供された場合，**療養食加算**として，1日につき3回を限度に**6単位**を加算します。

＊療養食は，疾病治療の直接手段として医師の発行する食事せんに基づいて提供される，利用者の年齢や病状等に対応した栄養量・内容を有する以下の治療食および特別な検査食をいいます。
療養食：糖尿病食，腎臓病食，肝臓病食，胃潰瘍食，貧血食，膵臓病食，脂質異常症食，痛風食

＊経口移行加算または経口維持加算との併算定ができます。

(31)　入所1月超の入所者に対して，在宅復帰に向けて次の要件を満たす場合，**在宅復帰支援機能加算**として，1日につき**10単位**を加算します。

・前6月の退所者のうち在宅で介護を受けることになった者が30%以上

・退所後30日以内に居宅への訪問，または，介護支援専門員からの情報提供によって在宅生活1月以上の継続見込みの確認，記録

・退所にあたって，入所者，家族との連絡調整

・退所にあたって，利用予定の居宅介護支援事業者への情報提供と居宅サービス等の調整

(32)　**認知症専門ケア加算**

次の区分にて算定します。

加算(Ⅰ)　3単位/日

・認知症高齢者の日常生活自立度Ⅲ以上の者が利用者の100分の50以上

・認知症介護実践リーダー研修修了者等を認知症高齢者の日常生活自立度Ⅲ以上の者が20名未満は1名，20名以上は10名増えるごとに1名ずつ増員して配置し，専門的な認知症ケアを実施

・認知症ケアの留意事項の伝達や技術指導に係る会議を定期的に開催（テレビ電話装置等のICT活用可）

加算(Ⅱ)　4単位/日

・認知症専門ケア加算(Ⅰ)の要件を満たす

・認知症介護指導者養成研修修了者等を1名以上配置し，事業所全体の認知症ケアの指導等を実施

・介護，看護職員ごとの認知症ケアに関する研修の計画，実施（予定を含む）

(33)　**認知症チームケア推進加算**

次の区分にて加算します。

加算(Ⅰ)　150単位/月

(1)　事業所または施設における利用者または入所者の総数のうち，周囲の者による日常生活に対する注意を必要とする認知症の者の占める割合が2分の1以上である

(2)　認知症の行動・心理症状の予防及び出現時の早期対応（以下「予防等」という）に資する認知症介護の指導に係る専門的な研修を修了している者または認知症介護に係る専門的な研修及び認知症の行動・心理症状の予防等に資するケアプログラムを含んだ研修を修了した者を1名以上配置し，かつ，複数人の介護職員から成る認知症の行動・心理症状に対応するチームを組んでいる

(3)　対象者に対し，個別に認知症の行動・心理症状の評価を計画的に行い，その評価に基づく値を測定し，認知症の行動・心理症状の予防等に資するチームケアを実施している

(4)　認知症の行動・心理症状の予防等に資する認知症ケアについて，カンファレンスの開催，計画の作成，認知症の行動・心理症状の有無および程度についての定期的な評価，ケアの振り返り，計画の見直し等を行っている

加算(Ⅱ)　120単位/月

・(Ⅰ)の(1)，(3)及び(4)に掲げる基準に適合する

・認知症の行動・心理症状の予防等に資する

認知症介護に係る専門的な研修を修了している者を1名以上配置し，かつ，複数人の介護職員から成る認知症の行動・心理症状に対応するチームを組んでいる

※認知症専門ケア加算（Ⅰ）または（Ⅱ）を算定している場合においては算定できません。

(34) 認知症の行動・心理症状によって緊急入所が適当と判断された入所者を入所させた場合，**認知症行動・心理症状緊急対応加算**として，入所日から7日を限度に1日につき**200単位**を加算します。

(35) **重度認知症疾患療養体制加算**

別に厚生労働大臣が定める重度の認知症利用者に対応する体制にある場合，1日につき，以下の区分で加算します。

加算（Ⅰ）　要介護1・2の場合　**140単位/日**
　要介護3～5の場合　**40単位/日**

・看護職員を常勤換算で4：1以上配置，ただし，次の計算式による数値の範囲内で介護職員に代替することができる。（入所者数÷4）－（入所者数÷6）の範囲内
・専任の精神保健福祉士，および理学療法士・作業療法士・言語聴覚士をそれぞれ1以上配置
・入所者がすべて認知症であり，日常生活に支障をきたすおそれがあるため介護を要する認知症高齢者が1/2以上
・近隣の精神科病院との連携，週4回以上の診療体制
・身体拘束廃止未実施減算を算定していない

加算（Ⅱ）　要介護1・2の場合　**200単位/日**
　要介護3～5の場合　**100単位/日**

・看護職員を常勤換算で4：1以上配置
・専任の精神保健福祉士，および作業療法士がそれぞれ1以上配置
・60 m^2以上の生活機能回復訓練室
・入所者がすべて認知症であり，日常生活に支障をきたすおそれがあるため介護を要する認知症高齢者が1/2以上
・近隣の精神科病院との連携，週4回以上の診療体制
・身体拘束廃止未実施減算を算定していない

(36) **排せつ支援加算**

継続的に入所者ごとの排せつに係る支援を行った場合，1月につき，次の区分ごとに加算します。

加算（Ⅰ）　**10単位/月**

・介護状態見込みについて，入所時と，その後3月に1回以上，医師等が評価しLIFEへ情報提供，活用
・多職種が共同して排せつに係る支援計画を作成，実施，3月ごとに見直し

加算（Ⅱ）　**15単位/月**

・加算（Ⅰ）の要件に加え，次の**いずれか**に適合する
①対象者の排せつが改善，もしくは悪化していない，②おむつ使用がなくなった，③尿道カテーテルが留置されていた者について，尿道カテーテルが抜去された

加算（Ⅲ）　**20単位/月**

・加算（Ⅰ）の要件に加え，対象者の排せつが改善，もしくは悪化していない，かつ，おむつの使用がなくなった

(37) 継続的に入所者ごとの自立支援を行った場合，**自立支援促進加算**として，1月につき**280単位**を加算します。

・自立支援に係る医学的評価を，入所時と，その後少なくとも3月に1回以上行い，LIFEへ情報提供，活用
・医師が参加し，多職種が共同して自立支援に係る支援計画を作成，実施，3月ごとに見直し

(38) **科学的介護推進体制加算**

次の区分ごとに加算します。

加算（Ⅰ）　**40単位/月**

・ADL値，栄養状態，口腔機能，認知症の状況，心身に係る基本的情報をLIFEへ提出し，必要に応じて情報を活用

加算（Ⅱ）　**60単位/月**

・加算（Ⅰ）の要件に加え，疾病，服薬の状況等の情報をLIFEへ提供，活用

(39) 事故発生防止のための指針，委員会の開催，研修，事故発生防止担当者の配置，担当者による外部研修受講など，組織的に実施する体制を備えた場合，**安全対策体制加算**として，入所初日に限り**20単位**を加算します。

(40) **高齢者施設等感染対策向上加算**

次の区分にて加算します。

加算（Ⅰ）　**10単位/月**

・感染症法第6条第17項に規定する第二種協定指定医療機関との間で，新興感染症の発生時等の対応を行う体制を確保している
・協力医療機関等との間で新興感染症以外の一般的な感染症の発生時等の対応を取り決めるとともに，感染症の発生時等に協力医療機関等と連携し適切に対応している

・診療報酬における感染対策向上加算又は外来感染対策向上加算に係る届出を行った医療機関又は地域の医師会が定期的に行う院内感染対策に関する研修又は訓練に１年に１回以上参加している

加算(Ⅱ)　**5単位/月**

・診療報酬における感染対策向上加算に係る届出を行った医療機関から，３年に１回以上施設内で感染者が発生した場合の感染制御等に係る実地指導を受けている

⑷1 新興感染症等施設療養費

入所者等が別に厚生労働大臣が定める感染症※に感染した場合に相談対応，診療，入院調整等を行う医療機関を確保し，かつ，当該感染症に感染した入所者等に対し，適切な感染対策を行った上で，該当する介護サービスを行った場合に，１月に１回，連続する５日を限度として１日につき**240単位**を算定します。

※現時点において指定されている感染症はなし。

⑷2 生産性向上推進体制加算

次の区分にて加算します。

加算(Ⅰ)　**100単位/月**

・(Ⅱ)の要件を満たし，(Ⅱ)のデータにより業務改善の取組による成果が確認されている
・見守り機器等のテクノロジーを複数導入している
・職員間の適切な役割分担（いわゆる介護助手の活用等）の取組等を行っている
・１年以内ごとに１回，業務改善の取組による効果を示すデータの提供（オンラインによる提出）を行う

※生産性向上に資する取組を従来より進めている施設等においては，(Ⅱ)のデータによる業務改善の取組による成果と同等以上のデータを示す等の場合には，(Ⅱ)の加算を取得せず，(Ⅰ)の加算を取得することも可能です。

加算(Ⅱ)　**10単位/月**

・利用者の安全並びに介護サービスの質の確保及び職員の負担軽減に資する方策を検討するための委員会の開催や必要な安全対策を講じた上で，生産性向上ガイドラインに基づいた改善活動を継続的に行っている
・見守り機器等のテクノロジーを１つ以上導入している
・１年以内ごとに１回，業務改善の取組による効果を示すデータの提供（オンラインによる提出）を行う

⑷3 サービス提供体制強化加算

加算(Ⅰ)　**22単位/日**

・介護福祉士80%以上もしくは勤続10年以上の介護福祉士35%以上
・提供するサービスの質の向上に資する取組み

加算(Ⅱ)　**18単位/日**

・介護福祉士60%以上

加算(Ⅲ)　**6単位/日**

・介護福祉士50%以上もしくは常勤職員75%以上もしくは勤続７年以上の者が30%以上

⑷4 介護職員等処遇改善加算

別に厚生労働大臣が定める介護職員の処遇改善についての各要件を満たす場合，以下の区分ごとに加算します。

加算(Ⅰ)　所定単位数の**1000分の51**

・月額賃金改善要件Ⅰ，月額賃金改善要件Ⅱ，キャリアパス要件Ⅰ，キャリアパス要件Ⅱ，キャリアパス要件Ⅲ，キャリアパス要件Ⅳ，キャリアパス要件Ⅴ，職場環境等要件のすべてを満たす

※職場環境等要件は，区分ごとに２以上の取組（生産性向上は３以上）を実施し，HP 掲載を通じた見える化を行う必要があります。

加算(Ⅱ)　所定単位数の**1000分の47**

・月額賃金改善要件Ⅰ，月額賃金改善要件Ⅱ，キャリアパス要件Ⅰ，キャリアパス要件Ⅱ，キャリアパス要件Ⅲ，キャリアパス要件Ⅳ，職場環境等要件のすべてを満たす

※職場環境等要件は，区分ごとに２以上の取組（生産性向上は３以上）を実施し，HP 掲載を通じた見える化を行う必要があります。

加算(Ⅲ)　所定単位数の**1000分の36**

・月額賃金改善要件Ⅰ，月額賃金改善要件Ⅱ，キャリアパス要件Ⅰ，キャリアパス要件Ⅱ，キャリアパス要件Ⅲ，職場環境等要件のすべてを満たす

※職場環境等要件は，区分ごとに１以上の取組（生産性向上は２以上）を実施する必要があります。

加算(Ⅳ)　所定単位数の**1000分の29**

・月額賃金改善要件Ⅰ，月額賃金改善要件Ⅱ，キャリアパス要件Ⅰ，キャリアパス要件Ⅱ，職場環境等要件のすべてを満たす

※職場環境等要件は，区分ごとに１以上の取組（生産性向上は２以上）を実施する必要があります。

また，2024年度末（2025年３月末）までの間，

経過措置区分として，2024年５月31日時点で旧３加算の全部または一部を算定している場合には，旧３加算の算定状況に応じて加算（Ⅴ）１～14を算定できます。

※各要件は p. 28⒆同加算を参照

⒇ **理学療法，作業療法及び言語聴覚療法に係る加算**

理学療法 注６，作業療法 注６，言語聴覚療法 注４　33単位/月

・関係職種等が協働し，リハビリテーション実施計画を入所者又はその家族に説明し，継続的にリハビリテーションの質を管理
・入所者ごとのリハビリテーション実施計画書の内容を LIFE へ情報提出，活用

理学療法 注７，作業療法 注７，言語聴覚療法 注５　20単位/月

・理学療法 注６，作業療法 注６，言語聴覚療法 注４を算定
・口腔衛生管理加算（Ⅱ）および栄養マネジメント強化加算を算定
・関係職種間で，入所者のリハビリテーション計画・口腔状態・栄養状態に関する情報を共有し，リハビリテーション計画見直しを行った場合は，見直し内容の共有

その他

(46) 特別介護医療院サービス費を算定している場合，次の加算は加算できません。
再入所時栄養連携加算，退所時指導等加算，経口移行加算，経口維持加算，口腔衛生管理加算，在宅復帰支援機能加算，特別診療費，排せつ支援加算，自立支援促進加算，科学的介護推進体制加算，長期療養生活移行加算，安全対策体制加算

(47) **特別診療費**

利用者に指導管理やリハビリテーションなどの**日常的に必要な医療行為を**行った場合は，特別診療費の項目ごとに定められた単位数を算定します。

＊特別診療費に地域差は適用されません（１単位10.00円）

(48) **緊急時施設診療費**

緊急時治療管理

病状が重篤になり救命救急医療を要する利用者に，緊急に投薬・検査・注射・処置等を行った場合，緊急時治療管理として，１日につき**518単位**（月１回，連続３日限度）を算定します。

特定治療

緊急やむを得ない事情で，医学的リハビリテーション，処置，手術，麻酔，放射線治療を行った場合，特定治療として，**診療報酬点数に10円を乗じた額**を算定します。

＊緊急時施設診療費のうち，特定治療に地域差は適用されません（１単位10.00円）。

公費負担制度（介護保険優先）

制　度	法別番号	公費給付率	公費本人負担
感染症法（一般患者に対する医療）※特別診療費のみ	10	95	なし
障害者自立支援法（更生医療）※医療機関のみ	15	100	本人負担あり
原爆被爆者援護法	19	100	なし
難病法（特定医療）	54	100	本人負担あり
被爆体験者精神影響等調査研究事業	86	100	なし
特定疾患治療研究事業	51	100	なし
先天性血液凝固因子障害等治療研究事業	51	100	なし
茨城県神栖町における有機ヒ素化合物による環境汚染及び健康被害に係る緊急措置事業要綱	88	100	なし
石綿による健康被害の救済に関する法律	88	100	なし
中国残留邦人等の円滑な帰国の促進及び永住帰国後の自立の支援に関する法律	87	100	なし
生活保護（介護扶助）	66	100	なし

３ 介護予防サービスの介護報酬

【介護予防サービス費：算定上の共通の留意事項】

１．サービス相互の算定関係，「認知症高齢者の日常生活自立度」の決定方法，常勤換算方法および常勤の具体的な取扱い，文書の取扱い

※居宅サービスと同様（p. 44参照）

２．施設入所日，退所日における介護予防サービスの算定

※居宅サービスと同様（介護予防短期入所療養介護のみが対象）

３．同一時間帯の複数の訪問サービス

同一時間帯に１つの介護予防訪問サービスを利用することが原則です。

４．訪問サービスの行われる利用者の居宅

訪問介護，訪問入浴，訪問看護，訪問リハは，要介護者の居宅において行われるものであり，居宅以外で行われるものは算定できません。

１．介護予防訪問入浴介護費

基本単位数

介護予防訪問入浴介護費	856単位

加算・減算

◆高齢者虐待防止措置未実施減算	所定単位数×99/100
◆業務継続計画未策定減算	所定単位数×99/100
◆事業所と同一建物居住の場合の減算	
同一敷地内建物等および同一建物に20人以上居住	所定単位数×90/100
同一敷地内建物等に50人以上居住	所定単位数×85/100
◆特別地域介護予防訪問入浴介護加算	所定単位数×15/100
◆中山間地域等小規模事業所加算	所定単位数×10/100
◆中山間地域等居住者サービス提供加算	所定単位数×５/100
◆初回加算	200単位/月
◆認知症専門ケア加算	
認知症専門ケア加算（Ⅰ）	３単位/日
認知症専門ケア加算（Ⅱ）	４単位/日
◆サービス提供体制強化加算	
サービス提供体制強化加算（Ⅰ）	44単位/回
サービス提供体制強化加算（Ⅱ）	36単位/回
サービス提供体制強化加算（Ⅲ）	12単位/回
◆介護職員等処遇改善加算	
（Ⅰ）	所定単位数×100/1000
（Ⅱ）	所定単位数×94/1000
（Ⅲ）	所定単位数×79/1000
（Ⅳ）	所定単位数×63/1000
（Ⅴ）1	所定単位数×89/1000
（Ⅴ）2	所定単位数×84/1000
（Ⅴ）3	所定単位数×83/1000
（Ⅴ）4	所定単位数×78/1000
（Ⅴ）5	所定単位数×73/1000
（Ⅴ）6	所定単位数×67/1000
（Ⅴ）7	所定単位数×65/1000
（Ⅴ）8	所定単位数×68/1000
（Ⅴ）9	所定単位数×59/1000
（Ⅴ）10	所定単位数×54/1000
（Ⅴ）11	所定単位数×52/1000
（Ⅴ）12	所定単位数×48/1000
（Ⅴ）13	所定単位数×44/1000
（Ⅴ）14	所定単位数×33/1000

【地域差】

1級地	2級地	3級地	4級地	5級地	6級地	7級地	その他
11.40円	11.12円	11.05円	10.84円	10.70円	10.42円	10.21円	10.00円

算定・請求上の留意事項

下記の事項以外の取扱いは，原則，訪問入浴介護（居宅サービス）と同様です。p.30を参照して下さい。

(1)　**看護職員**（看護師・准看護師）**1人＋介護職員1人**が行った場合に算定します。
　※居宅サービスでは，看護1＋介護2が原則

(2)　利用者の身体の状況等に支障を生ずるおそれがないと認められる場合に，**介護職員2人**が行った場合は，所定単位数の**100分の95**で算定します。

(3)　介護予防短期入所生活介護，介護予防短期入所療養介護，介護予防特定施設入居者生活介護，介護予防小規模多機能型居宅介護，介護予防認知症対応型共同生活介護を受けている間は，介護予防訪問入浴介護費は算定できません。

公費負担制度（介護保険優先）

制　度	法別番号	公費給付率	公費本人負担
中国残留邦人等の円滑な帰国の促進及び永住帰国後の自立の支援に関する法律	25	100	本人負担あり
生活保護　（介護扶助）	12	100	本人負担あり

2．介護予防訪問看護費

基本単位数

イ　指定介護予防訪問看護ステーションの場合
(1)　所要時間20分未満の場合　**303単位**
(2)　所要時間30分未満の場合　**451単位**
(3)　所要時間30分以上1時間未満の場合　**794単位**
(4)　所要時間1時間以上1時間30分未満の場合　**1,090単位**
(5)　理学療法士，作業療法士又は言語聴覚士による訪問の場合（1回につき）　**284単位**

ロ　病院又は診療所の場合
(1)　所要時間20分未満の場合　**256単位**
(2)　所要時間30分未満の場合　**382単位**
(3)　所要時間30分以上1時間未満の場合　**553単位**
(4)　所要時間1時間以上1時間30分未満の場合　**814単位**

加算・減算

◆高齢者虐待防止措置未実施減算　**所定単位数×99/100**
◆業務継続計画未策定減算　**所定単位数×99/100**
◆時間外加算
夜間（18～22時）・早朝（6～8時）　**所定単位数×25/100**
深夜（22～6時）　**所定単位数×50/100**
◆複数名訪問加算
複数名訪問加算（Ⅰ）
　30分未満　**254単位/回**
　30分以上　**402単位/回**
複数名訪問加算（Ⅱ）
　30分未満　**201単位/回**
　30分以上　**317単位/回**
◆長時間介護予防訪問看護加算　**300単位/回**
◆事業所と同一建物居住の場合の減算
同一敷地内建物等および同一建物に20人以上居住　**所定単位数×90/100**
同一敷地内建物等に50人以上居住　**所定単位数×85/100**
◆特別地域介護予防訪問看護加算　**所定単位数×15/100**
◆中山間地域等小規模事業所加算　**所定単位数×10/100**
◆中山間地域等居住者サービス提供加算　**所定単位数×5/100**
◆緊急時介護予防訪問看護加算
緊急時介護予防訪問看護加算（Ⅰ）
　指定介護予防訪問看護ステーション　**600単位/月**
　病院または診療所　**325単位**
緊急時介護予防訪問看護加算（Ⅱ）
　指定介護予防訪問看護ステーション　**574単位/月**
　病院または診療所　**315単位**
◆特別管理加算
特別管理加算（Ⅰ）　**500単位/月**
特別管理加算（Ⅱ）　**250単位/月**
◆専門管理加算　**250単位/月**
◆理学療法士等による訪問の場合の減算　**8単位/回**
◆12月を超えた場合の減算　**▲5単位/回**
◆初回加算
初回加算（Ⅰ）　**350単位/月**
初回加算（Ⅱ）　**300単位/月**
◆退院時共同指導加算　**600単位/回**
◆看護体制強化加算　**100単位/月**
◆口腔連携強化加算　**50単位/回**

◆**サービス提供体制強化加算**
サービス提供体制強化加算（Ⅰ）　**6単位/回**
サービス提供体制強化加算（Ⅱ）　**3単位/回**

【地域差】

1級地	2級地	3級地	4級地	5級地	6級地	7級地	その他
11.40円	11.12円	11.05円	10.84円	10.70円	10.42円	10.21円	10.00円

算定・請求上の留意事項

下記の事項以外の取扱いは，訪問看護（居宅サービス）と同様です。p.33を参照して下さい。

基本単位数

(1)　対象者（要支援者）の性質上，ターミナルケア加算の設定はありません。

(2)　訪問看護ステーションの理学療法士等によって1日2回超の訪問を行った場合，1回につき**100分の50**に相当する単位数を算定します。

加算・減算

(3)　12月を超えて継続して理学療法士等が訪問看護を行う場合は1回につき**5単位**を減算します。

(4)　医療ニーズの高い利用者への対応のため，以下の基準を満たす提供体制とした場合，**看護体制強化加算**として，1月につき**100単位**を加算します（定期巡回・随時対応型訪問介護看護と連携する場合を除く）。

・前6月の緊急時介護予防訪問看護加算の算定者が50%以上
・前6月の特別管理加算の算定者が20%以上
・前12月のターミナルケア加算の算定者が5名以上
・従業者のうち看護師の占める割合が60%以上
　※指定訪問看護ステーション以外の事業所は看護師割合以外の要件に適合する
　※看護師割合の要件は2023年3月31日までは適用しない，2023年4月1日以後に割合適合しなくなった場合は看護師の採用に関する計画を都道府県に届け出ることにより計画期間中は加算できる

(5)　**サービス提供体制強化加算**

以下の基準を満たす訪問看護ステーション・医療機関が訪問を行う場合は，次の区分に応じて加算します。

加算（Ⅰ）　**6単位/回**
・研修計画と実施（予定含む）
・サービス提供上の留意事項の伝達や技術指導にかかる会議開催（テレビ電話装置等の活用可）
・健康診断の定期実施
・勤続年数7年以上が30%以上

加算（Ⅱ）　**3単位/回**
・研修計画，会議開催，健康診断の要件は（Ⅰ）と同じ
・勤続年数3年以上が30%以上

その他

(6)　介護予防短期入所生活介護，介護予防短期入所療養介護，介護予防特定施設入居者生活介護，介護予防認知症対応型共同生活介護を受けている間は，介護予防訪問看護費は算定できません。

公費負担制度（介護保険優先）

制　度	法別番号	公費給付率	公費本人負担
障害者自立支援法　（通院医療）	21	100	本人負担あり
障害者自立支援法　（更生医療）	15	100	本人負担あり
原爆被爆者援護法	19	100	なし
難病法（特定医療）	54	100	本人負担あり
被爆体験者精神影響等調査研究事業	86	100	なし
特定疾患治療研究事業	51	100	なし
先天性血液凝固因子障害等治療研究事業	51	100	なし
水俣病総合対策費の国庫補助	88	100	なし
メチル水銀の健康影響に係る調査研究事業	88	100	なし

茨城県神栖町における有機ヒ素化合物による環境汚染及び健康被害に係る緊急措置事業要綱	87	100	なし
石綿による健康被害の救済に関する法律	66	100	なし
中国残留邦人等の円滑な帰国の促進及び永住帰国後の自立の支援に関する法律	25	100	本人負担あり
生活保護（介護扶助）	12	100	本人負担あり

3．介護予防訪問リハビリテーション費

基本単位数

介護予防訪問リハビリテーション費　298単位

加算・減算

◆高齢者虐待防止措置未実施減算　所定単位数×99/100
◆業務継続計画未策定減算　所定単位数×99/100
◆事業所と同一建物居住の場合の減算
同一敷地内建物等および同一建物に20人以上居住　**所定単位数×90/100**
同一敷地内建物等に50人以上居住　**所定単位数×85/100**
◆特別地域介護予防訪問リハビリテーション加算　所定単位数×15/100
◆中山間地域等小規模事業所加算　所定単位数×10/100
◆中山間地域等居住者サービス提供加算　所定単位数×5/100
◆短期集中リハビリテーション実施加算　200単位/日
◆口腔連携強化加算　50単位/回
◆診療未実施減算　▲50単位/回
◆12月を超えた場合の減算
要件を満たした場合　**減算なし**
要件を満たさない場合　**▲30単位/回**
◆退院時共同指導加算　600単位/回
◆サービス提供体制強化加算
サービス提供体制強化加算（Ⅰ）　**6単位/回**
サービス提供体制強化加算（Ⅱ）　**3単位/回**

【地域差】

1級地	2級地	3級地	4級地	5級地	6級地	7級地	その他
11.10円	10.88円	10.83円	10.66円	10.55円	10.33円	10.17円	10.00円

算定・請求上の留意事項

下記の事項以外の取扱いは，原則，訪問リハビリテーション（居宅サービス）と同様です。p.37を参照して下さい。

(1)　利用者に対して退院・退所日（リハビリテーションを要する原因疾患等の治療等のために入院・入所していた医療機関・介護保険施設から退院・退所した日），または，認定日（要介護認定を受けた日）から起算して3月以内に集中的に訪問リハビリテーションを行った場合，**短期集中リハビリテーション実施加算**として，1日につき**200単位**を加算します。

「集中的」とは，退院から1月以内は，週に概ね2日以上，1日当たり40分以上，2～3月以内は週に概ね2日以上，1日当たり20分以上実施する場合をいいます。

(2)　以下の要件を満たさずに12月を超えて介護予防訪問リハビリを行う場合は，1回につき**30単位**を減算します。

・3月に1回以上，リハビリテーション会議を開催し，情報の共有および会議内容の記録を行い，利用者の状態に応じて，リハビリテーション計画を見直している
・リハビリテーション計画書等の情報を厚生労働省に提出し，適切かつ有効な実施のために必要な情報を活用している

(3)　介護予防短期入所生活介護，介護予防短期入所療養介護，介護予防特定施設入居者生活介護，介護予防認知症対応型共同生活介護を受けている間は，介護予防訪問リハビリテーション費は算定できません。

公費負担制度（介護保険優先）

制　度	法別番号	公費給付率	公費本人負担
障害者自立支援法　（更生医療）　※医療機関のみ	15	100	本人負担あり
原爆被爆者援護法	19	100	なし
難病法（特定医療）　※医療機関のみ	54	100	本人負担あり
被爆体験者精神影響等調査研究事業	86	100	なし
特定疾患治療研究事業　※医療機関のみ	51	100	なし
先天性血液凝固因子障害等治療研究事業　※医療機関のみ	51	100	なし
水俣病総合対策費の国庫補助	88	100	なし
メチル水銀の健康影響に係る調査研究事業	88	100	なし
茨城県神栖町における有機ヒ素化合物による環境汚染及び健康被害に係る緊急措置事業要綱	87	100	なし
石綿による健康被害の救済に関する法律	66	100	なし
中国残留邦人等の円滑な帰国の促進及び永住帰国後の自立の支援に関する法律	25	100	本人負担あり
生活保護（介護扶助）	12	100	本人負担あり

４．介護予防居宅療養管理指導費

基本単位数

イ　医師が行う場合
- (1)　介護予防居宅療養管理指導費（Ⅰ）
  - (一)　単一建物居住者１人に対して　**515単位**
  - (二)　単一建物居住者２～９人に対して　**487単位**
  - (三)　上記以外の場合　**446単位**
- (2)　介護予防居宅療養管理指導費（Ⅱ）
  - (一)　単一建物居住者１人に対して　**299単位**
  - (二)　単一建物居住者２～９人に対して　**287単位**
  - (三)　上記以外の場合　**260単位**

ロ　歯科医師が行う場合
- (1)　単一建物居住者１人に対して　**517単位**
- (2)　単一建物居住者２～９人に対して　**487単位**
- (3)　上記以外の場合　**441単位**

ハ　薬剤師が行う場合
- (1)　病院又は診療所
  - (一)　単一建物居住者１人に対して　**566単位**
  - (二)　単一建物居住者２～９人に対して　**417単位**
  - (三)　上記以外の場合　**380単位**
- (2)　薬局
  - (一)　単一建物居住者１人に対して　**518単位**
  - (二)　単一建物居住者２～９人に対して　**379単位**
  - (三)　単一建物居住者10人以上　**342単位**

ニ　管理栄養士が行う場合
- (1)　介護予防居宅療養管理指導費（Ⅰ）
  - (一)　単一建物居住者１人に対して　**545単位**
  - (二)　単一建物居住者２～９人に対して　**487単位**
  - (三)　上記以外の場合　**444単位**
- (2)　介護予防居宅療養管理指導費（Ⅱ）
  - (一)　単一建物居住者１人に対して　**525単位**
  - (二)　単一建物居住者２～９人に対して　**467単位**
  - (三)　上記以外の場合　**424単位**

ホ　歯科衛生士等が行う場合
- (1)　単一建物居住者１人に対して　**362単位**
- (2)　単一建物居住者２～９人に対して　**326単位**
- (3)　上記以外の場合　**295単位**

加算・減算

◆情報通信機器を用いた服薬指導　46単位/月４回
（厚労大臣が定める者：週２回かつ月８回）

◆(ハ)薬剤師
特別薬剤管理指導加算　**100単位/回**

◆特別地域介護予防居宅療養管理指導加算
所定単位数×15/100

◆中山間地域等小規模事業所加算　所定単位数×10/100

◆中山間地域等居住者サービス提供加算
所定単位数×５/100

◆医療用麻薬持続注射療法加算　250単位/回

◆在宅中心静脈栄養法加算　150単位/回

算定・請求上の留意事項

居宅療養管理指導(居宅サービス)と同様です。p. 39を参照して下さい。

公費負担制度（介護保険優先）

制　度	法別番号	公費給付率	公費本人負担
原爆被爆者援護法	19	100	なし
難病法（特定医療）	54	100	本人負担あり
被爆体験者精神影響等調査研究事業	86	100	なし
特定疾患治療研究事業	51	100	なし
先天性血液凝固因子障害等治療研究事業	51	100	なし
水俣病総合対策費の国庫補助	88	100	なし
メチル水銀の健康影響に係る調査研究事業	88	100	なし
茨城県神栖町における有機ヒ素化合物による環境汚染及び健康被害に係る緊急措置事業要綱	87	100	なし
石綿による健康被害の救済に関する法律	66	100	なし
中国残留邦人等の円滑な帰国の促進及び永住帰国後の自立の支援に関する法律	25	100	本人負担あり
生活保護（介護扶助）	12	100	本人負担あり

5．介護予防通所リハビリテーション費

基本単位数

イ　介護予防通所リハビリテーション費
- (1)　要支援１　2,268単位
- (2)　要支援２　4,228単位

加算・減算

- ◆**高齢者虐待防止措置未実施減算**　所定点数×99/100
- ◆**業務継続計画未策定減算**　所定点数×99/100
- ◆**中山間地域等居住者サービス提供加算**　所定単位数×５/100
- ◆**生活行為向上リハビリテーション実施加算**　562単位/月
- ◆**若年性認知症利用者受入加算**　240単位/月
- ◆**同一建物利用者減算**
  - 要支援１　▲376単位/月
  - 要支援２　▲752単位/月
- ◆**12月を超えた場合の減算**
  - 要支援１　▲120単位/月
  - 要支援２　▲240単位/月
- ◆**退院時共同指導加算**　600単位/月
- ◆**栄養アセスメント加算**　50単位/月
- ◆**栄養改善加算**　200単位/月
- ◆**口腔・栄養スクリーニング加算**
  - 口腔・栄養スクリーニング加算(Ⅰ)　20単位/回
  - 口腔・栄養スクリーニング加算(Ⅱ)　５単位/回
- ◆**口腔機能向上加算**
  - 口腔機能向上加算(Ⅰ)　150単位/月
  - 口腔機能向上加算(Ⅱ)　160単位/月
- ◆**一体的サービス提供加算**　480単位/月
- ◆**科学的介護推進体制加算**　40単位/月
- ◆**サービス提供体制強化加算**
  - サービス提供体制強化加算(Ⅰ)
    - 要支援１　88単位/月
    - 要支援２　176単位/月
  - サービス提供体制強化加算(Ⅱ)
    - 要支援１　72単位/月
    - 要支援２　144単位/月
  - サービス提供体制強化加算(Ⅲ)
    - 要支援１　24単位/月
    - 要支援２　48単位/月
- ◆**介護職員等処遇改善加算**
  - (Ⅰ)　所定単位数×86/1000
  - (Ⅱ)　所定単位数×83/1000
  - (Ⅲ)　所定単位数×66/1000
  - (Ⅳ)　所定単位数×53/1000
  - (Ⅴ)１　所定単位数×76/1000
  - (Ⅴ)２　所定単位数×73/1000
  - (Ⅴ)３　所定単位数×73/1000
  - (Ⅴ)４　所定単位数×70/1000
  - (Ⅴ)５　所定単位数×63/1000
  - (Ⅴ)６　所定単位数×60/1000
  - (Ⅴ)７　所定単位数×58/1000

(V)8	所定単位数×56/1000	(V)12	所定単位数×45/1000
(V)9	所定単位数×55/1000	(V)13	所定単位数×38/1000
(V)10	所定単位数×48/1000	(V)14	所定単位数×28/1000
(V)11	所定単位数×43/1000		

【地域差】

1級地	2級地	3級地	4級地	5級地	6級地	7級地	その他
11.10円	10.88円	10.83円	10.66円	10.55円	10.33円	10.17円	10.00円

算定・請求上の留意事項

下記の事項以外の取扱いは，原則，通所リハビリテーション（居宅サービス）と同様です。p. 48を参照して下さい。

基本単位数

(1) 日常生活上の支援と基礎的なリハビリテーションを実施することで運動器機能向上サービスを基本とする算定を行い，栄養改善サービスおよび口腔機能向上サービスを一体的に実施する「一体的サービス提供加算」を加算できる月額の定額評価です。

加算・減算

(2) **生活行為向上リハビリテーション実施加算**

加齢や廃用症候群等により生活機能の一つである活動をするための機能が低下した利用者に対して，当該機能を回復させ，生活行為の内容の充実を図るための目標と当該目標を踏まえた6月間の生活行為向上リハビリテーションの実施内容を生活行為向上リハビリテーション実施計画にあらかじめ定めたうえで，計画的に実施した場合に**562単位**加算します。

(3) **若年性認知症利用者受入加算**

事業所において若年性認知症患者の利用者を受け入れるとともに個別に担当スタッフを定め，担当者を中心に利用者に合わせたサービスを行った場合に1月に**240単位**を加算します。

(4) 同一建物に居住する利用者に対してサービスを提供した場合，**同一建物利用者減算**として，次の単位数を減算します。

要支援1 **376単位**
要支援2 **752単位**

(5) 12月を超えて介護予防通所リハビリを行う場合は，次の単位数を減算します。

要支援1 **120単位**
要支援2 **240単位**

(6) **一体的サービス提供加算**

基本サービスとしている運動器機能向上サービスに加えて，栄養改善サービスおよび口腔機能向上サービスを一体的に実施することにより，要支援者の心身機能の改善効果を高め，介護予防に資するサービスを効果的に提供することを目的として1月に**480単位**を加算します。

その他

(7) 介護予防短期入所生活介護，介護予防短期入所療養介護，介護予防特定施設入居者生活介護，介護予防小規模多機能型居宅介護，介護予防認知症対応型共同生活介護を受けている間は，介護予防通所リハビリテーション費は算定できません。

(8) 1利用者，1事業所の対応関係が原則です。他の事業所との二重算定はできません。

公費負担制度（介護保険優先）

制　度	法別番号	公費給付率	公費本人負担
障害者自立支援法　（更生医療）　※医療機関のみ	15	100	本人負担あり
原爆被爆者援護法	19	100	なし
被爆体験者精神影響等調査研究事業	86	100	なし
水俣病総合対策費の国庫補助	88	100	なし
メチル水銀の健康影響に係る調査研究事業	88	100	なし
茨城県神栖町における有機ヒ素化合物による環境汚染及び健康被害に係る緊急措置事業要綱	87	100	なし
石綿による健康被害の救済に関する法律	66	100	なし

中国残留邦人等の円滑な帰国の促進及び永住帰国後の自立の支援に関する法律	25	100	本人負担あり
生活保護（介護扶助）	12	100	本人負担あり

6．介護予防短期入所生活介護費

基本単位数

イ　介護予防短期入所生活介護費

(1)　単独型介護予防短期入所生活介護費（介護＋看護３：１）

㈠　単独型介護予防短期入所生活介護費（Ⅰ）〈従来型個室〉

a　要支援１　**479単位**
b　要支援２　**596単位**

＊連続30日以上介護予防短期入所生活介護を行った場合

a　要支援１　**442単位**
b　要支援２　**548単位**

㈡　単独型介護予防短期入所生活介護費（Ⅱ）〈多床室〉

a　要支援１　**479単位**
b　要支援２　**596単位**

＊連続30日以上介護予防短期入所生活介護を行った場合

a　要支援１　**442単位**
b　要支援２　**548単位**

(2)　併設型介護予防短期入所生活介護費（介護＋看護３：１）

㈠　併設型介護予防短期入所生活介護費（Ⅰ）〈従来型個室〉

a　要支援１　**451単位**
b　要支援２　**561単位**

＊連続30日以上介護予防短期入所生活介護を行った場合

a　要支援１　**442単位**
b　要支援２　**548単位**

㈡　併設型介護予防短期入所生活介護費（Ⅱ）〈多床室〉

a　要支援１　**451単位**
b　要支援２　**561単位**

＊連続30日以上介護予防短期入所生活介護を行った場合

a　要支援１　**442単位**
b　要支援２　**548単位**

ロ　ユニット型介護予防短期入所生活介護費

(1)　単独型ユニット型介護予防短期入所生活介護費（介護＋看護３：１）

㈠　単独型ユニット型介護予防短期入所生活介護費〈ユニット型個室〉

a　要支援１　**561単位**
b　要支援２　**681単位**

＊連続30日以上介護予防短期入所生活介護を行った場合

a　要支援１　**503単位**
b　要支援２　**623単位**

㈡　経過的単独型ユニット型介護予防短期入所生活介護費〈ユニット型個室的多床室〉

a　要支援１　**561単位**
b　要支援２　**681単位**

＊連続30日以上介護予防短期入所生活介護を行った場合

a　要支援１　**503単位**
b　要支援２　**623単位**

(2)　併設型ユニット型介護予防短期入所生活介護費（介護＋看護３：１）

㈠　併設型ユニット型介護予防短期入所生活介護費〈ユニット型個室〉

a　要支援１　**529単位**
b　要支援２　**656単位**

＊連続30日以上介護予防短期入所生活介護を行った場合

a　要支援１　**503単位**
b　要支援２　**623単位**

㈡　経過的併設型ユニット型介護予防短期入所生活介護費〈ユニット型個室的多床室〉

a　要支援１　**529単位**
b　要支援２　**656単位**

＊連続30日以上介護予防短期入所生活介護を行った場合

a　要支援１　**503単位**
b　要支援２　**623単位**

加算・減算

◆ユニットケア体制未整備減算　所定単位数×97/100
◆身体拘束廃止未実施減算　所定単位数×99/100
◆高齢者虐待防止措置未実施減算　所定単位数×99/100
◆業務継続計画未策定減算　所定単位数×99/100
◆生活相談員配置等加算　13単位/日
◆生活機能向上連携加算
生活機能向上連携加算（Ⅰ）　100単位/月
生活機能向上連携加算（Ⅱ）　200単位/月
（個別機能訓練加算を算定している場合　100単位/月）
◆機能訓練体制加算　12単位/日
◆個別機能訓練加算　56単位/日
◆認知症行動・心理症状緊急対応加算　200単位/日
◆若年性認知症利用者受入加算　120単位/日
◆送迎加算　184単位/片道
◆口腔連携強化加算　50単位/回
◆療養食加算（１日３回まで）　８単位/回
◆認知症専門ケア加算
認知症専門ケア加算（Ⅰ）　３単位/日
認知症専門ケア加算（Ⅱ）　４単位/日
◆生産性向上推進体制加算
生産性向上推進体制加算（Ⅰ）　100単位/月
生産性向上推進体制加算（Ⅱ）　10単位/月
◆サービス提供体制強化加算
サービス提供体制強化加算（Ⅰ）　22単位/日
サービス提供体制強化加算（Ⅱ）　18単位/日
サービス提供体制強化加算（Ⅲ）　６単位/日

◆介護職員等処遇改善加算

（Ⅰ）　所定単位数×140/1000
（Ⅱ）　所定単位数×136/1000
（Ⅲ）　所定単位数×113/1000
（Ⅳ）　所定単位数×90/1000
（Ⅴ）1　所定単位数×124/1000
（Ⅴ）2　所定単位数×117/1000
（Ⅴ）3　所定単位数×120/1000
（Ⅴ）4　所定単位数×113/1000
（Ⅴ）5　所定単位数×101/1000
（Ⅴ）6　所定単位数×97/1000
（Ⅴ）7　所定単位数×90/1000
（Ⅴ）8　所定単位数×97/1000
（Ⅴ）9　所定単位数×86/1000
（Ⅴ）10　所定単位数×74/1000
（Ⅴ）11　所定単位数×74/1000
（Ⅴ）12　所定単位数×70/1000
（Ⅴ）13　所定単位数×63/1000
（Ⅴ）14　所定単位数×47/1000

【地域差】

1級地	2級地	3級地	4級地	5級地	6級地	7級地	その他
11.10円	10.88円	10.83円	10.66円	10.55円	10.33円	10.17円	10.00円

算定・請求上の留意事項

短期入所生活介護（居宅サービス）と同様です。p.54を参照して下さい。

(1)　利用者の重度化等に対応した看護体制加算や医療連携強化加算，夜勤職員配置加算，在宅中重度者受入加算のほか緊急短期入所受入加算の設定はありません。

公費負担制度（介護保険優先）

制　度	法別番号	公費給付率	公費本人負担
原爆被爆者の介護保険等利用者負担に対する助成事業	81	100	なし
中国残留邦人等の円滑な帰国の促進及び永住帰国後の自立の支援に関する法律	25	100	本人負担あり
生活保護（介護扶助）	12	100	本人負担あり

7．介護予防短期入所療養介護費

基本単位数

イ　介護老人保健施設における介護予防短期入所療養介護費〔看護＋介護3：1（うち2/7が看護職員）〕

(1)　介護老人保健施設介護予防短期入所療養介護費

㈠　介護老人保健施設介護予防短期入所療養介護費（Ⅰ）〈基本型老健〉

a　介護老人保健施設介護予防短期入所療養介護費（ⅰ）〈基本型（従来型個室）〉
　ⅰ　要支援1　**579単位**
　ⅱ　要支援2　**726単位**

b　介護老人保健施設介護予防短期入所療養介護費（ⅱ）〈基本型・在宅強化型（従来型個室）〉
　ⅰ　要支援1　**632単位**
　ⅱ　要支援2　**778単位**

c　介護老人保健施設介護予防短期入所療養介護費（ⅲ）〈基本型（多床室）〉
　ⅰ　要支援1　**613単位**
　ⅱ　要支援2　**774単位**

d　介護老人保健施設介護予防短期入所療養介護費（ⅳ）〈基本型・在宅強化型（多床室）〉
　ⅰ　要支援1　**672単位**
　ⅱ　要支援2　**834単位**

㈡　介護老人保健施設介護予防短期入所療養介護費（Ⅱ）〈介護療養型老健で看護職員常勤配置〉

a　介護老人保健施設介護予防短期入所療養介護費（ⅰ）〈看護職員常時配置（従来型個室）〉
　ⅰ　要支援1　**583単位**
　ⅱ　要支援2　**730単位**

b　介護老人保健施設介護予防短期入所療養介護費（ⅱ）〈看護職員常時配置（多床室）〉
　ⅰ　要支援1　**622単位**
　ⅱ　要支援2　**785単位**

㈢　介護老人保健施設介護予防短期入所療養介護費（Ⅲ）〈介護療養型老健で夜間看護オンコール体制〉

a　介護老人保健施設介護予防短期入所療養介護費（ⅰ）〈夜間オンコール（従来型個室）〉
　ⅰ　要支援1　**583単位**
　ⅱ　要支援2　**730単位**

b　介護老人保健施設介護予防短期入所療養介護費（ⅱ）〈夜間オンコール（多床室）〉
　ⅰ　要支援1　**622単位**

ⅱ　要支援２　**785単位**

㈣　介護老人保健施設介護予防短期入所療養介護費（Ⅳ）〈基本型の在宅復帰・在宅療養支援等指標要件を満たせない場合〉

a　介護老人保健施設介護予防短期入所療養介護費（ⅰ）〈従来型個室〉

ⅰ　要支援１　**566単位**
ⅱ　要支援２　**711単位**

b　介護老人保健施設介護予防短期入所療養介護費（ⅱ）〈多床室〉

ⅰ　要支援１　**601単位**
ⅱ　要支援２　**758単位**

⑵　ユニット型介護老人保健施設介護予防短期入所療養介護費〔看護＋介護３：１（うち2/7が看護職員）〕

㈠　ユニット型介護老人保健施設介護予防短期入所療養介護費（Ⅰ）〈基本型老健〉

a　ユニット型介護老人保健施設介護予防短期入所療養介護費（ⅰ）〈基本型老健（ユニット型個室）〉

ⅰ　要支援１　**624単位**
ⅱ　要支援２　**789単位**

b　ユニット型介護老人保健施設介護予防短期入所療養介護費（ⅱ）〈基本型・在宅強化型老健（ユニット型個室）〉

ⅰ　要支援１　**680単位**
ⅱ　要支援２　**846単位**

c　経過的ユニット型介護老人保健施設介護予防短期入所療養介護費（ⅰ）〈基本型老健（ユニット型個室的多床室）〉

ⅰ　要支援１　**624単位**
ⅱ　要支援２　**789単位**

d　経過的ユニット型介護老人保健施設介護予防短期入所療養介護費（ⅱ）〈基本型・在宅強化型老健（ユニット型個室的多床室）〉

ⅰ　要支援１　**680単位**
ⅱ　要支援２　**846単位**

㈡　ユニット型介護老人保健施設介護予防短期入所療養介護費（Ⅱ）〈介護療養型老健で看護職員常勤配置〉

a　ユニット型介護老人保健施設介護予防短期入所療養介護費〈看護職員常時配置（ユニット型個室）〉

ⅰ　要支援１　**653単位**
ⅱ　要支援２　**817単位**

b　経過的ユニット型介護老人保健施設介護予防短期入所療養介護費〈看護職員常時配置（ユニット型個室的多床室）〉

ⅰ　要支援１　**653単位**
ⅱ　要支援２　**817単位**

㈢　ユニット型介護老人保健施設介護予防短期入所療養介護費（Ⅲ）〈介護療養型老健で夜間看護オンコール体制〉

a　ユニット型介護老人保健施設介護予防短期入所療養介護費〈夜間オンコール（ユニット型個室）〉

ⅰ　要支援１　**653単位**
ⅱ　要支援２　**817単位**

b　経過的ユニット型介護老人保健施設介護予防短期入所療養介護費〈夜間オンコール（ユニット型個室的多床室）〉

ⅰ　要支援１　**653単位**
ⅱ　要支援２　**817単位**

㈣　ユニット型介護老人保健施設介護予防短期入所療養介護費（Ⅳ）〈基本型の在宅復帰・在宅療養支援等指標要件を満たせない場合〉

a　ユニット型介護老人保健施設介護予防短期入所療養介護費〈ユニット型個室〉

ⅰ　要支援１　**611単位**
ⅱ　要支援２　**770単位**

b　経過的ユニット型介護老人保健施設介護予防短期入所療養介護費〈ユニット型個室的多床室〉

ⅰ　要支援１　**611単位**
ⅱ　要支援２　**770単位**

加算・減算

◆ユニットケア体制未整備減算　所定単位数×97/100
◆身体拘束廃止未実施減算　所定単位数×99/100
◆高齢者虐待防止措置未実施減算　所定単位数×99/100
◆業務継続計画未策定減算　所定単位数×99/100
◆夜勤職員配置加算　24単位/日
◆個別リハビリテーション実施加算　240単位/日
◆認知症行動・心理症状緊急対応加算　200単位/日
◆若年性認知症利用者受入加算　120単位/日
◆在宅復帰・在宅療養支援機能加算
在宅復帰・在宅療養支援機能加算（Ⅰ）　**51単位/日**
在宅復帰・在宅療養支援機能加算（Ⅱ）　**51単位/日**
◆送迎加算　184単位/片道
◆療養体制維持特別加算（療養型老健）
療養体制維持特別加算（Ⅰ）　**27単位/日**
療養体制維持特別加算（Ⅱ）　**57単位/日**
◆総合医学管理加算　275単位/日
◆口腔連携強化加算　50単位/回
◆療養食加算（１日３回まで）　**８単位/回**
◆認知症専門ケア加算
認知症専門ケア加算（Ⅰ）　**３単位/日**
認知症専門ケア加算（Ⅱ）　**４単位/日**
◆生産性向上推進体制加算
生産性向上推進体制加算（Ⅰ）　**100単位/月**
生産性向上推進体制加算（Ⅱ）　**10単位/月**
◆サービス提供体制強化加算
サービス提供体制強化加算（Ⅰ）　**22単位/日**
サービス提供体制強化加算（Ⅱ）　**18単位/日**
サービス提供体制強化加算（Ⅲ）　**６単位/日**
◆介護職員等処遇改善加算
（Ⅰ）　**所定単位数×75/1000**
（Ⅱ）　**所定単位数×71/1000**
（Ⅲ）　**所定単位数×54/1000**
（Ⅳ）　**所定単位数×44/1000**
（Ⅴ）１　**所定単位数×67/1000**
（Ⅴ）２　**所定単位数×65/1000**
（Ⅴ）３　**所定単位数×63/1000**
（Ⅴ）４　**所定単位数×61/1000**
（Ⅴ）５　**所定単位数×57/1000**
（Ⅴ）６　**所定単位数×53/1000**
（Ⅴ）７　**所定単位数×52/1000**
（Ⅴ）８　**所定単位数×46/1000**
（Ⅴ）９　**所定単位数×48/1000**
（Ⅴ）10　**所定単位数×44/1000**
（Ⅴ）11　**所定単位数×36/1000**
（Ⅴ）12　**所定単位数×40/1000**
（Ⅴ）13　**所定単位数×31/1000**
（Ⅴ）14　**所定単位数×23/1000**

個別評価

◆特別療養費（療養型老健）
別に定める単位数に10円を乗じて得た額
◆緊急時施設療養費
緊急時治療管理　**518単位／日**
特定治療　**別に定める医科点数に10円を乗じて得た額**

ロ　療養病床を有する病院における介護予防短期入所療養介護費

⑴　病院療養病床介護予防短期入所療養介護費（１日につき）

㈠　病院療養病床介護予防短期入所療養介護費（Ⅰ）（看護６：１，介護４：１）

a　病院療養病床介護予防短期入所療養介護費（ｉ）〈従来型個室〉

i　要支援１　**547単位**
ii　要支援２　**686単位**

b　病院療養病床介護予防短期入所療養介護費（ii）〈従来型個室〉（療養機能強化型Ａ）

i　要支援１　**576単位**
ii　要支援２　**716単位**

c　病院療養病床介護予防短期入所療養介護費（iii）〈従来型個室〉（療養機能強化型Ｂ）

i　要支援１　**566単位**
ii　要支援２　**706単位**

d　病院療養病床介護予防短期入所療養介護費（iv）〈多床室〉

i　要支援１　**606単位**
ii　要支援２　**767単位**

e　病院療養病床介護予防短期入所療養介護費（ｖ）〈多床室〉（療養機能強化型Ａ）

i　要支援１　**639単位**
ii　要支援２　**801単位**

f　病院療養病床介護予防短期入所療養介護費（vi）〈多床室〉（療養機能強化型Ｂ）

i　要支援１　**627単位**
ii　要支援２　**788単位**

㈡　病院療養病床介護予防短期入所療養介護費（Ⅱ）（看護６：１，介護５：１）

a　病院療養病床介護予防短期入所療養介護費（ｉ）〈従来型個室〉

i　要支援１　**515単位**
ii　要支援２　**644単位**

b　病院療養病床介護予防短期入所療養介護費（ii）〈従来型個室〉（療養機能強化型Ｂ）

i　要支援１　**530単位**
ii　要支援２　**661単位**

c　病院療養病床介護予防短期入所療養介護費（iii）〈多床室〉

i　要支援１　**575単位**
ii　要支援２　**727単位**

d　病院療養病床介護予防短期入所療養介護費（iv）〈多床室〉（療養機能強化型Ｂ）

i　要支援１　**593単位**
ii　要支援２　**745単位**

㈢　病院療養病床介護予防短期入所療養介護費（Ⅲ）（看護６：１，介護６：１）

a　病院療養病床介護予防短期入所療養介護費（ｉ）〈従来型個室〉

i　要支援１　**497単位**
ii　要支援２　**621単位**

b　病院療養病床介護予防短期入所療養介護費（ii）〈多床室〉

i　要支援１　**559単位**
ii　要支援２　**705単位**

⑵　病院療養病床経過型介護予防短期入所療養介護費（１日につき）

㈠　病院療養病床経過型介護予防短期入所療養介護費（Ⅰ）（看護６：１，介護４：１）

a　病院療養病床経過型介護予防短期入所療養介護費（ｉ）〈従来型個室〉

i　要支援１　**557単位**
ii　要支援２　**695単位**

b　病院療養病床経過型介護予防短期入所療養介護費（ii）〈多床室〉

i　要支援１　**616単位**
ii　要支援２　**777単位**

㈡　病院療養病床経過型介護予防短期入所療養介護費（Ⅱ）（看護８：１，介護４：１）

a　病院療養病床経過型介護予防短期入所療養介護費（ｉ）〈従来型個室〉

i　要支援１　**557単位**
ii　要支援２　**695単位**

b　病院療養病床経過型介護予防短期入所療養介護費（ii）〈多床室〉

i　要支援１　**616単位**
ii　要支援２　**777単位**

⑶　ユニット型病院療養病床介護予防短期入所療養介護費（１日につき）（看護６：１，介護４：１）

㈠　ユニット型病院療養病床介護予防短期入所療養介護費（Ⅰ）〈ユニット型個室〉

a　要支援１　**632単位**
b　要支援２　**796単位**

㈡　ユニット型病院療養病床介護予防短期入所療養介護費（Ⅱ）〈ユニット型個室〉（療養機能強化型Ａ）

a　要支援１　**662単位**
b　要支援２　**825単位**

㈢　ユニット型病院療養病床介護予防短期入所療養介護費（Ⅲ）〈ユニット型個室〉（療養機能強化型Ｂ）

a　要支援１　**652単位**
b　要支援２　**815単位**

㈣　経過的ユニット型病院療養病床介護予防短期入所療養介護費（Ⅰ）〈ユニット型個室的多床室〉

a　要支援１　**632単位**
b　要支援２　**796単位**

㈤　経過的ユニット型病院療養病床介護予防短期入所療養介護費（Ⅱ）〈ユニット型個室的多床室〉（療養機能強化型Ａ）

a　要支援１　**662単位**
b　要支援２　**825単位**

㈥　経過的ユニット型病院療養病床介護予防短期入所療養介護費（Ⅲ）〈ユニット型個室的多床室〉（療養機能強化型Ｂ）

a　要支援１　**652単位**
b　要支援２　**815単位**

⑷　ユニット型病院療養病床経過型介護予防短期入所療養介護費（１日につき）（看護６：１，介護４：１）

㈠　ユニット型病院療養病床経過型介護予防短期入所療養介護費〈ユニット型個室〉

a　要支援１　**632単位**
b　要支援２　**796単位**

㈡　経過的ユニット型病院療養病床経過型介護予防短期入所療養介護費〈ユニット型個室的多床室〉

a　要支援１　**632単位**
b　要支援２　**796単位**

加算・減算

◆ユニットケア体制未整備減算　所定単位数×97/100
◆身体拘束廃止未実施減算　所定単位数×99/100
◆高齢者虐待防止措置未実施減算　所定単位数×99/100
◆業務継続計画未策定減算　所定単位数×99/100
◆病院療養病床療養環境減算　▲25単位/日
◆医師配置減算　▲12単位/日
◆夜間勤務等看護加算

夜間勤務等看護（Ⅰ） 23単位/日
夜間勤務等看護（Ⅱ） 14単位/日
夜間勤務等看護（Ⅲ） 14単位/日
夜間勤務等看護（Ⅳ） 7単位/日

◆認知症行動・心理症状緊急対応加算 200単位/日

◆若年性認知症利用者受入加算 120単位/日

◆送迎加算 184単位/片道

◆口腔連携強化加算 50単位/回

◆療養食加算（1日3回まで） 8単位/回

◆認知症専門ケア加算
認知症専門ケア加算（Ⅰ） 3単位/日
認知症専門ケア加算（Ⅱ） 4単位/日

◆生産性向上推進体制加算
生産性向上推進体制加算（Ⅰ） 100単位/月
生産性向上推進体制加算（Ⅱ） 10単位/月

◆サービス提供体制強化加算
サービス提供体制強化加算（Ⅰ） 22単位/日
サービス提供体制強化加算（Ⅱ） 18単位/日
サービス提供体制強化加算（Ⅲ） 6単位/日

◆介護職員等処遇改善加算
（Ⅰ） 所定単位数×51/1000
（Ⅱ） 所定単位数×47/1000
（Ⅲ） 所定単位数×36/1000
（Ⅳ） 所定単位数×29/1000
（Ⅴ）1 所定単位数×46/1000
（Ⅴ）2 所定単位数×44/1000
（Ⅴ）3 所定単位数×42/1000
（Ⅴ）4 所定単位数×40/1000
（Ⅴ）5 所定単位数×39/1000
（Ⅴ）6 所定単位数×35/1000
（Ⅴ）7 所定単位数×35/1000
（Ⅴ）8 所定単位数×31/1000
（Ⅴ）9 所定単位数×31/1000
（Ⅴ）10 所定単位数×30/1000
（Ⅴ）11 所定単位数×24/1000
（Ⅴ）12 所定単位数×26/1000
（Ⅴ）13 所定単位数×20/1000
（Ⅴ）14 所定単位数×15/1000

個別評価

◆特定診療費　別に定める単位数に10円を乗じて得た額

ハ　診療所における介護予防短期入所療養介護費

(1) 診療所介護予防短期入所療養介護費（1日につき）
㈠ 診療所介護予防短期入所療養介護費（Ⅰ）（看護6：1，介護6：1）
a 診療所介護予防短期入所療養介護費（ⅰ）〈従来型個室〉
ⅰ 要支援1 530単位
ⅱ 要支援2 666単位
b 診療所介護予防短期入所療養介護費（ⅱ）〈従来型個室〉（療養機能強化型Ａ）
ⅰ 要支援1 559単位
ⅱ 要支援2 693単位
c 診療所介護予防短期入所療養介護費（ⅲ）〈従来型個室〉（療養機能強化型Ｂ）
ⅰ 要支援1 549単位
ⅱ 要支援2 684単位
d 診療所介護予防短期入所療養介護費（ⅳ）〈多床室〉
ⅰ 要支援1 589単位
ⅱ 要支援2 747単位
e 診療所介護予防短期入所療養介護費（ⅴ）〈多床室〉（療養機能強化型Ａ）
ⅰ 要支援1 623単位
ⅱ 要支援2 780単位
f 診療所介護予防短期入所療養介護費（ⅵ）〈多床室〉（療養機能強化型Ｂ）
ⅰ 要支援1 612単位
ⅱ 要支援2 769単位
㈡ 診療所介護予防短期入所療養介護費（Ⅱ）（看護＋介護3：1）
a 診療所介護予防短期入所療養介護費（ⅰ）〈従来型個室〉
ⅰ 要支援1 471単位
ⅱ 要支援2 588単位
b 診療所介護予防短期入所療養介護費（ⅱ）〈多床室〉
ⅰ 要支援1 537単位
ⅱ 要支援2 678単位

(2) ユニット型診療所介護予防短期入所療養介護費（1日につき）（看護6：1，介護6：1）
㈠ ユニット型診療所介護予防短期入所療養介護費（Ⅰ）〈ユニット型個室〉
a 要支援1 616単位
b 要支援2 775単位
㈡ ユニット型診療所介護予防短期入所療養介護費（Ⅱ）〈ユニット型個室〉（療養機能強化型Ａ）
a 要支援1 643単位
b 要支援2 804単位
㈢ ユニット型診療所介護予防短期入所療養介護費（Ⅲ）〈ユニット型個室〉（療養機能強化型Ｂ）
a 要支援1 634単位
b 要支援2 793単位
㈣ 経過的ユニット型診療所介護予防短期入所療養介護費（Ⅰ）〈ユニット型個室的多床室〉
a 要支援1 616単位
b 要支援2 775単位
㈤ 経過的ユニット型診療所介護予防短期入所療養介護費（Ⅱ）〈ユニット型個室的多床室〉（療養機能強化型Ａ）
a 要支援1 643単位
b 要支援2 804単位
㈥ 経過的ユニット型診療所介護予防短期入所療養介護費（Ⅲ）〈ユニット型個室的多床室〉（療養機能強化型Ｂ）
a 要支援1 634単位
b 要支援2 793単位

加算・減算

◆ユニットケア体制未整備減算 所定単位数×97/100

◆身体拘束廃止未実施減算 所定単位数×99/100

◆高齢者虐待防止措置未実施減算 所定単位数×99/100

◆業務継続計画未策定減算 所定単位数×99/100

◆診療所設備基準減算 ▲60単位/日

◆食堂を有しない場合（減算） ▲25単位/日

◆認知症行動・心理症状緊急対応加算 200単位/日

◆若年性認知症利用者受入加算 120単位/月

◆送迎加算 184単位/片道

◆口腔連携強化加算 50単位/回

◆療養食加算（1日3回まで） 8単位/回

◆認知症専門ケア加算
認知症専門ケア加算（Ⅰ） 3単位/日
認知症専門ケア加算（Ⅱ） 4単位/日

◆生産性向上推進体制加算
生産性向上推進体制加算（Ⅰ） 100単位/月
生産性向上推進体制加算（Ⅱ） 10単位/月

◆サービス提供体制強化加算

サービス提供体制強化加算（Ⅰ）　**22単位/日**
サービス提供体制強化加算（Ⅱ）　**18単位/日**
サービス提供体制強化加算（Ⅲ）　**６単位/日**

◆介護職員等処遇改善加算

（Ⅰ）　**所定単位数×51/1000**
（Ⅱ）　**所定単位数×47/1000**
（Ⅲ）　**所定単位数×36/1000**
（Ⅳ）　**所定単位数×29/1000**
（Ⅴ）1　**所定単位数×46/1000**
（Ⅴ）2　**所定単位数×44/1000**
（Ⅴ）3　**所定単位数×42/1000**
（Ⅴ）4　**所定単位数×40/1000**
（Ⅴ）5　**所定単位数×39/1000**
（Ⅴ）6　**所定単位数×35/1000**
（Ⅴ）7　**所定単位数×35/1000**
（Ⅴ）8　**所定単位数×31/1000**
（Ⅴ）9　**所定単位数×31/1000**
（Ⅴ）10　**所定単位数×30/1000**
（Ⅴ）11　**所定単位数×24/1000**
（Ⅴ）12　**所定単位数×26/1000**
（Ⅴ）13　**所定単位数×20/1000**
（Ⅴ）14　**所定単位数×15/1000**

個別評価

◆特定診療費　別に定める単位数に10円を乗じて得た額

ホ　介護医療院における介護予防短期入所療養介護費

⑴　Ⅰ型介護医療院介護予防短期入所療養介護費（１日につき）

㈠　Ⅰ型介護医療院介護予防短期入所療養介護費（Ⅰ）〔看護６：１（看護師２割）＋介護４：１〕（定員19人以下の併設型は看護６：１＋介護６：１）

a　Ⅰ型介護医療院介護予防短期入所療養介護費（ⅰ）〈従来型個室〉
ⅰ　要支援１　**603単位**
ⅱ　要支援２　**741単位**

b　Ⅰ型介護医療院介護予防短期入所療養介護費（ⅱ）〈多床室〉
ⅰ　要支援１　**666単位**
ⅱ　要支援２　**827単位**

㈡　Ⅰ型介護医療院介護予防短期入所療養介護費（Ⅱ）〔看護６：１（看護師２割）＋介護４：１〕（定員19人以下の併設型は看護６：１＋介護６：１）

a　Ⅰ型介護医療院介護予防短期入所療養介護費（ⅰ）〈従来型個室〉
ⅰ　要支援１　**591単位**
ⅱ　要支援２　**731単位**

b　Ⅰ型介護医療院介護予防短期入所療養介護費（ⅱ）〈多床室〉
ⅰ　要支援１　**654単位**
ⅱ　要支援２　**815単位**

㈢　Ⅰ型介護医療院介護予防短期入所療養介護費（Ⅲ）〔看護６：１（看護師２割）＋介護５：１〕

a　Ⅰ型介護医療院介護予防短期入所療養介護費（ⅰ）〈従来型個室〉
ⅰ　要支援１　**575単位**
ⅱ　要支援２　**715単位**

b　Ⅰ型介護医療院介護予防短期入所療養介護費（ⅱ）〈多床室〉
ⅰ　要支援１　**636単位**
ⅱ　要支援２　**798単位**

⑵　Ⅱ型介護医療院介護予防短期入所療養介護費（１日につき）

㈠　Ⅱ型介護医療院介護予防短期入所療養介護費（Ⅰ）（看護６：１＋介護４：１）（定員19人以下の併設型は看護６：１＋介護６：１）

a　Ⅱ型介護医療院介護予防短期入所療養介護費（ⅰ）〈従来型個室〉
ⅰ　要支援１　**574単位**
ⅱ　要支援２　**703単位**

b　Ⅱ型介護医療院介護予防短期入所療養介護費（ⅱ）〈多床室〉
ⅰ　要支援１　**637単位**
ⅱ　要支援２　**787単位**

㈡　Ⅱ型介護医療院介護予防短期入所療養介護費（Ⅱ）（看護６：１＋介護５：１）

a　Ⅱ型介護医療院介護予防短期入所療養介護費（ⅰ）〈従来型個室〉
ⅰ　要支援１　**558単位**
ⅱ　要支援２　**685単位**

b　Ⅱ型介護医療院介護予防短期入所療養介護費（ⅱ）〈多床室〉
ⅰ　要支援１　**621単位**
ⅱ　要支援２　**771単位**

㈢　Ⅱ型介護医療院介護予防短期入所療養介護費（Ⅲ）（看護６：１＋介護６：１）

a　Ⅱ型介護医療院介護予防短期入所療養介護費（ⅰ）〈従来型個室〉
ⅰ　要支援１　**546単位**
ⅱ　要支援２　**674単位**

b　Ⅱ型介護医療院介護予防短期入所療養介護費（ⅱ）〈多床室〉
ⅰ　要支援１　**610単位**
ⅱ　要支援２　**760単位**

⑶　特別介護医療院介護予防短期入所療養介護費（１日につき）

㈠　Ⅰ型特別介護医療院介護予防短期入所療養介護費〔看護６：１（看護師２割）＋介護５：１〕（定員19人以下の併設型は看護６：１＋介護６：１）

a　Ⅰ型特別介護医療院介護予防短期入所療養介護費（ⅰ）〈従来型個室〉
ⅰ　要支援１　**547単位**
ⅱ　要支援２　**679単位**

b　Ⅰ型特別介護医療院介護予防短期入所療養介護費（ⅱ）〈多床室〉
ⅰ　要支援１　**606単位**
ⅱ　要支援２　**759単位**

㈡　Ⅱ型特別介護医療院介護予防短期入所療養介護費（看護６：１＋介護６：１）

a　Ⅱ型特別介護医療院介護予防短期入所療養介護費（ⅰ）〈従来型個室〉
ⅰ　要支援１　**521単位**
ⅱ　要支援２　**642単位**

b　Ⅱ型特別介護医療院介護予防短期入所療養介護費（ⅱ）〈多床室〉
ⅰ　要支援１　**581単位**
ⅱ　要支援２　**724単位**

⑷　ユニット型Ⅰ型介護医療院介護予防短期入所療養介護費（１日につき）〔看護６：１（看護師２割）＋介護４：１〕（定員19人以下の併設型は看護６：１＋介護６：１）

㈠　ユニット型Ⅰ型介護医療院介護予防短期入所療養介護費（Ⅰ）

a　ユニット型Ⅰ型介護医療院介護予防短期入所療養介護費〈ユニット型個室〉

i　要支援１　687単位
ii　要支援２　852単位
b　経過的ユニット型Ⅰ型介護医療院介護予防短期入所療養介護費〈ユニット型個室的多床室〉
i　要支援１　687単位
ii　要支援２　852単位
(二)　ユニット型Ⅰ型介護医療院介護予防短期入所療養介護費（Ⅱ）
a　ユニット型Ⅰ型介護医療院介護予防短期入所療養介護費〈ユニット型個室〉
i　要支援１　677単位
ii　要支援２　841単位
b　経過的ユニット型Ⅰ型介護医療院介護予防短期入所療養介護費〈ユニット型個室的多床室〉
i　要支援１　677単位
ii　要支援２　841単位
(5)　ユニット型Ⅱ型介護医療院介護予防短期入所療養介護費（１日につき）（看護６：１＋介護４：１）（定員19人以下の併設型は看護６：１＋介護６：１）
(一)　ユニット型Ⅱ型介護医療院介護予防短期入所療養介護費〈ユニット型個室〉
a　要支援１　703単位
b　要支援２　856単位
(二)　経過的ユニット型Ⅱ型介護医療院介護予防短期入所療養介護費〈ユニット型個室的多床室〉
a　要支援１　703単位
b　要支援２　856単位
(6)　ユニット型特別介護医療院介護予防短期入所療養介護費（１日につき）
(一)　ユニット型Ⅰ型特別介護医療院介護予防短期入所療養介護費〔看護６：１（看護師２割）＋介護４：１〕（定員19人以下の併設型は看護６：１＋介護６：１）
a　ユニット型Ⅰ型特別介護医療院介護予防短期入所療養介護費〈ユニット型個室〉
i　要支援１　643単位
ii　要支援２　799単位
b　経過的ユニット型Ⅰ型特別介護医療院介護予防短期入所療養介護費〈ユニット型個室的多床室〉
i　要支援１　643単位
ii　要支援２　799単位
(二)　ユニット型Ⅱ型特別介護医療院介護予防短期入所療養介護費〔看護６：１（看護師２割）＋介護４：１〕（定員19人以下の併設型は看護６：１＋介護６：１）
a　ユニット型Ⅱ型特別介護医療院介護予防短期入所療養介護費〈ユニット型個室〉
i　要支援１　670単位
ii　要支援２　814単位
b　経過的ユニット型Ⅱ型特別介護医療院介護予防短期入所療養介護費〈ユニット型個室的多床室〉
i　要支援１　670単位
ii　要支援２　814単位

加算・減算

◆ユニットケア体制未整備減算　所定単位数×97/100
◆身体拘束廃止未実施減算　所定単位数×99/100
◆高齢者虐待防止措置未実施減算　所定単位数×99/100
◆業務継続計画未策定減算　所定単位数×99/100
◆療養環境減算
療養環境減算（Ⅰ）　▲25単位/日
療養環境減算（Ⅱ）　▲25単位/日
◆夜間勤務等看護加算
夜間勤務等看護（Ⅰ）　23単位/日
夜間勤務等看護（Ⅱ）　14単位/日
夜間勤務等看護（Ⅲ）　14単位/日
夜間勤務等看護（Ⅳ）　７単位/日
◆認知症行動・心理症状緊急対応加算　200単位/日
◆若年性認知症利用者受入加算　120単位/日
◆送迎加算　134単位/片道
◆口腔連携強化加算　50単位/回
◆療養食加算（１日３回まで）　８単位/回
◆認知症専門ケア加算
認知症専門ケア加算（Ⅰ）　３単位/日
認知症専門ケア加算（Ⅱ）　４単位/日
◆生産性向上推進体制加算
生産性向上推進体制加算（Ⅰ）　100単位/月
生産性向上推進体制加算（Ⅱ）　10単位/月
◆サービス提供体制強化加算
サービス提供体制強化加算（Ⅰ）　22単位/日
サービス提供体制強化加算（Ⅱ）　18単位/日
サービス提供体制強化加算（Ⅲ）　６単位/日
◆介護職員等処遇改善加算
（Ⅰ）　所定単位数×51/1000
（Ⅱ）　所定単位数×47/1000
（Ⅲ）　所定単位数×36/1000
（Ⅳ）　所定単位数×29/1000
（Ⅴ）1　所定単位数×46/1000
（Ⅴ）2　所定単位数×44/1000
（Ⅴ）3　所定単位数×42/1000
（Ⅴ）4　所定単位数×40/1000
（Ⅴ）5　所定単位数×39/1000
（Ⅴ）6　所定単位数×35/1000
（Ⅴ）7　所定単位数×35/1000
（Ⅴ）8　所定単位数×31/1000
（Ⅴ）9　所定単位数×31/1000
（Ⅴ）10　所定単位数×30/1000
（Ⅴ）11　所定単位数×24/1000
（Ⅴ）12　所定単位数×26/1000
（Ⅴ）13　所定単位数×20/1000
（Ⅴ）14　所定単位数×15/1000

個別評価

◆緊急時施設診療費
緊急時治療管理　518単位/日
特定治療　医科診療報酬点数に10円を乗じて得た額
◆特別診療費　別に定める単位数に10円を乗じて得た額

【地域差】

１級地	２級地	３級地	４級地	５級地	６級地	７級地	その他
10.90円	10.72円	10.68円	10.54円	10.45円	10.27円	10.14円	10.00円

算定・請求上の留意事項

短期入所療養介護(居宅サービス)と同様です。p.66を参照して下さい。

(1) 認知症ケア加算(老健),重度療養管理加算(老健),緊急短期入所受入加算,重度認知症疾患療養体制加算(介護医療院)の設定はありません。

(2) **送迎加算**(介護医療院)は,片道につき**134単位**となります。

公費負担制度(介護保険優先)

制 度	法別番号	公費給付率	公費本人負担
感染症法(一般患者に対する医療) ※特別療養費,特定診療費,特別診療費,緊急時施設診療費のみ	10	95	なし
原爆被爆者援護法	19	100	なし
被爆体験者精神影響等調査研究事業	86	100	なし
水俣病総合対策費の国庫補助	88	100	なし
メチル水銀の健康影響に係る調査研究事業	88	100	なし
茨城県神栖町における有機ヒ素化合物による環境汚染及び健康被害に係る緊急措置事業要綱	87	100	なし
石綿による健康被害の救済に関する法律	66	100	なし
中国残留邦人等の円滑な帰国の促進及び永住帰国後の自立の支援に関する法律	25	100	本人負担あり
生活保護(介護扶助)	12	100	本人負担あり

8.介護予防特定施設入居者生活介護費

基本単位数

イ 介護予防特定施設入居者生活介護費(1日につき)
- (1) 要支援1 **183単位**
- (2) 要支援2 **313単位**

ロ 外部サービス利用型介護予防特定施設入居者生活介護費(1月につき)
- (1) 基本サービス部分(1日につき) **57単位**
- (2) 各サービス部分

指定介護予防訪問入浴介護~指定介護予防認知症対応型通所介護(指定介護予防福祉用貸与を除く)

通常の各サービスの基本部分の報酬の90/100

＊指定介護予防通所リハビリテーション

選択的サービス
- 運動器機能向上加算 **203単位/月**
- 栄養改善加算 **180単位/月**
- 口腔機能向上加算 **135単位/月**
- 選択的サービス複数実施加算(Ⅰ) **432単位/月**
- (Ⅱ) **630単位/月**

＊指定介護予防認知症対応型通所介護

所要時間2~3時間の場合は,4~5時間の所定単位数の57/100で算定
- 個別機能訓練加算 **24単位/日**
- 栄養改善加算 **180単位/月**
- 口腔機能向上加算 **135単位/月**

加算・減算

◆身体拘束廃止未実施減算
▲所定単位数×10/100単位/日

◆高齢者虐待防止措置未実施減算 **所定単位数×99/100**

◆業務継続計画未策定減算 **所定単位数×99/100**

◆生活機能向上連携加算
- 生活機能向上連携加算(Ⅰ) **100単位/月**
- 生活機能向上連携加算(Ⅱ) **200単位/月**
- (個別機能訓練加算を算定している場合 **100単位/月**)

◆個別機能訓練加算
- 個別機能訓練加算(Ⅰ) **12単位/日**
- 個別機能訓練加算(Ⅱ) **20単位/月**

◆若年性認知症入居者受入加算 **120単位/日**

◆協力医療機関連携加算
- 要件を満たす場合 **100単位/月**
- それ以外の場合 **40単位/月**

◆口腔・栄養スクリーニング加算 **20単位/回**

◆科学的介護推進体制加算 **40単位/月**

◆退居時情報提供加算 **250単位/回**

◆認知症専門ケア加算
- 認知症専門ケア加算(Ⅰ) **3単位/日**
- 認知症専門ケア加算(Ⅱ) **4単位/日**

◆高齢者施設等感染対策向上加算
- 高齢者施設等感染対策向上加算(Ⅰ) **10単位/月**
- 高齢者施設等感染対策向上加算(Ⅱ) **5単位/月**

◆新興感染症等施設療養費 **240単位/日**

◆生産性向上推進体制加算
- 生産性向上推進体制加算(Ⅰ) **100単位/月**

生産性向上推進体制加算（Ⅱ）　**10単位/月**

◆サービス提供体制強化加算

サービス提供体制強化加算（Ⅰ）　**22単位/日**
サービス提供体制強化加算（Ⅱ）　**18単位/日**
サービス提供体制強化加算（Ⅲ）　**6単位/日**

◆介護職員等処遇改善加算

（Ⅰ）　**所定単位数×128/1000**
（Ⅱ）　**所定単位数×122/1000**
（Ⅲ）　**所定単位数×110/1000**
（Ⅳ）　**所定単位数×88/1000**
（Ⅴ）1　**所定単位数×113/1000**
（Ⅴ）2　**所定単位数×106/1000**
（Ⅴ）3　**所定単位数×107/1000**
（Ⅴ）4　**所定単位数×100/1000**
（Ⅴ）5　**所定単位数×91/1000**
（Ⅴ）6　**所定単位数×85/1000**
（Ⅴ）7　**所定単位数×79/1000**
（Ⅴ）8　**所定単位数×95/1000**
（Ⅴ）9　**所定単位数×73/1000**
（Ⅴ）10　**所定単位数×64/1000**
（Ⅴ）11　**所定単位数×73/1000**
（Ⅴ）12　**所定単位数×58/1000**
（Ⅴ）13　**所定単位数×61/1000**
（Ⅴ）14　**所定単位数×46/1000**

【地域差】

1級地	2級地	3級地	4級地	5級地	6級地	7級地	その他
10.90円	10.72円	10.68円	10.54円	10.45円	10.27円	10.14円	10.00円

算定・請求上の留意事項

下記の事項以外の取扱いは，原則，特定施設入居者生活介護（居宅サービス）と同様です。p.79を参照して下さい。

(1)　外部サービス利用型の基本的な仕組みは特定施設入居者生活介護と同様に，**①生活相談・計画策定等＋②外部の介護予防サービス**で構成されます。

＊①にかかる部分は，1日につき**56単位**を算定します。外部サービスを利用しない日であっても，外部サービス利用型の基本部分を算定します。

＊②にかかる部分は，各サービスに定められた単位数（通常の介護予防サービス費の90％）を算定します。

＊①基本部分＋②外部サービス部分の合計を，以下の区分の限度内で調整して利用します。

要支援1　**5,032単位**
要支援2　**10,531単位**

(2)　短期利用特定施設入居者生活介護，入居継続支援加算，ADL維持等加算，退院・退所時連携加算，夜間看護体制加算，看取り介護加算等の設定はありません。

公費負担制度（介護保険優先）

制　度	法別番号	公費給付率	公費本人負担
中国残留邦人等の円滑な帰国の促進及び永住帰国後の自立の支援に関する法律	25	100	本人負担あり
生活保護（介護扶助）	12	100	本人負担あり

9．介護予防福祉用具貸与費

基本単位数

現に用具貸与に要した額を1単位単価（10円）で除した単位数

加算・減算

◆高齢者虐待防止措置未実施減算　所定単位数×99/100
◆業務継続計画未策定減算　所定単位数×99/100
◆特別地域福祉用具貸与加算
用具ごとに所定単位数の100/100を限度
◆中山間地域等小規模事業所加算
用具ごとに貸与額の2/3を限度
◆中山間地域等居住者サービス提供加算
用具ごとに貸与額の1/3を限度

算定・請求上の留意事項

下記の事項以外の取扱いは，原則，福祉用具貸与（居宅サービス）と同様です。p. 84を参照して下さい。

(1)　介護予防特定施設入居者生活介護（短期利用除く），介護予防認知症対応型共同生活介護（短期利用除く）を受けている間は，介護予防福祉用具貸与費は算定できません。

公費負担制度（介護保険優先）

制度	法別番号	公費給付率	公費本人負担
中国残留邦人等の円滑な帰国の促進及び永住帰国後の自立の支援に関する法律	25	100	本人負担あり
生活保護（介護扶助）	12	100	本人負担あり

4 地域密着型サービスの介護報酬

【地域密着型サービス費：算定上の共通の留意事項】

1．サービス相互の算定関係

(1) 特定施設入居者生活介護または認知症対応型共同生活介護，地域密着型特定施設入居者生活介護を受けている間については，他の居宅サービス費（居宅療養管理指導費を除く）または地域密着型サービス費は算定できません（特定施設入居者生活介護，認知症対応型共同生活介護等の事業者の費用負担で入居者に利用することは可能です）。

(2) 短期入所生活介護または短期入所療養介護を受けている間については，訪問介護費，訪問入浴介護費，訪問看護費，訪問リハビリテーション費，通所介護費，通所リハビリテーション費，定期巡回・随時対応型訪問介護看護，夜間対応型訪問介護費，地域密着型通所介護，認知症対応型通所介護費，小規模多機能型居宅介護費，看護小規模多機能型居宅介護費は算定できません。

(3) 小規模多機能型居宅介護を受けている間は，訪問看護費，訪問リハビリテーション費，居宅療養管理指導費，福祉用具貸与費を除く居宅サービス費，地域密着型サービス費は算定できません。

(4) 看護小規模多機能型居宅介護を受けている間は，訪問リハビリテーション費，居宅療養管理指導費，福祉用具貸与費を除く居宅サービス費，地域密着型サービス費は算定できません。

(5) 同一時間帯に通所サービスと訪問サービスを利用した場合は，訪問サービスの所定単位数は算定できません。

2．施設外泊時等における地域密着型サービスの算定

施設入所・入院患者が外泊・試行的退所を行っている期間中に地域密着型サービス費は算定できません。

3．同一時間帯の複数の訪問サービス

同一時間帯にひとつの訪問サービスを利用することが原則です。ただし，連携型定期巡回・随時対応型訪問介護看護または夜間対応型訪問介護と訪問看護を同一時間帯に利用することが介護のために必要である場合に限りそれぞれのサービスにおいて算定できます。

4．入所等の日数の数え方

短期入所，入所入院の日数は，原則として，入所した日および退所した日の両方を含むものとします。

ただし，同一敷地内や近隣における短期入所サービス，入所施設等であって，職員兼務，施設共用が行われているものの間で，退所したその日に入所する場合は，入所の日は含みますが，退所の日は含みません。

なお，同一敷地内や近隣の職員兼務，施設共用が行われている医療保険適用病床との間では，入院，退院日は医療保険で算定し，介護保険施設では入所退所日のいずれも算定できません。

5．定員超過利用の場合の算定

(1) 定員のある地域密着型サービスにおいて，定員超過利用の場合は減算がされます。その際の利用者

数の算出は，１月間の利用者の平均（１月間の全利用者の延数をその月の日数で除して算出・小数点以下切り上げ）を用います。なお，減算は定員超過のあった翌月から超過解消の月まで，利用者の全員に適用されます。

⑵　小規模多機能型居宅介護，看護小規模多機能型居宅介護において，過疎地域であって地域の実情から市町村が認めた場合に限り，登録定員を超えてサービス提供を行うことが認められます。減算されない期間は市町村介護保険事業計画の終期までの最大３年間が基本です。ただし，市町村が認めた場合，次期事業計画の終期（最大６年間）までの延長が可能です。

６．常勤換算方法および常勤の具体的な取扱い

常勤換算方法とは，暦月ごとの職員の勤務延時間数を常勤勤務時間で除して算定します（小数点第２位以下は切り捨て）。なお，やむを得ない事情により，職員配置に一時的な１割以内の減少があった場合，１月内に職員補充がされれば減算となりません。

①育児，介護のための時短労働の場合は，（週あたり）30時間以上の勤務で常勤換算１とみなすことができます。

②「常勤」での配置が求められる職員が，産前産後休業や育児・介護休業等を取得した場合，同等資格をもつ複数の非常勤職員を常勤換算することで，人員配置基準を満たすものと認められます。常勤割合を要件とするサービス提供体制強化加算等では，産前産後休業や育児・介護休業等を取得した場合，当該職員を常勤割合に含めることができます。

７．人員基準欠如の場合の算定

⑴　人員基準欠如の場合には，サービス種ごとに欠如内容によって減算幅が設けられています。減算開始の月から人員欠如が解消される月まで利用者の全員に適用されます。

⑵　看護・介護職員の人員欠如が１割以上の場合は**翌月から**減算，１割以内の場合は**翌々月から**減算となります。

⑶　看護・介護職員以外（計画作成担当者等）の人員基準欠如の場合には翌々月から減算となります。

⑷　小規模多機能，看護小規模多機能型居宅介護の訪問サービスの配置欠如が２日以上連続で発生した場合，または，１月に４日以上発生した場合には，**翌月から**減算となり，利用者の全員に適用されます。

８．夜勤体制による減算

夜勤配置基準のあるサービスにおいては，夜勤時間帯（22：00～５：00までを含む連続した16時間をいい，原則として事業所ごとに設定するもの）の配置欠如が２日以上連続で発生した場合，または，１月に４日以上発生した場合には，**翌月から**減算となり，利用者の全員に適用されます。

９．新設，増床または減床の場合の（人員基準，夜勤配置員数の算定における）利用者数

新設，増床の場合

利用者数は次の通り。

・６月未満ではベッド数の90％を利用者数とする
・６月～１年未満では直近６月の利用者の延数を６月の日数で除した数

減床の場合

・減床の実績が３月以上ある時は，減床後の延利用者数を延日数で除した数

10．市町村が独自に定める介護報酬の設定

定期巡回・随時対応型訪問介護看護費，夜間対応型訪問介護費，小規模多機能型居宅介護費，看護小規模多機能型居宅介護費は，厚生労働大臣が定める地域密着型サービス費の限度額基準の範囲内で市町村が通常の報酬よりも高い報酬を算定できます。

加算は50の倍数を単位数とし，設定上限があります。定期巡回・随時対応型訪問介護看護費「500単位」，夜間対応型訪問介護費「300単位」，小規模多機能型居宅介護費「1,000単位」，看護小規模多機能型居宅介護費「1,000単位」を超えてはいけません。

11．「認知症高齢者の日常生活自立度」の決定方法

(1) 加算の要件として用いられる場合の自立度の決定は，医師の判定結果または主治医意見書を用います。

(2) 複数の医師の判定結果がある場合には，最も新しい判定を用います。また，医師の判定がない場合には，認定調査票を用います。

12．文書の取扱い

(1) 事業者は書面の作成，保存等を電磁的記録により行うことができます。

(2) 事業者は交付，説明，同意，承諾，締結等について，事前に利用者，家族等の承諾を得たうえで電磁的方法によって行うことができます。

1．定期巡回・随時対応型訪問介護看護費

基本単位数

イ　定期巡回・随時対応型訪問介護看護費（Ⅰ）（1月につき）

(1) 訪問看護サービスを行わない場合

(一) 要介護1	5,446単位
(二) 要介護2	9,720単位
(三) 要介護3	16,140単位
(四) 要介護4	20,417単位
(五) 要介護5	24,692単位

(2) 訪問看護サービスを行う場合

(一) 要介護1	7,946単位
(二) 要介護2	12,413単位
(三) 要介護3	18,948単位
(四) 要介護4	23,358単位
(五) 要介護5	28,298単位

ロ　定期巡回・随時対応型訪問介護看護費（Ⅱ）（1月につき）

(一) 要介護1	5,446単位
(二) 要介護2	9,720単位
(三) 要介護3	16,140単位
(四) 要介護4	20,417単位
(五) 要介護5	24,692単位

ハ　定期巡回・随時対応型訪問介護看護費（Ⅲ）

(1) 基本夜間訪問サービス費	989単位/月
(2) 定期巡回サービス費	372単位/回
(3) 随時訪問サービス費（Ⅰ）	567単位/回
(4) 随時訪問サービス費（Ⅱ）	764単位/回

加算・減算

◆高齢者虐待防止措置未実施減算　所定単位数×99/100

◆業務継続計画未策定減算　所定単位数×99/100

◆通所系サービス利用時減算

・「一体型」で訪問看護を行わない場合,「連携型」の場合

要介護1	▲62単位/日
要介護2	▲111単位/日
要介護3	▲184単位/日
要介護4	▲233単位/日
要介護5	▲281単位/日

・「一体型」で訪問看護を行う場合

要介護1	▲ 91単位/日
要介護2	▲141単位/日
要介護3	▲216単位/日
要介護4	▲266単位/日
要介護5	▲322単位/日

◆事業所同一建物利用者減算

同一敷地内建物等	▲600単位/月
同一敷地内建物等に50人以上	▲900単位/月

◆特別地域定期巡回・随時対応型訪問介護看護加算　所定単位数×15/100

◆中山間地域等小規模事業者加算　所定単位数×10/100

◆中山間地域等居住者サービス提供加算　所定単位数×5/100

◆緊急時訪問看護加算

緊急時訪問看護加算（Ⅰ）　325単位/月

緊急時訪問看護加算（Ⅱ）　**315単位/月**

◆特別管理加算

特別管理加算（Ⅰ）　**500単位/月**

特別管理加算（Ⅱ）　**250単位/月**

◆ターミナルケア加算　**2,500単位/死亡月**

◆初期加算　**30単位/日**

◆退院時共同指導加算　**600単位/回**

◆総合マネジメント体制強化加算

総合マネジメント体制強化加算（Ⅰ）　**1,200単位/月**

総合マネジメント体制強化加算（Ⅱ）　**800単位/月**

◆生活機能向上連携加算

生活機能向上連携加算（Ⅰ）　**100単位/月**

生活機能向上連携加算（Ⅱ）　**200単位/月**

◆認知症専門ケア加算

⑴　イ又はロを算定している場合

認知症専門ケア加算（Ⅰ）　**90単位/月**

認知症専門ケア加算（Ⅱ）　**120単位/月**

⑵　ハを算定する場合（基本夜間訪問サービス費を除く）

認知症専門ケア加算（Ⅰ）　**3単位/日**

認知症専門ケア加算（Ⅱ）　**4単位/日**

◆口腔連携強化加算　**50単位/回**

◆サービス提供体制強化加算

⑴　⑵以外の場合

㈠　サービス提供体制強化加算（Ⅰ）　**750単位/月**

㈡　サービス提供体制強化加算（Ⅱ）　**640単位/月**

㈢　サービス提供体制強化加算（Ⅲ）　**350単位/月**

⑵　ハを算定する場合（基本夜間訪問サービス費を除く）

㈠　サービス提供体制強化加算（ⅰ）　**22単位/日**

㈡　サービス提供体制強化加算（ⅱ）　**18単位/日**

㈢　サービス提供体制強化加算（ⅲ）　**6単位/日**

◆介護職員等処遇改善加算

（Ⅰ）　**所定単位数×245/1000**

（Ⅱ）　**所定単位数×224/1000**

（Ⅲ）　**所定単位数×182/1000**

（Ⅳ）　**所定単位数×145/1000**

（Ⅴ）1　**所定単位数×221/1000**

（Ⅴ）2　**所定単位数×208/1000**

（Ⅴ）3　**所定単位数×200/1000**

（Ⅴ）4　**所定単位数×187/1000**

（Ⅴ）5　**所定単位数×184/1000**

（Ⅴ）6　**所定単位数×163/1000**

（Ⅴ）7　**所定単位数×163/1000**

（Ⅴ）8　**所定単位数×158/1000**

（Ⅴ）9　**所定単位数×142/1000**

（Ⅴ）10　**所定単位数×139/1000**

（Ⅴ）11　**所定単位数×121/1000**

（Ⅴ）12　**所定単位数×118/1000**

（Ⅴ）13　**所定単位数×100/1000**

（Ⅴ）14　**所定単位数×76/1000**

【地域差】

1級地	2級地	3級地	4級地	5級地	6級地	7級地	その他
11.40円	11.12円	11.05円	10.84円	10.70円	10.42円	10.21円	10.00円

算定・請求上の留意事項

基本単位数

⑴　日中・夜間を通じて提供される定期巡回と随時対応（訪問含む）について，訪問看護**「一体型」**（イ）の場合と他の訪問看護事業所との**「連携型」**（ロ）の場合に分けて，基本サービスが設定されます。

「一体型」については，さらに**利用者ごと**に訪問看護を利用する場合と利用しない場合に分けられています。

＊**末期の悪性腫瘍等**で訪問看護サービスが医療保険対象となる場合〔p.33⑵参照〕は，「一体型」で訪問看護サービスを行う場合の単位数は算定できません。

＊「一体型」で訪問看護サービスを行う場合の利用者について，主治医より**急性増悪等**により頻回な訪問看護が必要との特別指示がある場合，指示の日から14日間は，「一体型」で訪問看護サービスを行わない場合の単位数を算定します。

⑵　一体型で訪問看護を利用する場合，准看護師が訪問看護サービスを行った場合は，所定単位数の**100分の98**で算定します。

加算・減算

⑶　高齢者への虐待の発生またはその再発を防止するための以下の措置が講じられていない場合は所定単位数の**100分の99**で算定します。

・虐待防止のための対策を検討する委員会（テレビ電話装置等の活用可能）を定期的に開催し，その結果を従業者に周知し徹底を図る

・虐待防止のための指針を整備する

・従業者へ虐待防止のための研修を定期的に実施する

・上記措置を適切に実施するための担当者を置く

⑷　**業務継続計画**に関して，以下の基準に適合していない場合は所定単位数の**100分の99**で算定します。

・感染症や非常災害の発生時において，サービス提供の継続的な実施および非常時の体制で早期の業務再開を図るための計画（業務継続計画）を策定する

・業務継続計画に従い必要な措置を講ずる

※経過措置期間として，2025年3月31日までの間は減算が適用されません。

(5) 利用者が，**通所介護，通所リハビリテーション，地域密着型通所介護，認知症対応型通所介護も利用**する場合，日数に応じて以下の単位数を減算します。

・「一体型」で訪問看護を行わない場合〔イ(1)〕と「連携型」の場合（ロ）

要介護1	**▲62単位/日**
要介護2	**▲111単位/日**
要介護3	**▲184単位/日**
要介護4	**▲233単位/日**
要介護5	**▲281単位/日**

・「一体型」で訪問看護を行う場合〔イ(2)〕

要介護1	**▲91単位/日**
要介護2	**▲141単位/日**
要介護3	**▲216単位/日**
要介護4	**▲266単位/日**
要介護5	**▲322単位/日**

(6) 事業所と**同一・隣接敷地内の建物**に居住する利用者へのサービス提供は，**利用者が50人未満**の場合は1月につき**600単位**を減算します。

同一・隣接敷地内の建物等に**利用者が50人以上**の場合は1月につき**900単位**を減算します。

(7) **離島・へき地等**（別に厚生労働大臣が定める地域）に所在する事業所が行う場合は，**特別地域定期巡回・随時対応型訪問介護看護加算**として，所定単位数の**100分の15**を加算します。

(8) 中山間地域等に所在する小規模事業所が行う場合は，**中山間地域等小規模事業者加算**として，所定単位数の**100分の10**を加算します。

(9) 中山間地域等に居住する利用者に対して，通常の事業実施地域を越えて行う場合は，**中山間地域等居住者サービス提供加算**として所定単位数の**100分の5**を加算します。

(10) **緊急時訪問看護加算**

24時間連絡体制を充実させる観点から，以下の基準を満たす提供体制とした場合に，当該月の初回訪問日に以下の区分で算定します。

加算(Ⅰ)　325単位/月

・利用者またはその家族等から電話等により看護に関する意見を求められた場合に常時対応できる体制にある
・緊急時訪問における看護業務の負担の軽減に資する十分な業務管理等の体制の整備が行われている

加算(Ⅱ)　315単位/月

・利用者またはその家族等から電話等により看護に関する意見を求められた場合に常時対応できる体制にある

(11) **特別管理加算**

「一体型」訪問看護を行う場合について，訪問看護サービスに特別な管理が必要として，別に厚生労働大臣が定める状態〔p.34(17)参照〕にある利用者に対して計画的な管理を行った場合，以下の区分で算定します。

加算(Ⅰ)　500単位/月

・状態①※にあてはまる場合

加算(Ⅱ)　250単位/月

・状態②～⑤※にあてはまる場合

※〔p.34(17)参照〕

(12) 利用者の死亡日および死亡日前14日以内に2日以上のターミナルケアを行った場合〔医療保険対象の場合，特別指示がある場合は1日：p.35(19)参照〕，**ターミナルケア加算**として，死亡月に**2,500単位**を加算します。

(13) 利用開始日から30日以内の期間について，**初期加算**として1日につき**30単位**を加算します。

(14) 入院患者または老健入所者の退院・退所にあたり，「一体型」事業所の看護師等が医療機関・老健の医師等と共同して在宅での療養上必要な指導をした場合，**退院時共同指導加算**として，退院・退所1回につき**600単位**を加算します。

※退院時共同指導は，ガイドラインに基づき本人，家族等の同意のもと，テレビ電話等ICTの活用可

(15) **総合マネジメント体制強化加算**

次の区分にて算定します。

加算(Ⅰ)　1,200単位/月

(1) 多職種協働により，個別サービス計画を随時適切に見直す。
(2) 地域の医療機関や施設に対し，事業所のサービス内容について情報提供を行っている。
(3) 日常的に利用者と関わりのある地域住民等の相談への対応体制を確保している。
(4) 地域住民等との連携により，地域資源の有効的な活用，利用者に合わせた支援を行っている。
(5) 事業所の特性に応じて以下のうち1つ以上の実施がなされている。

・関係事業所や施設と協働し，地域における世代間交流の場の拠点である
・地域住民や他事業所等と共同で事例検討会，研修会等を実施
・市町村が実施する地域支援事業等に参加
・地域住民や利用者の住まいに関する相談に応じ，必要な支援提供

加算(Ⅱ) **800単位/月**

(1) 多職種協働により，個別サービス計画を随時適切に見直す。

(2) 地域の医療機関や施設に対し，事業所のサービス内容について情報提供を行っている。

＊総合マネジメント体制強化加算は，支給限度額管理の対象外です。

(16) **生活機能向上連携加算**

訪問リハビリテーション，通所リハビリテーション事業所またはリハビリ実施の医療施設の理学療法士，作業療法士，言語聴覚士とともに生活機能の向上を目的として，評価・計画作成を行い，サービス提供した場合，以下の区分ごとに加算します。

加算(Ⅰ) **100単位/月**

・医師，PT，OT，STの助言に基づく場合（初回の属する月）

加算(Ⅱ) **200単位/月**

・訪問リハビリ等の際に計画作成責任者が同行し，評価を共同で行い，かつ計画の作成，サービスの提供を行った場合（初回の属する月以降3月限度）

※状態把握や助言，カンファレンスはテレビ電話装置等のICT活用可

(17) **認知症専門ケア加算**

次の区分の要件に適合する事業者が届出を行うことで算定します。

※定期巡回・随時対応型訪問介護看護費(Ⅰ)または(Ⅱ)を算定している場合

加算(Ⅰ) **90単位/月**

加算(Ⅱ) **120単位/月**

※定期巡回・随時対応型訪問介護看護費(Ⅲ)を算定している場合

加算(Ⅰ) **3単位/日**

加算(Ⅱ) **4単位/日**

認知症専門ケア加算(Ⅰ)

(ア) 認知症高齢者の日常生活自立度Ⅱ以上の者が利用者の100分の50以上

(イ) 認知症介護実践リーダー研修修了者等を認知症高齢者の日常生活自立度Ⅱ以上の者が20名未満は1名，20名以上は10名増えるごとに1名ずつ増員して配置

(ウ) 認知症高齢者の日常生活自立度Ⅱ以上の者に対して，専門的な認知症ケアを実施した場合

(エ) 認知症ケアの留意事項の伝達や技術指導に係る会議を定期的に開催（テレビ電話装置等のICT活用可）

認知症専門ケア加算(Ⅱ)

(ア) 認知症専門ケア加算(Ⅰ)のイ・エの要件を満たす

(イ) 認知症高齢者の日常生活自立度Ⅲ以上の者が利用者の100分の20以上

(ウ) 認知症高齢者の日常生活自立度Ⅲ以上の者に対して，専門的な認知症ケアを実施した場合

(エ) 認知症介護指導者研修修了者を1名以上配置し，事業所全体の認知症ケアの指導等を実施

(オ) 介護，看護職員ごとの認知症ケアに関する研修の計画，実施（予定を含む）

(18) 事業所の従業者が口腔の健康状態の評価を実施し，歯科医療機関および介護支援専門員に対し評価の結果を情報提供した場合に，**口腔連携強化加算**として1回につき**50単位**を1月に1回に限り加算します。

(19) **サービス提供体制強化加算**

以下の区分ごとの要件を満たす場合に加算します。

共通要件：従業者への研修の計画・実施，情報伝達・技術指導の会議を定期開催（ICT活用可），健康診断の実施

加算(Ⅰ) **750単位/月**

・訪問介護員総数のうち，介護福祉士60％以上，または勤続10年以上の介護福祉士25％以上

加算(Ⅱ) **640単位/月**

・訪問介護員総数のうち，介護福祉士40％以上，または介護福祉士，実務者研修・基礎研修修了者60％以上

加算(Ⅲ) **350単位/月**

・訪問介護員総数のうち，介護福祉士30％以上，または介護福祉士，実務者研修・基礎研修修了者50％以上，もしくは全従業者のうち，常勤職員60％以上，または勤続7年以上の者30％以上

※定期巡回・随時対応型訪問介護看護費(Ⅲ)を算定している場合

加算(Ⅰ) **22単位/日**

加算(Ⅱ) **18単位/日**

加算(Ⅲ) **6単位/日**

(20) **介護職員等処遇改善加算**

別に厚生労働大臣が定める介護職員の処遇改善についての各要件を満たす場合，以下の区分ごとに加算します。

料金受取人払郵便

神田局
承認

3123

差出有効期間
2026年 4 月
20日まで

101-8795

308

（受取人）
東京都千代田区神田神保町 2-6
（十歩ビル）

医 学 通 信 社 行

TEL. 03-3512-0251　FAX. 03-3512-0250

【ご注文方法】

①裏面に注文冊数，氏名等をご記入の上，弊社宛に FAX して下さい。
このハガキをそのまま投函もできます。

②電話（03-3512-0251），HP でのご注文も承っております。

→振込用紙同封で書籍をお送りします。（書籍代と，別途送料がかかります。）

③または全国の書店にて，ご注文下さい。

（今後お知らせいただいたご住所宛に，弊社書籍の新刊・改訂のご案内をお送りいたします。）

※今後，発行してほしい書籍・CD-ROM のご要望，あるいは既存書籍へのご意見がありましたら，ご自由にお書きください。

注 文 書

2024.7

※この面を弊社宛に FAX して下さい。あるいはこのハガキをそのままご投函下さい。

医学通信社・直通 FAX → 03-3512-0250

お客様コード	□□□□□□□ (わかる場合のみで結構です)		
ご住所 〔ご自宅又は医療機関・会社等の住所〕	〒	電話番号	
お名前 〔ご本人又は医療機関等の名称・部署名〕	(フリガナ)	ご担当者	(法人・団体でご注文の場合)

〔送料〕 1～9冊：100円×冊数， 10冊以上何冊でも1,000円（消費税別）

書籍	ご注文部数	医療事務100問100答 2024年版 〔2024年4月刊〕	
診療点数早見表 2024年度版 〔2024年5月刊〕		入門・診療報酬の請求 2024-25年版 〔2024年7月刊〕	
DPC点数早見表 2024年度版 〔2024年5月刊〕		レセプト請求の全技術 2024-25年版 〔2024年6月刊〕	
薬価・効能早見表 2024年4月版 〔2024年4月刊〕		プロのレセプトチェック技術 2024-25年版 〔2024年8月刊予定〕	
受験対策と予想問題集 2024年版 〔2024年7月刊〕		在宅診療報酬Q＆A 2024-25年版 〔2024年8月刊予定〕	
診療報酬・完全攻略マニュアル 2024-25年版 〔2024年6月刊〕		労災・自賠責請求マニュアル 2024-25年版 〔2024年8月刊予定〕	
医療事務【実践対応】ハンドブック 2024年版 〔2024年5月刊〕		医師事務作業補助・実践入門BOOK 2024-25年版 〔2024年8月刊予定〕	
窓口事務【必携】ハンドブック 2024年版 〔2024年5月刊〕		“保険診療＆請求”ガイドライン 2024-25年版 〔2024年7月刊〕	
最新・医療事務入門 2024年版 〔2024年4月刊〕		介護報酬早見表 2024-26年版 〔2024年6月刊〕	
公費負担医療の実際知識 2024年版 〔2024年4月刊〕		介護報酬パーフェクトガイド 2024-26年版 〔2024年7月刊〕	
医療関連法の完全知識 2024年版 〔2024年6月刊〕		介護報酬サービスコード表 2024-26年版 〔2024年5月刊〕	
最新 検査・画像診断事典 2024-25年版 〔2024年5月刊〕		特定保険医療材料ガイドブック 2024年度版 〔2024年7月刊〕	
手術術式の完全解説 2024-25年版 〔2024年6月刊〕		標準・傷病名事典 Ver.4.0 〔2024年2月刊〕	
臨床手技の完全解説 2024-25年版 〔2024年6月刊〕		外保連試案 2024 〔2023年12月刊〕	
医学管理の完全解説 2024-25年版 〔2024年6月刊〕		診療情報管理パーフェクトガイド 2023年改訂新版 〔2023年9月刊〕	
在宅医療の完全解説 2024-25年版 〔2024年8月刊予定〕		【電子カルテ版】診療記録監査の手引き 〔2020年10月刊〕	
レセプト総点検マニュアル 2024年版 〔2024年6月刊〕		“リアル”なクリニック経営―300の鉄則 〔2020年1月刊〕	
診療報酬・完全マスタードリル 2024-25年版 〔2024年5月刊〕		医業経営を“最適化”させる38メソッド 2021年新版 〔2021年4月刊〕	
医療事務【BASIC】問題集 2024 〔2024年5月刊〕		(その他ご注文書籍)	

電子辞書 BOX『GiGi-Brain』申込み

※折返し，契約・ダウンロードのご案内をお送りいたします

□ 『GiGi-Brain』を申し込む　（□欄に ✓ を入れてください）

メールアドレス（必須）

『月刊／保険診療』申込み（番号・文字を○で囲んで下さい）

※割引特典は支払い手続き時に選択できます

① 定期購読を申し込む 〔　　　〕年〔　　　〕月号から　〔 1年 or 半年 〕

② 単品注文する（　　年　　月号　　冊）

③『月刊／保険診療』見本誌を希望する（無料）

加算（Ⅰ）　　所定単位数の**1000分の245**

・月額賃金改善要件Ⅰ，月額賃金改善要件Ⅱ，キャリアパス要件Ⅰ，キャリアパス要件Ⅱ，キャリアパス要件Ⅲ，キャリアパス要件Ⅳ，キャリアパス要件Ⅴ，職場環境等要件のすべてを満たす

※職場環境等要件は，区分ごとに２以上の取組（生産性向上は３以上）を実施し，HP 掲載を通じた見える化を行う必要があります。

加算（Ⅱ）　　所定単位数の**1000分の224**

・月額賃金改善要件Ⅰ，月額賃金改善要件Ⅱ，キャリアパス要件Ⅰ，キャリアパス要件Ⅱ，キャリアパス要件Ⅲ，キャリアパス要件Ⅳ，職場環境等要件のすべてを満たす

※職場環境等要件は，区分ごとに２以上の取組（生産性向上は３以上）を実施し，HP 掲載を通じた見える化を行う必要があります。

加算（Ⅲ）　　所定単位数の**1000分の182**

・月額賃金改善要件Ⅰ，月額賃金改善要件Ⅱ，キャリアパス要件Ⅰ，キャリアパス要件Ⅱ，キャリアパス要件Ⅲ，職場環境等要件のすべてを満たす

※職場環境等要件は，区分ごとに１以上の取組（生産性向上は２以上）を実施する必要があります。

加算（Ⅳ）　　所定単位数の**1000分の145**

・月額賃金改善要件Ⅰ，月額賃金改善要件Ⅱ，キャリアパス要件Ⅰ，キャリアパス要件Ⅱ，職場環境等要件のすべてを満たす

※職場環境等要件は，区分ごとに１以上の取組（生産性向上は２以上）を実施する必要があります。

また，2024年度末（2025年３月末）までの間，経過措置区分として，2024年５月31日時点で旧３加算の全部または一部を算定している場合には，旧３加算の算定状況に応じて加算（Ⅴ）１～14を算定できます。

※各要件は p. 28⒆同加算を参照

その他

㉑　短期入所生活介護，短期入所療養介護，特定施設入居者生活介護，夜間対応型訪問介護，小規模多機能型居宅介護，認知症対応型共同生活介護，地域密着型特定施設入居者生活介護，地域密着型介護老人福祉施設入所者生活介護，複合型サービスを受けている間は，定期巡回・随時対応型訪問介護看護費は算定できません。

㉒　１利用者：１事業所の対応関係が原則であり，他の定期巡回・随時対応型訪問介護看護事業所との二重算定はできません。

公費負担制度（介護保険優先）

制　度	法別番号	公費給付率	公費本人負担
原爆被爆者の訪問介護利用者負担に対する助成事業	81	100	なし
中国残留邦人等の円滑な帰国の促進及び永住帰国後の自立の支援に関する法律	25	100	本人負担あり
生活保護（介護扶助）	12	100	本人負担あり

2．夜間対応型訪問介護費

基本単位数

イ　夜間対応型訪問介護費（Ⅰ）
　　別に厚生労働大臣が定める単位数
　　基本夜間対応型訪問介護費　**989単位/月**
　　定期巡回サービス費　**372単位/回**
　　随時訪問サービス費（Ⅰ）　**567単位/回**
　　随時訪問サービス費（Ⅱ）　**764単位/回**

ロ　夜間対応型訪問介護費（Ⅱ）　**2,702単位/月**

加算・減算

◆高齢者虐待防止措置未実施減算　所定単位数×99/100

◆業務継続計画未策定減算　所定単位数×99/100

◆24時間通報対応加算　610単位/月

◆事業所同一建物利用者減算
　同一敷地内建物等および同一建物に20人以上居住
　所定単位数×90/100
　同一敷地内建物等に50人以上居住
　所定単位数×85/100

◆特別地域夜間対応型訪問介護加算
　所定単位数×15/100

◆中山間地域等小規模事業所加算　所定単位数×10/100

◆中山間地域等居住者サービス提供加算
　所定単位数×５/100

◆認知症専門ケア加算
⑴　夜間対応型訪問介護費（Ⅰ）を算定
㈠　認知症専門ケア加算（Ⅰ）　**3単位/日**
㈡　認知症専門ケア加算（Ⅱ）　**4単位/日**
⑵　夜間対応型訪問介護費（Ⅱ）を算定
㈠　認知症専門ケア加算（Ⅰ）　**90単位/月**
㈡　認知症専門ケア加算（Ⅱ）　**120単位/月**

◆サービス提供体制強化加算
⑴　夜間対応型訪問介護費（Ⅰ）を算定
㈠　サービス提供体制強化加算（Ⅰ）　**22単位/回**
㈡　サービス提供体制強化加算（Ⅱ）　**18単位/回**
㈢　サービス提供体制強化加算（Ⅲ）　**6単位/回**
⑵　夜間対応型訪問介護費（Ⅱ）を算定
㈠　サービス提供体制強化加算（Ⅰ）　**154単位/月**
㈡　サービス提供体制強化加算（Ⅱ）　**126単位/月**
㈢　サービス提供体制強化加算（Ⅲ）　**42単位/月**

◆介護職員等処遇改善加算
（Ⅰ）　**所定単位数×245/1000**
（Ⅱ）　**所定単位数×224/1000**
（Ⅲ）　**所定単位数×182/1000**
（Ⅳ）　**所定単位数×145/1000**
（Ⅴ）1　**所定単位数×221/1000**
（Ⅴ）2　**所定単位数×208/1000**
（Ⅴ）3　**所定単位数×200/1000**
（Ⅴ）4　**所定単位数×187/1000**
（Ⅴ）5　**所定単位数×184/1000**
（Ⅴ）6　**所定単位数×163/1000**
（Ⅴ）7　**所定単位数×163/1000**
（Ⅴ）8　**所定単位数×158/1000**
（Ⅴ）9　**所定単位数×142/1000**
（Ⅴ）10　**所定単位数×139/1000**
（Ⅴ）11　**所定単位数×121/1000**
（Ⅴ）12　**所定単位数×118/1000**
（Ⅴ）13　**所定単位数×100/1000**
（Ⅴ）14　**所定単位数×76/1000**

【地域差】

1級地	2級地	3級地	4級地	5級地	6級地	7級地	その他
11.40円	11.12円	11.05円	10.84円	10.70円	10.42円	10.21円	10.00円

算定・請求上の留意事項

基本単位数

⑴　**オペレーションセンターを設置している**事業所は，夜間対応型訪問介護費（Ⅰ）基本**989単位／月**＋巡回**372単位／回**，随時（Ⅰ）**567単位／回**，随時（Ⅱ）**764単位／回**を出来高によって算定します。もしくは，すべてを包括し定額とした夜間対応型訪問介護費（Ⅱ）**2,702単位/月**を選択することができます。

＊随時訪問（Ⅱ）は，下記のいずれかにあてはまる場合で，同時に2人の訪問介護員等が1人の利用者に対して随時訪問サービスを行った場合に算定します。
①**利用者の身体的理由**により1人の訪問介護員等による介護が困難と認められる場合
②**暴力行為等**が認められる場合
③**長期間訪問を受けていない利用者からの通報**を受けて随時訪問サービスを提供する場合
④その他，上記に準ずると認められる場合

オペレーションセンターを**設置していない**事業所は，夜間対応型訪問介護（Ⅱ）**2,702単位／月**を算定することとなります。

⑵　月途中で利用開始（終了）の場合，**夜間対応型訪問介護費（Ⅰ）**は基本夜間対応型訪問介護費を日割り計算します。**夜間対応型訪問介護費（Ⅱ）**は包括単位数を日割り計算します。

⑶　**夜間対応型訪問介護費（Ⅰ）**利用者については，出来高による算定であることから，他の訪問介護事業所からのサービスを利用しても夜間対応型訪問介護費・訪問介護費とも算定が可能です。他方，同（Ⅱ）の場合には，他の訪問介護事業所については訪問介護費の算定ができません。

⑷　事業所と**同一・隣接敷地内**の建物に居住する利用者へのサービス提供は，1月あたりの利用者が**50人未満**の場合は所定単位数の**100分の90**，**50人以上**の場合は**100分の85**で算定します。

同一・隣接敷地**以外**で，1月あたりの利用者が**20人以上**居住する建物に居住する利用者へのサービス提供は**100分の90**で算定します。

＊夜間対応型訪問介護費（Ⅰ）における基本夜間対応型訪問介護費については本減算の適用となりません。

加算・減算

⑸　高齢者への虐待の発生またはその再発を防止するための以下の措置が講じられていない場合は所定単位数の**100分の99**で算定します。
・虐待防止のための対策を検討する委員会（テレビ電話装置等の活用可能）を定期的に開催し，その結果を従業者に周知し徹底を図る
・虐待防止のための指針を整備する
・従業者へ虐待防止のための研修を定期的に実施する
・上記措置を適切に実施するための担当者を置く

⑹　業務継続計画に関して，以下の基準に適合していない場合は所定単位数の**100分の99**で算定します。

・感染症や非常災害の発生時において，サービス提供の継続的な実施および非常時の体制で早期の業務再開を図るための計画（業務継続計画）を策定する
・業務継続計画に従い必要な措置を講ずる
※経過措置期間として，2025年３月31日までの間は減算が適用されません。

(7) 夜間対応型訪問介護費（Ⅰ）を算定する事業所が日中もオペレーションセンターサービスを行う場合，**24時間通報対応加算**として，１月につき**610単位**を加算します。

(8) 離島・へき地等（別に厚生労働大臣が定める地域）に所在する事業所が行う場合は，**特別地域夜間対応型訪問介護加算**として，所定単位数の**100分の15**を加算します。

(9) **中山間地域等に所在する事業所，サテライト事業所**が行う場合は，所定単位数の**100分の10**を加算します。

(10) 中山間地域等に居住する利用者に対して，通常の事業実施地域を越えて行う場合は，**中山間地域等居住者サービス提供加算**として所定単位数の**100分の５**を加算します。

(11) **認知症専門ケア加算**

次の区分の要件に適合する事業者が届出を行うことで算定します。

※夜間対応型訪問介護費（Ⅰ）を算定している場合

加算（Ⅰ）　３単位/日
加算（Ⅱ）　４単位/日

※夜間対応型訪問介護費（Ⅱ）を算定している場合

加算（Ⅰ）　90単位/月
加算（Ⅱ）　120単位/月

認知症専門ケア加算（Ⅰ）

(ア) 認知症高齢者の日常生活自立度Ⅱ以上の者が利用者の100分の50以上
(イ) 認知症介護実践リーダー研修修了者等を認知症高齢者の日常生活自立度Ⅱ以上の者が20名未満は１名，20名以上は10名増えるごとに１名ずつ増員して配置
(ウ) 認知症高齢者の日常生活自立度Ⅱ以上の者に対して，専門的な認知症ケアを実施した場合
(エ) 認知症ケアの留意事項の伝達や技術指導に係る会議を定期的に開催（テレビ電話装置等のICT活用可）

認知症専門ケア加算（Ⅱ）

(ア) 認知症専門ケア加算（Ⅰ）のイ・エの要件を満たす
(イ) 認知症高齢者の日常生活自立度Ⅲ以上の者が利用者の100分の20以上
(ウ) 認知症高齢者の日常生活自立度Ⅲ以上の者に対して，専門的な認知症ケアを実施した場合
(エ) 認知症介護指導者研修修了者を１名以上配置し，事業所全体の認知症ケアの指導等を実施
(オ) 介護，看護職員ごとの認知症ケアに関する研修の計画，実施（予定を含む）

(12) **サービス提供体制強化加算**

以下の区分ごとの要件を満たす場合に加算します。

共通要件：従業者への研修の計画・実施，情報伝達・技術指導の会議を定期開催（ICT活用可），健康診断の実施

※夜間対応型訪問介護費（Ⅰ）を算定している場合（定期巡回，随時訪問１回につき）

加算（Ⅰ）　22単位/回
加算（Ⅱ）　18単位/回
加算（Ⅲ）　６単位/回

※夜間対応型訪問介護費（Ⅱ）を算定している場合

加算（Ⅰ）　154単位/月
加算（Ⅱ）　126単位/月
加算（Ⅲ）　42単位/月

サービス提供体制強化加算（Ⅰ）

・介護福祉士60％以上，または勤続10年以上の介護福祉士25％以上

サービス提供体制強化加算（Ⅱ）

・介護福祉士40％以上，または介護福祉士，実務者研修・基礎研修修了者60％以上

サービス提供体制強化加算（Ⅲ）

・訪問介護員総数のうち，介護福祉士30％以上，もしくは介護福祉士，実務者研修・基礎研修修了者50％以上，または勤続７年以上の者30％以上

(13) **介護職員等処遇改善加算**

別に厚生労働大臣が定める介護職員の処遇改善についての各要件を満たす場合，以下の区分ごとに加算します。

加算（Ⅰ）　所定単位数の**1000分の245**

・月額賃金改善要件Ⅰ，月額賃金改善要件Ⅱ，キャリアパス要件Ⅰ，キャリアパス要件Ⅱ，キャリアパス要件Ⅲ，キャリアパス要件Ⅳ，キャリアパス要件Ⅴ，職場環境等要件のすべてを満たす

※職場環境等要件は，区分ごとに２以上の取組（生産性向上は３以上）を実施し，HP掲載を通じた見える化を行う必要があります。

加算(Ⅱ)　　所定単位数の**1000分の224**

・月額賃金改善要件Ⅰ，月額賃金改善要件Ⅱ，キャリアパス要件Ⅰ，キャリアパス要件Ⅱ，キャリアパス要件Ⅲ，キャリアパス要件Ⅳ，職場環境等要件のすべてを満たす

※職場環境等要件は，区分ごとに２以上の取組（生産性向上は３以上）を実施し，HP 掲載を通じた見える化を行う必要があります。

加算(Ⅲ)　　所定単位数の**1000分の182**

・月額賃金改善要件Ⅰ，月額賃金改善要件Ⅱ，キャリアパス要件Ⅰ，キャリアパス要件Ⅱ，キャリアパス要件Ⅲ，職場環境等要件のすべてを満たす

※職場環境等要件は，区分ごとに１以上の取組（生産性向上は２以上）を実施する必要があります。

加算(Ⅳ)　　所定単位数の**1000分の145**

・月額賃金改善要件Ⅰ，月額賃金改善要件Ⅱ，キャリアパス要件Ⅰ，キャリアパス要件Ⅱ，職場環境等要件のすべてを満たす

※職場環境等要件は，区分ごとに１以上の取組（生産性向上は２以上）を実施する必要があります。

また，2024年度末（2025年３月末）までの間，経過措置区分として，2024年５月31日時点で旧３加算の全部または一部を算定している場合には，旧３加算の算定状況に応じて加算(Ⅴ)１～14を算定できます。

※各要件は p.28⒆同加算を参照

その他

⒁　短期入所生活介護，短期入所療養介護，特定施設入居者生活介護，小規模多機能型居宅介護，認知症対応型共同生活介護，地域密着型特定施設入居者生活介護，地域密着型介護老人福祉施設入所者生活介護，複合型サービスを受けている間は，夜間対応型訪問介護費は算定できません。

⒂　１利用者：１事業所の対応関係が原則であり，他の夜間対応型訪問介護事業所との二重算定はできません。

公費負担制度（介護保険優先）

制　度	法別番号	公費給付率	公費本人負担
特別対策（障害者施策）	58	100	なし
中国残留邦人等の円滑な帰国の促進及び永住帰国後の自立の支援に関する法律	25	100	本人負担あり
生活保護（介護扶助）	12	100	本人負担あり

２の２．地域密着型通所介護費

基本単位数

イ　地域密着型通所介護費

(1)　所要時間３時間以上４時間未満の場合

㈠　要介護１	**416単位**
㈡　要介護２	**478単位**
㈢　要介護３	**540単位**
㈣　要介護４	**600単位**
㈤　要介護５	**663単位**

(2)　所要時間４時間以上５時間未満の場合

㈠　要介護１	**436単位**
㈡　要介護２	**501単位**
㈢　要介護３	**566単位**
㈣　要介護４	**629単位**
㈤　要介護５	**695単位**

(3)　所要時間５時間以上６時間未満の場合

㈠　要介護１	**657単位**
㈡　要介護２	**776単位**
㈢　要介護３	**896単位**
㈣　要介護４	**1,013単位**
㈤　要介護５	**1,134単位**

(4)　所要時間６時間以上７時間未満の場合

㈠　要介護１	**678単位**
㈡　要介護２	**801単位**
㈢　要介護３	**925単位**
㈣　要介護４	**1,049単位**
㈤　要介護５	**1,172単位**

(5)　所要時間７時間以上８時間未満の場合

㈠　要介護１	**753単位**
㈡　要介護２	**890単位**
㈢　要介護３	**1,032単位**
㈣　要介護４	**1,172単位**
㈤　要介護５	**1,312単位**

(6)　所要時間８時間以上９時間未満の場合

㈠　要介護１	**783単位**
㈡　要介護２	**925単位**
㈢　要介護３	**1,072単位**

(四)　要介護４	**1,220単位**
(五)　要介護５	**1,365単位**
ロ　療養通所介護費（１月につき）	**12,785単位**
ハ　短期利用療養通所介護費（１日につき）	**1,335単位**

加算・減算

◆高齢者虐待防止措置未実施減算	**所定単位数×99/100**
◆業務継続計画未策定減算	**所定単位数×99/100**
◆延長加算	
サービス前後　通算９時間以上10時間未満	**50単位/回**
サービス前後　通算10時間以上11時間未満	**100単位/回**
サービス前後　通算11時間以上12時間未満	**150単位/回**
サービス前後　通算12時間以上13時間未満	**200単位/回**
サービス前後　通算13時間以上14時間未満	**250単位/回**
◆生活相談員配置等加算	**13単位/日**
◆中山間地域等居住者サービス提供加算	**所定単位数×５/100**
◆入浴介助加算	
入浴介助加算（Ⅰ）	**40単位/日**
入浴介助加算（Ⅱ）	**55単位/日**
◆中重度者ケア体制加算	**45単位/日**
◆生活機能向上連携加算	
生活機能向上連携加算（Ⅰ）	**100単位/月**
生活機能向上連携加算（Ⅱ）	**200単位/月**
（個別機能訓練加算を算定している場合	**100単位/月**）
◆個別機能訓練加算	
個別機能訓練加算（Ⅰ）イ	**56単位/日**
個別機能訓練加算（Ⅰ）ロ	**76単位/日**
個別機能訓練加算（Ⅱ）	**20単位/月**
◆ADL 維持等加算	
ADL 維持等加算（Ⅰ）	**30単位/月**
ADL 維持等加算（Ⅱ）	**60単位/月**
◆認知症加算	**60単位/日**
◆若年性認知症利用者受入加算	**60単位/日**
◆栄養アセスメント加算	**50単位/月**
◆栄養改善加算	**200単位/回**
◆口腔・栄養スクリーニング加算	
口腔・栄養スクリーニング加算（Ⅰ）	**20単位/回**
口腔・栄養スクリーニング加算（Ⅱ）	**５単位/回**
◆口腔機能向上加算	
口腔機能向上加算（Ⅰ）	**150単位/回**
口腔機能向上加算（Ⅱ）	**160単位/回**
◆科学的介護推進体制加算	**40単位/月**
◆重度者ケア体制加算	**150単位/月**
◆事業所同一建物通所利用者減算	**▲94単位/日**
◆送迎未実施減算	**▲47単位/片道**
◆サービス提供体制強化加算	
(1)　地域密着型通所介護費を算定	
(一)　サービス提供体制強化加算（Ⅰ）	**22単位/回**
(二)　サービス提供体制強化加算（Ⅱ）	**18単位/回**
(三)　サービス提供体制強化加算（Ⅲ）	**６単位/回**
(2)　療養通所介護費を算定	
(一)　サービス提供体制強化加算（Ⅲ）イ	**48単位/月**
(二)　サービス提供体制強化加算（Ⅲ）ロ	**24単位/月**
(3)　短期利用療養通所介護費を算定	
(一)　サービス提供体制強化加算（Ⅲ）イ	**12単位/日**
(二)　サービス提供体制強化加算（Ⅲ）ロ	**６単位/日**
◆介護職員等処遇改善加算	
（Ⅰ）	**所定単位数×92/1000**
（Ⅱ）	**所定単位数×90/1000**
（Ⅲ）	**所定単位数×80/1000**
（Ⅳ）	**所定単位数×64/1000**
（Ⅴ）1	**所定単位数×81/1000**
（Ⅴ）2	**所定単位数×76/1000**
（Ⅴ）3	**所定単位数×79/1000**
（Ⅴ）4	**所定単位数×74/1000**
（Ⅴ）5	**所定単位数×65/1000**
（Ⅴ）6	**所定単位数×63/1000**
（Ⅴ）7	**所定単位数×56/1000**
（Ⅴ）8	**所定単位数×69/1000**
（Ⅴ）9	**所定単位数×54/1000**
（Ⅴ）10	**所定単位数×45/1000**
（Ⅴ）11	**所定単位数×53/1000**
（Ⅴ）12	**所定単位数×43/1000**
（Ⅴ）13	**所定単位数×44/1000**
（Ⅴ）14	**所定単位数×33/1000**

算定・請求上の留意事項

原則，通所介護（居宅サービス）と同様です。p.43を参照して下さい。

(1)　難病，認知症，脳血管疾患後遺症等を有する重度者，がん末期の利用者であって常時看護師による観察を必要とする利用者を受け入れる事業者に療養通所介護費（１月につき）を算定します。

利用日には看護職員が通所の前後の居宅での状態確認まで含めて一連のサービスとなります（利用者等の同意を得て，状態確認にICT 活用可）。

＊入浴介助を月に１度も行っていない場合，所定単位数の100分の95を算定します。

＊利用者１人あたりの平均回数が月５回に満たない場合，所定単位数の100分の70を算定します。

＊同時に２カ所利用する場合は１事業所のみが算定します。

＊療養通所介護費を算定している場合は，以下を算定します。

サービス提供体制強化加算（Ⅲ）イ　**48単位**
・勤続７年以上の者が30%以上

サービス提供体制強化加算（Ⅲ）ロ　**24単位**
・勤続３年以上の者が30%以上

3．認知症対応型通所介護費

基本単位数

イ　認知症対応型通所介護費（Ⅰ）

(1)　認知症対応型通所介護費（ⅰ）〈単独型〉

㈠　所要時間3時間以上4時間未満の場合
- a　要介護1　543単位
- b　要介護2　597単位
- c　要介護3　653単位
- d　要介護4　708単位
- e　要介護5　762単位

㈡　所要時間4時間以上5時間未満の場合
- a　要介護1　569単位
- b　要介護2　626単位
- c　要介護3　684単位
- d　要介護4　741単位
- e　要介護5　799単位

㈢　所要時間5時間以上6時間未満の場合
- a　要介護1　858単位
- b　要介護2　950単位
- c　要介護3　1,040単位
- d　要介護4　1,132単位
- e　要介護5　1,225単位

㈣　所要時間6時間以上7時間未満の場合
- a　要介護1　880単位
- b　要介護2　974単位
- c　要介護3　1,066単位
- d　要介護4　1,161単位
- e　要介護5　1,256単位

㈤　所要時間7時間以上8時間未満の場合
- a　要介護1　994単位
- b　要介護2　1,102単位
- c　要介護3　1,210単位
- d　要介護4　1,319単位
- e　要介護5　1,427単位

㈥　所要時間8時間以上9時間未満の場合
- a　要介護1　1,026単位
- b　要介護2　1,137単位
- c　要介護3　1,248単位
- d　要介護4　1,362単位
- e　要介護5　1,472単位

(2)　認知症対応型通所介護費（ⅱ）〈併設型〉

㈠　所要時間3時間以上4時間未満の場合
- a　要介護1　491単位
- b　要介護2　541単位
- c　要介護3　589単位
- d　要介護4　639単位
- e　要介護5　688単位

㈡　所要時間4時間以上5時間未満の場合
- a　要介護1　515単位
- b　要介護2　566単位
- c　要介護3　618単位
- d　要介護4　669単位
- e　要介護5　720単位

㈢　所要時間5時間以上6時間未満の場合
- a　要介護1　771単位
- b　要介護2　854単位
- c　要介護3　936単位
- d　要介護4　1,016単位
- e　要介護5　1,099単位

㈣　所要時間6時間以上7時間未満の場合
- a　要介護1　790単位
- b　要介護2　876単位
- c　要介護3　960単位
- d　要介護4　1,042単位
- e　要介護5　1,127単位

㈤　所要時間7時間以上8時間未満の場合
- a　要介護1　894単位
- b　要介護2　989単位
- c　要介護3　1,086単位
- d　要介護4　1,183単位
- e　要介護5　1,278単位

㈥　所要時間8時間以上9時間未満の場合
- a　要介護1　922単位
- b　要介護2　1,020単位
- c　要介護3　1,120単位
- d　要介護4　1,221単位
- e　要介護5　1,321単位

ロ　認知症対応型通所介護費（Ⅱ）〈共用型〉

(1)　所要時間3時間以上4時間未満の場合
- ㈠　要介護1　267単位
- ㈡　要介護2　277単位
- ㈢　要介護3　286単位
- ㈣　要介護4　295単位
- ㈤　要介護5　305単位

(2)　所要時間4時間以上5時間未満の場合
- ㈠　要介護1　279単位
- ㈡　要介護2　290単位
- ㈢　要介護3　299単位
- ㈣　要介護4　309単位
- ㈤　要介護5　319単位

(3)　所要時間5時間以上6時間未満の場合
- ㈠　要介護1　445単位
- ㈡　要介護2　460単位
- ㈢　要介護3　477単位
- ㈣　要介護4　493単位
- ㈤　要介護5　510単位

(4)　所要時間6時間以上7時間未満の場合
- ㈠　要介護1　457単位
- ㈡　要介護2　472単位
- ㈢　要介護3　489単位
- ㈣　要介護4　506単位
- ㈤　要介護5　522単位

(5)　所要時間7時間以上8時間未満の場合
- ㈠　要介護1　523単位
- ㈡　要介護2　542単位
- ㈢　要介護3　560単位
- ㈣　要介護4　578単位
- ㈤　要介護5　598単位

(6)　所要時間8時間以上9時間未満の場合
- ㈠　要介護1　540単位
- ㈡　要介護2　559単位
- ㈢　要介護3　578単位
- ㈣　要介護4　597単位
- ㈤　要介護5　618単位

加算・減算

◆高齢者虐待防止措置未実施減算　所定単位数×99/100

◆業務継続計画未策定減算　所定単位数×99/100
◆2時間以上3時間未満の取扱い　所定単位数×63/100
◆感染症や災害時の利用者減少時の加算
所定単位数×3/100
◆延長加算
サービス前後 通算9時間以上10時間未満　50単位/回
サービス前後 通算10時間以上11時間未満　100単位/回
サービス前後 通算11時間以上12時間未満　150単位/回
サービス前後 通算12時間以上13時間未満　200単位/回
サービス前後 通算13時間以上14時間未満　250単位/回
◆中山間地域等居住者サービス提供加算
所定単位数×5/100
◆入浴介助加算
入浴介助加算（Ⅰ）　40単位/日
入浴介助加算（Ⅱ）　55単位/日
◆生活機能向上連携加算
生活機能向上連携加算（Ⅰ）　100単位/月
生活機能向上連携加算（Ⅱ）　200単位/月
（個別機能訓練加算を算定している場合　100単位/月）
◆個別機能訓練加算
個別機能訓練加算（Ⅰ）　27単位/日
個別機能訓練加算（Ⅱ）　20単位/月
◆ADL維持等加算
ADL維持等加算（Ⅰ）　30単位/月
ADL維持等加算（Ⅱ）　60単位/月
◆若年性認知症利用者受入加算　60単位/日
◆栄養アセスメント加算　50単位/月
◆栄養改善加算　200単位/回
◆口腔・栄養スクリーニング加算
口腔・栄養スクリーニング加算（Ⅰ）　20単位/回
口腔・栄養スクリーニング加算（Ⅱ）　5単位/回
◆口腔機能向上加算
口腔機能向上加算（Ⅰ）　150単位/回
口腔機能向上加算（Ⅱ）　160単位/回
◆科学的介護推進体制加算　40単位/月
◆同一建物利用者減算　▲94単位/日
◆送迎未実施減算　▲47単位/片道
◆サービス提供体制強化加算
サービス提供体制強化加算（Ⅰ）　22単位/回
サービス提供体制強化加算（Ⅱ）　18単位/回
サービス提供体制強化加算（Ⅲ）　6単位/回
◆介護職員等処遇改善加算
（Ⅰ）　所定単位数×181/1000
（Ⅱ）　所定単位数×174/1000
（Ⅲ）　所定単位数×150/1000
（Ⅳ）　所定単位数×122/1000
（Ⅴ）1　所定単位数×158/1000
（Ⅴ）2　所定単位数×153/1000
（Ⅴ）3　所定単位数×151/1000
（Ⅴ）4　所定単位数×146/1000
（Ⅴ）5　所定単位数×130/1000
（Ⅴ）6　所定単位数×123/1000
（Ⅴ）7　所定単位数×119/1000
（Ⅴ）8　所定単位数×127/1000
（Ⅴ）9　所定単位数×112/1000
（Ⅴ）10　所定単位数×96/1000
（Ⅴ）11　所定単位数×99/1000
（Ⅴ）12　所定単位数×89/1000
（Ⅴ）13　所定単位数×88/1000
（Ⅴ）14　所定単位数×65/1000

【地域差】

1級地	2級地	3級地	4級地	5級地	6級地	7級地	その他
11.10円	10.88円	10.83円	10.66円	10.55円	10.33円	10.17円	10.00円

算定・請求上の留意事項

下記の事項以外の取扱いは，原則，通所介護（居宅サービス）と同様です。p.43を参照して下さい。

基本単位数

(1)　認知症対応型通所介護費（Ⅰ）の認知症対応型通所介護費（ⅰ）は**単独型**，（ⅱ）は**併設型**，認知症対応型通所介護費（Ⅱ）は**共用型**の施設類型別に算定します。

＊平均利用延人員数規模別の報酬設定はありません。

(2)「2時間以上3時間未満」のサービスを行ったときは，「4時間以上5時間未満」の所定単位数の**100分の63**で算定します。

加算・減算

(3)　**個別機能訓練加算**

利用者ごとに作成した計画に基づいて**個別機能訓練**を行った場合，次の区分にて加算します。

加算（Ⅰ）　**27単位/日**

・1日120分以上
・専従の機能訓練指導員（理学療法士等）を1名以上配置
・機能訓練指導員等が共同で計画作成
・計画に基づく訓練実施，その後3月に1回以上の利用者に対して進捗説明（説明については，ガイドラインに基づき，関係者の同意のもとテレビ電話装置等のICT活用可）

加算（Ⅱ）　**20単位/月**

（Ⅰ）に上乗せして算定します。

・加算（Ⅰ）算定に加え，LIFEへの情報提供，活用

(4)　療養通所介護費（加算含む）の設定はありません。また，中重度者ケア体制加算，認知症加算の設定はありません。

その他

(5)　短期入所生活介護，短期入所療養介護，特定施設入居者生活介護，小規模多機能型居宅介護，認知症対応型共同生活介護，地域密着型特定施設入居者生活介護，地域密着型介護老人福祉施

設入所者生活介護，複合型サービスを受けている間は，認知症対応型通所介護費は算定できません。

公費負担制度（介護保険優先）

制　度	法別番号	公費給付率	公費本人負担
原爆被爆者の介護保険等利用者負担に対する助成事業	81	100	なし
中国残留邦人等の円滑な帰国の促進及び永住帰国後の自立の支援に関する法	25	100	本人負担あり
生活保護（介護扶助）	12	100	本人負担あり

4．小規模多機能型居宅介護費

基本単位数

イ　小規模多機能型居宅介護費（１月につき）

（1）同一建物に居住する者以外の者に対して行う場合

- ㈠　要介護１　10,458単位
- ㈡　要介護２　15,370単位
- ㈢　要介護３　22,359単位
- ㈣　要介護４　24,677単位
- ㈤　要介護５　27,209単位

（2）同一建物に居住する者に対して行う場合

- ㈠　要介護１　9,423単位
- ㈡　要介護２　13,849単位
- ㈢　要介護３　20,144単位
- ㈣　要介護４　22,233単位
- ㈤　要介護５　24,516単位

ロ　短期利用居宅介護費（１日につき）

- （1）要介護１　572単位
- （2）要介護２　640単位
- （3）要介護３　709単位
- （4）要介護４　777単位
- （5）要介護５　843単位

加算・減算

- ◆身体拘束廃止未実施減算　所定単位数×99/100
- ◆高齢者虐待防止措置未実施減算　所定単位数×99/100
- ◆業務継続計画未策定減算　所定単位数×99/100
- ◆過少サービス減算　所定単位数×70/100
- ◆特別地域小規模多機能型居宅介護加算　所定単位数×15/100
- ◆中山間地域等小規模事業者加算　所定単位数×10/100
- ◆中山間地域等居住者サービス提供加算　所定単位数×５/100
- ◆初期加算　30単位/日
- ◆認知症加算
  - 認知症加算（Ⅰ）　920単位/月
  - 認知症加算（Ⅱ）　890単位/月
  - 認知症加算（Ⅲ）　760単位/月
  - 認知症加算（Ⅳ）　460単位/月
- ◆認知症行動・心理症状緊急対応加算　200単位/日
- ◆若年性認知症利用者受入加算　800単位/月
- ◆看護職員配置加算
  - 看護職員配置加算（Ⅰ）　900単位/月
  - 看護職員配置加算（Ⅱ）　700単位/月
  - 看護職員配置加算（Ⅲ）　480単位/月
- ◆看取り連携体制加算　64単位/死亡月
- ◆訪問体制強化加算　1,000単位/月
- ◆総合マネジメント体制強化加算
  - 総合マネジメント体制強化加算（Ⅰ）　1,200単位/月
  - 総合マネジメント体制強化加算（Ⅱ）　800単位/月
- ◆生活機能向上連携加算
  - 生活機能向上連携加算（Ⅰ）　100単位/月
  - 生活機能向上連携加算（Ⅱ）　200単位/月
- ◆口腔・栄養スクリーニング加算　20単位/回
- ◆科学的介護推進体制加算　40単位/月
- ◆生産性向上推進体制加算
  - 生産性向上推進体制加算（Ⅰ）　100単位/月
  - 生産性向上推進体制加算（Ⅱ）　10単位/月
- ◆サービス提供体制強化加算
  - 小規模多機能型居宅介護費を算定している場合
    - サービス提供体制強化加算（Ⅰ）　750単位/月
    - サービス提供体制強化加算（Ⅱ）　640単位/月
    - サービス提供体制強化加算（Ⅲ）　350単位/月
  - 短期利用居宅介護費を算定している場合
    - サービス提供体制強化加算（Ⅰ）　25単位/日
    - サービス提供体制強化加算（Ⅱ）　21単位/日
    - サービス提供体制強化加算（Ⅲ）　12単位/日
- ◆介護職員等処遇改善加算
  - （Ⅰ）　所定単位数×149/1000
  - （Ⅱ）　所定単位数×146/1000
  - （Ⅲ）　所定単位数×134/1000
  - （Ⅳ）　所定単位数×106/1000
  - （Ⅴ）１　所定単位数×132/1000
  - （Ⅴ）２　所定単位数×121/1000
  - （Ⅴ）３　所定単位数×129/1000
  - （Ⅴ）４　所定単位数×118/1000
  - （Ⅴ）５　所定単位数×104/1000
  - （Ⅴ）６　所定単位数×101/1000
  - （Ⅴ）７　所定単位数×88/1000
  - （Ⅴ）８　所定単位数×117/1000
  - （Ⅴ）９　所定単位数×85/1000
  - （Ⅴ）10　所定単位数×71/1000
  - （Ⅴ）11　所定単位数×89/1000
  - （Ⅴ）12　所定単位数×68/1000
  - （Ⅴ）13　所定単位数×73/1000
  - （Ⅴ）14　所定単位数×56/1000

【地域差】

1級地	2級地	3級地	4級地	5級地	6級地	7級地	その他
11.10円	10.88円	10.83円	10.66円	10.55円	10.33円	10.17円	10.00円

算定・請求上の留意事項

基本単位数

(1)　事業所の登録者について，要介護状態区分に応じて１月につき所定単位数を算定します。同一建物に居住する者へ提供する場合とそれ以外，短期利用の３つに区分されています。

※事業所の登録定員は29名以下

※通いの利用定員は登録定員の1/2～15名以下（ただし，登録定員が26名以上，かつ，処遇に支障がないと認められる充分な広さ（概ね３m^2以上/人）がある場合，通いの定員を18人以下とすることができる）

※泊りの利用定員は，通いの利用定員の1/3～９名以下

＊同一建物とは事業所と構造上または外形上，一体的な建築物（養護老人ホーム，軽費老人ホーム，有料老人ホーム，サービス付き高齢者向け住宅に限る）をいいます。同一敷地内の別棟や道路を挟んで隣接する場合は含みません。

＊月途中に登録した場合または登録を終了した場合には，登録していた期間（登録日から当該月の末日まで，または当該月の初日から登録終了日まで）で日割り計算します。

＊短期利用の算定は，①登録定員未満，②緊急の利用必要性，③予め７日以内（やむを得ない事情の場合14日以内）の利用期間，④過少サービスに当たらない――ことが必要です。

(2)　登録者数，介護従事者の員数が基準を満たさない場合は，所定単位数の**100分の70**で算定します。

加算・減算

(3)　身体的拘束に関して以下の措置が講じられていない場合は所定単位数の**100分の99**で算定します。

・身体的拘束等を行う場合に，その態様および時間，入所者の心身の状況および緊急やむを得ない理由を記録する

・身体的拘束等の適正化のための対策を検討する委員会を３月に１回以上開催し，その結果を従業者に周知し徹底を図る

・身体的拘束等の適正化のための指針を整備

・従業者に身体的拘束等の適正化のための研修を定期的に実施

(4)　高齢者への虐待の発生またはその再発を防止するための以下の措置が講じられていない場合は所定単位数の**100分の99**で算定します。

・虐待防止のための対策を検討する委員会（テレビ電話装置等の活用可能）を定期的に開催し，その結果を従業者に周知し徹底を図る

・虐待防止のための指針を整備

・従業者へ虐待防止のための研修を定期的に実施

・上記措置を適切に実施するための担当者を置く

(5)　**業務継続計画**に関して，以下の基準に適合していない場合は所定単位数の**100分の99**で算定します。

・感染症や非常災害の発生時において，サービス提供の継続的な実施および非常時の体制で早期の業務再開を図るための計画（業務継続計画）を策定

・業務継続計画に従い必要な措置を講ずる

※経過措置期間として，2025年３月31日までの間は減算が適用されません。

(6)　訪問・通い・宿泊の提供回数が，**登録者１人あたり週４回未満**の場合，所定単位数の**100分の70**で算定します（過少サービス減算）（短期利用対象外）。

(7)　離島・へき地等（別に厚生労働大臣が定める地域）に所在する事業所が行う場合は，**特別地域加算**として，所定単位数の**100分の15**を加算します。

(8)　中山間地域等に所在する小規模事業所が行う場合は，**中山間地域等小規模事業者加算**として，所定単位数の**100分の10**を加算します。

(9)　中山間地域等に居住する登録者に対して，通常の事業実施地域を越えて行う場合は，**中山間地域等居住者サービス提供加算**として所定単位数の**100分の５**を加算します（短期利用対象外）。

(10)　登録日から起算して30日以内の期間について，**初期加算**として１日に**30単位**を加算します（短期利用対象外）。

＊30日超の入院後に再利用する場合にも加算できます。

(11)　**認知症加算**

認知症の登録利用者にサービス提供する場合，以下の区分に応じて加算します（短期利用対象外）。

単位数解説

地域密着

加算(Ⅰ) **920単位/月**

①認知症介護実践リーダー研修等修了者を，認知症高齢者に対して必要数以上の配置

②日常生活自立度Ⅲ以上の認知症高齢者に対して，専門的な認知症ケアを実施

③従業者に対して，認知症ケアに関する留意事項の伝達や技術的指導に係る会議を定期的に開催

④認知症介護指導者研修修了者を1名以上配置し，事業所全体の認知症ケア指導等を実施

⑤職員ごとの認知症ケアに関する研修計画を作成し，実施（実施予定）

加算(Ⅱ) **890単位/月**

加算(Ⅰ)①～③をを満たしている場合

加算(Ⅲ) **760単位/月**

認知症高齢者の日常生活自立度Ⅲ以上の者に対して，(看護）小規模多機能型居宅介護を行った場合

加算(Ⅳ) **460単位/月**

要介護2，認知症高齢者の日常生活自立度Ⅱに該当する者に対して，(看護）小規模多機能型居宅介護を行った場合

⑿ 短期利用について，認知症の行動・心理症状によって緊急入所が適当と医師が判断した者を入所させた場合，**認知症行動・心理症状緊急対応加算**として，入所日から7日を限度に1日につき**200単位**を加算します。

⒀ 満40～64歳の若年性認知症の利用者を受け入れ，本人・家族の希望を踏まえたサービスを提供した場合，**若年性認知症利用者受入加算**として，1月につき**800単位**を加算します。

⒁ **看護職員配置加算**

看護職員を配置する場合，以下の区分に応じて加算します（短期利用対象外)。

加算(Ⅰ) **900単位/月**

・常勤専従の**看護師**を1名以上配置

加算(Ⅱ) **700単位/月**

・常勤専従の**准看護師**を1名以上配置

加算(Ⅲ) **480単位/月**

・看護職員を常勤換算で1名以上配置

＊加算(Ⅰ)，(Ⅱ)，(Ⅲ）を併せて算定することはできません。

⒂ 看護師による**24時間連絡体制**があり，看取り期の対応方針を利用開始時に登録者・家族に**説明し同意**を得たうえ，看取り期の**サービス提供**をした場合，死亡日・死亡日前30日について，**看取り連携体制加算**として1日につき**64単位**を加算します（短期利用対象外)。

＊看護職員配置加算(Ⅰ)の算定が必要です。

⒃ 訪問を担当する**常勤従業者を2名以上**配置し，1月あたり**延べ訪問回数200回以上**である場合，**訪問体制強化加算**として，1月につき**1,000単位**を加算します（短期利用対象外)。

なお，訪問体制強化加算は支給限度額管理の対象外です。

＊同一建物に併設する場合，同一建物以外の登録者が50%以上，かつ，延べ訪問回数200回以上であることが必要です。

⒄ **総合マネジメント体制強化加算**

次の区分にて算定します。

加算(Ⅰ) **1,200単位/月**

(1) 多職種協働により，個別サービス計画を随時適切に見直す。

(2) 利用者の地域活動への参加，日常的な地域住民等との交流を図る。

(3) 日常的に利用者と関わりのある地域住民等の相談への対応体制を確保。

(4) 必要に応じて，生活支援サービスが包括的に提供されるような居宅サービス計画を作成。

(5) 事業所の特性に応じて以下のうち1つ以上の実施がなされている。

・地域住民等との連携により，地域資源の有効的な活用，利用者に合わせた支援を行っている

・関係事業所や施設と協働し，地域における世代間交流の場の拠点である

・地域住民や他事業所等と共同で事例検討会，研修会等を実施

・市町村が実施する地域支援事業等に参加

加算(Ⅱ) **800単位/月**

(1) 多職種協働により，個別サービス計画を随時適切に見直す。

(2) 利用者の地域活動への参加，日常的な地域住民等との交流を図る。

＊総合マネジメント体制強化加算は，支給限度額管理の対象外です。

⒅ **生活機能向上連携加算**

訪問リハビリテーション，通所リハビリテーション事業所または，リハビリ実施の医療施設の理学療法士，作業療法士，言語聴覚士とともに生活機能の向上を目的として，評価・計画作成を行い，サービス提供した場合，次の区分ごとに加算します。

加算(Ⅰ) **100単位/月**

・医師，PT，OT，ST の助言に基づき介護支援専門員が計画を作成，事業所がサービス提供した場合（初回の属する月）

加算(Ⅱ)　200単位/月

・訪問リハビリ等の際に介護支援専門員が同行し，評価を共同で行い，かつ計画を作成，事業所がサービスの提供を行った場合（初回の属する月以降３月限度）

※状態把握や助言，カンファレンスはテレビ電話装置等の ICT 活用可

(19) 利用者の口腔の健康状態，栄養状態のスクリーニングを利用開始時および６月ごとに行い，介護支援専門員へ情報提供する場合，**口腔・栄養スクリーニング加算**として，１回につき，**20単位**を算定します。

＊他の事業所において既に同加算を算定している場合は算定できません。

(20) 利用者全員の情報（ADL 値，栄養状態，口腔機能，認知症の状況，心身に係る基本的情報）を LIFE へ提出し，必要に応じて計画を見直すなど情報を活用している場合，**科学的介護推進体制加算**として１月につき**40単位**を加算します。

(21) **生産性向上推進体制加算**

次の区分にて加算します。

加算(Ⅰ)　100単位/月

・(Ⅱ)の要件を満たし，(Ⅱ)のデータにより業務改善の取組による成果が確認されていること

・見守り機器等のテクノロジーを複数導入している

・職員間の適切な役割分担（いわゆる介護助手の活用等）の取組等を行っている

・１年以内ごとに１回，業務改善の取組による効果を示すデータの提供（オンラインによる提出）を行う

※生産性向上に資する取組を従来より進めている施設等においては，(Ⅱ)のデータによる業務改善の取組による成果と同等以上のデータを示す等の場合には，(Ⅱ)の加算を取得せず，(Ⅰ)の加算を取得することも可能です。

加算(Ⅱ)　10単位/月

・利用者の安全ならびに介護サービスの質の確保及び職員の負担軽減に資する方策を検討するための委員会の開催や必要な安全対策を講じたうえで，生産性向上ガイドラインに基づいた改善活動を継続的に行っている

・見守り機器等のテクノロジーを１つ以上導入している

・１年以内ごとに１回，業務改善の取組による効果を示すデータの提供（オンラインによる提出）を行う

(22) **サービス提供体制強化加算**

以下の区分ごとの要件を満たす場合に加算します。

共通要件：従業者への研修の計画・実施，情報伝達・技術指導の会議を定期開催（ICT 活用可），健康診断の実施

※包括報酬の場合（１月につき）

加算(Ⅰ)　750単位/月
加算(Ⅱ)　640単位/月
加算(Ⅲ)　350単位/月

※短期利用の場合（１日につき）

加算(Ⅰ)　25単位/日
加算(Ⅱ)　21単位/日
加算(Ⅲ)　12単位/日

サービス提供体制強化加算(Ⅰ)

・従業者（看護師，准看護師を除く）のうち，介護福祉士70％以上，または，勤続10年以上の介護福祉士25％以上

サービス提供体制強化加算(Ⅱ)

・従業者（看護師，准看護師を除く）のうち，介護福祉士50％以上

サービス提供体制強化加算(Ⅲ)

・従業者（看護師，准看護師を除く）のうち，介護福祉士40％以上，または，全従業者のうち，常勤職員60％以上，または，勤続７年以上の者30％以上

(23) **介護職員等処遇改善加算**

別に厚生労働大臣が定める介護職員の処遇改善についての各要件を満たす場合，以下の区分ごとに加算します。

加算(Ⅰ)　所定単位数の1000分の149

・月額賃金改善要件Ⅰ，月額賃金改善要件Ⅱ，キャリアパス要件Ⅰ，キャリアパス要件Ⅱ，キャリアパス要件Ⅲ，キャリアパス要件Ⅳ，キャリアパス要件Ⅴ，職場環境等要件のすべてを満たす

※職場環境等要件は，区分ごとに２以上の取組（生産性向上は３以上）を実施し，HP 掲載を通じた見える化を行う必要があります。

加算(Ⅱ)　所定単位数の1000分の146

・月額賃金改善要件Ⅰ，月額賃金改善要件Ⅱ，キャリアパス要件Ⅰ，キャリアパス要件Ⅱ，キャリアパス要件Ⅲ，キャリアパス要件Ⅳ，職場環境等要件のすべてを満たす

※職場環境等要件は，区分ごとに2以上の取組（生産性向上は3以上）を実施し，HP掲載を通じた見える化を行う必要があります。

加算(Ⅲ)　所定単位数の**1000分の134**

・月額賃金改善要件Ⅰ，月額賃金改善要件Ⅱ，キャリアパス要件Ⅰ，キャリアパス要件Ⅱ，キャリアパス要件Ⅲ，職場環境等要件のすべてを満たす

※職場環境等要件は，区分ごとに1以上の取組（生産性向上は2以上）を実施する必要があります。

加算(Ⅳ)　所定単位数の**1000分の106**

・月額賃金改善要件Ⅰ，月額賃金改善要件Ⅱ，キャリアパス要件Ⅰ，キャリアパス要件Ⅱ，職場環境等要件のすべてを満たす

※職場環境等要件は，区分ごとに1以上の取組（生産性向上は2以上）を実施する必要があります。

また，2024年度末（2025年3月末）までの間，経過措置区分として，2024年5月31日時点で旧3加算の全部または一部を算定している場合には，旧3加算の算定状況に応じて加算（Ⅴ）1～14を算定できます。

※各要件はp. 28⒆同加算を参照

その他

㉔　小規模多機能型居宅介護を受けている間に併用できるのは次の居宅サービスです。

・訪問看護，訪問リハビリテーション，居宅療養管理指導，福祉用具貸与

㉕　短期入所生活介護，短期入所療養介護，特定施設入居者生活介護，認知症対応型共同生活介護，地域密着型特定施設入居者生活介護，地域密着型介護老人福祉施設入居者生活介護，看護小規模多機能型居宅介護を受けている間は，小規模多機能型居宅介護費は算定できません。

㉖　1利用者：1事業所の対応関係が原則です。他の小規模多機能型居宅介護事業所との二重算定はできません。

公費負担制度（介護保険優先）

制　度	法別番号	公費給付率	公費本人負担
原爆被爆者の介護保険等利用者負担に対する助成事業	81	100	なし
中国残留邦人等の円滑な帰国の促進及び永住帰国後の自立の支援に関する法律	25	100	本人負担あり
生活保護（介護扶助）	12	100	本人負担あり

5．認知症対応型共同生活介護費

基本単位数

イ　認知症対応型共同生活介護費（1日につき）

(1)　認知症対応型共同生活介護費（Ⅰ）

㈠　要介護1　**765単位**
㈡　要介護2　**801単位**
㈢　要介護3　**824単位**
㈣　要介護4　**841単位**
㈤　要介護5　**859単位**

(2)　認知症対応型共同生活介護費（Ⅱ）

㈠　要介護1　**753単位**
㈡　要介護2　**788単位**
㈢　要介護3　**812単位**
㈣　要介護4　**828単位**
㈤　要介護5　**845単位**

ロ　短期利用認知症対応型共同生活介護費（1日につき）

(1)　短期利用認知症対応型共同生活介護費（Ⅰ）

㈠　要介護1　**793単位**
㈡　要介護2　**829単位**
㈢　要介護3　**854単位**
㈣　要介護4　**870単位**
㈤　要介護5　**887単位**

(2)　短期利用認知症対応型共同生活介護費（Ⅱ）

㈠　要介護1　**781単位**
㈡　要介護2　**817単位**
㈢　要介護3　**841単位**
㈣　要介護4　**858単位**
㈤　要介護5　**874単位**

加算・減算

◆身体拘束廃止未実施減算

▲所定単位数×10/100単位/日

（短期利用）**▲所定単位数×1/100単位/日**

◆高齢者虐待防止措置未実施減算　**所定単位数×99/100**

◆業務継続計画未策定減算　**所定単位数×97/100**

◆夜間支援体制加算

夜間支援体制加算（Ⅰ）　**50単位/日**

夜間支援体制加算（Ⅱ）　**25単位/日**

◆認知症行動・心理症状緊急対応加算　**200単位/日**

◆若年性認知症利用者受入加算　**120単位/日**

◆**入院時費用**	246単位/日
◆**看取り介護加算**	
死亡日以前31日以上45日以下	72単位/日
死亡日以前４日以上30日以下	144単位/日
死亡日前日・前々日	680単位/日
死亡日	1,280単位/死亡月
◆**初期加算**	30単位/日
◆**協力医療機関連携加算**	
⑴協力医療機関の要件①，②を満たす場合	100単位/月
⑵それ以外の場合	40単位/月
※協力医療機関の要件は留意事項に記載。	
◆**医療連携体制加算**	
医療連携体制加算Ⅰ(イ)	57単位/日
医療連携体制加算Ⅰ(ロ)	47単位/日
医療連携体制加算Ⅰ(ハ)	37単位/日
医療連携体制加算(Ⅱ)	5単位/日
◆**退居時情報提供加算**	250単位/回
◆**退居時相談援助加算**	400単位/回
◆**認知症専門ケア加算**	
認知症専門ケア加算(Ⅰ)	3単位/日
認知症専門ケア加算(Ⅱ)	4単位/日
◆**認知症チームケア推進加算**	
認知症チームケア推進加算(Ⅰ)	150単位/月
認知症チームケア推進加算(Ⅱ)	120単位/月
◆**生活機能向上連携加算**	
生活機能向上連携加算(Ⅰ)	100単位/月
生活機能向上連携加算(Ⅱ)	200単位/月
◆**栄養管理体制加算**	30単位/月
◆**口腔衛生管理体制加算**	30単位/月
◆**口腔・栄養スクリーニング加算**	20単位/回
◆**科学的介護推進体制加算**	40単位/月
◆**高齢者施設等感染対策向上加算**	
高齢者施設等感染対策向上加算(Ⅰ)	10単位/月
高齢者施設等感染対策向上加算(Ⅱ)	5単位/月
◆**新興感染症等施設療養費**	240単位/月
◆**生産性向上推進体制加算**	
生産性向上推進体制加算(Ⅰ)	100単位/月
生産性向上推進体制加算(Ⅱ)	10単位/月
◆**サービス提供体制強化加算**	
サービス提供体制強化加算(Ⅰ)	22単位/日
サービス提供体制強化加算(Ⅱ)	18単位/日
サービス提供体制強化加算(Ⅲ)	6単位/日
◆**介護職員等処遇改善加算**	
(Ⅰ)	所定単位数×186/1000
(Ⅱ)	所定単位数×178/1000
(Ⅲ)	所定単位数×155/1000
(Ⅳ)	所定単位数×125/1000
(Ⅴ)1	所定単位数×163/1000
(Ⅴ)2	所定単位数×156/1000
(Ⅴ)3	所定単位数×155/1000
(Ⅴ)4	所定単位数×148/1000
(Ⅴ)5	所定単位数×133/1000
(Ⅴ)6	所定単位数×125/1000
(Ⅴ)7	所定単位数×120/1000
(Ⅴ)8	所定単位数×132/1000
(Ⅴ)9	所定単位数×112/1000
(Ⅴ)10	所定単位数×97/1000
(Ⅴ)11	所定単位数×102/1000
(Ⅴ)12	所定単位数×89/1000
(Ⅴ)13	所定単位数×89/1000
(Ⅴ)14	所定単位数×66/1000

【地域差】

1級地	2級地	3級地	4級地	5級地	6級地	7級地	その他
10.90円	10.72円	10.68円	10.54円	10.45円	10.27円	10.14円	10.00円

算定・請求上の留意事項

基本単位数

⑴　共同生活住居（ユニット）が１の場合は，認知症対応型共同生活介護費(Ⅰ)，短期利用共同生活介護費(Ⅰ)を算定します。ユニットが２以上の場合は，同・短期ともに(Ⅱ)を算定します。

⑵　夜勤職員の配置がユニットごとに１人以上ない場合には，所定単位数の**100分の97**で算定します。

⑶　利用者数，介護従事者の員数が基準を満たさない場合，所定単位数の**100分の70**で算定します。

⑷　ユニットが３である事業所が，次の要件を満たす場合，**夜勤職員を２人以上**とする選択ができます。その場合，１日につき**50単位**を減算します。

・３ユニットの場合であって，各ユニットが同一階に隣接しており，職員が円滑に利用者の状況把握を行い，速やかな対応が可能な構造で，安全対策（マニュアルの策定，訓練の実施）をとっていること

⑸　以下の一定の要件のもとで，**30日以内の短期入居**が評価されます（短期利用認知症対応型共同生活介護費）。

①介護保険サービスの運営実績が**３年以上**の事業所

②**空き居室または専用居室**を利用

③**あらかじめ30日以内**の利用期間を設定

④**一定の研修**（認知症介護実践研修等）を受けた職員の配置

加算・減算

⑹　利用者に対する身体拘束等について，別に厚生労働大臣が定める基準を満たさない場合は，**身体拘束廃止未実施減算**として，１日につき所定単位数の**100分の10**（短期利用の場合は**100分の１**）を減算します。

★別に厚生労働大臣が定める基準

・身体的拘束等の適正化のための指針の整備

・やむを得ず身体拘束する場合には理由の記録
・身体拘束対策委員会を3月に1回以上（ICT活用可）および結果の職員周知徹底
・身体的拘束等の適正化のための指針，研修，自己評価および改善

(7) 高齢者への虐待の発生またはその再発を防止するための以下の措置が講じられていない場合は所定単位数の**100分の99**で算定します。

・虐待防止のための対策を検討する委員会（テレビ電話装置等の活用可能）を定期的に開催し，その結果を従業者に周知し徹底を図る
・虐待防止のための指針を整備
・従業者へ虐待防止のための研修を定期的に実施
・上記措置を適切に実施するための担当者を置く

(8) **業務継続計画**に関して，以下の基準に適合していない場合は所定単位数の**100分の97**で算定します。

・感染症や非常災害の発生時において，サービス提供の継続的な実施および非常時の体制で早期の業務再開を図るための計画（業務継続計画）を策定
・業務継続計画に従い必要な措置を講ずる

※経過措置期間として，2025年3月31日までの間は減算が適用されません。

(9) **夜間支援体制加算**

夜間勤務体制の強化について，以下の区分ごとに加算します。

加算（Ⅰ） **50単位/日**

・1ユニットの場合
・夜勤職員が0.9人以上
・対象者への見守り機器の導入割合が10%
・利用者安全・介護の質・職員負担軽減に資する方策検討委員会の設置

加算（Ⅱ） **25単位/日**

・2ユニット以上の場合
・夜勤職員が0.9人以上
・対象者への見守り機器の導入割合が10%
・利用者安全・介護の質・職員負担軽減に資する方策検討委員会の設置

(10) 短期利用について，認知症の行動・心理症状によって緊急入所が適当と医師が判断した者を入所させた場合，**認知症行動・心理症状緊急対応加算**として，入所日から7日を限度に1日につき**200単位**を加算します。

(11) 満40～64歳の若年性認知症の利用者を受入れ，本人・家族の希望を踏まえたサービスを行った場合，**若年性認知症利用者受入加算**として，1日につき**120単位**を加算します。

＊認知症行動・心理症状緊急対応加算と併せて算定できません。

(12) 医療機関への入院の場合，月に6日を限度に施設サービス費に代えて，1日につき**246単位**を算定（入院の初日・最終日は算定せず，通常の施設サービス費を算定）します。

＊入院が月をまたがる場合，最大で連続12日まで算定できます。
＊利用者の同意があれば，入院期間中の空き部屋の短期利用も可能です。その場合は算定できません。

(13) **看取り介護加算**

入所者への看取り介護について，別に厚生労働大臣が定める施設・入所者の基準を満たす場合は，次の区分で加算します。

死亡日以前31日以上45日以下	**72単位/日**
死亡日以前4日以上30日以下	**144単位/日**
死亡日前日および前々日	**680単位/日**
死亡日	**1,280単位/死亡月**

★別に厚生労働大臣が定める基準

〈施設基準〉

・看取りに関する指針策定，利用者への説明と同意
・医師，看護職員，介護職員，介護支援専門員等の協議で看取りの指針の見直し
・看取りに関する職員研修の実施

〈入所者要件〉

・医師が医学的知見に基づいて回復の見込みがないと診断した者
・医師等が共同で作成した介護計画の説明を受けたうえで，同意している者
・看取りの指針に基づく介護について説明を受け同意のうえで介護を受けている者

(14) 入居日から起算して30日以内の期間について，**初期加算**として，1日につき**30単位**を加算します（短期利用対象外）。

(15) **協力医療機関連携加算**

協力医療機関との間で，入所者等の同意を得て，当該入所者等の病歴等の情報を共有する会議を定期的に開催している場合，協力医療機関の要件によって以下の区分ごとに算定します。

(1) 協力医療機関が下記要件の①，②を満たす場合 **100単位/月**

(2) それ以外の場合 **40単位/月**

＊協力医療機関の要件

① 入所者等の病状が急変した場合等において，医師または看護職員が相談対応を行う

体制を常時確保。

② 高齢者施設等からの診療の求めがあった場合において，診療を行う体制を常時確保。

③ 入所者等の病状が急変した場合等において，入院を要すると認められた入所者等の入院を原則として受け入れる体制を確保。

⒃ **医療連携体制加算**

看護体制や24時間連絡体制が確保される場合，1日につき次の区分で加算します。

加算（Ⅰ）イ　57単位/日

・看護師1名以上配置
・看護師による24時間連携体制（訪問看護ステーションとの連携可）
・重度化対応の指針策定，入居時の説明と同意

加算（Ⅰ）ロ　47単位/日

・看護職員1名以上配置
・看護師による24時間連携体制（訪問看護ステーションとの連携可）
・重度化対応の指針策定，入居時の説明と同意

加算（Ⅰ）ハ　37単位/日

・看護師1名以上配置（准看護師は不可/訪問看護ステーションとの連携可）
・看護師による24時間連携体制（訪問看護ステーションとの連携可）
・重度化対応の指針策定，入居時の説明と同意

加算（Ⅱ）　5単位/日

・医療連携体制加算（Ⅰ）のいずれかを算定
・前3月に次のいずれかの状態に利用者1人以上：喀痰吸引，人工呼吸器使用，中心静脈注射，人工腎臓，常時モニター測定，人工膀胱・肛門，経腸栄養，褥瘡，気管切開，留置カテーテル，インスリン注射

⒄ 退所後の医療機関に対して入所者等を紹介する際，入所者等の同意を得て，心身の状況や生活歴等の情報を提供した場合，**退居時情報提供加算**として1人につき1回に限り**250単位**を加算します。

⒅ 退居時に，サービス利用等に関する本人・家族への相談援助を行い，かつ，退居から2週間以内に市町村等に情報提供を行った場合に，**退居時相談援助加算**として，**400単位**を加算します。

⒆ **認知症専門ケア加算**

次の区分にて算定します。

加算（Ⅰ）　3単位/日

・認知症高齢者の日常生活自立度Ⅲ以上の者が入所者の1/2以上
・認知症介護実践リーダー研修修了者等を認知症高齢者の日常生活自立度Ⅲ以上の者が20名未満は1名，20名以上は10名増えるごとに1名ずつ増員して配置し，専門的な認知症ケアを実施
・認知症ケアの留意事項の伝達や技術指導に係る会議を定期的に開催（ICT 活用可）

加算（Ⅱ）　4単位/日

・認知症専門ケア加算（Ⅰ）の要件を満たす
・認知症介護指導者養成研修修了者等を1名以上配置し，事業所全体の認知症ケアの指導等を実施
・介護，看護職員ごとの認知症ケアに関する研修の計画，実施（予定を含む）

⒇ **認知症チームケア推進加算**

次の区分にて加算します。

加算（Ⅰ）　150単位/月

⑴ 事業所または施設における利用者または入所者の総数のうち，周囲の者による日常生活に対する注意を必要とする認知症の者の占める割合が2分の1以上。

⑵ 認知症の行動・心理症状の予防及び出現時の早期対応（以下「予防等」という）に資する認知症介護の指導に係る専門的な研修を修了している者または認知症介護に係る専門的な研修及び認知症の行動・心理症状の予防等に資するケアプログラムを含んだ研修を修了した者を1名以上配置し，かつ，複数人の介護職員から成る認知症の行動・心理症状に対応するチームを組んでいる。

⑶ 対象者に対し，個別に認知症の行動・心理症状の評価を計画的に行い，その評価に基づく値を測定し，認知症の行動・心理症状の予防等に資するチームケアを実施。

⑷ 認知症の行動・心理症状の予防等に資する認知症ケアについて，カンファレンスの開催，計画の作成，認知症の行動・心理症状の有無および程度についての定期的な評価，ケアの振り返り，計画の見直し等を行っている。

加算（Ⅱ）　120単位/月

・（Ⅰ）の⑴，⑶，⑷に掲げる基準に適合
・認知症の行動・心理症状の予防等に資する認知症介護に係る専門的な研修を修了している者を1名以上配置し，かつ，複数人の介護職員から成る認知症の行動・心理症状

に対応するチームを組んでいる

＊認知症専門ケア加算(Ⅰ)または(Ⅱ)を算定している場合には算定できません。

(21) **生活機能向上連携加算**

訪問リハビリテーション，通所リハビリテーション事業所または，リハビリ実施の医療施設の理学療法士，作業療法士，言語聴覚士とともに生活機能の向上を目的として，評価・計画作成を行い，サービス提供した場合，次の区分ごとに加算します。

加算(Ⅰ)　100単位/月

・医師，PT，OT，STの助言に基づき介護支援専門員が計画を作成，事業所がサービス提供した場合（初回の属する月）

加算(Ⅱ)　200単位/月

・訪問リハビリ等の際に介護支援専門員が同行し，評価を共同で行い，かつ計画を作成，事業所がサービスの提供を行った場合（初回の属する月以降3月限度）

※状態把握や助言，カンファレンスはテレビ電話装置等のICT活用可

(22) 管理栄養士（外部連携可）が従業者に対する栄養ケアに係る技術的助言，指導を月1回以上行っている場合，**栄養管理体制加算**として，1月につき**30単位**を加算します。

(23) 歯科医師・歯科衛生士が介護職員に対して口腔ケアの技術的助言・指導を月1回以上行っている場合，**口腔衛生管理体制加算**として，1月につき**30単位**を加算します。

(24) 利用者の口腔の健康状態，栄養状態のスクリーニングを利用開始時および6月ごとに行い，介護支援専門員へ情報提供する場合，**口腔・栄養スクリーニング加算**として，1回につき，**20単位**を算定します。

＊他の事業所において既に同加算を算定している場合は算定できません。

(25) 利用者全員の情報（ADL値，栄養状態，口腔機能,認知症の状況,心身に係る基本的情報）をLIFEへ提出し，必要に応じて計画を見直すなど情報を活用している場合，**科学的介護推進体制加算**として1月につき**40単位**を加算します。

(26) **高齢者施設等感染対策向上加算**

次の区分にて加算します。

加算(Ⅰ)　10単位/月

・感染症法第6条第17項に規定する第二種協定指定医療機関との間で，新興感染症の発生時等の対応を行う体制を確保

・協力医療機関等との間で新興感染症以外の一般的な感染症の発生時等の対応を取り決めるとともに，感染症の発生時等に協力医療機関等と連携し適切に対応している

・診療報酬における感染対策向上加算または外来感染対策向上加算に係る届出を行った医療機関または地域の医師会が定期的に行う院内感染対策に関する研修または訓練に1年に1回以上参加

加算(Ⅱ)　5単位/月

・診療報酬における感染対策向上加算に係る届出を行った医療機関から，3年に1回以上施設内で感染者が発生した場合の感染制御等に係る実地指導を受けている

(27) **新興感染症等施設療養費**

入所者等が別に厚生労働大臣が定める感染症※に感染した場合に相談対応，診療，入院調整等を行う医療機関を確保し，かつ，当該感染症に感染した入所者等に対し，適切な感染対策を行った上で，該当する介護サービスを行った場合に，1月に1回，連続する5日を限度として1日につき**240単位**を算定します。

※現時点において指定されている感染症はなし。

(28) **生産性向上推進体制加算**

次の区分にて加算します。

加算(Ⅰ)　100単位/月

・(Ⅱ)の要件を満たし，(Ⅱ)のデータにより業務改善の取組による成果が確認されている

・見守り機器等のテクノロジーを複数導入している

・職員間の適切な役割分担（いわゆる介護助手の活用等）の取組等を行っている

・1年以内ごとに1回，業務改善の取組による効果を示すデータの提供（オンラインによる提出）を行う

※生産性向上に資する取組を従来より進めている施設等においては，(Ⅱ)のデータによる業務改善の取組による成果と同等以上のデータを示す等の場合には，(Ⅱ)の加算を取得せず，(Ⅰ)の加算を取得することも可能です。

加算(Ⅱ)　10単位/月

・利用者の安全ならびに介護サービスの質の確保および職員の負担軽減に資する方策を検討するための委員会の開催や必要な安全対策を講じたうえで，生産性向上ガイドラインに基づいた改善活動を継続的に行っている

・見守り機器等のテクノロジーを1つ以上導

入
・1年以内ごとに1回，業務改善の取組による効果を示すデータの提供（オンラインによる提出）

⒆ **サービス提供体制強化加算**

加算(Ⅰ)　22単位/日
・介護福祉士70%以上もしくは勤続10年以上の介護福祉士25%以上
・提供するサービスの質の向上に資する取組み

加算(Ⅱ)　18単位/日
・介護福祉士60%以上

加算(Ⅲ)　6単位/日
・介護福祉士50%以上もしくは常勤職員75%以上もしくは勤続7年以上の者が30%以上

㉚ **介護職員等処遇改善加算**

別に厚生労働大臣が定める介護職員の処遇改善についての各要件を満たす場合，以下の区分ごとに加算します。

加算(Ⅰ)　所定単位数の**1000分の186**
・月額賃金改善要件Ⅰ，月額賃金改善要件Ⅱ，キャリアパス要件Ⅰ，キャリアパス要件Ⅱ，キャリアパス要件Ⅲ，キャリアパス要件Ⅳ，キャリアパス要件Ⅴ，職場環境等要件のすべてを満たす
※職場環境等要件は，区分ごとに2以上の取組（生産性向上は3以上）を実施し，HP掲載を通じた見える化を行う必要があります。

加算(Ⅱ)　所定単位数の**1000分の178**
・月額賃金改善要件Ⅰ，月額賃金改善要件Ⅱ，キャリアパス要件Ⅰ，キャリアパス要件Ⅱ，キャリアパス要件Ⅲ，キャリアパス要件Ⅳ，職場環境等要件のすべてを満たす
※職場環境等要件は，区分ごとに2以上の取組（生産性向上は3以上）を実施し，HP掲載を通じた見える化を行う必要があります。

加算(Ⅲ)　所定単位数の**1000分の155**
・月額賃金改善要件Ⅰ，月額賃金改善要件Ⅱ，キャリアパス要件Ⅰ，キャリアパス要件Ⅱ，キャリアパス要件Ⅲ，職場環境等要件のすべてを満たす
※職場環境等要件は，区分ごとに1以上の取組（生産性向上は2以上）を実施する必要があります。

加算(Ⅳ)　所定単位数の**1000分の125**
・月額賃金改善要件Ⅰ，月額賃金改善要件Ⅱ，キャリアパス要件Ⅰ，キャリアパス要件Ⅱ，職場環境等要件のすべてを満たす
※職場環境等要件は，区分ごとに1以上の取組（生産性向上は2以上）を実施する必要があります。

また，2024年度末（2025年3月末）までの間，経過措置区分として，2024年5月31日時点で旧3加算の全部または一部を算定している場合には，旧3加算の算定状況に応じて加算（Ⅴ）1～14を算定できます。

※各要件はp.28⒆同加算を参照

単位数解説

地域密着

公費負担制度（介護保険優先）

制　度	法別番号	公費給付率	公費本人負担
中国残留邦人等の円滑な帰国の促進及び永住帰国後の自立の支援に関する法律	25	100	本人負担あり
生活保護（介護扶助）	12	100	本人負担あり

6．地域密着型特定施設入居者生活介護費

基本単位数

イ　地域密着型特定施設入居者生活介護費（1日につき）

(1)　要介護1	**546単位**
(2)　要介護2	**614単位**
(3)　要介護3	**685単位**
(4)　要介護4	**750単位**
(5)　要介護5	**820単位**

ロ　短期利用地域密着型特定施設入居者生活介護費（1日につき）

(1)　要介護1	**546単位**
(2)　要介護2	**614単位**
(3)　要介護3	**685単位**
(4)　要介護4	**750単位**
(5)　要介護5	**820単位**

加算・減算

◆身体拘束廃止未実施減算
▲所定単位数×10/100単位/日
（短期利用）**▲所定単位数×１/100単位/日**

◆高齢者虐待防止措置未実施減算　所定単位数×99/100

◆業務継続計画未実施減算　所定単位数×97/100

◆入居継続支援加算
入居継続支援加算（Ⅰ）　**36単位/日**
入居継続支援加算（Ⅱ）　**22単位/日**

◆生活機能向上連携加算
生活機能向上連携加算（Ⅰ）　**100単位/月**
生活機能向上連携加算（Ⅱ）　**200単位/月**
（個別機能訓練加算を算定している場合　**100単位/月**）

◆個別機能訓練加算
個別機能訓練加算（Ⅰ）　**12単位/日**
個別機能訓練加算（Ⅱ）　**20単位/月**

◆ADL 維持等加算
ADL 維持等加算（Ⅰ）　**30単位/月**
ADL 維持等加算（Ⅱ）　**60単位/月**

◆夜間看護体制加算
夜間看護体制加算（Ⅰ）　**18単位/日**
夜間看護体制加算（Ⅱ）　**９単位/日**

◆若年性認知症入居者受入加算　120単位/日

◆協力医療機関連携加算
⑴協力医療機関の要件①，②を満たす場合
100単位/月
⑵それ以外の場合　**40単位/月**
※協力医療機関の要件は留意事項に記載。

◆口腔衛生管理体制加算　30単位/月

◆口腔・栄養スクリーニング加算　20単位/回

◆退院・退所時連携加算　30単位/日

◆看取り介護加算
（Ⅰ）死亡日以前31日以上45日以下　**72単位/日**
（Ⅰ）死亡日以前４日以上30日以下　**144単位/日**
（Ⅰ）死亡日前日・前々日　**680単位/日**
（Ⅰ）死亡日　**1,280単位/死亡月**
（Ⅱ）死亡日以前31日以上45日以下　**572単位/日**
（Ⅱ）死亡日以前４日以上30日以下　**644単位/日**
（Ⅱ）死亡日前日・前々日　**1,180単位/日**
（Ⅱ）死亡日　**1,780単位/死亡月**

◆退居時情報提供加算　250単位/回

◆認知症専門ケア加算
認知症専門ケア加算（Ⅰ）　**３単位/日**
認知症専門ケア加算（Ⅱ）　**４単位/日**

◆科学的介護推進体制加算　40単位/月

◆高齢者施設等感染対策向上加算
高齢者施設等感染対策向上加算（Ⅰ）　**10単位/月**
高齢者施設等感染対策向上加算（Ⅱ）　**５単位/月**

◆新興感染症等施設療養費　240単位/日

◆生産性向上推進体制加算
生産性向上推進体制加算（Ⅰ）　**100単位/月**
生産性向上推進体制加算（Ⅱ）　**10単位/月**

◆サービス提供体制強化加算
サービス提供体制強化加算（Ⅰ）　**22単位/日**
サービス提供体制強化加算（Ⅱ）　**18単位/日**
サービス提供体制強化加算（Ⅲ）　**６単位/日**

◆介護職員等処遇改善加算
（Ⅰ）　**所定単位数×128/1000**
（Ⅱ）　**所定単位数×122/1000**
（Ⅲ）　**所定単位数×110/1000**
（Ⅳ）　**所定単位数×88/1000**
（Ⅴ）1　**所定単位数×113/1000**
（Ⅴ）2　**所定単位数×106/1000**
（Ⅴ）3　**所定単位数×107/1000**
（Ⅴ）4　**所定単位数×100/1000**
（Ⅴ）5　**所定単位数×91/1000**
（Ⅴ）6　**所定単位数×85/1000**
（Ⅴ）7　**所定単位数×79/1000**
（Ⅴ）8　**所定単位数×95/1000**
（Ⅴ）9　**所定単位数×73/1000**
（Ⅴ）10　**所定単位数×64/1000**
（Ⅴ）11　**所定単位数×73/1000**
（Ⅴ）12　**所定単位数×58/1000**
（Ⅴ）13　**所定単位数×61/1000**
（Ⅴ）14　**所定単位数×46/1000**

【地域差】

１級地	２級地	３級地	４級地	５級地	６級地	７級地	その他
10.90円	10.72円	10.68円	10.54円	10.45円	10.27円	10.14円	10.00円

算定・請求上の留意事項

下記の事項以外の取扱いは，特定施設入居者生活介護（居宅サービス）と同様です。p.79を参照して下さい。

⑴　外部サービス利用型の設定がないため，入居者について他の居宅サービス費（居宅療養管理指導費を除く）は算定できません（外泊期間中を除く）。

＊外部サービス（他の居宅サービス）利用自体は，事業所の費用負担によれば可能です。サービスの一部を外部事業者に委託して行うことも可能です（委託費は事業所負担）。

公費負担制度（介護保険優先）

制　度	法別番号	公費給付率	公費本人負担
中国残留邦人等の円滑な帰国の促進及び永住帰国後の自立の支援に関する法律	25	100	本人負担あり
生活保護（介護扶助）	12	100	本人負担あり

7．地域密着型介護老人福祉施設入所者生活介護費

基本単位数

イ　地域密着型介護老人福祉施設入所者生活介護費

(1)　地域密着型介護老人福祉施設入所者生活介護費（Ⅰ）（１日につき）〈従来型個室〉

㈠　要介護１	**600単位**
㈡　要介護２	**671単位**
㈢　要介護３	**745単位**
㈣　要介護４	**817単位**
㈤　要介護５	**887単位**

(2)　地域密着型介護老人福祉施設入所者生活介護費（Ⅱ）（１日につき）〈多床室（平成24年４月１日以前に整備）〉

㈠　要介護１	**600単位**
㈡　要介護２	**671単位**
㈢　要介護３	**745単位**
㈣　要介護４	**817単位**
㈤　要介護５	**887単位**

ロ　ユニット型地域密着型介護老人福祉施設入所者生活介護費

(1)　ユニット型地域密着型介護老人福祉施設入所者生活介護費（１日につき）〈ユニット型個室〉

㈠　要介護１	**682単位**
㈡　要介護２	**753単位**
㈢　要介護３	**828単位**
㈣　要介護４	**901単位**
㈤　要介護５	**971単位**

(2)　経過的ユニット型地域密着型介護老人福祉施設入所者生活介護費（１日につき）〈ユニット型個室的多床室〉

㈠　要介護１	**682単位**
㈡　要介護２	**753単位**
㈢　要介護３	**828単位**
㈣　要介護４	**901単位**
㈤　要介護５	**971単位**

ハ　経過的地域密着型介護老人福祉施設入所者生活介護費（１日につき）

(1)　経過的地域密着型介護老人福祉施設入所者生活介護費（Ⅰ）〈従来型個室〉

㈠　要介護１	**697単位**
㈡　要介護２	**765単位**
㈢　要介護３	**837単位**
㈣　要介護４	**905単位**
㈤　要介護５	**972単位**

(2)　経過的地域密着型介護老人福祉施設入所者生活介護費（Ⅱ）〈多床室（平成24年４月１日以前に整備）〉

㈠　要介護１	**697単位**
㈡　要介護２	**765単位**
㈢　要介護３	**837単位**
㈣　要介護４	**905単位**
㈤　要介護５	**972単位**

ニ　経過的ユニット型経過的地域密着型介護老人福祉施設入所者生活介護費（１日につき）

(1)　経過的ユニット型経過的地域密着型介護老人福祉施設入所者生活介護費（Ⅰ）〈ユニット型個室〉

㈠　要介護１	**771単位**
㈡　要介護２	**838単位**
㈢　要介護３	**913単位**
㈣　要介護４	**982単位**
㈤　要介護５	**1,048単位**

(2)　経過的ユニット型経過的地域密着型介護老人福祉施設入所者生活介護費（Ⅱ）〈ユニット型個室的多床室〉

㈠　要介護１	**771単位**
㈡　要介護２	**838単位**
㈢　要介護３	**913単位**
㈣　要介護４	**982単位**
㈤　要介護５	**1,048単位**

加算・減算

◆ユニットケア体制未整備減算	**▲所定単位数×97/100**
◆身体拘束廃止未実施減算	**▲所定単位数×10/100単位/日**
◆安全管理体制未実施減算	**▲５単位/日**
◆高齢者虐待防止措置未実施減算	**所定単位数×99/100**
◆業務継続計画未策定減算	**所定単位数×97/100**
◆栄養管理基準を満たさない場合の減算	**▲14単位/日**
◆日常生活継続支援加算	
日常生活継続支援加算（Ⅰ）	**36単位/日**
日常生活継続支援加算（Ⅱ）	**46単位/日**
◆看護体制加算	
看護体制加算（Ⅰ）	
イ：入所定員30人以上50人以下	**12単位/日**
ロ：入所定員51人以上	**４単位/日**
看護体制加算（Ⅱ）	
イ：入所定員30人以上50人以下	**23単位/日**
ロ：入所定員51人以上	**８単位/日**
◆夜勤職員配置加算	
夜勤職員配置加算（Ⅰ）	
イ：入所定員30人以上50人以下	**41単位/日**
ロ：入所定員51人以上	**13単位/日**
夜勤職員配置加算（Ⅱ）ユニット型	
イ：入所定員30人以上50人以下	**46単位/日**
ロ：入所定員51人以上	**18単位/日**
夜勤職員配置加算（Ⅲ）	
イ：入所定員30人以上50人以下	**56単位/日**
ロ：入所定員51人以上	**16単位/日**
夜勤職員配置加算（Ⅳ）ユニット型	
イ：入所定員30人以上50人以下	**61単位/日**
ロ：入所定員51人以上	**21単位/日**
◆準ユニットケア加算	**５単位/日**
◆生活機能向上連携加算	
生活機能向上連携加算（Ⅰ）	**100単位/月**
生活機能向上連携加算（Ⅱ）	**200単位/月**
（個別機能訓練加算を算定している場合	**100単位/月）**
◆個別機能訓練加算	
個別機能訓練加算（Ⅰ）	**12単位/日**
個別機能訓練加算（Ⅱ）	**20単位/月**
個別機能訓練加算（Ⅲ）	**20単位/月**
◆ADL 維持等加算	
ADL 維持等加算（Ⅰ）	**30単位/月**
ADL 維持等加算（Ⅱ）	**60単位/月**
◆若年性認知症入所者受入加算	**120単位/日**

◆常勤医師配置加算　25単位/日
◆精神科医療養指導加算　5単位/日
◆障害者生活支援体制加算
障害者生活支援体制加算（Ⅰ）　26単位/日
障害者生活支援体制加算（Ⅱ）　41単位/日
◆外泊時費用　246単位/日
◆外泊時在宅サービスを利用したときの費用　560単位/日
◆初期加算　30単位/日
◆退所時栄養情報連携加算　70単位/回
◆再入所時栄養連携加算　200単位/回
◆退所時等相談援助加算
退所前訪問相談援助加算　460単位/回
退所後訪問相談援助加算　460単位/回
退所時相談援助加算　400単位/回
退所前連携加算　500単位/回
退所時情報提供加算　250単位/回
◆協力医療機関連携加算
⑴協力医療機関の要件①，②を満たす場合
100単位/月（2024年度）
50単位/月（2025年度～）
⑵それ以外の場合　5単位/月
◆栄養マネジメント強化加算　11単位/日
◆経口移行加算　28単位/日
◆経口維持加算
経口維持加算（Ⅰ）　400単位/月
経口維持加算（Ⅱ）　100単位/月
◆口腔衛生管理加算
口腔衛生管理加算（Ⅰ）　90単位/月
口腔衛生管理加算（Ⅱ）　110単位/月
◆療養食加算（1日3回まで）　6単位/回
◆特別通院送迎加算　594単位/月
◆配置医師緊急時対応加算
配置医師の勤務時間外の場合　325単位/回
早朝・夜間の場合　650単位/回
深夜の場合　1,300単位/回
◆看取り介護加算
（Ⅰ）死亡日以前31日以上45日以下　72単位/日
（Ⅰ）死亡日以前4日以上30日以下　144単位/日
（Ⅰ）死亡日前日および前々日　680単位/日
（Ⅰ）死亡日　1,280単位/死亡月
（Ⅱ）死亡日以前31日以上45日以下　72単位/日
（Ⅱ）死亡日以前4日以上30日以下　144単位/日
（Ⅱ）死亡日前日・前々日　780単位/日
（Ⅱ）死亡日　1,580単位/死亡月
◆在宅復帰支援機能加算　10単位/日
◆在宅・入所相互利用加算　40単位/日
◆小規模拠点集合型施設加算　50単位/日
◆認知症専門ケア加算
認知症専門ケア加算（Ⅰ）　3単位/日
認知症専門ケア加算（Ⅱ）　4単位/日
◆認知症チームケア推進加算
認知症チームケア推進加算（Ⅰ）　150単位/月
認知症チームケア推進加算（Ⅱ）　120単位/月
◆認知症行動・心理症状緊急対応加算　200単位/日
◆褥瘡マネジメント加算
褥瘡マネジメント加算（Ⅰ）　3単位/月
褥瘡マネジメント加算（Ⅱ）　13単位/月
◆排せつ支援加算
排せつ支援加算（Ⅰ）　10単位/月
排せつ支援加算（Ⅱ）　15単位/月
排せつ支援加算（Ⅲ）　20単位/月
◆自立支援促進加算　280単位/月
◆科学的介護推進体制加算
科学的介護推進体制加算（Ⅰ）　40単位/月
科学的介護推進体制加算（Ⅱ）　50単位/月
◆安全対策体制加算　20単位/日
◆高齢者施設等感染対策向上加算
高齢者施設等感染対策向上加算（Ⅰ）　10単位/月
高齢者施設等感染対策向上加算（Ⅱ）　5単位/月
◆新興感染症等施設療養費　240単位/日
◆生産性向上推進体制加算
生産性向上推進体制加算（Ⅰ）　100単位/月
生産性向上推進体制加算（Ⅱ）　10単位/月
◆サービス提供体制強化加算
サービス提供体制強化加算（Ⅰ）　22単位/日
サービス提供体制強化加算（Ⅱ）　18単位/日
サービス提供体制強化加算（Ⅲ）　6単位/日
◆介護職員等処遇改善加算
（Ⅰ）　所定単位数×140/1000
（Ⅱ）　所定単位数×136/1000
（Ⅲ）　所定単位数×113/1000
（Ⅳ）　所定単位数×90/1000
（Ⅴ）1　所定単位数×124/1000
（Ⅴ）2　所定単位数×117/1000
（Ⅴ）3　所定単位数×120/1000
（Ⅴ）4　所定単位数×113/1000
（Ⅴ）5　所定単位数×101/1000
（Ⅴ）6　所定単位数×97/1000
（Ⅴ）7　所定単位数×90/1000
（Ⅴ）8　所定単位数×97/1000
（Ⅴ）9　所定単位数×86/1000
（Ⅴ）10　所定単位数×74/1000
（Ⅴ）11　所定単位数×74/1000
（Ⅴ）12　所定単位数×70/1000
（Ⅴ）13　所定単位数×63/1000
（Ⅴ）14　所定単位数×47/1000

【地域差】

1級地	2級地	3級地	4級地	5級地	6級地	7級地	その他
10.90円	10.72円	10.68円	10.54円	10.45円	10.27円	10.14円	10.00円

算定・請求上の留意事項

下記の事項以外の取扱いは，介護福祉施設（施設サービス）と同様です。p.89を参照して下さい。

⑴　**同一敷地内**において，数人から十数人の居住単位（棟）に分けてサービス提供する場合，そのうち**5人以下の居住単位**の入所者には，小規模拠点集合型施設加算として，**50単位**を加算します。

⑵　看護体制加算，夜勤職員配置加算の単位数が介護老人福祉施設とは異なります。

公費負担制度（介護保険優先）

制　度	法別番号	公費給付率	公費本人負担
原爆被爆者の介護保険等利用者負担に対する助成事業	81	100	なし
中国残留邦人等の円滑な帰国の促進及び永住帰国後の自立の支援に関する法律	25	100	本人負担あり
生活保護（介護扶助）	12	100	本人負担あり

8．複合型サービス費（看護小規模多機能型居宅介護）

基本単位数

イ　看護小規模多機能型居宅介護費（１月につき）

(1)　同一建物に居住する者以外の者に対して行う場合

㈠　要介護１　12,447単位
㈡　要介護２　17,415単位
㈢　要介護３　24,481単位
㈣　要介護４　27,766単位
㈤　要介護５　31,408単位

(2)　同一建物に居住する者に対して行う場合

㈠　要介護１　11,214単位
㈡　要介護２　15,691単位
㈢　要介護３　22,057単位
㈣　要介護４　25,017単位
㈤　要介護５　28,298単位

ロ　短期利用居宅介護費（１日につき）

(1)　要介護１　571単位
(2)　要介護２　638単位
(3)　要介護３　706単位
(4)　要介護４　773単位
(5)　要介護５　839単位

加算・減算

◆身体拘束廃止未実施減算　所定単位数×99/100
◆高齢者虐待防止措置未実施減算　所定単位数×99/100
◆業務継続計画未策定減算　所定単位数×99/100
◆過少サービス減算　所定単位数×70/100
◆サテライト体制未整備減算　所定単位数×97/100/月
◆特別地域看護小規模多機能型居宅介護加算　所定単位数×15/100/月
◆中山間地域等小規模事業所加算　所定単位数×10/100
◆中山間地域等居住者サービス提供加算　所定単位数×５/100
◆訪問看護体制減算
要介護１～３　▲925単位/月
要介護４　▲1,850単位/月
要介護５　▲2,914単位/月
◆末期の悪性腫瘍等による医療保険の訪問看護利用減算
要介護１～３　▲925単位/月
要介護４　▲1,850単位/月
要介護５　▲2,914単位/月
◆医療保険での頻回訪問看護指示期間減算
要介護１～３　▲30単位/日
要介護４　▲60単位/日
要介護５　▲95単位/日
◆初期加算　30単位/日
◆認知症加算
認知症加算（Ⅰ）　920単位/月
認知症加算（Ⅱ）　890単位/月
認知症加算（Ⅲ）　760単位/月
認知症加算（Ⅳ）　460単位/月
◆認知症行動・心理症状緊急対応加算　200単位/日
◆若年性認知症利用者受入加算　800単位/月
◆栄養アセスメント加算　50単位/月
◆栄養改善加算　200単位/回
◆口腔・栄養スクリーニング加算
口腔・栄養スクリーニング加算（Ⅰ）　20単位/回
口腔・栄養スクリーニング加算（Ⅱ）　５単位/回
◆口腔機能向上加算
口腔機能向上加算（Ⅰ）　150単位/回
口腔機能向上加算（Ⅱ）　160単位/回
◆退院時共同指導加算　600単位/回
◆緊急時対応加算　774単位/月
◆特別管理加算
特別管理加算（Ⅰ）　500単位/月
特別管理加算（Ⅱ）　250単位/月
◆専門管理加算　250単位/月
◆ターミナルケア加算　2,000単位/死亡月
◆遠隔死亡診断補助加算　150単位/死亡月
◆看護体制強化加算
看護体制強化加算（Ⅰ）　3,000単位/月
看護体制強化加算（Ⅱ）　2,500単位/月
◆訪問体制強化加算　1,000単位/月
◆総合マネジメント体制強化加算
総合マネジメント体制強化加算（Ⅰ）　1,200単位/月
総合マネジメント体制強化加算（Ⅱ）　800単位/月
◆褥瘡マネジメント加算
褥瘡マネジメント加算（Ⅰ）　３単位/月
褥瘡マネジメント加算（Ⅱ）　13単位/月
◆排せつ支援加算
排せつ支援加算（Ⅰ）　10単位/月
排せつ支援加算（Ⅱ）　15単位/月
排せつ支援加算（Ⅲ）　20単位/月
◆科学的介護推進体制加算　40単位/月
◆生産性向上推進体制加算
生産性向上推進体制加算（Ⅰ）　100単位/月
生産性向上推進体制加算（Ⅱ）　10単位/月
◆サービス提供体制強化加算
看護小規模多機能型居宅介護費を算定している場合
サービス提供体制強化加算（Ⅰ）　750単位/月
サービス提供体制強化加算（Ⅱ）　640単位/月
サービス提供体制強化加算（Ⅲ）　350単位/月

短期利用居宅介護費を算定している場合
　サービス提供体制強化加算（Ⅰ）　25単位/日
　サービス提供体制強化加算（Ⅱ）　21単位/日
　サービス提供体制強化加算（Ⅲ）　12単位/日

◆介護職員等処遇改善加算

（Ⅰ）	所定単位数×149/1000
（Ⅱ）	所定単位数×146/1000
（Ⅲ）	所定単位数×134/1000
（Ⅳ）	所定単位数×106/1000
（Ⅴ）1	所定単位数×132/1000
（Ⅴ）2	所定単位数×121/1000
（Ⅴ）3	所定単位数×129/1000
（Ⅴ）4	所定単位数×118/1000
（Ⅴ）5	所定単位数×104/1000
（Ⅴ）6	所定単位数×101/1000
（Ⅴ）7	所定単位数×88/1000
（Ⅴ）8	所定単位数×117/1000
（Ⅴ）9	所定単位数×85/1000
（Ⅴ）10	所定単位数×71/1000
（Ⅴ）11	所定単位数×89/1000
（Ⅴ）12	所定単位数×68/1000
（Ⅴ）13	所定単位数×73/1000
（Ⅴ）14	所定単位数×56/1000

【地域差】

１級地	２級地	３級地	４級地	５級地	６級地	７級地	その他
11.10円	10.88円	10.83円	10.66円	10.55円	10.33円	10.17円	10.00円

算定・請求上の留意事項

基本単位数

(1)　退院後の在宅生活への移行や，看取り期の支援，家族に対するレスパイト等への対応等，利用者や家族の状態やニーズに応じ，主治医との密接な連携のもと，医療行為も含めた多様なサービス（「通い」「泊まり」「訪問（看護・介護）」）を24時間365日提供することができます。

事業所の登録者について，要介護状態区分に応じて１月につき所定単位数を算定します。同一建物に居住する者へ提供する場合とそれ以外，短期利用の３つに区分されています。また，登録者以外にも，訪問看護（訪問看護の指定が必要）や宿泊サービスを提供ができます。

※事業所の登録定員は29名以下

・通いの利用定員は登録定員の1/2～15名以下（ただし，登録定員が26名以上，かつ，処遇に支障がないと認められる充分な広さ（概ね３ m^2以上/人）がある場合，通いの定員を18人以下とすることができる）
・泊りの利用定員は，通いの利用定員の1/3～９名以下

＊同一建物とは事業所と構造上または外形上，一体的な建築物（養護老人ホーム，軽費老人ホーム，有料老人ホーム，サービス付き高齢者向け住宅に限る）をいいます。同一敷地内の別棟や道路を挟んで隣接する場合は含みません。

＊月途中に登録した場合または登録を終了した場合には，登録していた期間（登録日から当該月の末日まで，または当該月の初日から登録終了日まで）で日割り計算します。

＊短期利用の算定は，①登録定員未満，②緊急の利用必要性，③あらかじめ７日以内（やむを得ない事情の場合14日以内）の利用期間，④過少サービスに当たらない――ことが必要です。

加算・減算

(2)　身体的拘束に関して以下の措置が講じられていない場合は所定単位数の**100分の99**で算定します。
・身体的拘束等を行う場合に，その態様および時間，入所者の心身の状況および緊急やむを得ない理由を記録
・身体的拘束等の適正化のための対策を検討する委員会を３月に１回以上開催し，その結果を従業者に周知し徹底を図る
・身体的拘束等の適正化のための指針を整備
・従業者に身体的拘束等の適正化のための研修を定期的に実施

(3)　高齢者への虐待の発生またはその再発を防止するための以下の措置が講じられていない場合は所定単位数の**100分の99**で算定します。
・虐待防止のための対策を検討する委員会（テレビ電話装置等の活用可能）を定期的に開催し，その結果を従業者に周知し徹底を図る
・虐待防止のための指針を整備
・従業者へ虐待防止のための研修を定期的に実施
・上記措置を適切に実施するための担当者を置く

(4)　**業務継続計画**に関して，以下の基準に適合していない場合は所定単位数の**100分の99**で算定します。
・感染症や非常災害の発生時において，サービス提供の継続的な実施および非常時の体制で

早期の業務再開を図るための計画（業務継続計画）を策定
・業務継続計画に従い必要な措置を講ずる
※経過措置期間として，2025年3月31日までの間は減算が適用されません。

(5) 通い・訪問・宿泊の提供回数が，週平均1回に満たない場合，又は**登録者1人あたり週4回未満**の場合，所定単位数の**100分の70**で算定します（過少サービス減算）（短期利用対象外）。

(6) サテライト事業所または本体事業所において，訪問看護体制減算を算定する（該当する）場合は，**サテライト体制未整備減算**として所定単位数の**100分の97**で算定します。

(7) 離島・へき地等（別に厚生労働大臣が定める地域）に所在する事業所が行う場合は，**特別地域小規模多機能型居宅介護加算**として，所定単位数の**100分の15**を加算します（短期利用対象外）。

(8) 中山間地域等に所在する小規模事業所が行う場合は，**中山間地域等小規模事業所加算**として，所定単位数の**100分の10**を加算します。

(9) 中山間地域等に居住する登録者に対して，通常の事業実施地域を越えて行う場合は，**中山間地域等居住者サービス提供加算**として所定単位数の**100分の5**を加算します（短期利用対象外）。

(10) 末期の悪性腫瘍等で訪問看護サービスが医療保険対象となる場合〔p.33(2)参照〕は，**訪問看護体制減算**として1月につき次の区分にて減算します。また，別に厚生労働大臣が定める基準に適合していない場合も，同じ区分にて減算となります（短期利用対象外）。

要介護1～3	**▲925単位/月**
要介護4	**▲1,850単位/月**
要介護5	**▲2,914単位/月**

★別に厚生労働大臣が定める基準，次のいずれにも該当する場合
・前3月の主治医の指示のよる訪問看護利用者が30％未満
・前3月の緊急時訪問看護加算を算定した利用者が30％未満
・前3月の特別管理加算を算定した利用者が5％未満

(11) 主治医の判断にて，急性増悪等により**頻回な訪問看護が必要との特別指示**が行われた場合，指示の日数に応じて，次の区分にて減算します（短期利用対象外）。

要介護1～3	**▲30単位/日**
要介護4	**▲60単位/日**
要介護5	**▲95単位/日**

(12) **登録日から30日以内**の期間について，初期加算として，1日につき**30単位**を加算します（短期利用対象外）。

(13) **認知症加算**

認知症の登録利用者にサービス提供する場合，以下の区分に応じて加算します（短期利用対象外）。

加算(Ⅰ)　　920単位/月
①認知症介護実践リーダー研修等修了者を，認知症高齢者に対して必要数以上の配置
②日常生活自立度Ⅲ以上の認知症高齢者に対して，専門的な認知症ケアを実施
③従業者に対して，認知症ケアに関する留意事項の伝達や技術的指導に係る会議を定期的に開催
④認知症介護指導者研修修了者を1名以上配置し，事業所全体の認知症ケア指導等を実施
⑤職員ごとの認知症ケアに関する研修計画を作成し，実施（実施予定）

加算(Ⅱ)　　890単位/月
・加算(Ⅰ)①～③をを満たしている場合

加算(Ⅲ)　　760単位/月
・認知症高齢者の日常生活自立度Ⅲ以上の者に対して，(看護）小規模多機能型居宅介護を行った場合

加算(Ⅳ)　　460単位/月
・要介護2，認知症高齢者の日常生活自立度Ⅱに該当する者に対して，(看護）小規模多機能型居宅介護を行った場合

(14) 短期利用について，認知症の行動・心理症状によって緊急入所が適当と判断された入所者を入所させた場合，**認知症行動・心理症状緊急対応加算**として，入所日から7日を限度に1日につき**200単位**を加算します。

(15) 満40～64歳の若年性認知症の利用者を受け入れ，本人・家族の希望を踏まえたサービスを提供した場合，**若年性認知症利用者受入加算**として，1月につき**800単位**を加算します。

(16) 管理栄養士が介護職員等と共同して栄養アセスメントを行った場合，**栄養アセスメント加算**として1月につき**50単位**を加算します。
・従業者もしくは外部連携により管理栄養士1名以上の配置
・利用者ごとに多職種にて栄養アセスメントを実施し，利用者，家族等へ説明，相談に応じている

・栄養状態等の情報をLIFEへ提供，活用している

＊栄養改善加算を算定している場合は，原則，併算定はできません。例外として，栄養アセスメントの結果として栄養改善サービスが必要とされた場合は併算定が可能です。

⒄ 低栄養状態またはそのおそれがある利用者へ栄養改善サービスを行った場合，**栄養改善加算**として3月以内の期間に限り1月に2回を限度として**200単位**を加算します。ただし，3月ごとの評価の結果，低栄養状態が改善せず，サービスの継続が必要な場合，引き続き算定できます。

・従業者もしくは外部連携により管理栄養士1名以上の配置
・利用開始時に栄養状態を把握，栄養ケア計画を作成
・栄養ケア計画に従い必要に応じて利用者居宅を訪問，管理栄養士等が栄養改善サービスの提供と記録を行っている
・利用者ごとの栄養ケア計画をおおむね3月ごとに評価，介護支援専門員や医師へ情報提供している

⒅ **口腔・栄養スクリーニング加算**

利用者の口腔の健康状態または栄養状態のスクリーニングを行った場合，6月に1回を限度として次の区分にて加算します。

加算(Ⅰ)　20単位/回

・6月ごとに口腔の健康状態**および**栄養状態をケアマネジャーへ情報提供
・栄養アセスメント加算，栄養改善加算および口腔機能向上加算を算定していないこと

加算(Ⅱ)　5単位/回

・6月ごとに口腔の健康状態と栄養状態の**いずれか**をケアマネジャーへ情報提供
・栄養アセスメント加算，栄養改善加算または口腔機能向上加算を算定しており，口腔・栄養スクリーニング加算(Ⅰ)を算定できない場合

＊他の事業所において既に同加算を算定している場合は算定できません。

⒆ **口腔機能向上加算**

口腔機能が低下またはそのおそれのある利用者に対して，口腔機能向上サービスが行われた場合，原則3月間に限り月2回を限度として次の区分にて加算します。

加算(Ⅰ)　150単位/回

・言語聴覚士，歯科衛生士または看護職員を1名配置
・利用開始時に利用者の口腔機能改善管理指導計画を作成
・言語聴覚士，歯科衛生士または看護職員が計画に従って口腔機能向上サービスを実施，記録，定期的な評価

加算(Ⅱ)　160単位/回

・加算(Ⅰ)に加え，LIFEへの情報提供，活用

＊サービス開始から3月ごとに状態の評価を行い，必要に応じて継続算定することも可能です。

⒇ 入院患者または老健・介護医療院入所者の退院・退所にあたって，看護師等が医療機関・老健の医師等と共同指導（テレビ電話等のICT活用可）した場合，**退院時共同指導加算**として，退院・退所1回につき**600単位**を加算します(短期利用対象外)。

㉑ 24時間連絡体制にあり，必要に応じて緊急時訪問および緊急時宿泊を行う場合，**緊急時対応加算**として，1月につき**774単位**を加算します(短期利用対象外)。

㉒ **特別管理加算**

訪問看護サービスについて**特別な管理が必要**として，別に厚生労働大臣が定める状態〔p.34 ⒄参照〕にある利用者に対して計画的な管理を行った場合，以下の区分で算定します（短期利用対象外)。

加算(Ⅰ)　500単位/月

・状態①にあてはまる場合

加算(Ⅱ)　250単位/月

・状態②～⑤にあてはまる場合

㉓ 以下のケアに関する専門研修または特定行為研修を修了した看護師が，訪問看護の実施に関する計画的な管理を行った場合に，**専門管理加算**として1月あたり**250単位**を加算します。

・緩和ケア
・褥瘡ケア
・人工肛門ケア
・人工膀胱ケア

㉔ 利用者の**死亡日および死亡日前14日以内に2日以上のターミナルケア**を行った場合〔医療保険対象の場合，特別指示ある場合は1日：p.35 ⒆参照〕，**ターミナルケア加算**として，死亡月に**2,500単位**を加算します（短期利用対象外)。

㉕ 情報通信機器を用いた在宅での看取りに係る研修を受けた看護師が，主治医の指示に基づき，情報通信機器を用いて医師の死亡診断の補助を

行った場合は，**遠隔死亡診断補助加算**として1回につき**150単位**を加算します。

⒇ **看護体制強化加算**

看護の提供実態や利用者の重度化（医療ニーズ）を踏まえた看護提供体制について，以下の区分ごとに加算します（短期利用対象外）。

加算（Ⅰ）　3,000単位/月

①前3月の利用者総数のうち，**看護サービス利用**者が80%以上
②前3月の**緊急時訪問看護加算**の算定利用者が50%以上
③前3月の**特別管理加算**の算定利用者が20%以上
④前12月でターミナルケア加算の算定利用者が1名以上
⑤登録特定行為事業者または登録喀痰吸引等事業者として届出

加算（Ⅱ）　2,500単位/月

・（Ⅰ）要件のうち①～③に適合

(27) 登録者の居宅での生活を継続させるために体制強化がある場合，**訪問体制強化加算**として，1月につき**1,000単位**を加算します（短期利用対象外）。

・訪問サービスの提供にあたる常勤従業者を2名以上配置
・延べ訪問回数が1月あたり200回以上
※同一建物併設の場合は同一建物以外の登録者50%以上かつ以外の登録者への訪問回数のみで200回以上であること

(28) **総合マネジメント体制強化加算**

次の区分にて算定します。

加算（Ⅰ）　1,200単位/月

(1) 多職種協働により，個別サービス計画を随時適切に見直す。
(2) 利用者の地域活動への参加，日常的な地域住民等との交流を図る。
(3) 地域の医療機関や施設に対し，事業所のサービス内容について情報提供を行っている。
(4) 日常的に利用者と関わりのある地域住民等の相談への対応体制を確保。
(5) 必要に応じて，生活支援サービスが包括的に提供されるような居宅サービス計画を作成。
(6) 事業所の特性に応じて以下のうち1つ以上を実施。
・地域住民等との連携により，地域資源の有効的な活用，利用者に合わせた支援
・関係事業所や施設と協働し，地域における世代間交流の場の拠点である
・地域住民や他事業所等と共同で事例検討会，研修会等を実施
・市町村が実施する地域支援事業等に参加

加算（Ⅱ）　800単位/月

(1) 多職種協働により，個別サービス計画を随時適切に見直す。
(2) 利用者の地域活動への参加，日常的な地域住民等との交流を図る。
(3) 地域の医療機関や施設に対し，事業所のサービス内容についての情報提供。
＊総合マネジメント体制強化加算は，支給限度額管理の対象外です。

(29) **褥瘡マネジメント加算**

継続的に利用者ごとの褥瘡管理を行った場合，1月につき，次の区分ごとに加算します（短期利用対象外）。

加算（Ⅰ）　3単位/月

・利用開始時と，その後3月に1回以上，褥瘡の有無・褥瘡リスク等を評価しLIFEへ情報提供，活用
・褥瘡が認められる，または褥瘡の発生リスクのある入所者に対して，多職種が共同して褥瘡ケア計画を作成，管理，記録，3月ごとに見直し

加算（Ⅱ）　13単位/月

・加算（Ⅰ）の要件に加え，褥瘡の認められた入所者等について，当該褥瘡が治癒した，または褥瘡リスクがある利用者から褥瘡の発生がない
＊原則として要介護度3以上の全員を対象として利用者ごとに上記要件を満たす場合に要介護度3以上の利用者全員に算定できます。

(30) **排せつ支援加算**

継続的に利用者ごとの排せつに係る支援を行った場合，1月につき，次の区分ごとに加算します（短期利用対象外）。

加算（Ⅰ）　10単位/月

・介護状態見込みについて，入所時と，その後3月に1回以上，医師等が評価しLIFEへ情報提供，活用
・多職種が共同して排せつに係る支援計画を作成，実施，3月ごとに見直し

加算（Ⅱ）　15単位/月

・加算（Ⅰ）の要件に加え，次の**いずれか**に適合する
①対象者の排せつが改善，もしくは悪化し

ていない

②おむつ使用がなくなった

③尿道カテーテルが留置されていた者について，尿道カテーテルが抜去された

加算（Ⅲ）　20単位/月

・加算（Ⅰ）の要件に加え，対象者の排せつが改善，もしくは悪化していない，かつ，おむつの使用がなくなった

(31) 利用者全員の情報（ADL値，栄養状態，口腔機能，認知症の状況，心身に係る基本的情報）をLIFEへ提出し，必要に応じて計画を見直すなど情報を活用している場合，**科学的介護推進体制加算**として1月につき**40単位**を加算します（短期利用対象外）。

(32) **生産性向上推進体制加算**

次の区分にて加算します。

加算（Ⅰ）　100単位/月

・（Ⅱ）の要件を満たし，（Ⅱ）のデータにより業務改善の取組による成果が確認されている

・見守り機器等のテクノロジーを複数導入している

・職員間の適切な役割分担（いわゆる介護助手の活用等）の取組等を行っている

・1年以内ごとに1回，業務改善の取組による効果を示すデータの提供（オンラインによる提出）

※生産性向上に資する取組を従来より進めている施設等においては，（Ⅱ）のデータによる業務改善の取組による成果と同等以上のデータを示す等の場合には，（Ⅱ）の加算を取得せず，（Ⅰ）の加算を取得することも可能です。

加算（Ⅱ）　10単位/月

・利用者の安全並びに介護サービスの質の確保及び職員の負担軽減に資する方策を検討するための委員会の開催や必要な安全対策を講じた上で，生産性向上ガイドラインに基づいた改善活動を継続的に行っている

・見守り機器等のテクノロジーを1つ以上導入

・1年以内ごとに1回，業務改善の取組による効果を示すデータの提供（オンラインによる提出）

(33) **サービス提供体制強化加算**

以下の区分ごとの要件を満たす場合に加算します。

共通要件：従業者への研修の計画・実施，情報伝達・技術指導の会議を定期開催（ICT活用可）

※包括報酬の場合（1月につき）

加算（Ⅰ）　750単位/月

加算（Ⅱ）　640単位/月

加算（Ⅲ）　350単位/月

※短期利用の場合（1日につき）

加算（Ⅰ）　25単位/日

加算（Ⅱ）　21単位/日

加算（Ⅲ）　12単位/日

サービス提供体制強化加算（Ⅰ）

・従業者（看護師，准看護師を除く）のうち介護福祉士70%以上，または勤続10年以上の介護福祉士25%以上

サービス提供体制強化加算（Ⅱ）

・従業者（看護師，准看護師を除く）のうち介護福祉士50%以上

サービス提供体制強化加算（Ⅲ）

・従業者（看護師，准看護師を除く）のうち介護福祉士40%以上，または全従業者のうち常勤職員60%以上，または勤続7年以上の者30%以上

(34) **介護職員等処遇改善加算**

別に厚生労働大臣が定める介護職員の処遇改善についての各要件を満たす場合，以下の区分ごとに加算します。

加算（Ⅰ）　所定単位数の**1000分の149**

・月額賃金改善要件Ⅰ，月額賃金改善要件Ⅱ，キャリアパス要件Ⅰ，キャリアパス要件Ⅱ，キャリアパス要件Ⅲ，キャリアパス要件Ⅳ，キャリアパス要件Ⅴ，職場環境等要件のすべてを満たす

※職場環境等要件は，区分ごとに2以上の取組（生産性向上は3以上）を実施し，HP掲載を通じた見える化を行う必要があります。

加算（Ⅱ）　所定単位数の**1000分の146**

・月額賃金改善要件Ⅰ，月額賃金改善要件Ⅱ，キャリアパス要件Ⅰ，キャリアパス要件Ⅱ，キャリアパス要件Ⅲ，キャリアパス要件Ⅳ，職場環境等要件のすべてを満たす

※職場環境等要件は，区分ごとに2以上の取組（生産性向上は3以上）を実施し，HP掲載を通じた見える化を行う必要があります。

加算（Ⅲ）　所定単位数の**1000分の134**

・月額賃金改善要件Ⅰ，月額賃金改善要件Ⅱ，キャリアパス要件Ⅰ，キャリアパス要件Ⅱ，キャリアパス要件Ⅲ，職場環境等要件のすべてを満たす

※職場環境等要件は，区分ごとに1以上の取組

単位数解説

地域密着

（生産性向上は２以上）を実施する必要があります。

加算(Ⅳ)　所定単位数の**1000分の106**

・月額賃金改善要件Ⅰ，月額賃金改善要件Ⅱ，キャリアパス要件Ⅰ，キャリアパス要件Ⅱ，職場環境等要件のすべてを満たす

※職場環境等要件は，区分ごとに１以上の取組（生産性向上は２以上）を実施する必要があります。

また，2024年度末（2025年３月末）までの間，経過措置区分として，2024年５月31日時点で旧３加算の全部または一部を算定している場合には，旧３加算の算定状況に応じて加算（Ｖ）１～14を算定できます。

※各要件は p. 28⒆同加算を参照

その他

㉟　短期入所生活介護，短期入所療養介護，特定施設入居者生活介護，認知症対応型共同生活介護，地域密着型特定施設入居者生活介護，地域密着型介護老人福祉施設入所者生活介護を受けている間は，看護小規模多機能型居宅介護費は算定できません。

㊱　１利用者：１事業所の対応関係が原則です。他の看護小規模多機能型居宅介護事業所との二重算定はできません。

公費負担制度（介護保険優先）

制　度	法別番号	公費給付率	公費本人負担
原爆被爆者の介護保険等利用者負担に対する助成事業	81	100	なし
中国残留邦人等の円滑な帰国の促進及び永住帰国後の自立の支援に関する法律	25	100	本人負担あり
生活保護（介護扶助）	12	100	本人負担あり

5　地域密着型介護予防サービスの介護報酬

【地域密着型介護予防サービス費：算定上の共通の留意事項】

地域密着型介護予防サービスは，地域密着型サービスのうち，認知症対応型通所介護，小規模多機能型居宅介護，看護小規模多機能型居宅介護の３つについて設定されています。算定上の共通の留意事項は，地域密着型サービスと同様です。

1．介護予防認知症対応型通所介護費

基本単位数

イ　介護予防認知症対応型通所介護費（Ⅰ）

(1)　介護予防認知症対応型通所介護費（ⅰ）〈旧単独型〉

㈠　所要時間３時間以上４時間未満の場合
a　要支援１　475単位
b　要支援２　526単位

㈡　所要時間４時間以上５時間未満の場合
a　要支援１　497単位
b　要支援２　551単位

㈢　所要時間５時間以上６時間未満の場合
a　要支援１　741単位
b　要支援２　828単位

㈣　所要時間６時間以上７時間未満の場合
a　要支援１　760単位
b　要支援２　851単位

㈤　所要時間７時間以上８時間未満の場合
a　要支援１　861単位
b　要支援２　961単位

㈥　所要時間８時間以上９時間未満の場合
a　要支援１　888単位
b　要支援２　991単位

(2)　介護予防認知症対応型通所介護費（ⅱ）〈旧併設型〉

㈠　所要時間３時間以上４時間未満の場合
a　要支援１　429単位
b　要支援２　476単位

㈡　所要時間４時間以上５時間未満の場合
a　要支援１　449単位
b　要支援２　498単位

㈢　所要時間５時間以上６時間未満の場合
a　要支援１　667単位
b　要支援２　743単位

㈣　所要時間６時間以上７時間未満の場合
a　要支援１　684単位
b　要支援２　762単位

㈤　所要時間７時間以上８時間未満の場合
a　要支援１　773単位
b　要支援２　864単位

㈥　所要時間８時間以上９時間未満の場合
a　要支援１　798単位
b　要支援２　891単位

ロ　介護予防認知症対応型通所介護費（Ⅱ）〈共用型〉

(1)　所要時間３時間以上４時間未満の場合
㈠　要支援１　248単位
㈡　要支援２　262単位

(2)　所要時間４時間以上５時間未満の場合
㈠　要支援１　260単位
㈡　要支援２　274単位

(3)　所要時間５時間以上６時間未満の場合
㈠　要支援１　413単位
㈡　要支援２　436単位

(4)　所要時間６時間以上７時間未満の場合
㈠　要支援１　424単位
㈡　要支援２　447単位

(5)　所要時間７時間以上８時間未満の場合
㈠　要支援１　484単位
㈡　要支援２　513単位

(6)　所要時間８時間以上９時間未満の場合
㈠　要支援１　500単位
㈡　要支援２　529単位

加算・減算

◆高齢者虐待防止措置未実施減算　所定単位数×99/100

◆業務継続計画未策定減算　所定単位数×99/100

◆２時間以上３時間未満の取扱い　所定単位数×63/100

◆感染症や災害時の利用者減少時の加算
所定単位数×３/100

◆延長加算
サービス前後　通算９時間以上10時間未満　50単位/回
サービス前後　通算10時間以上11時間未満　100単位/回
サービス前後　通算11時間以上12時間未満　150単位/回
サービス前後　通算12時間以上13時間未満　200単位/回
サービス前後　通算13時間以上14時間未満　250単位/回

◆中山間地域等居住者サービス提供加算
所定単位数×５/100

◆入浴介助加算
入浴介助加算（Ⅰ）　40単位/日
入浴介助加算（Ⅱ）　55単位/日

◆生活機能向上連携加算
生活機能向上連携加算（Ⅰ）　100単位/月
生活機能向上連携加算（Ⅱ）　200単位/月
（個別機能訓練加算を算定している場合　100単位/月）

◆個別機能訓練加算
個別機能訓練加算（Ⅰ）　27単位/日
個別機能訓練加算（Ⅱ）　20単位/月
◆若年性認知症利用者受入加算　60単位/日
◆栄養アセスメント加算　50単位/月
◆栄養改善加算　200単位/月
◆口腔・栄養スクリーニング加算
口腔・栄養スクリーニング加算（Ⅰ）　20単位/回
口腔・栄養スクリーニング加算（Ⅱ）　5単位/回
◆口腔機能向上加算
口腔機能向上加算（Ⅰ）　150単位/月
口腔機能向上加算（Ⅱ）　160単位/月
◆科学的介護推進体制加算　40単位/月
◆同一建物利用者減算　▲94単位/日
◆送迎未実施減算　▲47単位/片道
◆サービス提供体制強化加算
サービス提供体制強化加算（Ⅰ）　22単位/回
サービス提供体制強化加算（Ⅱ）　18単位/回
サービス提供体制強化加算（Ⅲ）　6単位/回

◆介護職員等処遇改善加算
（Ⅰ）　所定単位数×181/1000
（Ⅱ）　所定単位数×174/1000
（Ⅲ）　所定単位数×150/1000
（Ⅳ）　所定単位数×122/1000
（Ⅴ）1　所定単位数×158/1000
（Ⅴ）2　所定単位数×153/1000
（Ⅴ）3　所定単位数×151/1000
（Ⅴ）4　所定単位数×146/1000
（Ⅴ）5　所定単位数×130/1000
（Ⅴ）6　所定単位数×123/1000
（Ⅴ）7　所定単位数×119/1000
（Ⅴ）8　所定単位数×127/1000
（Ⅴ）9　所定単位数×112/1000
（Ⅴ）10　所定単位数×96/1000
（Ⅴ）11　所定単位数×99/1000
（Ⅴ）12　所定単位数×89/1000
（Ⅴ）13　所定単位数×88/1000
（Ⅴ）14　所定単位数×65/1000

【地域差】

1級地	2級地	3級地	4級地	5級地	6級地	7級地	その他
11.10円	10.88円	10.83円	10.66円	10.55円	10.33円	10.17円	10.00円

算定・請求上の留意事項

下記の事項以外の取扱いは，原則，認知症対応型通所介護（地域密着型サービス），通所介護（居宅サービス）と同様です。p.148，43を参照して下さい。

(1)　介護予防認知症対応型通所介護費（Ⅰ）の介護予防認知症対応型通所介護費（ⅰ）**は単独型**，同（ⅱ）**は併設型**，介護予防認知症対応型通所介護費（Ⅱ）**は共用型**の施設類型別に算定します。
　＊平均利用延人員数規模別の報酬設定はありません。

(2)　療養通所介護費（加算含む）の設定はありません。

(3)　介護予防短期入所生活介護，介護予防短期入所療養介護，介護予防特定施設入居者生活介護，介護予防小規模多機能型居宅介護，介護予防認知症対応型共同生活介護を受けている間は，介護予防認知症対応型通所介護費は算定できません。

公費負担制度（介護保険優先）

制　度	法別番号	公費給付率	公費本人負担
原爆被爆者の介護保険等利用者負担に対する助成事業	81	100	なし
中国残留邦人等の円滑な帰国の促進及び永住帰国後の自立の支援に関する法律	25	100	本人負担あり
生活保護（介護扶助）	12	100	本人負担あり

2．介護予防小規模多機能型居宅介護費

基本単位数

イ　介護予防小規模多機能型居宅介護費（1月につき）
〔＊月途中で登録又は登録を解除した場合には，日割りで算定〕
(1)　同一建物に居住する者以外の者に対して行う場合
㈠　要支援1　**3,450単位**
㈡　要支援2　**6,972単位**
(2)　同一建物に居住する者に対して行う場合
㈠　要支援1　**3,109単位**
㈡　要支援2　**6,281単位**

□ 短期利用介護予防居宅介護費（1日につき）

(1) 要支援1	424単位
(2) 要支援2	531単位

加算・減算

◆身体拘束廃止未実施減算	所定単位数×99/100
◆高齢者虐待防止措置未実施減算	所定単位数×99/100
◆業務継続計画未策定減算	所定単位数×99/100
◆過少サービス減算	所定単位数×70/100
◆特別地域介護予防小規模多機能型居宅介護加算	所定単位数×15/100
◆中山間地域等小規模事業者加算	所定単位数×10/100
◆中山間地域等居住者サービス提供加算	所定単位数×5/100
◆初期加算	30単位/日
◆認知症行動・心理症状緊急対応加算	200単位/日
◆若年性認知症利用者受入加算	450単位/月
◆総合マネジメント体制強化加算	
総合マネジメント体制強化加算（Ⅰ）	1,200単位/月
総合マネジメント体制強化加算（Ⅱ）	800単位/月
◆生活機能向上連携加算	
生活機能向上連携加算（Ⅰ）	100単位/月
生活機能向上連携加算（Ⅱ）	200単位/月
◆口腔・栄養スクリーニング加算	20単位/回
◆科学的介護推進体制加算	40単位/月
◆生産性向上推進体制加算	
生産性向上推進体制加算（Ⅰ）	100単位/月
生産性向上推進体制加算（Ⅱ）	10単位/月
◆サービス提供体制強化加算	
介護予防小規模多機能型居宅介護費を算定している場合	
サービス提供体制強化加算（Ⅰ）	750単位/月
サービス提供体制強化加算（Ⅱ）	640単位/月
サービス提供体制強化加算（Ⅲ）	350単位/月
短期利用介護予防居宅介護費を算定している場合	
サービス提供体制強化加算（Ⅰ）	25単位/日
サービス提供体制強化加算（Ⅱ）	21単位/日
サービス提供体制強化加算（Ⅲ）	12単位/日
◆介護職員等処遇改善加算	
（Ⅰ）	所定単位数×149/1000
（Ⅱ）	所定単位数×146/1000
（Ⅲ）	所定単位数×134/1000
（Ⅳ）	所定単位数×106/1000
（Ⅴ）1	所定単位数×132/1000
（Ⅴ）2	所定単位数×121/1000
（Ⅴ）3	所定単位数×129/1000
（Ⅴ）4	所定単位数×118/1000
（Ⅴ）5	所定単位数×104/1000
（Ⅴ）6	所定単位数×101/1000
（Ⅴ）7	所定単位数×88/1000
（Ⅴ）8	所定単位数×117/1000
（Ⅴ）9	所定単位数×85/1000
（Ⅴ）10	所定単位数×71/1000
（Ⅴ）11	所定単位数×89/1000
（Ⅴ）12	所定単位数×68/1000
（Ⅴ）13	所定単位数×73/1000
（Ⅴ）14	所定単位数×56/1000

【地域差】

1級地	2級地	3級地	4級地	5級地	6級地	7級地	その他
11.10円	10.88円	10.83円	10.66円	10.55円	10.33円	10.17円	10.00円

算定・請求上の留意事項

下記の事項以外の取扱いは，小規模多機能型居宅介護（地域密着型サービス）と同様です。p.151を参照して下さい。

(1) 認知症加算，看護職員配置加算，看取り連携体制加算，訪問体制強化加算の設定はありません。

(2) 介護予防小規模多機能型居宅介護を受けている間は，介護予防サービス費，地域密着型介護予防サービス費は算定できません。

(3) 介護予防短期入所生活介護，介護予防短期入所療養介護，介護予防特定施設入居者生活介護，介護予防認知症対応型共同生活介護を受けている間は，介護予防小規模多機能型居宅介護費は算定できません。

公費負担制度（介護保険優先）

制 度	法別番号	公費給付率	公費本人負担
原爆被爆者の介護保険等利用者負担に対する助成事業	81	100	なし
中国残留邦人等の円滑な帰国の促進及び永住帰国後の自立の支援に関する法律	25	100	本人負担あり
生活保護（介護扶助）	12	100	本人負担あり

3．介護予防認知症対応型共同生活介護費

基本単位数

イ　介護予防認知症対応型共同生活介護費（1日につき）
- (1)　介護予防認知症対応型共同生活介護費（Ⅰ）　761単位
- (2)　介護予防認知症対応型共同生活介護費（Ⅱ）　749単位

ロ　介護予防短期利用認知症対応型共同生活介護費（1日につき）
- (1)　介護予防短期利用認知症対応型共同生活介護費（Ⅰ）　789単位
- (2)　介護予防短期利用認知症対応型共同生活介護費（Ⅱ）　777単位

加算・減算

◆身体拘束廃止未実施減算　▲所定単位数×10/100単位/日
（短期利用）▲所定単位数×1/100単位/日
◆高齢者虐待防止措置未実施減算　所定単位数×99/100
◆業務継続計画未策定減算　所定単位数×99/100
◆夜間支援体制加算
夜間支援体制加算（Ⅰ）　50単位/日
夜間支援体制加算（Ⅱ）　25単位/日
◆認知症行動・心理症状緊急対応加算　200単位/日
◆若年性認知症利用者受入加算　120単位/日
◆初期加算　30単位/日
◆退居時情報提供加算　250単位/回
◆退居時相談援助加算　400単位/回
◆認知症専門ケア加算
認知症専門ケア加算（Ⅰ）　3単位/日
認知症専門ケア加算（Ⅱ）　4単位/日
◆認知症チームケア推進加算
認知症チームケア推進加算（Ⅰ）　150単位/月
認知症チームケア推進加算（Ⅱ）　120単位/月
◆生活機能向上連携加算
生活機能向上連携加算（Ⅰ）　100単位/月
生活機能向上連携加算（Ⅱ）　200単位/月
◆栄養管理体制加算　30単位/月
◆口腔衛生管理体制加算　30単位/月
◆口腔・栄養スクリーニング加算　20単位/回
◆科学的介護推進体制加算　40単位/月
◆高齢者施設等感染対策向上加算
高齢者施設等感染対策向上加算（Ⅰ）　10単位/月
高齢者施設等感染対策向上加算（Ⅱ）　5単位/月
◆新興感染症等施設療養費　240単位/日
◆生産性向上推進体制加算
生産性向上推進体制加算（Ⅰ）　100単位/月
生産性向上推進体制加算（Ⅱ）　10単位/月
◆サービス提供体制強化加算
サービス提供体制強化加算（Ⅰ）　22単位/日
サービス提供体制強化加算（Ⅱ）　18単位/日
サービス提供体制強化加算（Ⅲ）　6単位/日
◆介護職員等処遇改善加算
（Ⅰ）　所定単位数×186/1000
（Ⅱ）　所定単位数×178/1000
（Ⅲ）　所定単位数×155/1000
（Ⅳ）　所定単位数×125/1000
（Ⅴ）1　所定単位数×163/1000
（Ⅴ）2　所定単位数×156/1000
（Ⅴ）3　所定単位数×155/1000
（Ⅴ）4　所定単位数×148/1000
（Ⅴ）5　所定単位数×133/1000
（Ⅴ）6　所定単位数×125/1000
（Ⅴ）7　所定単位数×120/1000
（Ⅴ）8　所定単位数×132/1000
（Ⅴ）9　所定単位数×112/1000
（Ⅴ）10　所定単位数×97/1000
（Ⅴ）11　所定単位数×102/1000
（Ⅴ）12　所定単位数×89/1000
（Ⅴ）13　所定単位数×89/1000
（Ⅴ）14　所定単位数×66/1000

【地域差】

1級地	2級地	3級地	4級地	5級地	6級地	7級地	その他
10.90円	10.72円	10.68円	10.54円	10.45円	10.27円	10.14円	10.00円

算定・請求上の留意事項

下記の事項以外の取扱いは，認知症対応型共同生活介護（地域密着型サービス）と同様です。p.155を参照して下さい。

(1)　看取り介護加算，医療連携体制加算の設定はありません。

公費負担制度（介護保険優先）

制　度	法別番号	公費給付率	公費本人負担
中国残留邦人等の円滑な帰国の促進及び永住帰国後の自立の支援に関する法律	25	100	本人負担あり
生活保護（介護扶助）	12	100	本人負担あり

6 居宅介護支援の介護報酬

1．居宅介護支援費

基本単位数

イ　居宅介護支援費（1月につき）

(1)　居宅介護支援費（Ⅰ）

(一)　居宅介護支援費（i）

a　要介護1又は要介護2　1,086単位

b　要介護3，要介護4又は要介護5　1,411単位

(二)　居宅介護支援費（ii）

a　要介護1又は要介護2　544単位

b　要介護3，要介護4又は要介護5　704単位

(三)　居宅介護支援費（iii）

a　要介護1又は要介護2　326単位

b　要介護3，要介護4又は要介護5　422単位

(2)　居宅介護支援費（Ⅱ）

(一)　居宅介護支援費（i）

a　要介護1又は要介護2　1,086単位

b　要介護3，要介護4又は要介護5　1,411単位

(二)　居宅介護支援費（ii）

a　要介護1又は要介護2　527単位

b　要介護3，要介護4又は要介護5　683単位

(三)　居宅介護支援費（iii）

a　要介護1又は要介護2　316単位

b　要介護3，要介護4又は要介護5　410単位

加算・減算

◆高齢者虐待防止措置未実施減算　所定単位数×99/100

◆業務継続計画未策定減算　所定単位数×99/100

◆同一建物に居住する利用者へのケアマネジメント　所定単位数×95/100

◆運営基準減算　所定単位数×50/100

◆特別地域居宅介護支援加算　所定単位数×15/100

◆中山間地域等小規模事業所加算　所定単位数×10/100

◆中山間地域等居住者サービス提供加算　所定単位数×5/100

◆特定事業所集中減算　▲200単位/月

◆初回加算　300単位/月

◆特定事業所加算

特定事業所加算（Ⅰ）　519単位/月

特定事業所加算（Ⅱ）　421単位/月

特定事業所加算（Ⅲ）　323単位/月

特定事業所加算（A）　114単位/月

◆特定事業所医療介護連携加算　125単位/月

◆入院時情報連携加算

入院時情報連携加算（Ⅰ）　250単位/回

入院時情報連携加算（Ⅱ）　200単位/回

◆退院・退所加算

退院・退所加算（Ⅰ）イ　450単位/回

退院・退所加算（Ⅰ）ロ　600単位/回

退院・退所加算（Ⅱ）イ　600単位/回

退院・退所加算（Ⅱ）ロ　750単位/回

退院・退所加算（Ⅲ）　900単位/回

◆通院時情報連携加算　50単位/回

◆緊急時等居宅カンファレンス加算　200単位/回

◆ターミナルケアマネジメント加算　400単位/死亡月

【地域差】

1級地	2級地	3級地	4級地	5級地	6級地	7級地	その他
11.40円	11.12円	11.05円	10.84円	10.70円	10.42円	10.21円	10.00円

算定・請求上の留意事項

基本単位数

(1)　介護支援専門員1人あたりのケアプラン数によって次の区分にて算定します。

居宅介護支援費（Ⅰ）

（i）　**45未満**

（ii）　**45以上60未満**

（iii）　**60以上**

情報通信機器の活用または事務職員の配置を行う場合は，介護支援専門員1人あたりのケアプラン数によって次の区分にて算定します。

居宅介護支援費（Ⅱ）

（i）　**50未満**

（ii）　**50以上60未満**

（iii）　**60以上**

加算・減算

(2)　別に厚生労働大臣が定める基準に該当する場合，**運営基準減算**として，所定単位数の**100分の50**で算定します。また，その状態が**2月以上継続**する場合は，算定できません。

★厚生労働大臣が定める基準

・正当な理由なく，月1回，利用者の居宅を訪問し，利用者に面接していない

・ケアプラン新規作成，更新認定・変更認定の場合に，正当な理由なく，サービス担当

者会議を開催していない。また，これらに該当する以外の場合にも，サービス担当者会議の開催または担当者への照会を行っていない

・ケアプラン原案の内容について，利用者又はその家族等に対して説明・同意を得ていない，利用者及び担当者に文書を交付していない

・ケアプラン実施状況について，記録していない状態が１月以上継続している

⑶　高齢者への虐待の発生またはその再発を防止するための以下の措置が講じられていない場合は所定単位数の**100分の99**で算定します。

・虐待防止のための対策を検討する委員会（テレビ電話装置等の活用可能）を定期的に開催し，その結果を従業者に周知し徹底を図る

・虐待防止のための指針を整備

・従業者へ虐待防止のための研修を定期的に実施

・上記措置を適切に実施するための担当者を置く

⑷　**業務継続計画**に関して，以下の基準に適合していない場合は所定単位数の**100分の99**で算定します。

・感染症や非常災害の発生時において，サービス提供の継続的な実施および非常時の体制で早期の業務再開を図るための計画（業務継続計画）を策定

・業務継続計画に従い必要な措置を講ずる

※経過措置期間として，2025年３月31日までの間は減算が適用されません。

⑸　利用者の居住する建物が以下の基準に適合する場合は，所定単位数の**100分の95**で算定します。

・指定居宅介護支援事業所の所在する建物と同一の建物，又は同一敷地内・隣接敷地内の建物

・指定居宅介護支援事業所における１月当たりの利用者が，同一の建物に20人以上居住する建物（上記を除く）

⑹　離島・へき地等（別に厚生労働大臣が定める地域）に所在する事業所が行う場合は，**特別地域居宅介護支援加算**として，**100分の15**を加算します。

⑺　中山間地域等に所在する小規模事業所が行う場合は，**中山間地域等小規模事業所加算**として，所定単位数の**100分の10**を加算します。

⑻　中山間地域等に居住する利用者に対して，通常の事業実施地域を越えて行う場合は，**中山間地域等居住者サービス提供加算**として所定単位数の**100分の５**を加算します。

⑼　前６月間に作成したケアプランのうち，居宅サービス等（居宅療養管理指導を除く）の提供総数のうち，同一事業者によって提供されたものの占める割合が**80％超**である場合は，**特定事業所集中減算**として，１月につき**200単位**を減算します。

＊①各サービス事業所（５事業未満等）が実施地域に少ない場合，②特別地域加算を算定する場合，③事業所が小規模（ケアプラン数20件以下等）である場合，④サービス利用が少数（10件以下等）である場合，⑤利用者の希望によって集中している――などの場合は，減算の適用外となります。

⑽　新規の利用者に対してケアプランを作成する場合，**初回加算**として，１月につき**300単位**を加算します。

＊運営基準減算がある場合は算定できません。

⑾　**特定事業所加算**

質の高いケアマネジメントを提供する事業所について，以下の要件を段階的に評価して満たす場合，以下の区分に応じて加算します（算定要件は次頁の図表３）。

加算（Ⅰ）	**519単位/月**
加算（Ⅱ）	**421単位/月**
加算（Ⅲ）	**323単位/月**
加算（A）	**114単位/月**

⑿　日頃から医療機関等の連携を積極的に行い，次の要件を満たす場合，**特定事業所医療介護連携加算**として１月につき**125単位**を算定します。

・前年度（３－２月）において医療機関，老健等からの情報提供とカンファレンス開催等の連携回数が35回以上

・同期間にターミナルケアマネジメント加算５回以上の算定実績

・特定事業所加算（Ⅰ）（Ⅱ）（Ⅲ）をいずれかを算定

※2025年３月31日までの間は，従前の例によるものとし，同年４月１日から2026年３月31日までの間は，2024年３月におけるターミナルケアマネジメント加算の算定回数に３を乗じた数に2024年４月から2025年２月までの間におけるターミナルケアマネジメント加算の算定回数を加えた数が15以上であることとする。

⒀　**入院時情報連携加算**

利用者が入院する際に医療機関に対して必要な情報提供を行った場合，１月に１回を限度に加算します。

図表３　特定事業所加算の算定要件

算定要件	特定事業所加算			
	(Ⅰ)519単位	(Ⅱ)421単位	(Ⅲ)323単位	(A)114単位
(1) 専ら指定居宅介護支援の提供に当たる常勤の主任介護支援専門員を配置している ※利用者に対する指定居宅介護支援の提供に支障がない場合は，当該指定居宅介護支援事業所の他の職務との兼務，または同一敷地内にある他の事業所の職務との兼務可能	２名以上	１名以上	１名以上	１名以上
(2) 専ら指定居宅介護支援の提供に当たる常勤の介護支援専門員を配置している ※利用者に対する指定居宅介護支援の提供に支障がない場合は，当該指定居宅介護支援事業所の他の職務との兼務，または同一敷地内にある他の事業所の職務との兼務可能	３名以上	３名以上	２名以上	(※)
(3) 利用者に関する情報又はサービス提供に当たっての留意事項に係る伝達等を目的とした会議を定期的に開催する	○	○	○	○
(4) 24時間連絡体制を確保し，かつ，必要に応じて利用者等の相談に対応する体制を確保している	○	○	○	○ 連携でも可
(5) 算定日が属する月の利用者の総数のうち，要介護状態区分が要介護３，要介護４又は要介護５である者の占める割合が100分の40以上である	○	×	×	×
(6) 当該指定居宅介護支援事業所における介護支援専門員に対し，計画的に研修を実施している	○	○	○	○ 連携でも可
(7) 地域包括支援センターから支援が困難な事例を紹介された場合においても，当該支援が困難な事例に係る者に指定居宅介護支援を提供している	○	○	○	○
(8) 家族に対する介護等を日常的に行っている児童や，障害者，生活困窮者，難病患者等，高齢者以外の対象者への支援に関する知識等に関する事例検討会，研修等に参加している	○	○	○	○
(9) 居宅介護支援費に係る特定事業所集中減算の適用を受けていない	○	○	○	○
(10) 指定居宅介護支援事業所において指定居宅介護支援の提供を受ける利用者数が当該指定居宅介護支援事業所の介護支援専門員１人当たり45名未満〔居宅介護支援費(Ⅱ)を算定している場合は50名未満〕である	○	○	○	○
(11) 介護支援専門員実務研修における科目「ケアマネジメントの基礎技術に関する実習」等に協力又は協力体制を確保している	○	○	○	○ 連携でも可
(12) 他の法人が運営する指定居宅介護支援事業者と共同で事例検討会，研修会等を実施している	○	○	○	○ 連携でも可
(13) 必要に応じて，多様な主体等が提供する生活支援のサービス（インフォーマルサービス含む）が包括的に提供されるような居宅サービス計画を作成している	○	○	○	○

※　常勤：１名以上，非常勤：１名以上(非常勤は他事業所との兼務可)

加算(Ⅰ)　250単位/回

・入院した日のうちに，医療機関に情報提供（入院日以前の情報提供を含む）

加算(Ⅱ)　200単位/回

・入院した日の翌日又は翌々日に，医療機関に情報提供

※営業時間終了後又は営業日以外の日に入院した場合は，入院日の翌日を含む。

(14) 退院・退所加算

利用者が退院・退所する際に病院，診療所，介護保険施設等から必要な情報提供を受ける等の連携を行ったうえで居宅サービスの計画，調整を行った場合，次の区分ごとに加算します。

加算(Ⅰ)イ　450単位/回

・情報提供をカンファレンス以外の方法で１回受けている

加算(Ⅰ)ロ　600単位/回

・情報提供をカンファレンスにより１回受けている

加算(Ⅱ)イ　600単位/回

・情報提供をカンファレンス以外の方法で２回以上受けている

加算（Ⅱ）ロ　750単位/回

・情報提供を2回受けており，うち1回以上はカンファレンスによるもの

加算（Ⅲ）　900単位/回

・情報提供を3回以上受けており，うち1回以上はカンファレンスによるもの

＊初回加算を算定する場合は算定できません。

※面談は，ガイドラインに基づき，関係者の同意のもと，テレビ電話装置等のICT活用可

※在宅において福祉用具貸与が見込まれる場合は，必要に応じ，福祉用具専門相談員や居宅サービスの作業療法士等がカンファレンスに参加すること

⒂　利用者の受診に介護支援専門員が同席し，医師または歯科医師等と情報連携（生活環境や医療情報）を行った場合，**通院時情報連携加算**として，1月に1回を限度として**50単位**を算定します。

⒃　医療機関の求めで，医師・看護師等と居宅を訪問し，カンファレンスを行い，必要な居宅サービス等の調整を行った場合，**緊急時居宅カンファレンス加算**として，月2回を限度に**200単位**を加算します。

⒄　在宅で死亡した利用者について，死亡日および前14日以内に2回以上居宅訪問の上，状況記録等を行い，主治医やサービス事業者に提供した場合，**ターミナルケアマネジメント加算**として，死亡月に**400単位**を加算します。

※同意した利用者について，24時間連絡ができる体制が必要

その他

⒅　利用者が月を通じて，特定施設入居者生活介護，小規模多機能型居宅介護，認知症対応型共同生活介護，地域密着型特定施設入居者生活介護，看護小規模多機能型居宅介護（いずれも短期利用を除く）を受けている場合は算定できません。

2．介護予防支援費

基本単位数

イ　介護予防支援費（1月につき）

⑴　介護予防支援費（Ⅰ）　442単位

⑵　介護予防支援費（Ⅱ）　472単位

加算・減算

◆高齢者虐待防止措置未実施減算　所定単位数×99/100

◆業務継続計画未策定減算　所定単位数×99/100

◆特別地域介護予防支援加算　所定単位数×15/100

◆中山間地域等小規模事業所加算　所定単位数×10/100

◆中山間地域等居住者サービス提供加算　所定単位数×5/100

◆初回加算　300単位/月

◆委託連携加算　300単位/回

【地域差】

1級地	2級地	3級地	4級地	5級地	6級地	7級地	その他
11.40円	11.12円	11.05円	10.84円	10.70円	10.42円	10.21円	10.00円

算定・請求上の留意事項

下記の事項以外の取扱いは，原則，居宅介護支援と同様です。p.174を参照して下さい。

⑴　特定事業所加算，特定事業所集中減算，特定事業所医療介護連携加算，入院時情報連携加算，退院・退所加算，通院時情報連携加算，緊急時等居宅カンファレンス加算，ターミナルケアマネジメント加算の設定はありません。

⑵　介護予防支援を居宅介護支援事業所へ委託する際に，必要な情報を提供，協力した場合に委託連携加算として，委託開始の月に1回に限り，300単位を加算します。

⑶　介護予防特定施設入居者生活介護，介護予防小規模多機能型居宅介護，介護予防認知症対応型共同生活介護を受けている間は，介護予防支援費は算定できません。

第3章
介護報酬の算定・請求事例集

【事例集における共通の取扱いについて】

注１）各事例における事業所の体制や加算届出状況は事例ごとに独立しており，全体の整合性はとられていません。

注２）各事例における利用者負担割合は，一律に10%となっており，所得状況等は加味していません。

事例 1 ：居宅サービス①

居宅サービスの基本的な利用

【通所介護，訪問看護，訪問介護，福祉用具貸与】

ケアプラン

【利用者】介護一子　**【要介護状態区分】**要介護４　**【支給限度額】**30,938単位
【ケアプラン作成】CM 居宅介護支援
【サービス内容】

サービス	事業所	内容	単位数	回数	小計
通所介護	T 通所センター	通所介護７時間以上８時間未満，要介護３	900	13	11700
		通所介護個別機能訓練加算Ⅰ１	56	13	728
		通所介護中重度ケア体制加算	45	13	585
		通所介護処遇改善加算Ⅰ			(1113)
訪問看護	NS 訪問看護	訪問看護30分未満	470	13	6123
		訪問看護同一建物減算（Ⅰ）　同一敷地内建物等の利用者又はこれ以外の同一建物の利用者20人以上にサービスを行う場合			(－612)
福祉用具	Y 福祉用具	手すり貸与	350		350
訪問介護	H 訪問介護	身体介護90分未満，特定事業所加算（Ⅱ）	624	13	8112
		訪問介護同一建物減算９割以上事業所と同一建物に居住			(－973)
		訪問介護処遇改善加算Ⅰ			(1749)

合計単位数	28,875
区分支給限度基準内単位数	27,598

※（　）区分支給限度基準外単位数

【事業所】
T 通所センター（１級地）
NS 訪問看護事業所（１級地）
Y 福祉用具事業所（１級地）
H 訪問介護事業所（１級地）

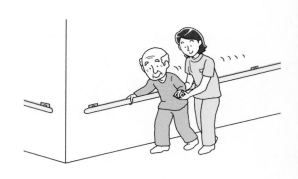

認定済・申請中　　令和○年６月 分

サービス利用票（兼居宅サービス計画）

居宅介護支援事業所→利用者

保険者番号	1 1 1 1 1 1	保険者名	医学市	居宅介護支援事業者事業所名担当者名(TEL)	CM居宅介護支援	作成年月日	令和 ○年 5月 17日
被保険者番号	1 1 1 1 1 1 1 1 1 1	フリガナ 被保険者氏名	介護《カイゴ》　一子《イチコ》　様	保険者確認印		届出年月日	年 月 日
生年月日	明・大・昭・平 10年10月10日	性別	男・女	要介護状態区分	要介護　4		
区分支給限度基準額	30,938 単位／月	限度額適用期間	令和 ○ 年 4 月から 令和 × 年 3 月まで	前月までの短期入所利用日数	0 日		

月間サービス計画及び実績の記録

提供時間帯	サービス内容	サービス事業者事業所名	日付	1	2	3	4	5	6	7	8	9	10	11	12	13	14	15	16	17	18	19	20	21	22	23	24	25	26	27	28	29	30		合計回数
			曜日	土	㊐	月	火	水	木	金	土	㊐	月	火	水	木	金	土	㊐	月	火	水	木	金	土	㊐	月	火	水	木	金	土	㊐		
09：30～17：30	通所介護Ｉ５３	T通所センター	予定		1		1		1			1		1		1			1		1		1			1		1		1			1		13
			実績		1		1		1			1		1		1			1		1		1			1		1		1			1		13
	通所介護個別機能訓練加算Ｉ１	T通所センター	予定		1		1		1			1		1		1			1		1		1			1		1		1			1		13
			実績		1		1		1			1		1		1			1		1		1			1		1		1			1		13
	通所介護中重度者ケア体制加算	T通所センター	予定		1		1		1			1		1		1			1		1		1			1		1		1			1		13
			実績		1		1		1			1		1		1			1		1		1			1		1		1		1			13
10：00～11：30	身体３・Ⅱ	H訪問介護事業所	予定	1		1		1			1		1		1			1		1		1			1		1		1			1			13
			実績	1		1		1			1		1		1			1		1		1			1		1		1			1			13
12：00～12：30	訪看Ｉ２	NS訪問看護	予定	1		1		1			1		1		1			1		1		1			1		1		1			1			13
			実績	1		1		1			1		1		1			1		1		1			1		1		1			1			13
	通所介護処遇改善加算Ｉ	T通所センター	予定																																1
			実績																																1
	訪問看護同一建物減算１	NS訪問看護	予定																																1
			実績																																1
	手すり貸与	Y福祉用具	予定	1	1	1	1	1	1	1	1	1	1	1	1	1	1	1	1	1	1	1	1	1	1	1	1	1	1	1	1	1	1		30
			実績	1	1	1	1	1	1	1	1	1	1	1	1	1	1	1	1	1	1	1	1	1	1	1	1	1	1	1	1	1	1		30
	訪問看護同一建物減算３	H訪問介護事業所	予定																																1
			実績																																1
	訪問介護処遇改善加算Ｉ	H訪問介護事業所	予定																																1
			実績																																1
			予定																																
			実績																																
			予定																																
			実績																																
			予定																																
			実績																																
			予定																																
			実績																																
			予定																																
			実績																																

令和〇年６月サービス提供票別表

作成年月日：令和〇年５月17日

被保険者番号： 1111111111　利用者： 介護 一子 様

区分支給限度管理・利用者負担計算

事業所名	事業所番号	サービス内容／種類	サービスコード	単位	割引適用後 率(%)	割引適用後 単位数	回数	サービス単位/金額	給付管理単位数	種類支給限度基準内単位数	区分支給限度基準を超える単位数	区分支給限度基準内単位数	単位数単価	費用総額保険/事業対象分	給付率(%)	保険/事業費請求額	定額利用者負担単価金額	利用者負担(保険対象分)	利用者負担(全額負担分)
T通所介護センター	2024000002	通所介護Ⅰ5 3	152443	900			13	11700	11700										
T通所介護センター	2024000002	通所介護個別機能訓練加算Ⅰ1	155051	56			13	728	728										
T通所介護センター	2024000002	通所介護中重度ケア体制加算	155306	45			13	585	585										
T通所介護センター	2024000002	通所介護処遇改善加算Ⅰ	156108	1113			1	(1113)											
		(通所介護合計)						(14126)	(13013)			13013	10.90	153,973	90	138,575		15,398	
NS訪問看護	2024000003	訪看Ⅰ2	131111	471			13	6123	6123										
NS訪問看護	2024000003	訪問看護同一建物減算1	134111					(-612)											
		(訪問看護合計)						(5511)	(6123)			6123	11.40	62,825	90	56,542		6,283	
Y福祉用具	2024000004	手すり貸与	171007	350			1	350	350										
		(福祉用具合計)						(350)	(350)			350	10.00	3,500	90	3,150		350	
H訪問介護	2024000001	身体3・Ⅱ	112553	624			13	8112	8112										
H訪問介護	2024000001	訪問介護同一建物減算3	114116					(-973)											
H訪問介護	2024000001	訪問介護処遇改善加算Ⅰ	116275					(1749)											
		(訪問介護合計)						(8888)	(8112)			8112	11.40	101,323	90	91,190		10,133	
			区分支給限度基準額(単位)		30938		合計	28875	27598			27598		321,621		289,457		32,164	

種類別支給限度管理

サービス種類	種類支給限度基準額／(単位)	合計単位数	種類支給限度基準を超える単位数	サービス種類	種類支給限度基準額／(単位)	合計単位数	種類支給限度基準を超える単位数
				合 計			0

要介護認定期間中の短期入所利用日数

前月までの利用日数	当月の計画利用日数	累積利用日数

請求額の計算

保険請求分	公費請求額	社会福祉法人等による利用者負担の減免	利用者請求額
289,457			32,164

介護報酬の算定

通所介護　T通所センター

【明細書①】

７時間以上８時間未満の通所介護であり，利用者が要介護３であるため１回当たりの単価は900単位。13回利用しているため，900単位×13回＝**11,700単位**。

○**個別機能訓練加算**（Ⅰ）イで，56単位×13回で**728単位**。

○**中重度ケア体制加算**は，45単位×13回で**585単位**。

○**介護職員等処遇改善加算**は，総単位数にサービス種別の加算率を乗じて四捨五入し，要件別の係数を乗じた単位数。11,963単位×それぞれの加算率／1000＝**1,113単位**（１単位未満四捨五入）。

事業所は１級地に所在し，１単位単価は10.9円。総費用額は14,126単位×10.9円＝**153,973円**（円換算で端数処理が発生した場合は１円未満を切り捨てる）。給付率は90％であり，保険請求額は153,973円×90％＝**138,575円**（１円未満切捨て）利用者負担（１割）は153,973－138,575＝**15,398円**となります。

訪問看護　NS訪問看護

【明細書②】

訪問看護30分未満の１回当たりが470単位で，合計13回実施しているため，471×13回＝**6,123単位**。

○**訪問看護同一建物減算**（Ⅰ）は，6,123単位×90％＝**5,511単位**。

事業所は１級地に所在し，１単位単価は11.4円。総費用額は5,511単位×11.4円＝**62,825円**（円換算で端数処理が発生した場合は１円未満を切り捨てる）。給付率は90％であり，保険請求額は62,825円×90％＝**56,542**円（１円未満切捨て），利用者負担（１割）は62,689－56,420＝**6,283円**となります。

訪問介護　H訪問介護

【明細書③】

身体介護中心の所要時間１時間以上１時間半未満の訪問介護であり，かつ人材要件および重度者要件を満たす特定事業所加算（Ⅱ）の事業所であることから，１回当たりの単価は624単位。合計13回の実施で624×13回＝**8,112単位**。

○**同一建物減算**３で12％の減算が適用され，8,112単位×12％＝▲973単位。

○**介護職員等処遇改善加算**は，総単位数にサービス種別の加算率を乗じて四捨五入し，要件別の係数を乗じた単位数。（8,112－973）単位×245／1000＝**1,749単位**。

事業所は１級地に所在し，１単位単価は11.4円。区分支給限度額基準内単位数8,888単位×11.4円＝**101,323円**（円換算で端数処理が発生した場合は１円未満を切り捨てる）。保険請求額は101,323円×90％＝**91,190円**（１円未満切捨て），利用者負担（１割）は101,323円－91,190円＝**10,133円**。

福祉用具　Y福祉用具

【明細書④】

手すりのレンタル代は月額3,500円であり，１単位単価（一律10円）で除した350単位が費用総額となります。事業所の所在地にかかわらず１単位単価は10.00円。費用総額は350単位×10.00円＝**3,500円**（円換算で端数処理が発生した場合は１円未満を切り捨てる）。給付率は90％であり，保険請求額は3,500円×90％＝**3,150円**（１円未満切捨て），利用者負担（１割）は3,500－3,150＝**350円**。

【明細書①】

様式第二（附則第二条関係）

公費負担者番号								
公費受給者番号								

令和		○	年		6	月分		
保険者番号	1	1	1	1	1	1		

被保険者	被保険者番号	1 1 1 1 1 1 1 1 1 1
	（フリガナ）	カイゴ　イチコ
	氏名	介護　一子
	生年月日	1.明治　2.大正　③.昭和　1 0 年 1 0 月 1 0 日
	性別	1.男　②.女
	要介護状態区分	要介護 1・2・3・④・5
	認定有効期間	令和 ○ 年 4 月 1 日から
		令和 × 年 3 月 3 1 日まで

請求事業者	事業所番号	2 0 2 4 0 0 0 0 0 2
	事業所名称	T通所センター
	所在地	〒 　　　—
	連絡先	電話番号

居宅サービス計画	①. 居宅介護支援事業者作成　　2. 被保険者自己作成			
	事業所番号	2 0 2 4 2 0 2 0 2 4	事業所名称	CM居宅介護支援

開始年月日	令和　　年　　月　　日	中止年月日	令和　　年　　月　　日
中止理由	1. 非該当　3. 医療機関入院　4. 死亡　5. その他　6. 介護老人福祉施設入所　7. 介護老人保健施設入所　8. 介護療養型医療施設入院　9.介護医療院入所		

給付費明細欄

サービス内容	サービスコード	単位数	回数	サービス単位数	公費分回数	公費対象単位数	摘要
通所介護I53	152443	900	13	11700			
通所介護個別機能訓練加算I1	155051	56	13	728			
通所介護中重度者ケア体制加算	155306	45	13	585			
通所介護処遇改善加算I	156108	1113		1113			

給付費明細欄（住所地特例対象者）

サービス内容	サービスコード	単位数	回数	サービス単位数	公費分回数	公費対象単位数	施設所在保険者番号	摘要

請求額集計欄

①サービス種類コード／②名称	15				
③サービス実日数	13 日	日	日	日	
④計画単位数	13013				
⑤限度額管理対象単位数	13013				
⑥限度額管理対象外単位数	1113				給付率（／100）
⑦給付単位数（④⑤のうち少ない数）＋⑥	14126				保険 90
⑧公費分単位数					公費
⑨単位数単価	10.90 円／単位	円／単位	円／単位	円／単位	合計
⑩保険請求額	153973				153973
⑪利用者負担額	15398				15398
⑫公費請求額					
⑬公費分本人負担					

社会福祉法人等による軽減欄	軽減率	%	受領すべき利用者負担の総額（円）	軽減額（円）	軽減後利用者負担額（円）	備考

　枚中　　枚目

算定事例

居宅

【明細書②】

様式第二（附則第二条関係）

公費負担者番号			令和	○	年	6	月分
公費受給者番号			保険者番号	111111		

被保険者	被保険者番号	1111111111	
	（フリガナ）	カイゴ　イチコ	
	氏名	介護　一子	
	生年月日	1.明治　2.大正　③昭和　10年10月10日	性別　1.男　②女
	要介護状態区分	要介護１・２・３・④・５	
	認定有効期間	令和 ○ 年 4 月 1 日から	
		令和 × 年 3 月 31 日まで	

請求事業者	事業所番号	2024000003
	事業所名称	NS 訪問看護
	所在地	〒　—
	連絡先	電話番号

居宅サービス計画	①. 居宅介護支援事業者作成　　2. 被保険者自己作成			
	事業所番号	2024202024	事業所名称	CM 居宅介護支援

開始年月日	令和		年	月	日	中止年月日	令和	年	月　日
中止理由	1. 非該当　3. 医療機関入院　4. 死亡　5. その他　6. 介護老人福祉施設入所　7. 介護老人保健施設入所　8. 介護療養型医療施設入院　9.介護医療院入所								

給付費明細欄

サービス内容	サービスコード	単位数	回数	サービス単位数	公費分回数	公費対象単位数	摘要
訪看Ｉ２	131111	471	13	6123			
訪問看護同一建物減算１	134111	−612	1	−612			

給付費明細欄（住所地特例対象者）

サービス内容	サービスコード	単位数	回数	サービス単位数	公費分回数	公費対象単位数	施設所在保険者番号	摘要

請求額集計欄

①サービス種類コード／②名称	15				
③サービス実日数	13 日	日	日	日	
④計画単位数	6123				
⑤限度額管理対象単位数	6123				
⑥限度額管理対象外単位数	−612				給付率（／100）
⑦給付単位数（④⑤のうち少ない数）＋⑥	5511				保険　90
⑧公費分単位数					公費
⑨単位数単価	11.40 円／単位	円／単位	円／単位	円／単位	合計
⑩保険請求額	62825				62825
⑪利用者負担額	6283				6283
⑫公費請求額					
⑬公費分本人負担					

社会福祉法人等による軽減欄	軽減率	%	受領すべき利用者負担の総額（円）	軽減額（円）	軽減後利用者負担額（円）	備考

枚中　　枚目

【明細書③】

様式第二（附則第二条関係）

公費負担者番号		令和 ○ 年 6 月分	
公費受給者番号		保険者番号	111111

被保険者			
被保険者番号	1111111111		
（フリガナ）	カイゴ イチコ		
氏名	介護 一子		
生年月日	1.明治 2.大正 ③.昭和 10年10月10日	性別	1.男 ②.女
要介護状態区分	要介護1・2・3・④・5		
認定有効期間	令和 ○ 年 4 月 1 日から		
	令和 × 年 3 月 31 日まで		

請求事業者	
事業所番号	2024000001
事業所名称	H訪問介護
所在地	〒 —
連絡先	電話番号

居宅サービス計画			
①. 居宅介護支援事業者作成 2. 被保険者自己作成			
事業所番号	2024202024	事業所名称	CM居宅介護支援

開始年月日	令和 年 月 日	中止年月日	令和 年 月 日
中止理由	1. 非該当 3. 医療機関入院 4. 死亡 5. その他 6. 介護老人福祉施設入所 7. 介護老人保健施設入所 8. 介護療養型医療施設入院 9.介護医療院入所		

給付費明細欄

サービス内容	サービスコード	単位数	回数	サービス単位数	公費分回数	公費対象単位数	摘要
身体3・Ⅱ	112553	624	13	8112			
訪問介護同一建物減算3	114116	−973	1	−973			
訪問介護処遇改善加算Ⅰ	116275	1749		1749			

給付費明細欄（住所地特例対象者）

サービス内容	サービスコード	単位数	回数	サービス単位数	公費分回数	公費対象単位数	施設所在保険者番号	摘要

請求額集計欄

①サービス種類コード／②名称	11				
③サービス実日数	13日	日	日	日	
④計画単位数	8112				
⑤限度額管理対象単位数	8112				
⑥限度額管理対象外単位数	1749				給付率（／100）
⑦給付単位数（④⑤のうち少ない数）＋⑥	8888				保険 90
⑧公費分単位数					公費
⑨単位数単価	11▲40 円／単位	▲ 円／単位	▲ 円／単位	▲ 円／単位	合計
⑩保険請求額	101323				101323
⑪利用者負担額	10133				10133
⑫公費請求額					
⑬公費分本人負担					

社会福祉法人等による軽減欄	軽減率 ▲ %	受領すべき利用者負担の総額（円）	軽減額（円）	軽減後利用者負担額（円）	備考

枚中 枚目

【明細書④】

様式第二（附則第二条関係）

公費負担者番号	
公費受給者番号	

令和	○	年	6	月分	
保険者番号	1 1 1 1 1 1				

被保険者		
被保険者番号	1 1 1 1 1 1 1 1 1 1	
（フリガナ）	カイゴ　イチコ	
氏名	介護　一子	
生年月日	1.明治　2.大正　③昭和　1 0 年 1 0 月 1 0 日	性別　1.男　②女
要介護状態区分	要介護1・2・3・④・5	
認定有効期間	令和 ○ 年 4 月 1 日から	
	令和 × 年 3 月 3 1 日まで	

請求事業者	
事業所番号	2 0 2 4 0 0 0 0 4
事業所名称	Y福祉用具
所在地	〒　―
連絡先	電話番号

居宅サービス計画			
①．居宅介護支援事業者作成　2．被保険者自己作成			
事業所番号	2 0 2 4 2 0 2 0 2 4	事業所名称	CM居宅介護支援

開始年月日	令和　年　月　日	中止年月日	令和　年　月　日
中止理由	1．非該当　3．医療機関入院　4．死亡　5．その他　6．介護老人福祉施設入所　7．介護老人保健施設入所　8．介護療養型医療施設入院　9．介護医療院入所		

給付費明細欄

サービス内容	サービスコード	単位数	回数	サービス単位数	公費分回数	公費対象単位数	摘要
手すり貸与	1 7 1 0 0 7	3 5 0	1	3 5 0			

給付費明細欄（住所地特例対象者）

サービス内容	サービスコード	単位数	回数	サービス単位数	公費分回数	公費対象単位数	施設所在保険者番号	摘要

請求額集計欄

①サービス種類コード／②名称	1 7				
③サービス実日数	3 0 日	日	日	日	
④計画単位数	3 5 0				
⑤限度額管理対象単位数	3 5 0				
⑥限度額管理対象外単位数					給付率（／100）
⑦給付単位数（④⑤のうち少ない数）＋⑥	3 5 0				保険
⑧公費分単位数					公費
⑨単位数単価	1 0.0 0 円／単位	円／単位	円／単位	円／単位	合計
⑩保険請求額	3 1 5 0				3 1 5 0
⑪利用者負担額	3 5 0				3 5 0
⑫公費請求額					
⑬公費分本人負担					

社会福祉法人等による軽減欄				
軽減率　． ％	受領すべき利用者負担の総額（円）	軽減額（円）	軽減後利用者負担額（円）	備考

枚中　枚目

事例 2 ：居宅サービス②

短期入所サービスの利用

【訪問介護，短期入所，訪問診療】

ケアプラン

【利用者】 介護次男　**【要介護状態区分】** 要介護 3　**【支給限度額】** 27,048単位
【ケアプラン作成】 CM 居宅介護支援
【サービス内容】

サービス	事業所	内容	単位数	回数	小計
居宅療養管理指導	B 診療所	医師による居宅療養管理指導（隔週）	515	2	1030
訪問介護	H 訪問介護	身体20分未満，特定事業所加算（Ⅱ）	179	26	4654
		訪問介護処遇改善加算Ⅰ	638		(1140)
短期入所	S ホーム短期入所事業所	併設型短期入所生活介護費（Ⅰ）従来型個室要介護 3	745	4	2980
		短期生活サービス提供体制加算Ⅲ	6	4	(24)
		短期生活看護体制加算Ⅱ	8	4	32
		短期生活夜勤職員配置加算Ⅲ	15	4	60
		短期生活処遇改善加算	(430)		(430)

合計単位数	10,350
区分支給限度基準内単位数	8,756

※（　）区分支給限度基準外単位数

【事業所】
B 診療所（1 級地）
H 訪問介護事業所（1 級地）
S ホーム短期入所事業所（1 級地）

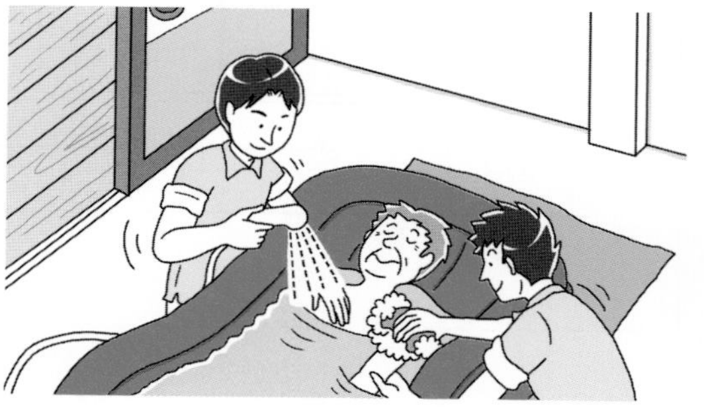

認定済・申請中　　令和○年6月 分

サービス利用票（兼居宅サービス計画）

居宅介護支援事業所→利用者

保険者番号	1 1 1 1 1 1	保険者名	医学市	居宅介護支援事業者事業所名担当者名（TEL）	CM居宅介護支援	作成年月日	令和 ○年 5月 17日
被保険者番号	2 2 2 2 2 2 2 2 2 2	フリガナ 被保険者氏名	介護《カイゴ》　次男《ツギオ》　様	保険者確認印		届出年月日	年　月　日
生年月日	明・大・昭・平 10年10月10日	性別 男・女	要介護状態区分 要介護 3	区分支給限度基準額	27,048 単位／月	限度額適用期間	令和 ○ 年 4 月から 令和 × 年 3 月まで
						前月までの短期入所利用日数	0 日

月間サービス計画及び実績の記録

提供時間帯	サービス内容	サービス事業者事業所名	日付	1	2	3	4	5	6	7	8	9	10	11	12	13	14	15	16	17	18	19	20	21	22	23	24	25	26	27	28	29	30	合計回数
			曜日	月	火	水	木	金	土	日	月	火	水	木	金	土	日	月	火	水	木	金	土	日	月	火	水	木	金	土	日	月	火	
10：00～10：20	身体01・Ⅱ	H訪問介護事業所	予定	1	1	1	1	1	1	1	1	1					1	1	1	1	1	1	1	1	1	1	1	1	1	1	1	1	1	26
			実績																															
13：00～	医師居宅療養管理指導Ⅰ1	B診療所	予定								1														1									2
			実績																															
	訪問介護処遇改善加算Ⅰ	H訪問介護事業所	予定																															1
			実績																															1
	訪問介護特定処遇改善加算Ⅰ	H訪問介護事業所	予定																															1
			実績																															1
	訪問介護ベースアップ等支援加算	H訪問介護事業所	予定																															1
			実績																															1
	併設短期生活Ⅰ3	Sホーム短期入所事業所	予定										1	1	1	1																		4
			実績																															
	短期生活サービス提供体制加算Ⅲ	Sホーム短期入所事業所	予定										1	1	1	1																		4
			実績																															
	短期生活看護体制加算Ⅱ	Sホーム短期入所事業所	予定										1	1	1	1																		4
			実績																															
	短期生活夜勤職員配置加算Ⅲ	Sホーム短期入所事業所	予定										1	1	1	1																		4
			実績																															
	短期生活処遇改善加算Ⅰ	Sホーム短期入所事業所	予定																															1
			実績																															1
	短期生活特定処遇改善加算Ⅱ	Sホーム短期入所事業所	予定																															1
			実績																															1
	短期生活ベースアップ等支援加算	Sホーム短期入所事業所	予定																															1
			実績																															1
			予定																															
			実績																															
			予定																															
			実績																															
			予定																															
			実績																															

令和○年6月サービス提供票別表

作成年月日：令和○年5月17日

被保険者番号：2222222222　利用者：　介護　次男　様

区分支給限度管理・利用者負担計算

事業所名	事業所番号	サービス内容／種類	サービスコード	単位	割引適用後 率(%)	割引適用後 単位数	回数	サービス単位/金額	給付管理単位数	種類支給限度基準内単位数	種類支給限度基準を超える単位数	区分支給限度基準内単位数	単位数単価	費用総額保険/事業対象分	給付率(%)	保険/事業費請求額	定額利用者負担単価金額	利用者負担(保険対象分)	利用者負担(全額負担分)
B診療所	2024000005	居宅療養管理指導Ⅰ1	311111	515			2	1030	1030										
		(居宅療養管理指導合計)						(1030)	(1030)			1030	10.00	10,300	90	9,270		1,030	
H訪問介護事業所	2024000001	身体01・Ⅱ	118527	179			26	4654	4654										
H訪問介護事業所	2024000001	訪問介護処遇改善加算	116275					(1140)											
		(訪問介護合計)						(5794)	(4654)			4654	11.40	66,051	90	59,445		6,606	
Sホーム短期入所事業所	2024000006	併設短期生活Ⅰ3	212131	745			4	2980	2980										
Sホーム短期入所事業所	2024000006	短期生活看護体制加算Ⅱ	216115	8			4	32	32										
Sホーム短期入所事業所	2024000006	短期生活夜勤職員配置加算Ⅲ	216123	15			4	60	60										
Sホーム短期入所事業所	2024000006	短期生活サービス提供体制加算Ⅲ	216103	6			4	(24)											
Sホーム短期入所事業所	2024000006	短期生活処遇改善加算Ⅰ	216108					(430)											
		(短期生活介護合計)						(3526)	(3072)			3072	11.10	39,138	90	35,224		3,914	
			区分支給限度基準額(単位)	27048			合計	10350	8756			8756		115,489		103,939		11,550	

種類別支給限度管理

サービス種類	種類支給限度基準額／(単位)	合計単位数	種類支給限度基準を超える単位数	サービス種類	種類支給限度基準額／(単位)	合計単位数	種類支給限度基準を超える単位数
				合　計			0

要介護認定期間中の短期入所利用日数

前月までの利用日数	当月の計画利用日数	累積利用日数
	4	4

請求額の計算

保険請求分	公費請求額	社会福祉法人等による利用者負担の減免	利用者請求額
103,939			11,550

介護報酬の算定

居宅療養管理指導　B 診療所

【明細書⑤】

隔週の居宅療養管理指導であり，１回当たり515単位×２回＝**1,030単位**。

事業所は１級地に所在し，１単位単価は10.00円。総費用額は1,030単位×10.00円＝**10,300円**（円換算で端数処理が発生した場合は１円未満を切り捨てる）。給付率は90%であり，保険請求額は10,300円×90%＝**9,270円**（１円未満切り捨て）。利用者負担（１割）は10,300－9,270＝**1,030円**となります。

訪問介護　H 訪問介護

【明細書⑥】

身体介護中心の所要時間20未満の訪問介護であり，かつ人材要件および重度者要件を満たす特定事業所加算（Ⅱ）の事業所であることから，１回当たりの単価は179単位。合計26回の実施で179×26回＝**4,654単位**。

○**介護職員等処遇改善加算**は，総単位数にサービス種別の加算率を乗じて四捨五入し，要件別の係数を乗じた単位数。4,654単位×それぞれの加算率245／1000＝**1,140単位**。

事業所は１級地に所在し，１単位単価は11.4円。総費用額は5,794単位×11.4円＝**66,051円**（円換算で端数処理が発生した場合は１円未満を切り捨てる）。給付率は90%であり，保険請求額は66,051円×90%＝**59,445円**（１円未満切り捨て）。利用者負担（１割）は66,051－59,445＝**6,606円**となります。

短期入所　S ホーム短期入所事業所

【明細書⑦】

併設短期生活Ⅰの，要介護度が３であるためⅠ３で算定し，１回当たり745単位×４回＝**2,980単位**。

○**サービス提供体制加算**は，短期生活サービス提供体制加算Ⅲを取得しているため，１日当たり６単位を加算。６単位×４日＝**24単位**。

○**看護体制加算**は，短期生活看護体制加算Ⅱを取得しているため，８単位×４日＝**32単位**。

○**夜勤職員配置加算**は，15単位×４日＝**60単位**。

○**介護職員等処遇改善加算**は総単位数にサービス種別の加算率を乗じて四捨五入し，要件別の係数を乗じた単位数。3,072単位×それぞれの加算率140／1000＝**430単位**。

事業所は１級地に所在し，１単位単価は11.10円。総費用額は3,526×11.10円＝**39,138円**（円換算で端数処理が発生した場合は１円未満を切り捨てる）。給付率は90%であり，保険請求額は39,138円×90%＝**35,224円**（１円未満切り捨て）。利用者負担（１割）は39,138－35,224＝**3,914円**となります。

【明細書⑤】

様式第二（附則第二条関係）

公費負担者番号	
公費受給者番号	

令和	○ 年 6 月分
保険者番号	1 1 1 1 1 1

被保険者		
	被保険者番号	2 2 2 2 2 2 2 2 2 2
	(フリガナ)	カイゴ　ツギオ
	氏名	介護　次男
	生年月日	1.明治　2.大正　③昭和　1 0 年 1 0 月 1 0 日
	性別	①男　2.女
	要介護状態区分	要介護1・2・③・4・5
	認定有効期間	令和 ○ 年 4 月 1 日から
		令和 × 年 3 月 3 1 日まで

請求事業者		
	事業所番号	2 0 2 4 0 0 0 0 0 5
	事業所名称	B診療所
	所在地	〒　－
	連絡先	電話番号

居宅サービス計画				
	①．居宅介護支援事業者作成　2．被保険者自己作成			
	事業所番号	2 0 2 4 2 0 2 0 2 4	事業所名称	CM居宅介護支援

開始年月日	令和　年　月　日	中止年月日	令和　年　月　日
中止理由	1．非該当　3．医療機関入院　4．死亡　5．その他　6．介護老人福祉施設入所　7．介護老人保健施設入所　8．介護療養型医療施設入院　9．介護医療院入所		

給付費明細欄

サービス内容	サービスコード	単位数	回数	サービス単位数	公費分回数	公費対象単位数	摘要
医師居宅療養管理指導Ⅰ1	3 1 1 1 1 1	5 1 5	2	1 0 3 0			

給付費明細欄（住所地特例対象者）

サービス内容	サービスコード	単位数	回数	サービス単位数	公費分回数	公費対象単位数	施設所在保険者番号	摘要

請求額集計欄

①サービス種類コード／②名称	3 1				
③サービス実日数	2 日	日	日	日	
④計画単位数	1 0 3 0				
⑤限度額管理対象単位数	1 0 3 0				
⑥限度額管理対象外単位数					
⑦給付単位数(④⑤のうち少ない数)＋⑥	1 0 3 0				給付率（／100）
⑧公費分単位数					保険　9 0
					公費
⑨単位数単価	1 0.0 0 円／単位	． 円／単位	． 円／単位	． 円／単位	合計
⑩保険請求額	1 0 3 0 0				1 0 3 0 0
⑪利用者負担額	1 0 3 0				1 0 3 0
⑫公費請求額					
⑬公費分本人負担					

社会福祉法人等による軽減欄

軽減率	受領すべき利用者負担の総額（円）	軽減額（円）	軽減後利用者負担額（円）	備考
． %				

枚中　枚目

【明細書⑥】

様式第二（附則第二条関係）

公費負担者番号			令和	○ 年	6 月分
公費受給者番号			保険者番号	1 1 1 1 1 1	

被保険者	被保険者番号	2 2 2 2 2 2 2 2 2 2	請求事業者	事業所番号	2 0 2 4 0 0 0 0 0 1
	（フリガナ）	カイゴ　ツギオ		事業所名称	H 訪問介護
	氏名	介護　次男		所在地	〒　－
	生年月日	1.明治　2.大正　③昭和　1 0 年 1 0 月 1 0 日　性別 ①男　2.女			
	要介護状態区分	要介護 1・2・③・4・5			
	認定有効期間	令和 ○ 年 4 月 1 日から 令和 × 年 3 月 31 日まで		連絡先	電話番号

居宅サービス計画	①. 居宅介護支援事業者作成　2．被保険者自己作成				
	事業所番号	2 0 2 4 2 0 2 0 2 4	事業所名称	CM 居宅介護支援	

開始年月日	令和　年　月　日	中止年月日	令和　年　月　日
中止理由	1. 非該当　3. 医療機関入院　4. 死亡　5. その他　6. 介護老人福祉施設入所　7. 介護老人保健施設入所　8. 介護療養型医療施設入院　9. 介護医療院入所		

給付費明細欄

サービス内容	サービスコード	単位数	回数	サービス単位数	公費分回数	公費対象単位数	摘要
身体01・Ⅱ	118527	179	26	4654			
訪問介護処遇改善加算Ⅰ	116275	1140	1	1140			

給付費明細欄（住所地特例対象者）

サービス内容	サービスコード	単位数	回数	サービス単位数	公費分回数	公費対象単位数	施設所在保険者番号	摘要

請求額集計欄

①サービス種類コード／②名称	11				
③サービス実日数	26 日	日	日	日	
④計画単位数	4654				
⑤限度額管理対象単位数	4654				
⑥限度額管理対象外単位数	1140				給付率（／100）
⑦給付単位数（④⑤のうち少ない数）＋⑥	5794				保険 90
⑧公費分単位数					公費
⑨単位数単価	11.40 円／単位	円／単位	円／単位	円／単位	合計
⑩保険請求額	59445				59445
⑪利用者負担額	6606				6606
⑫公費請求額					
⑬公費分本人負担					

社会福祉法人等による軽減欄	軽減率　. %	受領すべき利用者負担の総額（円）	軽減額（円）	軽減後利用者負担額（円）	備考

枚中　枚目

算定事例

居宅

【明細書⑦】

様式第二（附則第二条関係）

公費負担者番号	
公費受給者番号	

令和	○ 年 6 月分
保険者番号	111111

被保険者		
	被保険者番号	2222222222
	（フリガナ）	カイゴ ツギオ
	氏名	介護 次男
	生年月日	1.明治 2.大正 ③昭和 10年10月10日
	性別	①男 2.女
	要介護状態区分	要介護1・2・③・4・5
	認定有効期間	令和 ○ 年 4 月 1 日から 令和 × 年 3 月 31 日まで

請求事業者		
	事業所番号	2024000006
	事業所名称	Sホーム短期入所事業所
	所在地	〒
	連絡先	電話番号

居宅サービス計画	①. 居宅介護支援事業者作成 2．被保険者自己作成			
	事業所番号	2024202024	事業所名称	CM居宅介護支援

開始年月日	令和 年 月 日
中止年月日	令和 年 月 日
中止理由	1. 非該当 3. 医療機関入院 4. 死亡 5. その他 6. 介護老人福祉施設入所 7. 介護老人保健施設入所 8. 介護療養型医療施設入院 9.介護医療院入所

給付費明細欄

サービス内容	サービスコード	単位数	回数	サービス単位数	公費分回数	公費対象単位数	摘要
併設短期生活Ⅰ3	212131	745	4	2980			
短期生活看護体制加算Ⅱ	216115	8	4	32			
短期生活夜勤職員配置加算Ⅲ	216123	15	4	60			
短期生活サービス提供体制加算Ⅲ	216103	6	4	24			
短期生活処遇改善加算Ⅰ	216108	430		430			

給付費明細欄（住所地特例対象者）

サービス内容	サービスコード	単位数	回数	サービス単位数	公費分回数	公費対象単位数	施設所在保険者番号	摘要

請求額集計欄

①サービス種類コード／②名称	21			
③サービス実日数	4 日	日	日	日
④計画単位数	3072			
⑤限度額管理対象単位数	3072			
⑥限度額管理対象外単位数	454			
⑦給付単位数(④⑤のうち少ない数)+⑥	3526			
⑧公費分単位数				
⑨単位数単価	11.10 円／単位	円／単位	円／単位	円／単位
⑩保険請求額	35224			
⑪利用者負担額	3914			
⑫公費請求額				
⑬公費分本人負担				

給付率（／100）	
保険	90
公費	

合計
35224
3914

社会福祉法人等による軽減欄				
軽減率 ． %	受領すべき利用者負担の総額（円）	軽減額（円）	軽減後利用者負担額（円）	備考

枚中	枚目

算定事例

居宅

事例 3 ：居宅サービス③

福祉用具を利用したサービス

【福祉用具貸与，訪問介護，訪問看護】

ケアプラン

【利用者】介護三郎　**【要介護状態区分】**要介護 2　**【支給限度額】**19,705単位
【ケアプラン作成】CM 居宅介護支援
【サービス内容】

サービス	事業所	内容	単位数	回数	小計
福祉用具	Y 福祉用具	車いす貸与	350		350
		特殊寝台貸与	700		700
		特殊寝台付属物貸与	400		400
訪問介護	H 訪問介護	20分以上45分未満の生活介護，特定事業所加算Ⅱ	197	5	985
		訪問介護処遇改善加算Ⅰ	135		(241)
訪問看護	R ナースステーション	訪問看護Ⅰ 5・2超（1日に2回を越えて実施する場合）	264	12	3180

合計単位数	**5,856**
区分支給限度基準内単位数	**5,615**

※(　)区分支給限度基準外単位数

【事業所】
Y 福祉用具（1級地）
H 訪問介護（1級地）
R ナースステーション（1級地）

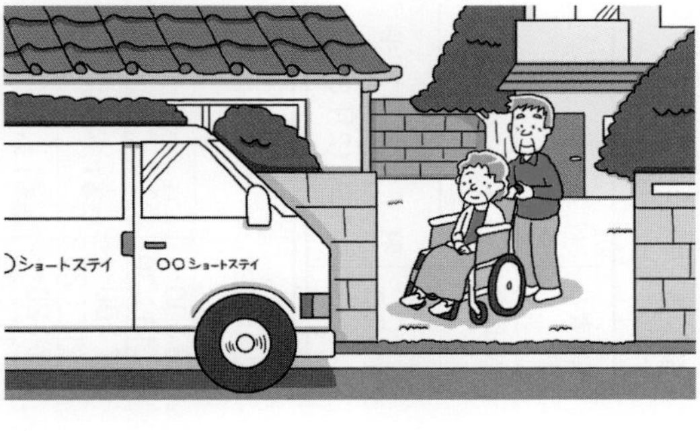

認定済・申請中　　令和6年7月 分

サービス利用票

居宅介護支援事業所→利用者

保険者番号	1 1 1 1 1 1	保険者名	医学市	居宅介護支援事業者事業所名 担当者名（TEL）	CM居宅介護支援	作成年月日	令和 ○年 6月 17日
被保険者番号	3 3 3 3 3 3 3 3 3 3	フリガナ 被保険者氏名	介護《カイゴ》 三郎《サブロウ》 様	保険者確認印		届出年月日	年 月 日
生年月日	明・大・㊧昭・平 13年12月3日　性別 男（○）・女	要介護状態区分	要介護 2	区分支給限度基準額	19,705 単位／月	限度額適用期間	令和 ○ 年 1 月から 令和 × 年 12 月まで　前月までの短期入所利用日数 0 日

提供時間帯	サービス内容	サービス事業者事業所名	日付	1	2	3	4	5	6	7	8	9	10	11	12	13	14	15	16	17	18	19	20	21	22	23	24	25	26	27	28	29	30	31	合計回数
			曜日	水	木	金	土	㊐	月	火	水	木	金	土	㊐	月	火	水	木	金	土	㊐	㊊	火	水	木	金	土	㊐	月	火	水	木	金	
16：00～16：30	生活2・Ⅱ	H訪問介護事業所	予定			1							1							1							1							1	5
			実績																																
17：00～17：20	訪看Ⅰ5・2超	Rナースステーション	予定						1							1							1							1					4
			実績																																
17：20～17：40	訪看Ⅰ5・2超	Rナースステーション	予定						1							1							1							1					4
			実績																																
17：40～18：00	訪看Ⅰ5・2超	Rナースステーション	予定						1							1							1							1					4
			実績																																
	車いす貸与	Y福祉用具	予定	1	1	1	1	1	1	1	1	1	1	1	1	1	1	1	1	1	1	1	1	1	1	1	1	1	1	1	1	1	1	1	31
			実績																																
	特殊寝台貸与	Y福祉用具	予定	1	1	1	1	1	1	1	1	1	1	1	1	1	1	1	1	1	1	1	1	1	1	1	1	1	1	1	1	1	1	1	31
			実績																																
	特殊寝台付属品貸与	Y福祉用具	予定	1	1	1	1	1	1	1	1	1	1	1	1	1	1	1	1	1	1	1	1	1	1	1	1	1	1	1	1	1	1	1	31
			実績																																
	訪問介護処遇改善加算Ⅰ	H訪問介護事業所	予定																																
			実績																																1
			予定																																
			実績																																
			予定																																
			実績																																
			予定																																
			実績																																
			予定																																
			実績																																
			予定																																
			実績																																
			予定																																
			実績																																
			予定																																
			実績																																

令和○年７月サービス利用票別表

作成年月日：令和○年６月17日

区分支給限度管理・利用者負担計算

被保険者番号：3333333333　　利用者：　介護　三郎　様

事業所名	事業所番号	サービス内容／種類	サービスコード	単位	割引適用後 率(%)	割引適用後 単位数	回数	サービス単位/金額	給付管理単位数	種類支給限度基準内単位数	区分支給限度基準を超える単位数	区分支給限度基準内単位数	単位数単価	費用総額保険/事業対象分	給付率(%)	保険/事業費請求額	定額利用者負担単価金額	利用者負担(保険対象分)	利用者負担(全額負担分)
Y福祉用具	2024000004	車いす貸与	171001	350				350	350										
Y福祉用具	2024000004	特殊寝台貸与	171003	700				700	700										
Y福祉用具	2024000004	特殊寝台付属品貸与	171004	400				400	400										
		（福祉用具合計）						(1450)	(1450)			1450	10.00	14,500	90	13,050		1,450	
H訪問介護事業所	2024000001	生活2・Ⅱ	118025	197			5	985	985										
H訪問介護事業所	2024000001	訪問介護処遇改善加算						(241)											
		（訪問介護合計）						(1226)	(1226)			985	11.40	13,976	90	12,578		1,398	
Rナースステーション	2024000003	訪看Ⅰ5・2超	121521	265			12	3180	3180										
		（訪問看護合計）						(3180)	(3180)			3180	11.40	36,252	90	32,626		3,626	
			区分支給限度基準額（単位）		19705		合計	5856	5615			5615		64,728		58,254		6,474	

種類別支給限度管理

サービス種類	種類支給限度基準額／（単位）	合計単位数	種類支給限度基準を超える単位数	サービス種類	種類支給限度基準額／（単位）	合計単位数	種類支給限度基準を超える単位数
				合　計			0

要介護認定期間中の短期入所利用日数

前月までの利用日数	当月の計画利用日数	累積利用日数
	4	4

請求額の計算

保険請求分	公費請求額	社会福祉法人等による利用者負担の減免	利用者請求額
58,254			6,474

介護報酬の算定

福祉用具　Y福祉用具

【明細書⑧】

車いすのレンタル代は月額3,500円であり，１単位単価（一律10円）で除した**350単位**が費用総額となります。特殊寝台月額7,000円，付属品4,000円は，それぞれ１単位単価一律10円で除した**700単位，400単位**。事業所の所在地にかかわらず１単位単価は10.00円ですので，費用総額は350単位×10.00＝**3,500円**，700単位×10.00＝**7,000円**，400単位×10.00＝**4,000円**。

総費用額は**14,500円**（円換算で端数処理が発生した場合は１円未満を切り捨てる）。給付率は90％であり，保険請求額は14,500円×90％＝**13,050円**（１円未満切り捨て）。利用者負担（１割）は14,500－13,050＝**1,450円**となります。

訪問介護　H訪問介護

【明細書⑨】

生活援助中心の所要時間20分以上45分未満の訪問介護であり，かつ人材要件および重度者要件を満たす特定事業所加算（Ⅱ）の事業所であることから，１回当たりの単価は197単位となります。合計５回の実施なので，197×５回＝**985単位**。

○**介護職員等処遇改善加算**は，総単位数にサービス種別の加算率を乗じて四捨五入し，要件別の係数を乗じた単位数。985単位×それぞれの加算率245／1000＝**241単位**。

事業所は１級地に所在し，１単位単価は11.4円。総費用額は1,226×11.4円＝**13,976円**（円換算で端数処理が発生した場合は１円未満を切り捨てる）。給付率は90％であり，保険請求額は13,976円×90％＝**12,578円**（１円未満切捨て）。利用者負担（１割）は13,976－12,578＝**1,398円**となります。

訪問看護　Rナースステーション

【明細書⑩】

理学療法士，作業療法士，言語聴覚士による訪問看護の提供であり，１日２回を超えて提供されているため１回当たりの単価は265単位。265単位×12回＝**3,180単位**。

事業所は１級地に所在し，１単位単価は11.4円。総費用額は3,180単位×11.4円＝**36,252円**（円換算で端数処理が発生した場合は１円未満を切り捨てる）。給付率は90％であり，保険請求額は36,252円×90％＝**32,626円**（１円未満切り捨て）。利用者負担（１割）は36,252－32,626＝**3,626円**となります。

【明細書⑧】

様式第二（附則第二条関係）

公費負担者番号	
公費受給者番号	

令和	○	年	7	月分	
保険者番号	1 1 1 1 1 1				

被保険者	被保険者番号	3 3 3 3 3 3 3 3 3 3
	（フリガナ）	カイゴ　サブロウ
	氏名	介護　三郎
	生年月日	1.明治　2.大正　③.昭和　1 3 年 1 2 月 3 日
	性別	①.男　2.女
	要介護状態区分	要介護１・②・３・４・５
	認定有効期間	令和 ○ 年 1 月 1 日から
		令和 × 年 1 2 月 3 1 日まで

請求事業者	事業所番号	2 0 2 4 0 0 0 0 0 3
	事業所名称	Y福祉用具
	所在地	〒　－
	連絡先	電話番号

居宅サービス計画	①. 居宅介護支援事業者作成　2．被保険者自己作成			
	事業所番号	2 0 2 4 2 0 2 0 2 4	事業所名称	CM居宅介護支援

開始年月日	令和	年	月	日	中止年月日	令和	年	月　日
中止理由	1. 非該当　3. 医療機関入院　4. 死亡　5. その他　6. 介護老人福祉施設入所　7. 介護老人保健施設入所　8. 介護療養型医療施設入院　9. 介護医療院入所							

給付費明細欄

サービス内容	サービスコード	単位数	回数	サービス単位数	公費分回数	公費対象単位数	摘要
車いす貸与	171001	350	1	350			
特殊寝台貸与	171003	700	1	700			
特殊寝台付属品貸与	171004	400	1	400			

給付費明細欄（住所地特例対象者）

サービス内容	サービスコード	単位数	回数	サービス単位数	公費分回数	公費対象単位数	施設所在保険者番号	摘要

請求額集計欄

①サービス種類コード／②名称	17				
③サービス実日数	31 日	日	日	日	
④計画単位数	1450				
⑤限度額管理対象単位数	1450				
⑥限度額管理対象外単位数					給付率（／100）
⑦給付単位数（④⑤のうち少ない数）＋⑥	1450				保険
⑧公費分単位数					公費
⑨単位数単価	10.00 円／単位	円／単位	円／単位	円／単位	合計
⑩保険請求額	14500				14500
⑪利用者負担額	1450				1450
⑫公費請求額					
⑬公費分本人負担					

社会福祉法人等による軽減欄	軽減率 ％	受領すべき利用者負担の総額（円）	軽減額（円）	軽減後利用者負担額（円）	備考

枚中　枚目

【明細書⑨】

様式第二（附則第二条関係）

公費負担者番号	
公費受給者番号	

令和	○	年	7	月分
保険者番号	1 1 1 1 1 1			

被保険者				
被保険者番号	3 3 3 3 3 3 3 3 3 3			
（フリガナ）	カイゴ　サブロウ			
氏名	介護　三郎			
生年月日	1.明治　2.大正　③昭和 1 3 年 1 2 月 3 日	性別	①男　2.女	
要介護状態区分	要介護1・②・3・4・5			
認定有効期間	令和 ○ 年 1 月 1 日から			
	令和 × 年 1 2 月 3 1 日まで			

請求事業者	
事業所番号	2 0 2 4 0 0 0 0 0 1
事業所名称	H訪問介護
所在地	〒　—
連絡先	電話番号

居宅サービス計画			
①. 居宅介護支援事業者作成　2. 被保険者自己作成			
事業所番号	2 0 2 4 2 0 2 0 2 4	事業所名称	CM居宅介護支援

開始年月日	令和　年　月　日	中止年月日	令和　年　月　日
中止理由	1. 非該当　3. 医療機関入院　4. 死亡　5. その他　6. 介護老人福祉施設入所　7. 介護老人保健施設入所　8. 介護療養型医療施設入院　9.介護医療院入所		

給付費明細欄

サービス内容	サービスコード	単位数	回数	サービス単位数	公費分回数	公費対象単位数	摘要
生活2・Ⅱ	1 1 8 0 2 5	1 9 7	5	9 8 5			
訪問介護処遇改善加算Ⅰ	1 1 6 2 7 5	2 4 1		2 4 1			

給付費明細欄（住所地特例対象者）

サービス内容	サービスコード	単位数	回数	サービス単位数	公費分回数	公費対象単位数	施設所在保険者番号	摘要

請求額集計欄

①サービス種類コード／②名称	1 1				
③サービス実日数	5 日	日	日	日	
④計画単位数	9 8 5				
⑤限度額管理対象単位数	9 8 5				
⑥限度額管理対象外単位数	2 4 1				給付率（／100）
⑦給付単位数（④⑤のうち少ない数）＋⑥	1 2 2 6				保険　9 0
⑧公費分単位数					公費
⑨単位数単価	1 1▲4 0 円／単位	▲ 円／単位	▲ 円／単位	▲ 円／単位	合計
⑩保険請求額	1 2 5 7 8				1 2 5 7 8
⑪利用者負担額	1 3 9 8				1 3 9 8
⑫公費請求額					
⑬公費分本人負担					

社会福祉法人等による軽減欄				
軽減率　▲　%	受領すべき利用者負担の総額（円）	軽減額（円）	軽減後利用者負担額（円）	備考

枚中　枚目

【明細書⑩】

様式第二（附則第二条関係）

公費負担者番号	
公費受給者番号	

令和	○	年	7	月分	
保険者番号	1	1	1	1	1 1

被保険者	被保険者番号	3 3 3 3 3 3 3 3 3 3		
	（フリガナ）	カイゴ　サブロウ		
	氏名	介護　三郎		
	生年月日	1.明治　2.大正　③昭和　1 3 年 1 2 月 3 日	性別	①男　2.女
	要介護状態区分	要介護１・②・３・４・５		
	認定有効期間	令和 ○ 年 1 月 1 日から		
		令和 × 年 1 2 月 3 1 日まで		

請求事業者	事業所番号	2 0 2 4 0 0 0 0 0 4
	事業所名称	Ｒナースステーション
	所在地	〒　　　－
	連絡先	電話番号

居宅サービス計画	①．居宅介護支援事業者作成　　2．被保険者自己作成			
	事業所番号	2 0 2 4 2 0 2 0 2 4	事業所名称	CM居宅介護支援

開始年月日	令和　　年　　月　　日	中止年月日	令和　　年　　月　　日
中止理由	1. 非該当　3. 医療機関入院　4. 死亡　5. その他　6. 介護老人福祉施設入所　7. 介護老人保健施設入所　8. 介護療養型医療施設入院　9.介護医療院入所		

給付費明細欄

サービス内容	サービスコード	単位数	回数	サービス単位数	公費分回数	公費対象単位数	摘要
訪看Ⅰ５・２超	1 3 1 5 2 1	2 6 5	1 2	3 1 8 0			

給付費明細欄（住所地特例対象者）

サービス内容	サービスコード	単位数	回数	サービス単位数	公費分回数	公費対象単位数	施設所在保険者番号	摘要

請求額集計欄

①サービス種類コード／②名称	1 3				
③サービス実日数	1 2 日	日	日	日	
④計画単位数	3 1 8 0				
⑤限度額管理対象単位数	3 1 8 0				
⑥限度額管理対象外単位数					給付率（／100）
⑦給付単位数（④⑤のうち少ない数）＋⑥	3 1 8 0				保険　9 0
⑧公費分単位数					公費
⑨単位数単価	1 1 ▲ 4 0 円／単位	▲　円／単位	▲　円／単位	▲　円／単位	合計
⑩保険請求額	3 2 6 2 6				3 2 6 2 6
⑪利用者負担額	3 6 2 6				3 6 2 6
⑫公費請求額					
⑬公費分本人負担					

社会福祉法人等による軽減欄	軽減率　▲　％	受領すべき利用者負担の総額（円）	軽減額（円）	軽減後利用者負担額（円）	備考

枚中	枚目

算定事例

居宅

事例 4 ：居宅サービス④

公費負担（生活保護受給），特別診療費

【訪問介護，訪問看護，福祉用具貸与，短期入所療養介護（介護医療院），居宅療養管理指導】

ケアプラン

【利用者】茶野四郎　**【要介護状態区分】**要介護 4　**【支給限度額】**30,938単位
【公費】生活保護（介護扶助）（本人負担額なし）
【ケアプラン作成】MG 介護支援事業所
【サービス内容】

サービス	事業所	内容	単位数	回数	小計
訪問介護	HF 訪問福祉事業所	身体介護，1時間〜1時間30分，特定事業所加算（Ⅱ）	624	10	6240
		介護職員処遇改善加算（Ⅱ）			(1398)
訪問看護	NS 訪看ステーション	訪問看護ステーション，30分〜1時間，夜間週1回	1029	4	4116
		看護介護職員連携強化加算	250	1	250
		看護体制強化加算（Ⅱ）	200	1	200
		サービス提供体制強化加算（Ⅰ）イ	6	4	(24)
福祉用具貸与	FY 用具貸与事業所	車いす（コード00000－5005）		1	3000
		車いす付属品（コード00000－5008）		1	1300
短期入所療養介護	KI 介医院	介護医療院，Ⅰ型（療養機能強化型相当），看護6：1（看護師2割）／介護4：1，従来型個室，5日利用	1240	5	6200
		夜間勤務等看護加算（Ⅱ）	14	5	70
		重度認知症疾患療養体制加算（Ⅰ），要介護3〜5	40	5	200
		療養食加算	8	11	88
		療養環境減算（Ⅱ），療養室面積	▲25	5	▲125
		送迎加算	184	2	368
		特別診療費（感染対策指導管理，褥瘡管理）			(60)
		介護職員処遇改善加算（Ⅲ）			(245)
居宅療養管理指導	IK 医療機関事業所	医師，月2回訪問，在宅時医学総合管理料算定あり，単一建物居住者（2〜9人）	287	2	(574)

合計単位数	24,148
区分支給限度基準内単位数	21,907

※（　）区分支給限度基準外単位数

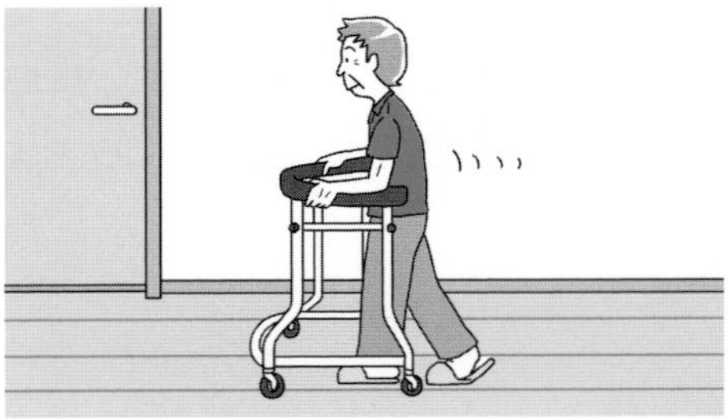

【事業所】
HF 訪問福祉事業所（3 級地）
NS 訪看ステーション（3 級地）
FY 用具貸与事業所（6 級地）
KI 介医院（2 級地）
IK 医療機関事業所（その他地域）

認定済・申請中　　令和○年12月 分

サービス提供票

居宅介護支援事業所→サービス事業所

保険者番号	1 1 1 1 1 1	保険者名	医学市	居宅介護支援事業者事業所名担当者名(TEL)	MG介護支援事業所	作成年月日	令和 ○年 ○月 ○日
被保険者番号	0 0 0 0 0 0 0 0 0 4	フリガナ 被保険者氏名	茶野《チャノ》 四郎《シロウ》 様	保険者確認印		届出年月日	年 月 日
生年月日	明・大・昭・平 14年4月4日	性別	男・女	要介護状態区分	要介護 4	利用者確認	
区分支給限度基準額	30,938 単位／月	限度額適用期間	令和 ○ 年 1 月から 令和 × 年 12 月まで	前月までの短期入所利用日数	0 日		

月間サービス計画及び実績の記録

提供時間帯	サービス内容	サービス事業者事業所名	日付	1	2	3	4	5	6	7	8	9	10	11	12	13	14	15	16	17	18	19	20	21	22	23	24	25	26	27	28	29	30	31	合計回数
			曜日	水	木	金	土	日	月	火	水	木	金	土	日	月	火	水	木	金	土	日	月	火	水	木	金	土	日	月	火	水	木	金	
09：30～10：29	身体3・Ⅱ	HF 訪問福祉事業所	予定		1					1		1		1							1			1		1		1			1		1		10
			実績																																
	訪問介護処遇改善加算Ⅱ	HF 訪問福祉事業所	予定	1																															1
			実績																																
18：00～18：59	訪看Ⅰ3・夜	NS 訪看ステーション	予定			1							1							1							1								4
			実績																																
	訪問看護介護連携強化加算	NS 訪看ステーション	予定		1																														1
			実績																																
	訪問看護体制強化加算Ⅱ	NS 訪看ステーション	予定			1																													1
			実績																																
	訪問看護サービス提供体制加算Ⅰ1	NS 訪看ステーション	予定			1							1							1							1								4
			実績																																
	車いす貸与	FY 用具貸与事業所	予定	1																															1
			実績																																
	車いす付属品貸与	FY 用具貸与事業所	予定	1																															1
			実績																																
	Ⅰ型医療院短期Ⅰi4	KI 介医院	予定												1	1	1	1	1																5
			実績																																
	医療院短期療養食加算	KI 介医院	予定												1	3	3	3	1																11
			実績																																
	医療院短期重度認知症疾患療養体制加算Ⅰ2	KI 介医院	予定												1	1	1	1	1																5
			実績																																
	医療院短期夜間勤務等看護加算Ⅱ	KI 介医院	予定												1	1	1	1	1																5
			実績																																
	医療院短期療養環境減算2	KI 介医院	予定												1	1	1	1	1																5
			実績																																
	医療院短期送迎加算	KI 介医院	予定												1				1																2
			実績																																
	医療院短期処遇改善加算Ⅲ	KI 介医院	予定												1																				1
			実績																																
	医師居宅療養管理指導Ⅱ2	ＩＫ 医療機関事業所	予定							1													1												2
			実績																																

令和○年12月サービス提供票別表

居宅介護支援事業所→サービス事業所

被保険者番号：0000000004　利用者：　茶野　四郎　様

区分支給限度管理・利用者負担計算

事業所名	事業所番号	サービス内容／種類	サービスコード	単位数	割引率(%)	適用後単位数	回数	サービス単位/金額	給付管理単位数	種類支給限度基準を超える単位数	種類支給限度基準内単位数	区分支給限度基準を超える単位数	区分支給限度基準内単位数	単位数単価	費用総額保険/事業対象分	給付率(%)	保険/事業費請求額	定額利用者負担単価金額	利用者負担(保険/事業対象分)	利用者負担(全額負担分)
HF 訪問福祉事業所	2024000001	身体3・Ⅱ	112553	624			10	6240	6240											
HF 訪問福祉事業所	2024000001	訪問介護処遇改善加算Ⅱ	116274				1	(1398)												
		(訪問介護)						(7638)	(6240)				6240	11.05	84,399	90	75,959		8,440	
NS 訪看ステーション	2024000006	訪看Ⅰ3・夜	131212	1029			4	4116	4116											
NS 訪看ステーション	2024000006	訪問看護介護連携強化加算	134004	250			1	250	250											
NS 訪看ステーション	2024000006	訪問看護体制強化加算Ⅱ	134005	200			1	200	200											
NS 訪看ステーション	2024000006	訪問看護サービス提供体制加算Ⅰ1	136103	6			4	(24)												
		(訪問看護)						(4590)	(4566)				4566	11.05	50,719	90	45,647		5,072	
FY 用具貸与事業所	2024000007	車いす貸与	171001	3000			1	3000	3000											
FY 用具貸与事業所	2024000007	車いす付属品貸与	171002	1300			1	1300	1300											
		(福祉用具貸与)						(4300)	(4300)				4300	10.00	43,000	90	38,700		4,300	
KI 介医院	2024000008	Ⅰ型医療院短期Ⅰi4	2A1007	1240			5	6200	6200											
KI 介医院	2024000008	医療院短期療養食加算	2A6275	8			11	88	88											
KI 介医院	2024000008	医療院短期重度認知症疾患療養体制加算Ⅰ2	2A6352	40			5	200	200											
KI 介医院	2024000008	医療院短期夜間勤務等看護加算Ⅱ	2A6372	14			5	70	70											
KI 介医院	2024000008	医療院短期療養環境減算2	2A6603	-25			5	-125	-125											
KI 介医院	2024000008	医療院短期送迎加算	2A6920	184			2	368	368											
KI 介医院	2024000008	医療院短期処遇改善加算Ⅲ	2A6106				1	(245)												
KI 介医院	2024000008	短期入所療養介護(介護医療院) 計						(7046)	(6801)				6801	10.72	75,533	90	67,979		7,554	
IK 医療機関事業所	2024000002	医師居宅療養管理指導Ⅱ2	311114	287			2	(574)												
		(医師・歯科医師：居宅療養管理指導)						(574)	(0)				0	10.00	5,740	90	5,166		574	
						30938	合計	24148	21907			0	21907		259,391		233,451		25,940	0

種類別支給限度管理

サービス種類	種類支給限度基準額／(単位)	合計単位数	種類支給限度基準を超える単位数	サービス種類	種類支給限度基準額／(単位)	合計単位数	種類支給限度基準を超える単位数
				合　計			

要介護認定期間中の短期入所利用日数

前月までの利用日数	当月の計画利用日数	累積利用日数
0	5	5

※上記の「区分支給限度管理・利用者負担計算」欄の請求金額は、実際の請求金額と異なる場合があります。
※実際の請求金額は、下記の「請求額の計算」欄に記載しています。

請求額の計算

保険請求分	公費請求額	社会福祉法人等による利用者負担の減免	利用者請求額
233,451	25,940	0	0

【社会福祉法人減免が適用されている場合】
控除前の金額で表示されているため、実際の負担額とは異なります。

介護報酬の算定

訪問介護　HF 訪問福祉事業所

【明細書⑪】

身体介護中心の所要時間１時間以上１時間30分未満の訪問介護で，特定事業所加算（Ⅱ）の事業所によるサービスなので，１回あたり単価は624単位となる。短期入所期間を除いて，計10回の実施で624単位×10回＝**6,240単位**。

○**介護職員等処遇改善加算**は，総単位数にサービス種類別の加算率および要件別の係数を乗じた単位数。要件（Ⅱ）であり，6,240単位×加算率224／1000＝**1,398単位**（１単位未満四捨五入）。

事業所は３級地に所在し１単位単価は11.05円。

費用総額は，7,638単位×11.05円＝**84,399円**（１円未満切り捨て）となる。

利用者は生活保護（介護扶助）受給者であり，利用者負担部分は公費負担となる（本人負担なし）。介護扶助は給付率100％なので，介護給付90％，残りの10％が介護扶助の対象となる。

保険請求額（介護保険給付部分）は84,399円×90％＝**75,959円**（１円未満切り捨て），給付率100％の生活保護（介護扶助）部分は残りの10％となり，84,399円－75,959円＝**8,440円**となる（本人負担なし）。

訪問看護　NS 訪看ステーション

【明細書⑫】

訪問看護ステーションからの，所要時間30分以上１時間未満，夜間帯（18～22時）の訪問看護であり，１回あたり単価は1,029単位となる。短期入所期間を除いて，計４回の実施で1,029単位×４回＝**4,116単位**。

○**看護介護職員連携強化加算**は，１月あたり**250単位**。摘要欄には訪問介護員との同行日を記載。

○**看護体制強化加算**は，要件（Ⅱ）にあてはまり１月あたり**200単位**。

○**サービス提供体制強化加算**は，要件（Ⅰ）イにあてはまり１回６単位なので，６単位×４回＝**24単位**。

事業所は３級地に所在し１単位単価は11.05円。

費用総額は，（4,116＋250＋200＋24）単位×11.05円＝**50,719円**（１円未満切り捨て）となる。

訪問看護についても同様に生活保護（介護扶助）の対象となるので，保険請求額は50,719×90％＝**45,647円**，介護扶助は50,719円－45,647円＝**5,072円**となる。

福祉用具貸与　FY 用具貸与事業所

【明細書⑬】

貸与，運搬（交通）費を含めたレンタル代として，車いすが月額30,000円，車いす付属品が月額13,000円であり，１単位単価（一律10円）で除した**3,000単位**，**1,300単位**が費用総額となる。

事業所の所在地域にかかわらず１単位単価は10.00円。

費用総額は，4,300単位×10.00円＝**43,000円**となる。福祉用具貸与についても同様に生活保護（介護扶助）の対象となるので保険給付額43,000円×90％＝**38,700円**，介護扶助は43,000円－38,700円＝**4,300円**となる（本人負担なし）。

短期入所療養介護　KI 介医院

【明細書⑭】

Ⅰ型（療養機能強化型担当），看護職員６：１（看護師２割）／介護職員４：１以上，介護医療院（従来型個室）の短期入所療養介護であり，要介護４の１日あたり単位数は1,240単位である。入退所日を含めた利用日数は５日間であり，1,240単位×５日＝**6,200単位**。

○**夜間勤務等看護加算**は，要件（Ⅱ）にあてはまり，１日あたり14単位なので，14単位×５日＝**70単位**。

○**重度認知症疾患療養体制加算**は，要件（Ⅰ）にあてはまり，利用者が要介護４なので，１日あたり40単位，40単位×５日＝**200単位**。

○**療養食加算**は，１回あたり８単位，入所日・退所日に１回，それ以外は３回で計11回なので，８単位×11回＝**88単位**。

○**療養環境減算**は，療養室面積が基準に満たないとして，１日あたり▲25単位なので，▲25単位×５日＝**▲125単位**。

○**送迎加算**は，片道あたり184単位なので，184単位×２（往復）＝**368単位**。

○**特別診療費**は，入所期間を通じて，感染対策指導管理，褥瘡管理が提供され，（６＋6）単位×５日＝**60単位**。

○**介護職員等処遇改善加算**は，特別診療費を含めた総単位数にサービス種別の加算率および要件別の係数を乗じた単位数。要件（Ⅲ）であり，（6,200＋70＋200＋88－125＋368＋60）単位×加算率36／1000＝**245単位**（１単位未満四捨五入）。

明細書は，１単位単価が異なるため，基本部分（施設サービス費・加算）と特別診療費部分に分けて計算。基本部分は，事業所が２級地に所在するので１単位単価は10.72円。

費用総額は，(6,200＋70＋200＋88−125＋368＋245)単位×10.72円＝**75,533円**(１円未満切り捨て)となる。

短期入所療養介護も同様に生活保護（介護扶助）の対象となり，保険請求額は75,533×90％＝**67,979円**，介護扶助は75,533円−67,979円＝**7,554円**となる（本人負担なし）。

特別診療費部分は，事業所所在地にかかわらず１単位単価は10.00円。60単位×10.00円＝**600円**となる。

同じく，保険請求額は540円，介護扶助は**60円**となる。

居宅療養管理指導　IK医療機関事業所

【明細書⑮】

医師が行う居宅療養管理指導で，利用者は在宅時医学総合管理料を算定し，かつ，単一建物居住者２～９人にあてはまる。訪問１回あたり単位数は286単位であり，訪問２回なので，287単位×２回＝**574単位**。摘要欄には訪問日を記載。

事業所の所在地にかかわらず１単位単価は一律10.00円。

費用総額は，574単位×10.00円＝**5,740円**となる。

居宅療養管理指導も同様に生活保護（介護扶助）の対象となり，保険請求額は5,740円×90％＝**5,166円**，介護扶助は5,740円−5,166円＝**574円**となる(本人負担なし)。

【明細書⑪：訪問介護】

様式第二（附則第二条関係）

公費負担者番号	1 2 0 0 0 0 0 4
公費受給者番号	1 2 0 0 0 4 4

令和	○ 年 1 2 月分
保険者番号	1 1 1 1 1 1

被保険者		
	被保険者番号	0 0 0 0 0 0 0 0 0 4
	（フリガナ）	チャノ　シロウ
	氏名	茶野　四郎
	生年月日	1.明治　2.大正　③昭和　1 4 年　4 月　4 日
	性別	①男　2.女
	要介護状態区分	要介護1・2・3・④・5
	認定有効期間	令和 ○ 年 3 月 1 日から
		令和 × 年 2 月 2 8 日まで

請求事業者		
	事業所番号	2 0 2 4 0 0 0 0 0 1
	事業所名称	HF訪問福祉事業所
	所在地	〒　―
	連絡先	電話番号

居宅サービス計画	①. 居宅介護支援事業者作成　2. 被保険者自己作成		
	事業所番号	2 0 2 4 0 0 0 0 0 0	事業所名称　MG介護支援事業所

開始年月日	令和　年　月　日	中止年月日	令和　年　月　日
中止理由	1. 非該当　3. 医療機関入院　4. 死亡　5. その他　6. 介護老人福祉施設入所　7. 介護老人保健施設入所　8. 介護療養型医療施設入院　9. 介護医療院入所		

給付費明細欄

サービス内容	サービスコード	単位数	回数	サービス単位数	公費分回数	公費対象単位数	摘要
身体3・Ⅱ	1 1 2 5 5 3	6 2 4	1 0	6 2 4 0	1 0	6 2 4 0	
訪問介護処遇改善加算Ⅱ	1 1 6 2 7 4	1 3 9 8	1	1 3 9 8	1	1 3 9 8	

給付費明細欄（住所地特例対象者）

サービス内容	サービスコード	単位数	回数	サービス単位数	公費分回数	公費対象単位数	施設所在保険者番号	摘要

請求額集計欄

①サービス種類コード／②名称	1 1　訪問介護			
③サービス実日数	1 0 日	日	日	日
④計画単位数	6 2 4 0			
⑤限度額管理対象単位数	6 2 4 0			
⑥限度額管理対象外単位数	1 3 9 8			
⑦給付単位数（④⑤のうち少ない数）+⑥	7 6 3 8			
⑧公費分単位数	7 6 3 8			
⑨単位数単価	1 1 ▲ 0 5 円／単位	▲ 円／単位	▲ 円／単位	▲ 円／単位
⑩保険請求額	7 5 9 5 9			
⑪利用者負担額				
⑫公費請求額	8 4 4 0			
⑬公費分本人負担				

給付率（／100）	
保険	9 0
公費	1 0 0
合計	
	7 5 9 5 9
	8 4 4 0

社会福祉法人等による軽減欄	軽減率	受領すべき利用者負担の総額（円）	軽減額（円）	軽減後利用者負担額（円）	備考
	▲ %				

枚中	枚目

【明細書⑫：訪問看護】

様式第二（附則第二条関係）

公費負担者番号	1 2 0 0 0 0 0 4
公費受給者番号	1 2 0 0 0 4 4

令和 ○ 年 1 2 月分	
保険者番号	1 1 1 1 1 1

被保険者			
被保険者番号	0 0 0 0 0 0 0 0 0 4		
（フリガナ）	チャノ　シロウ		
氏名	茶野　四郎		
生年月日	1.明治 2.大正 ③昭和　1 4 年 4 月 4 日	性別	①男 2.女
要介護状態区分	要介護1・2・3・④・5		
認定有効期間	令和 ○ 年 3 月 1 日から		
	令和 × 年 2 月 2 8 日まで		

請求事業者	
事業所番号	2 0 2 4 0 0 0 0 0 6
事業所名称	NS訪看ステーション
所在地	〒　—
連絡先	電話番号

居宅サービス計画			
①. 居宅介護支援事業者作成　2. 被保険者自己作成			
事業所番号	2 0 2 4 0 0 0 0 0 0	事業所名称	MG介護支援事業所

開始年月日	令和　年　月　日	中止年月日	令和　年　月　日
中止理由	1. 非該当 3. 医療機関入院 4. 死亡 5. その他 6. 介護老人福祉施設入所 7. 介護老人保健施設入所 8. 介護療養型医療施設入院 9.介護医療院入所		

給付費明細欄

サービス内容	サービスコード	単位数	回数	サービス単位数	公費分回数	公費対象単位数	摘要
訪看Ⅰ3・夜	131212	1029	4	4116	4	4116	
訪問看護介護連携強化加算	134004	250	1	250	1	250	3,10,17,24
訪問看護体制強化加算Ⅱ	134005	200	1	200	1	200	
訪問看護サービス提供体制加算Ⅰ1	136103	6	4	24	4	24	

給付費明細欄（住所地特例対象者）

サービス内容	サービスコード	単位数	回数	サービス単位数	公費分回数	公費対象単位数	施設所在保険者番号	摘要

請求額集計欄

項目					合計
①サービス種類コード／②名称	13 訪問看護				
③サービス実日数	4 日	日	日	日	
④計画単位数	4566				
⑤限度額管理対象単位数	4566				
⑥限度額管理対象外単位数	24				給付率（／100）
⑦給付単位数（④⑤のうち少ない数）+⑥	4590				保険 90
⑧公費分単位数	4590				公費 100
⑨単位数単価	11.05 円／単位	円／単位	円／単位	円／単位	合計
⑩保険請求額	45647				45647
⑪利用者負担額					
⑫公費請求額	5072				5072
⑬公費分本人負担					

社会福祉法人等による軽減欄	軽減率　%	受領すべき利用者負担の総額（円）	軽減額（円）	軽減後利用者負担額（円）	備考

枚中　枚目

【明細書⑬：福祉用具貸与】

様式第二（附則第二条関係）

公費負担者番号	1 2 0 0 0 0 0 4
公費受給者番号	1 2 0 0 0 4 4

令和	○	年	1 2	月分
保険者番号	1 1 1 1 1 1			

被保険者		
	被保険者番号	0 0 0 0 0 0 0 0 0 4
	（フリガナ）	チャノ　シロウ
	氏名	茶野　四郎
	生年月日	1.明治　2.大正　③昭和　1 4 年　4 月　4 日
	性別	①男　2.女
	要介護状態区分	要介護1・2・3・④・5
	認定有効期間	令和 ○ 年 3 月 1 日から
		令和 × 年 2 月 2 8 日まで

請求事業者		
	事業所番号	2 0 2 4 0 0 0 0 0 7
	事業所名称	FY用具貸与事業所
	所在地	〒　　　―
	連絡先	電話番号

居宅サービス計画	①. 居宅介護支援事業者作成　2．被保険者自己作成		
	事業所番号 2 0 2 4 0 0 0 0 0 0	事業所名称	MG介護支援事業所

開始年月日	令和　　年　　月　　日	中止年月日	令和　　年　　月　　日
中止理由	1. 非該当　3. 医療機関入院　4. 死亡　5. その他　6. 介護老人福祉施設入所　7. 介護老人保健施設入所　8. 介護療養型医療施設入院　9.介護医療院入所		

給付費明細欄

サービス内容	サービスコード	単位数	回数	サービス単位数	公費分回数	公費対象単位数	摘要
車いす貸与	1 7 1 0 0 1		3 1	3 0 0 0	3 1	3 0 0 0	kuruma
車いす付属品貸与	1 7 1 0 0 2		3 1	1 3 0 0	3 1	1 3 0 0	fuzokuhin

給付費明細欄（住所地特例対象者）

サービス内容	サービスコード	単位数	回数	サービス単位数	公費分回数	公費対象単位数	施設所在保険者番号	摘要

請求額集計欄

①サービス種類コード／②名称	1 7　福祉用具貸与				
③サービス実日数	3 1 日	日	日	日	
④計画単位数	4 3 0 0				
⑤限度額管理対象単位数	4 3 0 0				
⑥限度額管理対象外単位数					給付率（／100）
⑦給付単位数(④⑤のうち少ない数)＋⑥	4 3 0 0				保険 9 0
⑧公費分単位数	4 3 0 0				公費 1 0 0
⑨単位数単価	1 0.0 0 円／単位	. 円／単位	. 円／単位	. 円／単位	合計
⑩保険請求額	3 8 7 0 0				3 8 7 0 0
⑪利用者負担額					
⑫公費請求額	4 3 0 0				4 3 0 0
⑬公費分本人負担					

社会福祉法人等による軽減欄	軽減率	. %	受領すべき利用者負担の総額（円）	軽減額（円）	軽減後利用者負担額（円）	備考

枚中	枚目

算定事例

居宅

【明細書⑭：短期入所療養介護（1／2）】

居宅サービス介護給付費明細書
（介護医療院における短期入所療養介護）

公費負担者番号	1	2	0	0	0	0	0	4		
公費受給者番号	1	2	0	0	0	4	4			
令和	○	年	1	2	月分					
保険者番号	1	1	1	1	1	1				

被保険者		
被保険者番号	0 0 0 0 0 0 0 0 0 4	
（フリガナ）	チャノ　シロウ	
氏名	茶野　四郎	
生年月日	1.明治 2.大正 ③.昭和　1 4 年 4 月 4 日	性別　①.男 2.女
要介護状態区分	要介護1・2・3・④・5	
認定有効期間	令和 ○ 年 3 月 1 日から	
	令和 × 年 2 月 28 日まで	

請求事業者	
事業所番号	2 0 2 4 0 0 0 0 0 8
事業所名称	KI介医院
所在地	〒　　　－
連絡先	電話番号

居宅サービス計画	
	①.居宅介護支援事業者作成　2.被保険者自己作成
事業所番号	2 0 2 4 0 0 0 0 0 0
事業所名称	MG介護支援事業所

入所年月日	令和	○	年	1	2	月	1	2	日
退所年月日	令和	○	年	1	2	月	1	6	日
短期入所　実日数									5

基本摘要	摘要種類	内容

給付費明細欄 サービス内容	サービスコード	単位数	回数日数	サービス単位数	公費分回数等	公費対象単位数	摘要
Ⅰ型医療院短期Ⅰi4	2A1007	1240	5	6200	5	6200	
医療院短期処遇改善加算Ⅲ	2A6106	67	1	245	1	245	
医療院短期療養食加算	2A6275	8	11	88	11	88	
医療院短期重度認知症疾患療養体制加算Ⅰ2	2A6352	40	5	200	5	200	
合計				7046		7046	

緊急時施設診療費			
緊急時傷病名	① ② ③	緊急時治療開始年月日	① 令和 年 月 日 ② 令和 年 月 日 ③ 令和 年 月 日
緊急時治療管理（再掲）	単位	単位×	日
特定治療 リハビリテーション	点	摘要	
処置	点		
手術	点		
麻酔	点		
放射線治療	点		
合計	点		
往診日数	医療機関名	通院日数	医療機関名

特別診療費 識別番号	内容	単位数	回数	保険分単位数	公費回数	公費分単位数	摘要
傷病名							
0 1	感染対策指導管理	6	5	30	5	30	
3 4	褥瘡管理	6	5	30	5	30	
合計				60		60	

請求額集計欄 区分	保険分	公費分	保険分特定治療・特別診療費	公費分特定治療・特別診療費
①計画単位数	6801			
②限度額管理対象単位数	6801			
③限度額管理対象外単位数	245			
④給付点数・単位数	7046	7554	60	60
⑤点数・単位数単価	10▲72 円／単位		10円／単位	10円／単位
⑥給付率	90／100	100／100	90／100	100／100
⑦請求額（円）	67979	7554	540	60
⑧利用者負担額（円）				

特定入所者介護サービス費 サービス内容	サービスコード	費用単価(円)	負担限度額	日数	費用額(円)	保険分	公費日数	公費分	利用者負担額
合計									
					保険分請求額(円)		公費分請求額		公費分本人負担月額

2 枚中 1 枚目

【明細書⑭：短期入所療養介護（2／2）】

居宅サービス介護給付費明細書
（介護医療院における短期入所療養介護）

公費負担者番号	1	2	0	0	0	0	0	4
公費受給者番号	1	2	0	0	0	4	4	

令和	○	年	1	2	月分

保険者番号	1	1	1	1	1	1

被保険者

被保険者番号	0 0 0 0 0 0 0 0 0 4
（フリガナ）	チャノ　シロウ
氏名	茶野　四郎
生年月日	1.明治　2.大正　③昭和　1 4 年　4 月　4 日
性別	①男　2.女
要介護状態区分	要介護1・2・3・④・5
認定有効期間	令和 ○ 年 3 月 1 日から 令和 × 年 2 月 2 8 日まで

請求事業者

事業所番号	2 0 2 4 0 0 0 0 0 8
事業所名称	KI介医院
所在地	〒　　　―
連絡先	電話番号

居宅サービス計画

	①居宅介護支援事業者作成　2．被保険者自己作成
事業所番号	2 0 2 4 0 0 0 0 0 0
事業所名称	MG介護支援事業所

入所年月日	令和 ○ 年 1 2 月 1 2 日
退所年月日	令和 ○ 年 1 2 月 1 6 日
短期入所　実日数	5

基本摘要

摘要種類	内容

給付費明細欄

サービス内容	サービスコード	単位数	回数日数	サービス単位数	公費分回数等	公費対象単位数	摘要
医療院短期夜間勤務等看護加算Ⅱ	2A6372	14	5	70	5	70	
医療院短期療養環境減算2	2A6603	−25	5	−125	5	−125	
医療院短期送迎加算	2A6920	184	2	368	2	368	
合計							

緊急時施設診療費

緊急時傷病名	① ② ③	緊急時治療開始年月日	① 令和　年　月　日 ② 令和　年　月　日 ③ 令和　年　月　日

緊急時治療管理（再掲）		単位	単位×	日
リハビリテーション		点	摘要	
特定治療	処置	点		
	手術	点		
	麻酔	点		
	放射線治療	点		
	合計	点		

往診日数		医療機関名		通院日数		医療機関名	

特別診療費

傷病名							
識別番号	内容	単位数	回数	保険分単位数	公費回数	公費分単位数	摘要
	合計						

請求額集計欄

区分	保険分	公費分	保険分特定治療・特別診療費	公費分特定治療・特別診療費
①計画単位数				
②限度額管理対象単位数				
③限度額管理対象外単位数				
④給付点数・単位数				
⑤点数・単位数単価	▲ 円／単位		10円／単位	10円／単位
⑥給付率	／100	／100	／100	／100
⑦請求額（円）				
⑧利用者負担額（円）				

特定入所者介護サービス費

サービス内容	サービスコード	費用単価（円）	負担限度額	日数	費用額（円）	保険分	公費日数	公費分	利用者負担額
合計									
					保険分請求額（円）		公費分請求額		公費分本人負担月額

2 枚中 2 枚目

算定事例　居宅

【明細書⑮：居宅療養管理指導】

様式第二（附則第二条関係）

公費負担者番号	1	2	0	0	0	0	0	4
公費受給者番号	1	2	0	0	0	4	4	

令和	○	年	1	2	月分	
保険者番号	1	1	1	1	1	1

被保険者	被保険者番号	0 0 0 0 0 0 0 0 0 4
	（フリガナ）	チャノ　シロウ
	氏名	茶野　四郎
	生年月日	1.明治　2.大正　③昭和　1 4 年　4 月　4 日
	性別	①男　2.女
	要介護状態区分	要介護1・2・3・④・5
	認定有効期間	令和 ○ 年 3 月 1 日から 令和 × 年 2 月 2 8 日まで

請求事業者	事業所番号	2 0 2 4 0 0 0 0 0 2
	事業所名称	IK医療機関事業所
	所在地	〒　　　－
	連絡先	電話番号

居宅サービス計画	①．居宅介護支援事業者作成　　2．被保険者自己作成			
	事業所番号	2 0 2 4 0 0 0 0 0 0	事業所名称	MG介護支援事業所

開始年月日	令和　　年　　月　　日	中止年月日	令和　　年　　月　　日
中止理由	1．非該当　3．医療機関入院　4．死亡　5．その他　6．介護老人福祉施設入所　7．介護老人保健施設入所　8．介護療養型医療施設入院　9.介護医療院入所		

給付費明細欄

サービス内容	サービスコード	単位数	回数	サービス単位数	公費分回数	公費対象単位数	摘要
医師居宅療養管理指導Ⅱ 2	3 1 1 1 1 4	2 8 7	2	5 7 4	2	5 7 4	7,20

給付費明細欄（住所地特例対象者）

サービス内容	サービスコード	単位数	回数	サービス単位数	公費分回数	公費対象単位数	施設所在保険者番号	摘要

請求額集計欄

①サービス種類コード／②名称	3 1 居宅療養管理指導				
③サービス実日数	2 日	日	日	日	
④計画単位数					
⑤限度額管理対象単位数					
⑥限度額管理対象外単位数	5 7 4				給付率（／100）
⑦給付単位数（④⑤のうち少ない数）＋⑥	5 7 4				保険　9 0
⑧公費分単位数	5 7 4				公費　1 0 0
⑨単位数単価	1 0.0 0 円／単位	円／単位	円／単位	円／単位	合計
⑩保険請求額	5 1 6 6				5 1 6 6
⑪利用者負担額					
⑫公費請求額	5 7 4				5 7 4
⑬公費分本人負担					

社会福祉法人等による軽減欄	軽減率	．　%	受領すべき利用者負担の総額（円）	軽減額（円）	軽減後利用者負担額（円）	備考

枚中　　枚目

事例 5 ：地域密着型サービス①

地域密着型通所介護

【地域密着型通所介護，訪問介護，福祉用具貸与，訪問看護】

ケアプラン

【利用者】介護四雄　**【要介護状態区分】**要介護３　**【支給限度額】**27,048単位
【ケアプラン作成】CM 居宅介護支援
【サービス内容】

サービス	事業所	内容	単位数	回数	小計
地域密着型通所介護	C デイセンター	３時間以上４時間未満，要介護４	600	5	3000
		地域密着型通所介護個別機能訓練加算Ⅰ２	76	5	380
		地域密着型通所介護処遇改善加算Ⅰ	145		(304)
訪問介護	H 訪問介護	身体介護中心30分以上60分未満・特定事業所加算Ⅱ	426	5	2130
		訪問介護処遇改善加算Ⅰ	292		(522)
福祉用具	Y 福祉用具	車いす貸与	400		400
		特殊寝台貸与	800		800
		特殊寝台付属物貸与	658		658
		手すり貸与	1334		1334
		歩行補助つえ貸与	150		150
訪問看護	NS 訪問看護	訪看Ⅰ２	471	1	471
		訪看Ⅰ５・２超	265	27	7155
		緊急時訪問看護加算１	574	1	(574)

合計単位数	**17,878**
区分支給限度基準内単位数	**16,478**

※(　)区分支給限度基準外単位数

【事業所】
C デイセンター（１級地）
H 訪問介護（１級地）
Y 福祉用具（１級地）
NS 訪問看護（１級地）

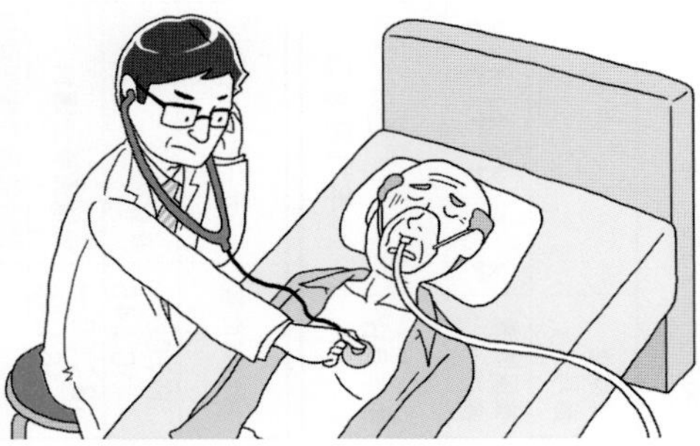

(認定済)・申請中　　令和○年７月 分

サービス利用票

居宅介護支援事業所→利用者

保険者番号	1 1 1 1 1 1	保険者名	医学市	居宅介護支援事業者事業所名担当者名(TEL)	CM居宅介護支援	作成年月日	令和 ○年 6 月 17日				
被保険者番号	4 4 4 4 4 4 4 4 4 4	フリガナ 被保険者氏名	介護《カイゴ》 四雄《ヨツオ》 様	保険者確認印		届出年月日	年 月 日				
生年月日	明・大・(昭)・平 24年11月８日	性別	(男)・女	要介護状態区分	要介護 3	区分支給限度基準額	27,048 単位／月	限度額適用期間	令和 ○ 年 2 月から 令和 × 年 1 月まで	前月までの短期入所利用日数	0 日

月間サービス計画及び実績の記録

提供時間帯	サービス内容	サービス事業者事業所名	日付	1	2	3	4	5	6	7	8	9	10	11	12	13	14	15	16	17	18	19	20	21	22	23	24	25	26	27	28	29	30	31	合計回数
			曜日	水	木	金	土	㊐	月	火	水	木	金	土	㊐	月	火	水	木	金	土	㊐	㊊	火	水	木	金	土	㊐	月	火	水	木	金	
10：00～10：45	身体2・II	H訪問介護事業所	予定		1							1							1							1							1		5
			実績																																
13：00～16：49	地域通所介護14	Cデイセンター	予定			1							1							1							1							1	5
			実績																																
	地域通所介護個別機能訓練加算Ｉ２	Cデイセンター	予定			1							1							1							1							1	5
			実績																																
14：15～14：45	訪看Ｉ２	NS訪問看護	予定													1																			1
			実績																																
	緊急時訪問看護加算1	NS訪問看護	予定															1																	1
			実績																																
14：15～14：35	訪看Ｉ５・２超	NS訪問看護	予定						1							1							1							1					4
			実績																																
14：35～14：55	訪看Ｉ５・２超	NS訪問看護	予定						1							1							1							1					4
			実績																																
14：55～15：15	訪看Ｉ５・２超	NS訪問看護	予定						1							1							1							1					4
			実績																																
16：45～17：05	訪看Ｉ５・２超	NS訪問看護	予定		1							1							1							1							1		5
			実績																																
17：05～17：25	訪看Ｉ５・２超	NS訪問看護	予定		1							1							1							1							1		5
			実績																																
17：25～17：45	訪看Ｉ５・２超	NS訪問看護	予定		1							1							1							1							1		5
			実績																																
	地域通所介護処遇改善加算II	Cデイセンター	予定																																1
			実績																																
	訪問介護ベースアップ等支援加算Ｉ	H訪問介護事業所	予定																																1
			実績																																
	車いす貸与	Y福祉用具	予定	1	1	1	1	1	1	1	1	1	1	1	1	1	1	1	1	1	1	1	1	1	1	1	1	1	1	1	1	1	1	1	31
			実績																																
	特殊寝台貸与	Y福祉用具	予定	1	1	1	1	1	1	1	1	1	1	1	1	1	1	1	1	1	1	1	1	1	1	1	1	1	1	1	1	1	1	1	31
			実績																																

認定済・申請中　　令和○年７月 分

サービス利用票

居宅介護支援事業所→利用者

保険者番号	1 1 1 1 1 1	保険者名	医学市	居宅介護支援事業者事業所名 担当者名（TEL）	CM居宅介護支援	作成年月日	令和 ○年 6 月 17日
被保険者番号	4 4 4 4 4 4 4 4 4 4	フリガナ 被保険者氏名	介護《カイゴ》　四雄《ヨツオ》　様	保険者確認印		届出年月日	年　月　日
生年月日	明・大・(昭)・平 24年11月 8 日　性別 (男)・女	要介護状態区分	要介護　3	区分支給限度基準額	27,048 単位／月	限度額適用期間	令和 ○ 年 2 月から 令和 × 年 1 月まで
						前月までの短期入所利用日数	0 日

月間サービス計画及び実績の記録

提供時間帯	サービス内容	サービス事業者事業所名		1	2	3	4	5	6	7	8	9	10	11	12	13	14	15	16	17	18	19	20	21	22	23	24	25	26	27	28	29	30	31	合計回数
			曜日	水	木	金	土	㊐	月	火	水	木	金	土	㊐	月	火	水	木	金	土	㊐	㊊	火	水	木	金	土	㊐	月	火	水	木	金	
	特殊寝台付属品貸与	Y福祉用具	予定	1	1	1	1	1	1	1	1	1	1	1	1	1	1	1	1	1	1	1	1	1	1	1	1	1	1	1	1	1	1	1	31
			実績																																
	手すり貸与	Y福祉用具	予定	1	1	1	1	1	1	1	1	1	1	1	1	1	1	1	1	1	1	1	1	1	1	1	1	1	1	1	1	1	1	1	31
			実績																																
	歩行補助つえ貸与	Y福祉用具	予定	1	1	1	1	1	1	1	1	1	1	1	1	1	1	1	1	1	1	1	1	1	1	1	1	1	1	1	1	1	1	1	31
			実績																																
			予定																																
			実績																																
			予定																																
			実績																																
			予定																																
			実績																																
			予定																																
			実績																																
			予定																																
			実績																																
			予定																																
			実績																																
			予定																																
			実績																																
			予定																																
			実績																																
			予定																																
			実績																																
			予定																																
			実績																																
			予定																																
			実績																																
			予定																																
			実績																																

算定事例

地密

令和○年７月サービス提供票別表

作成年月日：令和○年６月17日

区分支給限度管理・利用者負担計算

被保険者番号： 4444444444　利用者：　介護　四雄　様

事業所名	事業所番号	サービス内容／種類	サービスコード	単位	割引適用後 率(%)	割引適用後 単位数	回数	サービス単位/金額	給付管理単位数	種類支給限度基準内単位数	区分支給限度基準を超える単位数	区分支給限度基準内単位数	単位数単価	費用総額 保険/事業対象分	給付率(%)	保険/事業費請求額	定額利用者負担単価金額	利用者負担(保険対象分)	利用者負担(全額負担分)
Cデイセンター	2024000009	地域通所介護１４	781244	600			5	3000	3000										
Cデイセンター	2024000009	地域通所介護個別機能訓練加算Ⅰ2	785053	76			5	380	380										
Cデイセンター	2024000009	地域通所介護処遇改善加算Ⅱ	786107					(304)											
		(地域通所介護合計)						(3684)	(3380)			3380	10.90	40,155	90	36,139		4,016	
H訪問介護事業所	2024000001	身体２・Ⅱ	112499	426			5	2130	2130										
H訪問介護事業所	2024000001	訪問介護処遇改善加算	116275					(522)											
		(訪問介護合計)						(2652)	(2130)			2130	11.40	30,232	90	27,208		3,024	
Y福祉用具	2024000004	車いす貸与	171001	400				400	400										
Y福祉用具	2024000004	特殊寝台貸与	171003	800				800	800										
Y福祉用具	2024000004	特殊寝台付属品貸与	171004	658				658	658										
Y福祉用具	2024000004	手すり貸与	171007	1334				1334	1334										
Y福祉用具	2024000004	歩行補助つえ貸与	171010	150				150	150										
		(福祉用具合計)						(3342)	(3342)			3342	10.00	33,420	90	30,078		3,342	
NS訪問看護	2024000003	訪看Ⅰ2	131111	471			1	471	471										
NS訪問看護	2024000003	訪看Ⅰ5・2超	131521	265			27	7155	7155										
NS訪問看護	2024000003	緊急時訪問看護加算1	133100	574			1	(574)											
		(訪問看護合計)						(8200)	(7626)			7626	11.40	93,480	90	84,137		9,343	
			区分支給限度基準額(単位)		27048		合計	17878	16478			16478		197,287		177,562		19,725	

種類別支給限度管理

サービス種類	種類支給限度基準額／(単位)	合計単位数	種類支給限度基準を超える単位数	サービス種類	種類支給限度基準額／(単位)	合計単位数	種類支給限度基準を超える単位数
				合　計			0

要介護認定期間中の短期入所利用日数

前月までの利用日数	当月の計画利用日数	累積利用日数
	4	4

請求額の計算

保険請求分	公費請求額	社会福祉法人等による利用者負担の減免	利用者請求額
1777,562			19,725

介護報酬の算定

地域密着型通所介護　Cデイセンター

【明細書⑯】

３時間以上４時間未満のサービス提供であり，要介護４であるため，１回当たりの単価は600単位。600単位×５回＝**3,000単位**。

○**個別機能訓練加算**は，Ⅰ(ロ)を算定しているため，１回当たり76単位×５回＝**380単位**。

○**介護職員等処遇改善加算**は，総単位数にサービス種別の加算率を乗じて四捨五入し，要件別の係数を乗じた単位数。3,380単位×それぞれの加算率90／1000＝**304単位**。

事業所は１級地に所在し，１単位単価は10.9円。総費用額は3,684単位×10.9円＝**40,155円**（円換算で端数処理が発生した場合は１円未満を切り捨てる）。給付率は90％であり，保険請求額は40,155円×90％＝**36,139円**（１円未満切り捨て）。利用者負担（１割）は40,155－36,139＝**4,016円**となります。

訪問介護　H訪問介護

【明細書⑰】

身体介護中心の所要時間30分以上60分未満の訪問介護であり，かつ人材要件・重度者要件を満たす特定事業所加算(Ⅱ)の事業所であることから，１回当たりの単価は426単位となります。合計５回の実施で426単位×５回＝**2,130単位**。

○**介護職員等処遇改善加算**は，総単位数にサービス種別の加算率を乗じて四捨五入し，要件別の係数を乗じた単位数。2,130単位×それぞれの加算率245／1000＝**522単位**。

事業所は１級地に所在し，１単位単価は11.4円。総費用額は2,652単位×11.4円＝**30,232円**（円換算で端数処理が発生した場合は１円未満を切り捨てる）。給付率は90％であり，保険請求額は30,232円×90％＝**27,208円**（１円未満切り捨て）。利用者負担（１割）は30,232－27,208＝**3,024円**となる。

福祉用具　Y福祉用具

【明細書⑱】

車いすのレンタル代は月額4,000円であり，１単位単価（一律10円）で除した400単位が費用総額となります。特殊寝台月額800単位，付属品658単位，手すり貸与1,334単位，歩行補助杖具150単位，合計で**3,342単位**。3,342単位×10.00円＝**33,420円**となります。

給付率は90％であり，保険請求額は**30,078円**（１円未満切り捨て）。利用者負担（１割）は33,420－30,078＝**3,342円**となります。

訪問看護　NS訪問看護

【明細書⑲】

30分未満の訪問介護で１回当たりの単価は471単位×１回＝**471単位**。理学療法士，作業療法士，言語聴覚士による訪問看護265単位×27回＝**7,155単位**。

○**緊急時訪問看護加算**は，574単位×１回＝**574単位**。

事業所は１級地に所在し，１単位単価は11.4円。総費用額は8,200単位×11.4円＝93,480円（１円未満切り捨て）。給付率は90％であり，保険請求額は93,480円×90％＝**84,132円**（１円未満切り捨て）。利用者負担（１割）は93,480－84,132＝**9,348円**となります。

【明細書⑯】

様式第二（附則第二条関係）

公費負担者番号	
公費受給者番号	

令和	○	年	7	月分	
保険者番号	1	1	1	1	1 1

被保険者		
被保険者番号	4 4 4 4 4 4 4 4 4 4	
（フリガナ）	カイゴ　ヨツオ	
氏名	介護　四雄	
生年月日	1.明治　2.大正　③昭和　2 4 年 1 1 月 8 日	性別　①男　2.女
要介護状態区分	要介護1・2・③・4・5	
認定有効期間	令和 ○ 年 1 月 1 日から	
	令和 × 年 1 2 月 3 1 日まで	

請求事業者	
事業所番号	2 0 2 4 0 0 0 0 0 9
事業所名称	Cデイセンター
所在地	〒　－
連絡先	電話番号

居宅サービス計画			
①. 居宅介護支援事業者作成　2. 被保険者自己作成			
事業所番号	2 0 2 4 2 0 2 0 2 4	事業所名称	CM居宅介護支援

開始年月日	令和　年　月　日	中止年月日	令和　年　月　日
中止理由	1. 非該当　3. 医療機関入院　4. 死亡　5. その他　6. 介護老人福祉施設入所　7. 介護老人保健施設入所　8. 介護療養型医療施設入院　9. 介護医療院入所		

給付費明細欄

サービス内容	サービスコード	単位数	回数	サービス単位数	公費分回数	公費対象単位数	摘要
地域通所介護14	781244	600	5	3000			
地域通所介護個別機能訓練加算Ⅰ2	785053	76	5	380			
地域通所介護処遇改善加算Ⅱ	786107	145		304			

給付費明細欄（住所地特例対象者）

サービス内容	サービスコード	単位数	回数	サービス単位数	公費分回数	公費対象単位数	施設所在保険者番号	摘要

請求額集計欄

①サービス種類コード／②名称	78				
③サービス実日数	5 日	日	日	日	
④計画単位数	3380				
⑤限度額管理対象単位数	3380				
⑥限度額管理対象外単位数	304				給付率（／100）
⑦給付単位数（④⑤のうち少ない数）＋⑥	3684				保険　90
⑧公費分単位数					公費
⑨単位数単価	10.90 円／単位	円／単位	円／単位	円／単位	合計
⑩保険請求額	36139				36139
⑪利用者負担額	4016				4016
⑫公費請求額					
⑬公費分本人負担					

社会福祉法人等による軽減欄	軽減率	受領すべき利用者負担の総額（円）	軽減額（円）	軽減後利用者負担額（円）	備考
	．　%				

枚中	枚目

【明細書⑰】

様式第二（附則第二条関係）

公費負担者番号			令和	○ 年	7 月分
公費受給者番号			保険者番号	1 1 1 1 1 1	

被保険者	被保険者番号	4 4 4 4 4 4 4 4 4 4
	（フリガナ）	カイゴ　ヨツオ
	氏名	介護　四雄
	生年月日	1.明治　2.大正　③昭和　2 4 年 1 1 月 8 日
	性別	①男　2.女
	要介護状態区分	要介護1・2・③・4・5
	認定有効期間	令和 ○ 年 1 月 1 日から
		令和 × 年 1 2 月 3 1 日まで

請求事業者	事業所番号	2 0 2 4 0 0 0 0 0 1
	事業所名称	H訪問介護
	所在地	〒　　　－
	連絡先	電話番号

居宅サービス計画	①. 居宅介護支援事業者作成　2. 被保険者自己作成			
	事業所番号	2 0 2 4 2 0 2 0 2 4	事業所名称	CM居宅介護支援

開始年月日	令和　　年　　月　　日	中止年月日	令和　　年　　月　　日
中止理由	1. 非該当　3. 医療機関入院　4. 死亡　5. その他　6. 介護老人福祉施設入所　7. 介護老人保健施設入所　8. 介護療養型医療施設入院　9.介護医療院入所		

給付費明細欄

サービス内容	サービスコード	単位数	回数	サービス単位数	公費分回数	公費対象単位数	摘要
身体2・Ⅱ	112499	426	5	2130			
訪問介護処遇改善加算Ⅰ	116275	522		522			

給付費明細欄（住所地特例対象者）

サービス内容	サービスコード	単位数	回数	サービス単位数	公費分回数	公費対象単位数	施設所在保険者番号	摘要

請求額集計欄

①サービス種類コード／②名称	1 1				
③サービス実日数	5 日	日	日	日	
④計画単位数	2130				
⑤限度額管理対象単位数	2130				
⑥限度額管理対象外単位数	522				給付率（／100）
⑦給付単位数（④⑤のうち少ない数）＋⑥	2652				保険　90
⑧公費分単位数					公費
⑨単位数単価	11.40 円／単位	円／単位	円／単位	円／単位	合計
⑩保険請求額	27208				27208
⑪利用者負担額	3024				3024
⑫公費請求額					
⑬公費分本人負担					

社会福祉法人等による軽減欄	軽減率　. ％	受領すべき利用者負担の総額（円）	軽減額（円）	軽減後利用者負担額（円）	備考

枚中	枚目

【明細書⑱】

様式第二（附則第二条関係）

公費負担者番号	
公費受給者番号	

令和	○	年	7	月分
保険者番号	1 1 1 1 1 1			

被保険者		
被保険者番号	4 4 4 4 4 4 4 4 4 4	
（フリガナ）	カイゴ ヨツオ	
氏名	介護 四雄	
生年月日	1.明治 2.大正 ③.昭和 24年11月8日	性別 ①.男 2.女
要介護状態区分	要介護1・2・③・4・5	
認定有効期間	令和○年1月1日から	
	令和×年12月31日まで	

請求事業者	
事業所番号	2 0 2 4 0 0 0 0 0 4
事業所名称	Y福祉用具
所在地	〒 —
連絡先	電話番号

居宅サービス計画			
①.居宅介護支援事業者作成 2.被保険者自己作成			
事業所番号	2 0 2 4 2 0 2 0 2 4	事業所名称	CM居宅介護支援

開始年月日	令和 年 月 日	中止年月日	令和 年 月 日
中止理由	1. 非該当 3. 医療機関入院 4. 死亡 5. その他 6. 介護老人福祉施設入所 7. 介護老人保健施設入所 8. 介護療養型医療施設入院 9.介護医療院入所		

給付費明細欄

サービス内容	サービスコード	単位数	回数	サービス単位数	公費分回数	公費対象単位数	摘要
車いす貸与	171001	400	1	400			
特殊寝台貸与	171003	800	1	800			
特殊寝台付属品貸与	171004	658	1	658			
手すり貸与	171007	1334	1	1334			
歩行補助つえ貸与	171010	150	1	150			

給付費明細欄（住所地特例対象者）

サービス内容	サービスコード	単位数	回数	サービス単位数	公費分回数	公費対象単位数	施設所在保険者番号	摘要

請求額集計欄

①サービス種類コード／②名称	17				
③サービス実日数	31日	日	日	日	
④計画単位数	3342				
⑤限度額管理対象単位数	3342				
⑥限度額管理対象外単位数					給付率（／100）
⑦給付単位数（④⑤のうち少ない数）+⑥	3342				保険
⑧公費分単位数					公費
⑨単位数単価	10.00 円／単位	円／単位	円／単位	円／単位	合計
⑩保険請求額	30078				30078
⑪利用者負担額	3342				3342
⑫公費請求額					
⑬公費分本人負担					

社会福祉法人等による軽減欄

軽減率	受領すべき利用者負担の総額（円）	軽減額（円）	軽減後利用者負担額（円）	備考
%				

枚中 枚目

【明細書⑲】

様式第二（附則第二条関係）

公費負担者番号	
公費受給者番号	

令和 ○ 年 7 月分	
保険者番号	1 1 1 1 1 1

被保険者

被保険者番号	4 4 4 4 4 4 4 4 4 4
（フリガナ）	カイゴ　ヨツオ
氏名	介護　四雄
生年月日	1.明治　2.大正　③.昭和　2 4 年 1 1 月 8 日
性別	①.男　2.女
要介護状態区分	要介護１・２・③・４・５
認定有効期間	令和 ○ 年 1 月 1 日から 令和 × 年 1 2 月 3 1 日まで

請求事業者

事業所番号	2 0 2 4 0 0 0 0 0 3
事業所名称	NS 訪問看護
所在地	〒　—
連絡先	電話番号

居宅サービス計画	①. 居宅介護支援事業者作成　２．被保険者自己作成			
	事業所番号	2 0 2 4 2 0 2 0 2 4	事業所名称	CM 居宅介護支援

開始年月日	令和　年　月　日	中止年月日	令和　年　月　日
中止理由	1. 非該当　3. 医療機関入院　4. 死亡　5. その他　6. 介護老人福祉施設入所　7. 介護老人保健施設入所　8. 介護療養型医療施設入院　9. 介護医療院入所		

給付費明細欄

サービス内容	サービスコード	単位数	回数	サービス単位数	公費分回数	公費対象単位数	摘要
訪看Ⅰ２	1 3 1 1 1 1	4 7 1	1	4 7 1			
訪看Ⅰ５・２超	1 3 1 5 2 1	2 6 5	2 7	7 1 5 5			
緊急時訪問看護加算１	1 3 3 1 0 0	5 7 4	1	5 7 4			

給付費明細欄（住所地特例対象者）

サービス内容	サービスコード	単位数	回数	サービス単位数	公費分回数	公費対象単位数	施設所在保険者番号	摘要

請求額集計欄

①サービス種類コード／②名称	1 3				
③サービス実日数	2 1 日	日	日	日	
④計画単位数	7 6 2 6				
⑤限度額管理対象単位数	7 6 2 6				
⑥限度額管理対象外単位数	5 7 4				給付率（／100）
⑦給付単位数（④⑤のうち少ない数）＋⑥	8 2 0 0				保険　9 0
⑧公費分単位数					公費
⑨単位数単価	1 1.4 0 円／単位	円／単位	円／単位	円／単位	合計
⑩保険請求額	8 4 1 3 2				8 4 1 3 2
⑪利用者負担額	9 3 4 8				9 3 4 8
⑫公費請求額					
⑬公費分本人負担					

社会福祉法人等による軽減欄

軽減率	受領すべき利用者負担の総額（円）	軽減額（円）	軽減後利用者負担額（円）	備考
． %				

	枚中		枚目

算定事例

地密

事例 6 ：地域密着型サービス②

地域密着型サービス利用後に月途中からグループホーム入居

【夜間対応型訪問介護，地域密着型通所介護，認知症対応型共同生活介護（入居）】

ケアプラン

【利用者】紫田五美　**【要介護状態区分】**要介護 2　**【支給限度額】**19, 705単位
【ケアプラン作成】MG 介護支援事業所
【サービス内容】

サービス	事業所	内容	単位数	回数	小計
夜間対応型訪問介護	HF 訪問福祉事業所	オペレーションセンター設置，日割（19日）	33	19	627
		定期巡回サービス（グループホーム入居まで）	372	19	7068
		24時間通報対応加算	610	1	610
		サービス提供体制強化加算（Ⅱ）	18	19	(342)
		介護職員処遇改善加算（Ⅱ）			(1937)
地域密着型通所介護	ND 地密デイ事業所	(旧小規模型)，３～４時間	478	5	2390
		入浴介助加算（Ⅰ）	40	5	200
		認知症加算	60	5	300
		サービス提供体制強化加算（Ⅰ）	22	5	(110)
		介護職員等処遇改善加算（Ⅰ）			(276)
認知症対応型共同生活介護	GH グルホ事業所	Ⅱ（２ユニット施設），11／20から入居（11日間）	788	11	8668
		初期加算	30	11	330
		医療連携体制加算（Ⅰ２）	47	11	517
		夜間支援体制加算（Ⅱ）	25	11	275
		身体拘束廃止未実施減算	▲79	11	▲869
		サービス提供体制強化加算（Ⅱ）	18	11	(198)
		介護職員等処遇改善加算（Ⅱ）			(1651)

合計単位数	24, 630
区分支給限度基準内単位数	20, 116

※（　）区分支給限度基準外単位数

【事業所】
HF 訪問福祉事業所（３級地）
ND 地密デイ事業所（その他地域）
GH グルホ事業所（２級地）

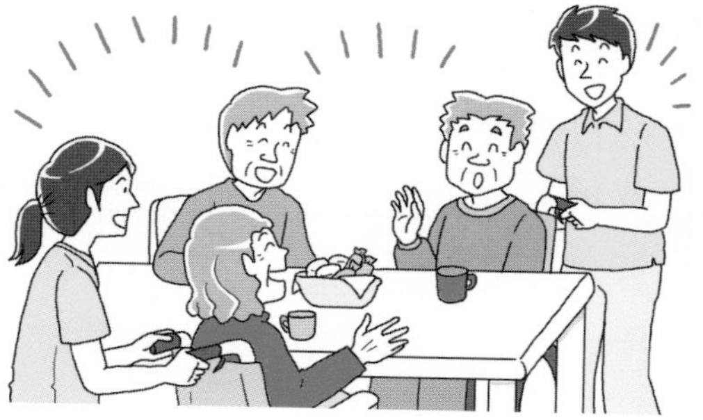

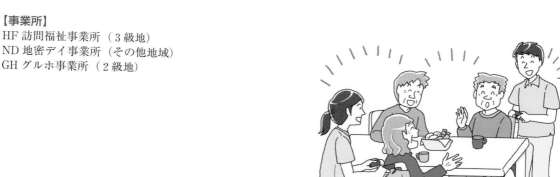

サービス提供票

認定済・申請中（認定済に○）　令和○年11月 分

居宅介護支援事業所→サービス事業所

保険者番号	1 1 1 1 1 1	保険者名	医学市	居宅介護支援事業者事業所名 担当者名（TEL）	MG介護支援事業所	作成年月日	令和 ○年 ○月 ○日	利用者確認
被保険者番号	0 0 0 0 0 0 0 0 0 5	フリガナ 被保険者氏名	紫田《ムラサキタ》 五美《イツミ》 様	保険者確認印		届出年月日	年 月 日	
生年月日	明・大・㊖・平 15年5月5日	性別 男・㊛	要介護状態区分 要介護 2	区分支給限度基準額	19,705 単位／月	限度額適用期間	令和 ○ 年 1 月から 令和 ○ 年 12 月まで	前月までの短期入所利用日数 0 日

提供時間帯	サービス内容	サービス事業者事業所名	日付	1	2	3	4	5	6	7	8	9	10	11	12	13	14	15	16	17	18	19	20	21	22	23	24	25	26	27	28	29	30	合計回数
			曜日	月	火	水	木	金	土	㊐	月	火	水	木	金	土	㊐	月	火	水	木	金	土	㊐	月	火	水	木	金	土	㊐	㊊	火	
	夜間訪問介護Ⅰ 基本・日割	HF 訪問福祉事業所	予定	1	1	1	1	1	1	1	1	1	1	1	1	1	1	1	1	1	1	1												19
			実績																															
	夜間訪問介護Ⅰ 定期巡回	HF 訪問福祉事業所	予定	1	1	1	1	1	1	1	1	1	1	1	1	1	1	1	1	1	1	1												19
			実績																															
	夜間訪問介護24時間通報対応加算	HF 訪問福祉事業所	予定	1																														1
			実績																															
	夜間訪問サービス提供体制加算Ⅰ2	HF 訪問福祉事業所	予定	1	1	1	1	1	1	1	1	1	1	1	1	1	1	1	1	1	1	1												19
			実績																															
	夜間訪問介護 処遇改善加算Ⅱ	HF 訪問福祉事業所	予定	1																														1
			実績																															
09：30～13：00	地域通所介護12	ND 地密デイ事業所	予定			1				1			1				1			1														5
			実績																															
	地域通所介護入浴介助加算Ⅰ	ND 地密デイ事業所	予定			1				1			1				1			1														5
			実績																															
	地域通所介護認知症加算	ND 地密デイ事業所	予定			1				1			1				1			1														5
			実績																															
	地域通所介護サービス提供体制加算Ⅰ	ND 地密デイ事業所	予定			1				1			1				1			1														5
			実績																															
	地域通所介護処遇改善加算Ⅰ	ND 地密デイ事業所	予定																															1
			実績																															
	認知症共同生活介護Ⅱ2	GH グルホ事業所	予定																				1	1	1	1	1	1	1	1	1	1	1	11
			実績																															
	認知症対応型初期加算	GH グルホ事業所	予定																				1	1	1	1	1	1	1	1	1	1	1	11
			実績																															
	認知症対応型医療連携体制加算Ⅱ	GH グルホ事業所	予定																				1	1	1	1	1	1	1	1	1	1	1	11
			実績																															
	認知症対応サービス提供体制加算Ⅱ	GH グルホ事業所	予定																				1	1	1	1	1	1	1	1	1	1	1	11
			実績																															
	認知症対応型夜間支援体制加算Ⅱ	GH グルホ事業所	予定																				1	1	1	1	1	1	1	1	1	1	1	11
			実績																															
	認知症対応型身体拘束廃止未実施減算Ⅱ2	GH グルホ事業所	予定																				1	1	1	1	1	1	1	1	1	1	1	11
			実績																															
	認知症対応型処遇改善加算Ⅱ	GH グルホ事業所	予定																				1											1
			実績																															

算定事例　地密

令和○年11月サービス提供票別表

居宅介護支援事業所→サービス事業所

被保険者番号：0000000005　　利用者：　紫田　五美　様

区分支給限度管理・利用者負担計算

事業所名	事業所番号	サービス内容／種類	サービスコード	単位数	割引 率(%)	割引 適用後単位数	回数	サービス単位/金額	給付管理単位数	種類支給限度基準を超える単位数	種類支給限度基準内単位数	区分支給限度基準を超える単位数	区分支給限度基準内単位数	単位数単価	費用総額 保険/事業対象分	給付率(%)	保険/事業費請求額	定額利用者負担単価金額	利用者負担(保険/事業対象分)	利用者負担(全額負担分)
HF訪問福祉事業所	2024000001	夜間訪問介護Ⅰ基本・日割	711112	33			19	627	627											
HF訪問福祉事業所	2024000001	夜間訪問介護Ⅰ定期巡回	711121	372			19	7068	7068											
HF訪問福祉事業所	2024000001	夜間訪問介護24時間通報対応加算	716136	610			1	610	610											
HF訪問福祉事業所	2024000001	夜間訪問サービス提供体制加算Ⅰ2	716113	18			19	(342)												
HF訪問福祉事業所	2024000001	夜間訪問介護処遇改善加算Ⅱ	716109				1	(1936)												
		(夜間対応型訪問介護)						(10583)	(8305)				8305	11.05	116,942	90	105,247		11,695	
ND地密デイ事業所	2024000009	地域通所介護12	781242	478			5	2390	2390											
ND地密デイ事業所	2024000009	地域通所介護入浴介助加算Ⅰ	785301	40			5	200	200											
ND地密デイ事業所	2024000009	地域通所介護認知症加算	785305	60			5	300	300											
ND地密デイ事業所	2024000009	地域通所介護サービス提供体制加算Ⅰ	786099	22			5	(110)												
ND地密デイ事業所	2024000009	地域通所介護処遇改善加算Ⅰ	786108				1	(276)												
		(地域密着型通所介護)						(3276)	(2890)				2890	10.00	32,760	90	29,484		3,276	
GHグルホ事業所	2024000010	認知症共同生活介護Ⅱ2	322121	788			11	(8668)												
GHグルホ事業所	2024000010	認知症対応型初期加算	321550	30			11	(330)												
GHグルホ事業所	2024000010	認知症対応型医療連携体制加算Ⅰ2	321601	47			11	(517)												
GHグルホ事業所	2024000010	認知症対応サービス提供体制加算Ⅱ	326100	18			11	(198)												
GHグルホ事業所	2024000010	認知症対応型夜間支援体制加算Ⅱ	326171	25			11	(275)												
GHグルホ事業所	2024000010	認知症対応型身体拘束廃止未実施減算Ⅱ2	326310	-79			11	(-869)												
GHグルホ事業所	2024000010	認知症対応型処遇改善加算Ⅱ	326107				1	(1651)												
		(認知症対応型共同生活介護)						(10770)	(0)				0	10.72	115,454	90	103,908		11,546	
			区分支給限度基準額(単位)		19705		合計	24630	11195			0	11195		265,156		238,639		26,517	0

種類別支給限度管理

サービス種類	種類支給限度基準額／(単位)	合計単位数	種類支給限度基準を超える単位数	サービス種類	種類支給限度基準額／(単位)	合計単位数	種類支給限度基準を超える単位数
				合　計			

要介護認定期間中の短期入所利用日数

前月までの利用日数	当月の計画利用日数	累積利用日数
0	0	0

※上記の「区分支給限度管理・利用者負担計算」欄の請求金額は、実際の請求金額と異なる場合があります。

※実際の請求金額は、下記の「請求額の計算」欄に記載しています。

請求額の計算

保険請求分	公費請求額	社会福祉法人等による利用者負担の減免	利用者請求額
238,639	0		26,517

【社会福祉法人減免が適用されている場合】

控除前の金額で表示されているため、実際の負担額とは異なります。

介護報酬の算定

夜間対応型訪問介護　HF 訪問福祉事業所

【明細書⑳】

オペレーションセンター設置の事業所による定期巡回サービスについて，日割で利用するので，基本報酬が１日あたり**33単位**，定期巡回サービスは１回あたり**372単位**となる。グループホーム入居までの19日間の利用で，（33単位＋372単位）×19日（回）＝**7,695単位**。

○**24時間通報対応加算**は１月あたり**610単位**。

○**サービス提供体制強化加算**は要件（Ⅱ）にあてはまり，１日あたり18単位なので，18単位×19日＝**342単位**。

○**介護職員等処遇改善加算**は，総単位数にサービス種類別の加算率および要件別の係数を乗じた単位数。要件（Ⅱ）であり，（7,695＋610＋342）単位×加算率224／1000＝**1,937単位**（１単位未満四捨五入）。

事業所は３級地に所在し１単位単価は11.05円。

費用総額は，10,584単位×11.05円＝**116,953円**（１円未満切り捨て）となる。給付率90％なので，保険請求額は116,953円×90％＝**105,257円**（１円未満切り捨て），利用者負担は116,953（費用総額）－105,257（保険請求額）＝**11,696円**となる。

地域密着型通所介護　ND 地密デイ事業所

【明細書㉑】

旧小規模型事業所の，所要時間３～４時間のサービスであり，要介護２の１回あたりの単価は478単位である。グループホーム入居までの計５回の実施で，478単位×５回＝**2,390単位**。

○**入浴介助加算**は，要件（Ⅰ）にあてはまり１日あたり40単位，５回実施で40単位×５日＝**200単位**。

○**認知症加算**は１日あたり60単位，５日実施で60単位×５日＝**300単位**。

○**サービス提供体制強化加算**は要件（Ⅰ）にあてはまり，１日あたり22単位なので22単位×５日＝**110単位**。

○**介護職員等処遇改善加算**は要件（Ⅰ）であり，（2,390＋200＋300＋110）単位×加算率92／1000＝**276単位**（１単位未満四捨五入）。

事業所はその他地域に所在し１単位単価は10.00円。

費用総額は，3,276単位×10.00円＝**32,760円**となる。給付率90％なので，保険請求額は32,760円×90％＝**29,484円**，利用者負担は32,760（費用総額）－29,484（保険請求額）＝**3,276円**となる。

認知症対応型共同生活介護　GH グルホ事業所

【明細書㉒】

２ユニットの事業所が行う認知症対応型共同生活介護に11月20日から11日間入居，要介護２の１日あたり単価は788単位であり，788単位×11日＝**8,668単位**。

○**初期加算**は，１日あたり30単位，20日～月末までの11日入居で30単位×11日＝**330単位**。（次月も残り分19日の算定が可能）

○**医療連携体制加算**は要件（Ⅱ：看護職員を常勤換算１以上等）にあてはまり，１日49単位なので，47単位×11日＝**517単位**。

○**夜間支援体制加算（Ⅱ）**は，１日あたり25単位，同じく25単位×11日＝**275単位**。

○**身体拘束廃止未実施減算**は，所定単位数×10／100の減算であり，787単位×10／100＝79単位（１単位未満四捨五入）。▲79単位×11日＝**▲869単位**。

○**サービス提供体制強化加算**は，要件（Ⅱ）にあてはまり，１日18単位なので，18単位×11日＝**198単位**。

○**介護職員等処遇改善加算**は，要件（Ⅱ）であり，（8,668＋330＋517＋275－869＋198）単位×加算率181／1000＝**1,651単位**（１単位未満四捨五入）。

事業所は２級地に所在し１単位単価は10.72円。

費用総額は，10,770単位×10.72円＝**115,454円**となる。給付率90％なので，保険請求額は115,454円×90％＝**103,908円**，利用者負担は115,454（費用総額）－103,908（保険請求額）＝**11,546円**となる。

【明細書⑳：夜間対応型訪問介護】

様式第二（附則第二条関係）

公費負担者番号	
公費受給者番号	

令和	○年 11月分
保険者番号	111111

被保険者	
被保険者番号	0000000005
（フリガナ）	ムラサキタ　イツミ
氏名	紫田　五美
生年月日	1.明治　2.大正　③.昭和　15年　5月　5日
性別	1.男　②.女
要介護状態区分	要介護1・②・3・4・5
認定有効期間	令和　○年　1月　1日から 令和　○年　12月　31日まで

請求事業者	
事業所番号	2024000001
事業所名称	HF訪問福祉事業所
所在地	〒　　－
連絡先	電話番号

居宅サービス計画	①. 居宅介護支援事業者作成　　2. 被保険者自己作成
事業所番号	2024000000
事業所名称	MG介護支援事業所

開始年月日	令和　年　月　日	中止年月日	令和　年　月　日
中止理由	1. 非該当　3. 医療機関入院　4. 死亡　5. その他　6. 介護老人福祉施設入所　7. 介護老人保健施設入所　8. 介護療養型医療施設入院　9. 介護医療院入所		

給付費明細欄

サービス内容	サービスコード	単位数	回数	サービス単位数	公費分回数	公費対象単位数	摘要
夜間訪問介護Ⅰ基本・日割	711112	33	19	627			
夜間訪問介護Ⅰ定期巡回	711121	372	19	7068			
夜間訪問サービス提供体制加算Ⅰ2	716113	18	19	342			
夜間訪問介護処遇改善加算Ⅱ	716109	1937	1	1937			
夜間訪問介護24時間通報対応加算	716136	610	1	610			

給付費明細欄（住所地特例対象者）

サービス内容	サービスコード	単位数	回数	サービス単位数	公費分回数	公費対象単位数	施設所在保険者番号	摘要

請求額集計欄

項目					合計
①サービス種類コード／②名称	71 夜間対応型訪問介護				
③サービス実日数	19日	日	日	日	
④計画単位数	8305				
⑤限度額管理対象単位数	8305				
⑥限度額管理対象外単位数	2279				給付率（／100）
⑦給付単位数（④⑤のうち少ない数）＋⑥	10584				保険 90
⑧公費分単位数					公費
⑨単位数単価	11.05 円／単位	円／単位	円／単位	円／単位	合計
⑩保険請求額	116953				116953
⑪利用者負担額	11696				11696
⑫公費請求額					
⑬公費分本人負担					

社会福祉法人等による軽減欄

軽減率	受領すべき利用者負担の総額（円）	軽減額（円）	軽減後利用者負担額（円）	備考
．　％				

枚中　枚目

【明細書㉑：地域密着型通所介護】

様式第二（附則第二条関係）

公費負担者番号		令和 ○ 年 1 1 月分	
公費受給者番号		保険者番号	1 1 1 1 1 1

被保険者		請求事業者	
被保険者番号	0 0 0 0 0 0 0 0 0 5	事業所番号	2 0 2 4 0 0 0 0 0 9
（フリガナ）	ムラサキタ　イツミ	事業所名称	ND地密デイ事業所
氏名	紫田　五美	所在地	〒　—
生年月日	1.明治 2.大正 ③昭和 1 5 年 5 月 5 日		
性別	1.男 ②女		
要介護状態区分	要介護1・②・3・4・5		
認定有効期間	令和 ○ 年 1 月 1 日から 令和 ○ 年 1 2 月 3 1 日まで	連絡先	電話番号

居宅サービス計画	①. 居宅介護支援事業者作成　2. 被保険者自己作成		
	事業所番号	2 0 2 4 0 0 0 0 0 0	事業所名称 MG介護支援事業所

開始年月日	令和 年 月 日	中止年月日	令和 年 月 日
中止理由	1. 非該当 3. 医療機関入院 4. 死亡 5. その他 6. 介護老人福祉施設入所 7. 介護老人保健施設入所 8. 介護療養型医療施設入院 9.介護医療院入所		

給付費明細欄

サービス内容	サービスコード	単位数	回数	サービス単位数	公費分回数	公費対象単位数	摘要
地域通所介護12	7 8 1 2 4 2	4 7 8	5	2 3 9 0			
地域通所介護入浴介助加算Ⅰ	7 8 5 3 0 1	4 0	5	2 0 0			
地域通所介護認知症加算	7 8 5 3 0 5	6 0	5	3 0 0			
地域通所介護サービス提供体制加算Ⅰ	7 8 6 0 9 9	2 2	5	1 1 0			
地域通所介護処遇改善加算Ⅰ	7 8 6 1 0 8	2 7 6	1	2 7 6			

給付費明細欄（住所地特例対象者）

サービス内容	サービスコード	単位数	回数	サービス単位数	公費分回数	公費対象単位数	施設所在保険者番号	摘要

請求額集計欄

①サービス種類コード／②名称	7 8 地域密着型通所介護				
③サービス実日数	5 日	日	日	日	
④計画単位数	3 0 0 0				
⑤限度額管理対象単位数	3 0 0 0				
⑥限度額管理対象外単位数	2 7 6				給付率（／100）
⑦給付単位数（④⑤のうち少ない数）＋⑥	3 2 7 6				保険 9 0
⑧公費分単位数					公費
⑨単位数単価	1 0.0 0 円／単位	円／単位	円／単位	円／単位	合計
⑩保険請求額	2 9 4 8 4				2 9 4 8 4
⑪利用者負担額	3 2 7 6				3 2 7 6
⑫公費請求額					
⑬公費分本人負担					

社会福祉法人等による軽減欄	軽減率 %	受領すべき利用者負担の総額（円）	軽減額（円）	軽減後利用者負担額（円）	備考

枚中　枚目

算定事例

地密

【明細書㉒：認知症対応型通所介護】

地域密着型サービス介護給付費明細書
（認知症対応型共同生活介護（短期利用以外））

公費負担者番号	
公費受給者番号	

令和	○	年	1 1	月分	
保険者番号	1 1 1 1 1 1				

被保険者

被保険者番号	0 0 0 0 0 0 0 0 0 5
(フリガナ)	ムラサキタ　イツミ
氏名	紫田　五美
生年月日	1.明治　2.大正　③昭和　1 5 年　5 月　5 日
性別	1.男　②女
要介護状態区分	要介護 1・②・3・4・5
認定有効期間	令和 ○ 年 1 月 1 日から 令和 ○ 年 1 2 月 3 1 日まで

請求事業者

事業所番号	2 0 2 4 0 0 0 0 1 0
事業所名称	GHグルホ事業所
所在地	〒 　　－
連絡先	電話番号

入居年月日	令和 ○ 年 1 1 月 2 0 日	退居年月日	令和 ○ 年 1 1 月 3 0 日	入居実日数	1 1	外泊日数	

入居前の状況	①居宅　2.医療機関　3.介護老人福祉施設　4.介護老人保健施設　5.介護療養型医療施設　6.認知症対応型共同生活介護　7.特定施設入居者生活介護　8.その他　9.介護医療院
退居後の状況	1.居宅　3.医療機関入院　4.死亡　5.その他　6.介護老人福祉施設入所　7.介護老人保健施設入所　8.介護療養型医療施設入院　9.介護医療院入所

給付費明細欄

サービス内容	サービスコード	単位数	回数日数	サービス単位数	公費分回数等	公費対象単位数	摘要
認知症対応型初期加算	321550	30	11	330			
認知症対応型医療連携体制加算Ⅱ	321601	47	11	517			
認知症共同生活介護Ⅱ 2	322121	788	11	8668			
認知症対応サービス提供体制加算Ⅱ	326100	18	11	198			
認知症対応型処遇改善加算Ⅱ	326107	1651	1	1651			
認知症対応型夜間支援体制加算Ⅱ	326171	25	11	275			
認知症対応型身体拘束廃止未実施減算Ⅱ 2	326310	－79	11	－869			
合計				10770			

請求額集計欄

区分	保険分	公費分
①単位数合計	10770	
②単位数単価	10▲72 円／単位	
③給付率	90 ／100	／100
④請求額（円）	103908	
⑤利用者負担額（円）	11546	

枚中	枚目

事例 7 ：地域密着型サービス③

月途中から看護小規模多機能型居宅介護を利用（日割／利用中に死亡）

【訪問介護，居宅療養管理指導，訪問看護，看護小規模多機能型居宅介護】

ケアプラン

【利用者】桃井六子　**【要介護状態区分】**要介護 4　**【支給限度額】**30，938単位

【ケアプラン作成】MG 介護支援事業所

【サービス内容】

サービス	事業所	内容	単位数	回数	小計
訪問介護	HF 訪問福祉事業所	身体介護，1時間～1時間30分，特定事業所加算（Ⅰ）（看護小規模多機能型居宅介護利用まで）	680	4	2720
		緊急時訪問介護加算	100	1	100
		介護職員等処遇改善加算（Ⅱ）			(632)
居宅療養管理指導	IK 医療機関事業所	医師，月 2 回訪問，単一建物居住者（1 人）	515	2	(1030)
訪問看護	NS 訪看ステーション	30分以上 1 時間未満，週 2 回（月途中まで）	823	3	2469
		看護・介護職員連携加算	250	1	250
		看護体制強化加算（Ⅱ）	200	1	200
看護小規模多機能型居宅介護	KT 看多機事業所	12／11利用開始（日割），（12／28死亡）	913	18	16434
		初期加算	30	18	540
		緊急時訪問看護加算	774	1	(774)
		特別管理加算（Ⅱ）	250	1	(250)
		訪問体制強化加算	1000	1	(1000)
		総合マネジメント加算	800	1	(800)
		ターミナルケア加算	2500	1	(2500)
		サービス提供体制強化加算（Ⅱ）	640	1	(640)
		介護職員等処遇改善加算（Ⅱ）			(3349)

合計単位数	**33，688**
区分支給限度基準内単位数	**22，713**

※（　）区分支給限度基準外単位数

【事業所】

HF 訪問福祉事業所　（3 級地）

IK 医療機関事業所　（その他地域）

NS 訪看ステーション　（3 級地）

KT 看多機事業所　（1 級地）

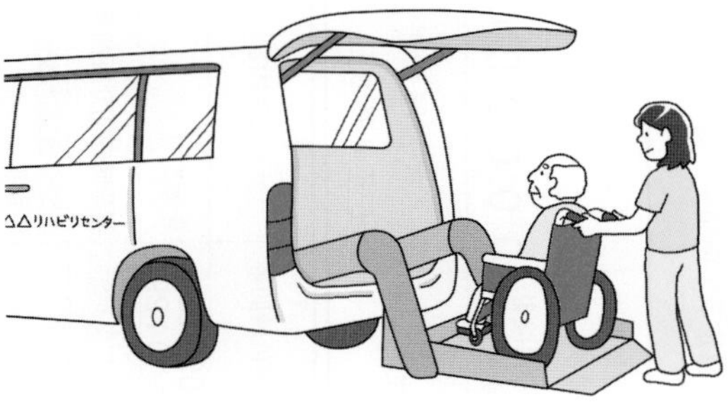

算定事例

地密

認定済・申請中

令和○年12月 分

サービス提供票

居宅介護支援事業所→サービス事業所

保険者番号	1 1 1 1 1 1	保険者名	医学市	居宅介護支援事業者事業所名担当者名(TEL)	MG介護支援事業所	作成年月日	令和 ○年 ○月 ○日	利用者確認
被保険者番号	0 0 0 0 0 0 0 0 0 6	フリガナ 被保険者氏名	桃井《モモイ》 六子《ムツコ》 様	保険者確認印		届出年月日	年 月 日	
生年月日	明・大・昭・平 6年6月6日	性別	男・女	要介護状態区分	要介護 4			
				区分支給限度基準額	30,938 単位／月	限度額適用期間	令和 △ 年 10 月から 令和 × 年 9 月まで	前月までの短期入所利用日数 0 日

提供時間帯	サービス内容	サービス事業者事業所名	日付	1	2	3	4	5	6	7	8	9	10	11	12	13	14	15	16	17	18	19	20	21	22	23	24	25	26	27	28	29	30	31	合計回数
			曜日	水	木	金	土	㊐	月	火	水	木	金	土	㊐	月	火	水	木	金	土	㊐	月	火	水	木	金	土	㊐	㊊	火	水	木	金	
09：30～10：29	身体3・I	HF 訪問福祉事業所	予定		1		1			1		1																							4
			実績																																
	緊急時訪問介護加算	HF 訪問福祉事業所	予定		1																														1
			実績																																
	訪問介護処遇改善加算Ⅱ	HF 訪問福祉事業所	予定		1																														1
			実績																																
	医師居宅療養管理指導Ⅰ1	ＩK 医療機関事業所	予定						1														1												2
			実績																																
11：00～11：59	訪看Ⅰ3	NS 訪看ステーション	予定			1			1				1																						3
			実績																																
	訪問看護介護連携強化加算	NS 訪看ステーション	予定			1																													1
			実績																																
	訪問看護体制強化加算Ⅱ	NS 訪看ステーション	予定			1																													1
			実績																																
	看護小規模14・日割	KT 看多機事業所	予定											1	1	1	1	1	1	1	1	1	1	1	1	1	1	1	1	1	1				18
			実績																																
	看護小規模ターミナルケア加算	KT 看多機事業所	予定											1																					1
			実績																																
	看護小規模緊急時訪問看護加算	KT 看多機事業所	予定											1																					1
			実績																																
	看護小規模特別管理加算Ⅱ	KT 看多機事業所	予定											1																					1
			実績																																
	看護小規模訪問体制強化加算	KT 看多機事業所	予定											1																					1
			実績																																
	看護小規模総合マネジメント加算	KT 看多機事業所	予定											1																					1
			実績																																
	看護小規模サービス提供体制加算Ⅱ	KT 看多機事業所	予定											1																					1
			実績																																
	看護小規模初期加算	KT 看多機事業所	予定											1	1	1	1	1	1	1	1	1	1	1	1	1	1	1	1	1	1				18
			実績																																
	看護小規模処遇改善加算Ⅱ	KT 看多機事業所	予定											1																					1
			実績																																

令和○年12月サービス提供票別表

居宅介護支援事業所→サービス事業所

被保険者番号：0000000006　　利用者：　桃井　六子　様

区分支給限度管理・利用者負担計算

事業所名	事業所番号	サービス内容／種類	サービスコード	単位数	割引率(%)	割引適用後単位数	回数	サービス単位/金額	給付管理単位数	種類支給限度基準を超える単位数	種類支給限度基準内単位数	区分支給限度基準を超える単位数	区分支給限度基準内単位数	単位数単価	費用総額保険/事業対象分	給付率(%)	保険/事業費請求額	定額利用者負担単価金額	利用者負担(保険/事業対象分)	利用者負担(全額負担分)
HF 訪問福祉事業所	2024000001	身体3・I	112097	680			4	2720	2720											
HF 訪問福祉事業所	2024000001	緊急時訪問介護加算	114000	100			1	100	100											
HF 訪問福祉事業所	2024000001	訪問介護処遇改善加算Ⅱ	116274				1	(632)												
		(訪問介護)						(3452)	(2820)				2820	11.05	38,144	90	34,329		3,815	
I K 医療機関事業所	2024000002	医師居宅療養管理指導I 1	311111	515			2	(1030)												
		(医師・歯科医師:居宅療養管理指導)						(1030)	(0)				0	10.00	10,300	90	9,270		1,030	
NS 訪看ステーション	2024000006	訪看I 3	131211	823			3	2469	2469											
NS 訪看ステーション	2024000006	訪問看護介護連携強化加算	134004	250			1	250	250											
NS 訪看ステーション	2024000006	訪問看護体制強化加算Ⅱ	134005	200			1	200	200											
		(訪問看護)						(2919)	(2919)				2919	11.05	32,254	90	29,028		3,226	
KT 看多機事業所	2024000011	看護小規模14・日割	771142	913			18	16434	16434											
KT 看多機事業所	2024000011	看護小規模ターミナルケア加算	776100	2500			1	(2500)												
KT 看多機事業所	2024000011	看護小規模緊急時対応加算	773100	774			1	(774)												
KT 看多機事業所	2024000011	看護小規模特別管理加算Ⅱ	774001	250			1	(250)												
KT 看多機事業所	2024000011	看護小規模訪問体制強化加算	774005	1000			1	(1000)												
KT 看多機事業所	2024000011	看護小規模総合マネジメント加算Ⅱ	774010	800			1	(800)												
KT 看多機事業所	2024000011	看護小規模サービス提供体制加算Ⅱ	776111	640			1	(640)												
KT 看多機事業所	2024000011	看護小規模初期加算	776300	30			18	540	540											
KT 看多機事業所	2024000011	看護小規模処遇改善加算Ⅱ	776112				1	(3349)												
		(複合型サービス)						(26287)	(16974)				16974	11.10	291,785	90	262,606		29,179	
			区分支給限度基準額(単位)	30938			合計	33688	22713			0	22,713		372,483		335,233		37,250	

種類別支給限度管理

サービス種類	種類支給限度基準額／(単位)	合計単位数	種類支給限度基準を超える単位数	サービス種類	種類支給限度基準額／(単位)	合計単位数	種類支給限度基準を超える単位数
				合　計			

要介護認定期間中の短期入所利用日数

前月までの利用日数	当月の計画利用日数	累積利用日数
0	0	0

※上記の「区分支給限度管理・利用者負担計算」欄の請求金額は、実際の請求金額と異なる場合があります。
※実際の請求金額は、下記の「請求額の計算」欄に記載しています。

請求額の計算

保険請求分	公費請求額	社会福祉法人等による利用者負担の減免	利用者請求額
335,233	0	0	37,250

【社会福祉法人減免が適用されている場合】
控除前の金額で表示されているため、実際の負担額とは異なります。

介護報酬の算定

訪問介護　HF 訪問福祉事業所

【明細書㉓】

身体介護中心の所要時間１時間以上１時間半未満の訪問介護であり，かつ，ＨＦ訪問福祉事業所は，体制・人材・重度者のいずれの要件も満たす特定事業所加算(Ⅰ)の事業所であることから，１回あたりの単価は695単位。看護小規模多機能型居宅介護を利用するまでに計４回の実施で680単位×４回＝**2,720単位**。

○**緊急時訪問介護加算**は１回あたり100単位であり，100単位×１回＝**100単位**

○**介護職員等処遇改善加算**は，総単位数にサービス種類別の加算率および要件別の係数を乗じた単位数。要件(Ⅱ)であり（2,720＋100)×224／1000＝**632単位**（１単位未満四捨五入）。

事業所は３級地に所在し１単位単価は11.05円。

費用総額は3,452単位×11.05円＝**38,144円**（１円未満切り捨て）となる。給付率90％なので，保険請求額は38,144円×90％＝**34,329円**（１円未満切り捨て)，利用者負担は38,144（費用総額）－34,329（保険請求額）＝**3,815円**となる。

居宅療養管理指導　IK 医療機関事業所

【明細書㉔】

医師が行う居宅療養管理指導であり，利用者は在宅時医学総合管理料を算定しておらず，単一建物居住者が１人の場合なので，訪問１回あたり単位数は515単位である。訪問２回なので，515単位×２日＝**1,030単位**。

事業所はその他地域に所在地にかかわらず１単位単価は10.00円。

費用総額は，1,030単位×10.00円＝**10,300円**（１円未満切り捨て）となる。給付率90％なので，保険請求額は10,300円×90％＝**9,270円**（１円未満切り捨て)，利用者負担は，10,300（費用総額）－9,270（保険請求額）＝**1,030円**となる。

訪問看護　NS 訪看ステーション

【明細書㉕】

訪問看護ステーションからの，所要時間30分以上１時間未満の訪問看護であり，１回あたり単価は823単位となる。看護小規模多機能型居宅介護の利用までの計３回の実施で823単位×３回＝**2,469単位**。

○**看護・介護職員連携強化加算**は，１月あたり**250単位**。

○**看護体制強化加算(Ⅱ)**は，１月あたり**200単位**。

事業所は３級地に所在し１単位単価は11.05円。

費用総額は，2,913単位×11.05円＝**32,254円**（１円未満切り捨て）となる。給付率90％なので，保険請求額は32,188円×90％＝**29,028円**（１円未満切り捨て)，利用者負担は32,254（費用総額）－29,028（保険請求額）＝**3,226円**となる。

看護小規模多機能型居宅介護

KT 看多機事業所

【明細書㉖】

月途中（12月10日）から死亡日12月28日まで利用の看護小規模多機能型居宅介護であり，要介護４の日割計算１日あたりの単価は913単位となる。利用日数18日間で913単位×18日＝**16,434単位**。摘要欄には看護，通所，訪問，宿泊のサービス提供日数をそれぞれ２ケタ（連続）で記載。

○**初期加算**は，１日あたり30単位であり，30単位×18日（利用開始30日以内）＝**540単位**。

○**看護小規模緊急時対応加算**は１月あたり**774単位**。

○**特別管理加算(Ⅱ)**は１月あたり**250単位**。

○**訪問体制強化加算**は１月あたり**1,000単位**。

○**総合マネジメント体制強化加算Ⅱ**は，１月あたり**800単位**。

○**ターミナルケア加算**は死亡日（28日）と死亡日前14日以内に２日以上行った場合に１月あたり**2,500単位**。

○**サービス提供体制強化加算**は，要件(Ⅱ)にあてはまり，１月あたり**640単位**。

○**介護職員等処遇改善加算**は，要件(Ⅱ)であり，（16,434＋540＋774＋250＋1,000＋800＋2,500＋640）単位×加算率146／1000＝**3,349単位**（１単位未満四捨五入）。

事業所は１級地に所在し１単位単価は11.10円。

費用総額は，26,287単位×11.10円＝**291,785円**（１円未満切り捨て）となる。給付率90％なので，保険請求額は291,785円×90％＝**262,606円**（１円未満切り捨て)，利用者負担は291,785（費用総額）－**262,606**（保険請求額）＝**29,179円**となる。

【明細書㉓：訪問介護】

様式第二（附則第二条関係）

公費負担者番号	
公費受給者番号	

令和	○	年	1	2	月分	
保険者番号	1	1	1	1	1	1

被保険者		
被保険者番号	0 0 0 0 0 0 0 0 0 6	
（フリガナ）	モモイ　ムツコ	
氏名	桃井　六子	
生年月日	1.明治　2.大正　③昭和　6年　6月　6日	性別　1.男　②女
要介護状態区分	要介護１・２・３・④・５	
認定有効期間	令和　△年　10月　1日から	
	令和　×年　9月　30日まで	

請求事業者	
事業所番号	2 0 2 4 0 0 0 0 0 1
事業所名称	HF訪問福祉事業所
所在地	〒　　－
連絡先	電話番号

居宅サービス計画			
①．居宅介護支援事業者作成　２．被保険者自己作成			
事業所番号	2 0 2 4 0 0 0 0 0 0	事業所名称	MG介護支援事業所

開始年月日	令和　年　月　日	中止年月日	令和　年　月　日
中止理由	1．非該当　3．医療機関入院　4．死亡　5．その他　6．介護老人福祉施設入所　7．介護老人保健施設入所　8．介護療養型医療施設入院　9．介護医療院入所		

給付費明細欄

サービス内容	サービスコード	単位数	回数	サービス単位数	公費分回数	公費対象単位数	摘要
身体３・Ⅰ	112097	680	4	2720			
緊急時訪問介護加算	114000	100	1	100			
訪問介護処遇改善加算Ⅱ	116274	318	1	632			

給付費明細欄（住所地特例対象者）

サービス内容	サービスコード	単位数	回数	サービス単位数	公費分回数	公費対象単位数	施設所在保険者番号	摘要

請求額集計欄

①サービス種類コード／②名称	11　訪問介護				
③サービス実日数	4日	日	日	日	
④計画単位数	2820				
⑤限度額管理対象単位数	2820				
⑥限度額管理対象外単位数	632				給付率（／100）
⑦給付単位数（④⑤のうち少ない数）＋⑥	3452				保険　90
⑧公費分単位数					公費
⑨単位数単価	11.05 円／単位	円／単位	円／単位	円／単位	合計
⑩保険請求額	34329				34329
⑪利用者負担額	3815				3815
⑫公費請求額					
⑬公費分本人負担					

社会福祉法人等による軽減欄				
軽減率　． %	受領すべき利用者負担の総額（円）	軽減額（円）	軽減後利用者負担額（円）	備考

枚中　枚目

【明細書㉔：居宅療養管理指導】

様式第二（附則第二条関係）

公費負担者番号	
公費受給者番号	

令和 ○ 年 1 2 月分	
保険者番号	1 1 1 1 1 1

被保険者		
被保険者番号	0 0 0 0 0 0 0 0 0 6	
（フリガナ）	モモイ ムツコ	
氏名	桃井 六子	
生年月日	1.明治 2.大正 ③.昭和 6 年 6 月 6 日	性別 1.男 ②.女
要介護状態区分	要介護1・2・3・④・5	
認定有効期間	令和 △ 年 1 0 月 1 日から	
	令和 × 年 9 月 3 0 日まで	

請求事業者	
事業所番号	2 0 2 4 0 0 0 0 0 2
事業所名称	IK医療機関事業所
所在地	〒 ―
連絡先	電話番号

居宅サービス計画	①. 居宅介護支援事業者作成　2. 被保険者自己作成		
事業所番号	2 0 2 4 0 0 0 0 0 0	事業所名称	MG介護支援事業所

開始年月日	令和 年 月 日	中止年月日	令和 年 月 日
中止理由	1. 非該当 3. 医療機関入院 4. 死亡 5. その他 6. 介護老人福祉施設入所 7. 介護老人保健施設入所 8. 介護療養型医療施設入院 9.介護医療院入所		

給付費明細欄

サービス内容	サービスコード	単位数	回数	サービス単位数	公費分回数	公費対象単位数	摘要
医師居宅療養管理指導Ⅰ1	3 1 1 1 1 1	5 1 5	2	1 0 3 0			6,20

給付費明細欄（住所地特例対象者）

サービス内容	サービスコード	単位数	回数	サービス単位数	公費分回数	公費対象単位数	施設所在保険者番号	摘要

請求額集計欄

①サービス種類コード／②名称	3 1 居宅療養管理指導				
③サービス実日数	2 日	日	日	日	
④計画単位数					
⑤限度額管理対象単位数					
⑥限度額管理対象外単位数					給付率（／100）
⑦給付単位数（④⑤のうち少ない数）＋⑥	1 0 3 0				保険 9 0
⑧公費分単位数					公費
⑨単位数単価	1 0.0 0 円／単位	. 円／単位	. 円／単位	. 円／単位	合計
⑩保険請求額	9 2 7 0				9 2 7 0
⑪利用者負担額	1 0 3 0				1 0 3 0
⑫公費請求額					
⑬公費分本人負担					

社会福祉法人等による軽減欄	軽減率 . %	受領すべき利用者負担の総額（円）	軽減額（円）	軽減後利用者負担額（円）	備考

枚中　枚目

【明細書㉕：訪問看護】

様式第二（附則第二条関係）

公費負担者番号	
公費受給者番号	

令和	○ 年 12 月分
保険者番号	111111

被保険者		
被保険者番号	0000000006	
（フリガナ）	モモイ　ムツコ	
氏名	桃井　六子	
生年月日	1.明治 2.大正 ③.昭和　6年 6月 6日	性別　1.男 ②.女
要介護状態区分	要介護１・２・３・④・５	
認定有効期間	令和 △ 年 10 月 1 日から	
	令和 × 年 9 月 30 日まで	

請求事業者	
事業所番号	2024000006
事業所名称	NS訪看ステーション
所在地	〒　　　－
連絡先	電話番号

居宅サービス計画			
①. 居宅介護支援事業者作成　　2. 被保険者自己作成			
事業所番号	2024000000	事業所名称	MG介護支援事業所

開始年月日	令和　年　月　日	中止年月日	令和　年　月　日
中止理由	1. 非該当 3. 医療機関入院 4. 死亡 5. その他 6. 介護老人福祉施設入所 7. 介護老人保健施設入所 8. 介護療養型医療施設入所 9. 介護医療院入所		

給付費明細欄

サービス内容	サービスコード	単位数	回数	サービス単位数	公費分回数	公費対象単位数	摘要
訪看Ⅰ３	131211	823	3	2469			
訪問看護介護連携強化加算	134004	250	1	250			3,6,10
訪問看護体制強化加算Ⅱ	134005	200	1	200			

給付費明細欄（住所地特例対象者）

サービス内容	サービスコード	単位数	回数	サービス単位数	公費分回数	公費対象単位数	施設所在保険者番号	摘要

請求額集計欄

①サービス種類コード／②名称	13 訪問看護			
③サービス実日数	3 日	日	日	日
④計画単位数	2919			
⑤限度額管理対象単位数	2919			
⑥限度額管理対象外単位数				
⑦給付単位数（④⑤のうち少ない数）＋⑥	2919			
⑧公費分単位数				
⑨単位数単価	11▲05 円／単位	▲ 円／単位	▲ 円／単位	▲ 円／単位
⑩保険請求額	29028			
⑪利用者負担額	3226			
⑫公費請求額				
⑬公費分本人負担				

給付率（／100）	
保険	90
公費	
合計	
	29028
	3226

社会福祉法人等による軽減欄

軽減率	受領すべき利用者負担の総額（円）	軽減額（円）	軽減後利用者負担額（円）	備考
▲ %				

枚中	枚目

【明細書㉖：看護小規模多機能型居宅介護】

様式第二（附則第二条関係）

公費負担者番号	
公費受給者番号	

令和	○	年	12	月分
保険者番号	111111			

被保険者		
	被保険者番号	0000000006
	（フリガナ）	モモイ ムツコ
	氏名	桃井 六子
	生年月日	1.明治 2.大正 ③昭和 6年 6月 6日
	性別	1.男 ②女
	要介護状態区分	要介護1・2・3・④・5
	認定有効期間	令和 △年 10月 1日から
		令和 ×年 9月 30日まで

請求事業者		
	事業所番号	2024000011
	事業所名称	KT看多機事業所
	所在地	〒 ―
	連絡先	電話番号

居宅サービス計画	①. 居宅介護支援事業者作成　2. 被保険者自己作成		
	事業所番号 2024000000	事業所名称	MG介護支援事業所

開始年月日	令和 年 月 日	中止年月日	令和 年 月 日
中止理由	1. 非該当 3. 医療機関入院 4. 死亡 5. その他 6. 介護老人福祉施設入所 7. 介護老人保健施設入所 8. 介護療養型医療施設入院 9.介護医療院入所		

給付費明細欄

サービス内容	サービスコード	単位数	回数	サービス単位数	公費分回数	公費対象単位数	摘要
看護小規模14・日割	771142	913	18	16434			06061004
看護小規模緊急時対応加算	773100		1	774			
看護小規模特別管理加算Ⅱ	774001		1	250			
看護小規模訪問体制強化加算	774005		1	1000			
看護小規模総合マネジメント加算Ⅱ	774010		1	800			
看護小規模ターミナルケア加算	776100		1	2500			20211228
看護小規模サービス提供体制加算Ⅱ	776111		1	640			
看護小規模処遇改善加算Ⅱ	776112		1	3349			
看護小規模初期加算	776300	30	18	540			

給付費明細欄（住所地特例対象者）

サービス内容	サービスコード	単位数	回数	サービス単位数	公費分回数	公費対象単位数	施設所在保険者番号	摘要

請求額集計欄

①サービス種類コード／②名称	77 複合型サービス（看護小規模多機能型居宅介護・短期利用以外）				
③サービス実日数	18 日	日	日	日	
④計画単位数	16974				
⑤限度額管理対象単位数	16974				
⑥限度額管理対象外単位数	9313				給付率（／100）
⑦給付単位数（④⑤のうち少ない数）＋⑥	26287				保険 90
⑧公費分単位数					公費
⑨単位数単価	11▲10 円／単位	▲ 円／単位	▲ 円／単位	▲ 円／単位	合計
⑩保険請求額	262606				262596
⑪利用者負担額	29179				29179
⑫公費請求額					
⑬公費分本人負担					

社会福祉法人等による軽減欄

軽減率	受領すべき利用者負担の総額（円）	軽減額（円）	軽減後利用者負担額（円）	備考
▲ %				

| 枚中 | 枚目 |

事例 8 ：介護予防サービス①

予防訪問看護，総合事業訪問型サービス

【訪問看護，訪問介護，福祉用具貸与】

ケアプラン

【利用者】支援一郎　**【要介護状態区分】**要支援 2　**【支給限度額】**10，531単位
【ケアプラン作成】CM 居宅介護支援
【サービス内容】

サービス	事業所	内容	単位数	回数	小計
予防訪問看護	NS 訪問看護	理学療法士，作業療法士又は言語聴覚士による訪問看護の場合	284	20	5680
総合事業訪問型サービス	H 訪問介護	訪問型サービス A による提供が行われた場合	316	5	1580
福祉用具	Y 福祉用具	予防手すり貸与	308		308
		予防歩行補助つえ貸与	100		100

合計単位数	7，668

【事業所】
NS 訪問看護（1 級地）
H 訪問介護（1 級地）
Y 福祉用具（1 級地）

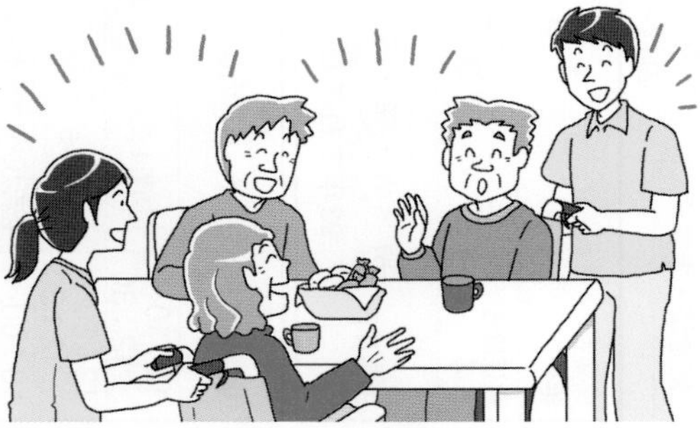

予防

算定事例

認定済・申請中　　令和○年７月 分

サービス提供票

（担当する地域包括支援センター名：地域包括支援センター）

居宅介護支援事業所→利用者

保険者番号	1 1 1 1 1 1	保険者名	医学市	居宅介護支援事業者事業所名 担当者名（TEL）	CM居宅介護支援	作成年月日	令和 ○年 6 月 17日	
被保険者番号	5 5 5 5 5 5 5 5 5 5	フリガナ 被保険者氏名	支援《シエン》　一郎《イチロウ》　様	保険者確認印		届出年月日	年　月　日	
生年月日	明・大・(昭)・平 23年７月７日	性別 (男)・女	要支援状態区分 要支援　2	区分支給限度基準額	10,531 単位／月	限度額適用期間	令和 ○ 年 １２ 月から 令和 × 年 １１ 月まで	前月までの短期入所利用日数 0 日

提供時間帯	サービス内容	サービス事業者事業所名	日付	1	2	3	4	5	6	7	8	9	10	11	12	13	14	15	16	17	18	19	20	21	22	23	24	25	26	27	28	29	30	31	合計回数
			曜日	水	木	金	土	(日)	月	火	水	木	金	土	(日)	月	火	水	木	金	土	(日)	(月)	火	水	木	金	土	(日)	月	火	水	木	金	
12：10〜12：30	予防看Ｉ5	NS訪問看護	予定			1							1							1							1							1	5
			実績																																
12：30〜12：50	予防看Ｉ5	NS訪問看護	予定			1							1							1							1							1	5
			実績																																
13：00〜13：45	生活力アップサポート（90）	H訪問介護事業所	予定			1							1							1							1							1	5
			実績																																
13：40〜14：00	予防看Ｉ5	NS訪問看護	予定	1							1							1							1							1			5
			実績																																
14：00〜14：20	予防看Ｉ5	NS訪問看護	予定	1							1							1							1							1			5
			実績																																
	予防手すり貸与	Y福祉用具	予定	1	1	1	1	1	1	1	1	1	1	1	1	1	1	1	1	1	1	1	1	1	1	1	1	1	1	1	1	1	1	1	31
			実績																																
	予防歩行補助つえ貸与	Y福祉用具	予定	1	1	1	1	1	1	1	1	1	1	1	1	1	1	1	1	1	1	1	1	1	1	1	1	1	1	1	1	1	1	1	31
			実績																																
			予定																																
			実績																																
			予定																																
			実績																																
			予定																																
			実績																																
			予定																																
			実績																																
			予定																																
			実績																																
			予定																																
			実績																																
			予定																																
			実績																																
			予定																																
			実績																																

令和○年７月サービス提供票別表

作成年月日：令和○年６月17日

区分支給限度管理・利用者負担計算

被保険者番号：5555555555　　利用者：　支援　一郎　様

事業所名	事業所番号	サービス内容／種類	サービスコード	単位	割引適用後 率(%)	割引適用後 単位数	回数	サービス単位/金額	種類支給限度基準内単位数	種類支給限度基準を超える単位数	区分支給限度基準内単位数	単位数単価	費用総額保険/事業対象分	給付率(%)	保険/事業費請求額	利用者負担(保険対象分)	利用者負担(全額負担分)
NS訪問看護	2024000003	予防看Ｉ5	631501	284			20	5680			5680	11.40	64,752	90	58,276	6,476	
		（予防訪問看護合計）															
H訪問介護事業所	2024000001	●●サポート	A31101	316			5	1580			1580	11.40	18,012	90	16,210	1,802	
		（総合事業訪問介護合計）															
Y福祉用具	2024000003	予防手すり貸与	671007	308				308									
Y福祉用具	2024000003	予防歩行補助つえ貸与	671010	100				100									
		（予福祉用具介護合計）						（408）			408	10.00	4,080	90	3,682	408	
			区分支給限度基準額（単位）		10531		合計	7668			7668						

種類別支給限度管理

サービス種類	種類支給限度基準額／（単位）	合計単位数	種類支給限度基準を超える単位数	サービス種類	種類支給限度基準額／（単位）	合計単位数	種類支給限度基準を超える単位数
介護予防訪問介護				介護予防通所リハビリテーション		0	
介護予防訪問入浴				介護予防福祉用具貸与			
介護予防訪問看護		0		介護予防短期入所生活介護			
介護予防訪問リハビリテーション				介護予防短期入所療養介護			
介護予防通所介護		0		合　計			

要介護認定期間中の短期入所利用日数

前月までの利用日数	当月の計画利用日数	累積利用日数

請求額の計算

保険請求分	公費請求額	社会福祉法人等による利用者負担の減免	利用者請求額

介護報酬の算定

介護予防訪問看護　NS 訪問看護

【明細書㉗】

理学療法士，作業療法士または言語聴覚士が提供する場合のサービス提供であり，１回当たりの単価は284単位。284単位×20回＝**5,680単位**。

事業所は１級地に所在し，１単位単価は11.4円。総費用額は5,680単位×11.4円＝**64,752円**（円換算で端数処理が発生した場合は１円未満を切り捨てる)。給付率は90％であり，保険請求額は64,752円×90％＝**58,276円**（１円未満切捨て)。利用者負担（１割）は64,752－58,276＝**6,476円**となる。

総合事業　訪問型サービスA　H 訪問介護

【明細書㉘】

訪問型サービスＡは，基準緩和により提供されることになった訪問型サービスで，主に生活援助として，調理，掃除等やその一部介助，ゴミの分別やゴミ出し，重い物の買い物代行や同行など，日常生活に対する援助を行います。料金は，国が示す単価（包括報酬）を下回る単価で市町村が設定します。

また，処遇改善加算をはじめとする手当は，基本報酬に含む場合と，別で加算として用意されている場合があります。事例の場合は処遇改善加算を含む基本報酬とされていますので，１回当たりの単位数は316単位×５回＝**1,580単位**。

事業所は１級地に所在し，１単位単価は11.4円。総費用額は1,580単位×11.4円＝**18,012円**（円換算で端数処理が発生した場合は１円未満を切り捨てる)。給付率は90％であり，保険請求額は18,012円×90％＝**16,210円**（１円未満切捨て)。利用者負担（１割）は18,012－16,210＝**1,802円**となります。

福祉用具　Y 福祉用具

【明細書㉙】

予防手すり貸与308単位，予防歩行補助つえ貸与100単位，合計で408単位。408単位×10.00円＝**4,080円**となります。給付率は90％なので，保険請求額は4,080円×90％＝**3,672円**（円の端数処理は１円未満切り捨て)。利用者負担（１割）は4,080－3,672＝**408円**。

【明細書㉗】

様式第二の二（附則第二条関係）

介護予防サービス・地域密着型介護予防サービス介護給付費明細書
（介護予防訪問入浴介護・介護予防訪問看護・介護予防訪問リハ・介護予防居宅療養管理指導・介護予防通所リハ・介護予防福祉用具貸与・介護予防認知症対応型通所介護・介護予防小規模多機能型居宅介護（短期利用以外）・介護予防小規模多機能型居宅介護（短期利用））

公費負担者番号	
公費受給者番号	

令和　○　年　7　月分	
保険者番号	1 1 1 1 1 1

被保険者		
被保険者番号	5 5 5 5 5 5 5 5 5 5	
（フリガナ）	シエン　イチロウ	
氏名	支援　一郎	
生年月日	1.明治　2.大正　③.昭和　2 3 年　7 月　7 日	性別　①.男　2.女
要介護状態区分	要支援１・要支援②	
認定有効期間	令和　○　年　1 1 月　1 日から	
	令和　×　年　1 0 月　3 0 日まで	

請求事業者	
事業所番号	2 0 2 4 0 0 0 0 0 3
事業所名称	NS 訪問看護
所在地	〒　—
連絡先	電話番号

介護予防サービス計画			
2．被保険者自己作成　③．介護予防支援事業者作成			
事業所番号	2 0 2 4 2 0 2 0 2 4	事業所名称	CM 居宅介護支援

開始年月日	1.平成 2.令和　年　月　日	中止年月日	令和　年　月　日
中止理由	1．非該当　3．医療機関入院　4．死亡　5．その他　6．介護老人福祉施設入所　7．介護老人保健施設入所　8．介護療養型医療施設入院　9．介護医療院入所		

給付費明細欄

サービス内容	サービスコード	単位数	回数	サービス単位数	公費分回数	公費対象単位数	摘要
予訪看Ｉ５	6 3 1 5 0 1	2 8 4	2 0	5 6 8 0			

給付費明細欄（住所地特例対象者）

サービス内容	サービスコード	単位数	回数	サービス単位数	公費分回数	公費対象単位数	施設所在保険者番号	摘要

請求額集計欄

①サービス種類コード／②名称	6 3				
③サービス実日数	2 0 日	日	日	日	
④計画単位数	5 6 8 0				
⑤限度額管理対象単位数	5 6 8 0				
⑥限度額管理対象外単位数					給付率（／100）
⑦給付単位数（④⑤のうち少ない数）＋⑥	5 6 8 0				保険　9 0
⑧公費分単位数					公費
⑨単位数単価	1 1▲4 0 円／単位	▲　円／単位	▲　円／単位	▲　円／単位	合計
⑩保険請求額	5 8 2 7 6				5 8 2 7 6
⑪利用者負担額	6 4 7 6				6 4 7 6
⑫公費請求額					
⑬公費分本人負担					

社会福祉法人等による軽減欄

軽減率	受領すべき利用者負担の総額（円）	軽減額（円）	軽減後利用者負担額（円）	備考
▲　%				

枚中　枚目

【明細書㉘】

様式第二の三（附則第二条関係）

介護予防・日常生活支援総合事業費明細書
（訪問型サービス費・通所型サービス費・その他の生活支援サービス費）

公費負担者番号	
公費受給者番号	

令和	○ 年 7 月分
保険者番号	1 1 1 1 1 1

被保険者	被保険者番号	5 5 5 5 5 5 5 5 5 5
	（フリガナ）	シエン　イチロウ
	氏名	支援　一郎
	生年月日	1.明治　2.大正　③昭和　23年 7月 7日
	性別	①男　2.女
	要介護状態区分	要支援１・要支援②
	認定有効期間	令和 ○年 11月 1日から
		令和 ×年 10月 30日まで

請求事業者	事業所番号	2 0 2 4 0 0 0 0 0 1
	事業所名称	H 訪問介護
	所在地	〒　－
	連絡先	電話番号

介護予防サービス計画	2．被保険者自己作成　③．介護予防支援事業者作成			
	事業所番号	2 0 2 4 2 0 2 0 2 4	事業所名称	CM 居宅介護支援

開始年月日	1.平成 2.令和　年　月　日	中止年月日	令和　年　月　日

給付費明細欄

サービス内容	サービスコード	単位数	回数	サービス単位数	公費分回数	公費対象単位数	摘要
生活力アップサポート(90)	A31101	316	5	1580			

給付費明細欄（住所地特例対象者）

サービス内容	サービスコード	単位数	回数	サービス単位数	公費分回数	公費対象単位数	施設所在保険者番号	摘要

請求額集計欄

①サービス種類コード／②名称	A3					
③サービス実日数	5 日	日	日	日	日	
④計画単位数	1580					
⑤限度額管理対象単位数	1580					
⑥限度額管理対象外単位数						
⑦給付単位数（④⑤のうち少ない数）+⑥	1580					
⑧公費分単位数						
⑨単位数単価	11▲40 円／単位	▲ 円／単位	▲ 円／単位	▲ 円／単位	▲ 円／単位	
⑩保険請求額	16210					16210
⑪利用者負担額	1802					1802
⑫公費請求額						
⑬公費分本人負担						

社会福祉法人等による軽減欄	軽減率	受領すべき利用者負担の総額（円）	軽減額（円）	軽減後利用者負担額（円）	備考
	▲ %				

枚中　枚目

【明細書㉙】

様式第二の二（附則第二条関係）

介護予防サービス・地域密着型介護予防サービス介護給付費明細書

（介護予防訪問入浴介護・介護予防訪問看護・介護予防訪問リハ・介護予防居宅療養管理指導・介護予防通所リハ・介護予防福祉用具貸与・介護予防認知症対応型通所介護・介護予防小規模多機能型居宅介護（短期利用以外）・介護予防小規模多機能型居宅介護（短期利用））

公費負担者番号									
公費受給者番号									

令和		○	年		7	月分	
保険者番号	1	1	1	1	1	1	

被保険者		
被保険者番号	5 5 5 5 5 5 5 5 5 5	
（フリガナ）	シエン　イチロウ	
氏名	支援　一郎	
生年月日	1.明治　2.大正　③.昭和　2 3 年 7 月 7 日	性別　①.男　2.女
要介護状態区分	要支援1・要支援②	
認定有効期間	令和 ○ 年 1 1 月 1 日から	
	令和 × 年 1 0 月 3 0 日まで	

請求事業者	
事業所番号	2 0 2 4 0 0 0 0 0 3
事業所名称	Y福祉用具
所在地	〒　—
連絡先	電話番号

介護予防サービス計画			
2．被保険者自己作成　③．介護予防支援事業者作成			
事業所番号	2 0 2 4 2 0 2 0 2 4	事業所名称	CM居宅介護支援

開始年月日	1.平成 2.令和	年	月	日	中止年月日	令和	年	月	日
中止理由	1. 非該当　3. 医療機関入院　4. 死亡　5. その他　6. 介護老人福祉施設入所　7. 介護老人保健施設入所　8. 介護療養型医療施設入院　9. 介護医療院入所								

給付費明細欄

サービス内容	サービスコード	単位数	回数	サービス単位数	公費分回数	公費対象単位数	摘要
予防手すり貸与	671007	308		308			
予防歩行補助つえ貸与	671010	100		100			

給付費明細欄（住所地特例対象者）

サービス内容	サービスコード	単位数	回数	サービス単位数	公費分回数	公費対象単位数	施設所在保険者番号	摘要

請求額集計欄

①サービス種類コード／②名称	67				
③サービス実日数	31 日	日	日	日	
④計画単位数	408				
⑤限度額管理対象単位数	408				
⑥限度額管理対象外単位数					給付率（／100）
⑦給付単位数（④⑤のうち少ない数）＋⑥	408				保険　90
⑧公費分単位数					公費
⑨単位数単価	10.00 円／単位	円／単位	円／単位	円／単位	合計
⑩保険請求額	3672				3672
⑪利用者負担額	408				408
⑫公費請求額					
⑬公費分本人負担					

社会福祉法人等による軽減欄	軽減率	受領すべき利用者負担の総額（円）	軽減額（円）	軽減後利用者負担額（円）	備考
	％				

	枚中		枚目

事例 9 ：介護予防サービス②

包括評価，公費負担（更生医療，本人負担あり）

【介護予防訪問入浴介護，介護予防通所リハビリテーション】

ケアプラン

【利用者】水谷 十恵　**【要介護状態区分】**要支援 2　**【支給限度額】**10,531単位
【公費】更生医療（本人負担あり）
【ケアプラン作成】MG 介護支援事業所
【サービス内容】

サービス	事業所	内容	単位数	回数	小計
介護予防訪問入浴介護	HF 訪問福祉事業所	週 1 回利用	856	4	3424
		サービス提供体制強化加算（Ⅰ）	44	4	(176)
		介護職員等処遇改善加算（Ⅱ）			(338)
介護予防通所リハビリテーション	IK 医療機関事業所	週 2 回利用	4228	1	4228
		生活行為向上リハビリテーション実施加算（6 月以内）	562	1	562
		サービス提供体制強化加算（Ⅰ）	176	1	(176)
		介護職員等処遇改善加算（Ⅲ）			(328)

合計単位数	**9,232**
区分支給限度基準内単位数	**8,214**

※（　）区分支給限度基準外単位数

【事業所】
HF 訪問福祉事業所　（3 級地）
IK 医療機関事業所　（その他地域）

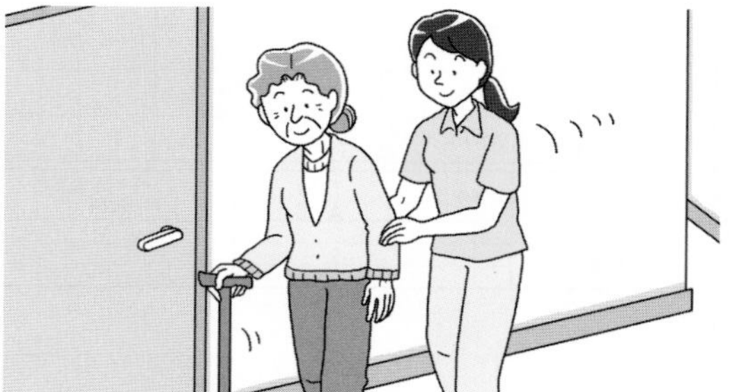

認定済・申請中　　令和○年12月 分

サービス提供票

居宅介護支援事業所→サービス事業所

保険者番号	1 1 1 1 1 1	保険者名	医学市	居宅介護支援事業者事業所名 担当者名（TEL）	MG介護支援事業所	作成年月日	令和 ○年 ○月 ○日
被保険者番号	0 0 0 0 0 0 0 0 1 0	フリガナ 被保険者氏名	水谷《ミズタニ》 十恵《ジュウエ》 様	保険者確認印		届出年月日	年 月 日
生年月日	明・大・㊐昭・平 10年10月10日	性別 男・㊛女	要介護状態区分 要支援 2	区分支給限度基準額	10,531 単位／月	限度額適用期間	令和 ○ 年 1 月から 令和 ○ 年 12 月まで
利用者確認		前月までの短期入所利用日数	0 日				

月間サービス計画及び実績の記録

提供時間帯	サービス内容	サービス事業者事業所名	日付	1	2	3	4	5	6	7	8	9	10	11	12	13	14	15	16	17	18	19	20	21	22	23	24	25	26	27	28	29	30	31	合計回数
			曜日	水	木	金	土	㊐	月	火	水	木	金	土	㊐	月	火	水	木	金	土	㊐	月	火	水	木	金	土	㊐	㊊	火	水	木	金	
10：00～10：59	予防訪問入浴	HF 訪問福祉事業所	予定								1							1							1							1			4
			実績																																
	予訪問入浴サービス提供体制加算Ⅰ	HF 訪問福祉事業所	予定								1							1							1							1			4
			実績																																
	予防訪問入浴処遇改善加算Ⅱ	HF 訪問福祉事業所	予定								1																								1
			実績																																
10：30～12：30	予防通所リハビリ12	IK 医療機関事業所	予定			1				1			1				1			1				1			1				1				8
			実績																																
	予通リハサービス提供体制加算Ⅰ2	IK 医療機関事業所	予定			1																													1
			実績																																
	予防通所リハ生活	IK 医療機関事業所	予定			1																													1
			実績																																
	行為向上リハ加算	IK 医療機関事業所	予定			1																													1
			実績																																
	予防通所リハ処遇改善加算Ⅲ	IK 医療機関事業所	予定																																
			実績																																
			予定																																
			実績																																
			予定																																
			実績																																
			予定																																
			実績																																
			予定																																
			実績																																
			予定																																
			実績																																
			予定																																
			実績																																
			予定																																
			実績																																

令和○年12月サービス提供票別表

居宅介護支援事業所→サービス事業所

区分支給限度管理・利用者負担計算

被保険者番号：0000000010　利用者：　水谷　十恵　様

事業所名	事業所番号	サービス内容／種類	サービスコード	単位	割引適用後 率(%)	割引適用後 単位数	回数	サービス単位/金額	給付管理単位数	種類支給限度基準内単位数	区分支給限度基準を超える単位数	区分支給限度基準内単位数	単位数単価	費用総額保険/事業対象分	給付率(%)	保険/事業費請求額	定額利用者負担単価金額	利用者負担(保険/事業対象分)	利用者負担(全額負担分)
HF 訪問福祉事業所	2024000001	予防訪問入浴	621111	856			4	3424	3424										
HF 訪問福祉事業所	2024000001	予訪問入浴サービス提供体制加算Ⅰ	626099	44			4	(176)											
HF 訪問福祉事業所	2024000001	予防訪問入浴処遇改善加算Ⅱ	626105				1	(338)											
		(介護予防訪問入浴介護)						(3938)	(3424)			3424	11.05	43,514	90	39,162		4,352	
IK 医療機関事業所	2024000002	予防通所リハビリ12	661121	4228			1	4228	4228										
IK 医療機関事業所	2024000002	予通リハサービス提供体制加算Ⅰ2	666099	176			1	(176)											
IK 医療機関事業所	2024000002	予防通所リハ生活行為向上リハ加算	666257	562			1	562	562										
IK 医療機関事業所	2024000002	予防通所リハ処遇改善加算Ⅲ	666111				1	(328)											
		(介護予防通所リハビリテーション)						(5294)	(4790)			4790	10.00	52,940	90	47,646		5,294	
			区分支給限度基準額(単位)	10531			合計	9232	8214		0	8214		96,454		86,808		9,646	0

種類別支給限度管理

サービス種類	種類支給限度基準額／(単位)	合計単位数	種類支給限度基準を超える単位数	サービス種類	種類支給限度基準額／(単位)	合計単位数	種類支給限度基準を超える単位数
				合計			

要介護認定期間中の短期入所利用日数

前月までの利用日数	当月の計画利用日数	累積利用日数
0	0	0

請求額の計算

保険請求分	公費請求額	社会福祉法人等による利用者負担の減免	利用者請求額
96,454	2,794	0	6,852

介護報酬の算定

介護予防訪問入浴介護　HF 訪問福祉事業所

【明細書㉚】

週１回の介護予防訪問入浴介護で，１回あたりの単価は856単位。計４回の実施で856単位×４回＝**3,424単位**。

○**サービス提供体制強化加算**は，要件（Ⅰ）にあてはまり１回あたり44単位なので44単位×４回＝**176単位**。

○**介護職員等処遇改善加算**は，総単位数にサービス種類別の加算率および要件別の係数を乗じた単位数。要件（Ⅱ）であり，(3,424＋176) 単位×加算率94／1000＝**338単位**（１単位未満四捨五入）。

事業所は３級地に所在し１単位単価は11.05円。

費用総額は，3,938単位×11.05円＝**43,514円**（１円未満切り捨て）となる。

利用者は，更生医療の対象者であるが，介護予防訪問入浴介護は給付対象ではないので，保険請求，利用者負担とも通常の取扱いとなる。給付率90％なので保険請求額は43,514円×90％＝**39,162円**（１円未満切り捨て），利用者負担は43,514（費用総額）－39,162（保険請求額）＝**4,352円**となる。

介護予防通所リハビリ　IK 医療機関事業所

【明細書㉛】

要支援２の１月あたりの単価は**4,228単位**。

○**生活行為向上リハビリテーション実施加算**は，利用開始月より６カ月以内として１月あたり**562単位**。

○**サービス提供体制強化加算**は，要件（Ⅰ・要支援２）にあてはまり１月あたり**176単位**。

○**介護職員等処遇改善加算**は，要件（Ⅲ）であり，(4,228＋562＋176) 単位×加算率66／1000＝**328単位**（１単位未満四捨五入）。

事業所はその他地域に所在し１単位単価は10.00円。

費用総額は，5,294単位×10.00円＝**52,940円**（１円未満切り捨て）となる。

利用者は障害者自立支援法「更生医療」の対象者であり利用者負担部分は公費負担の対象となる（制度上の本人負担がある場合あり）。

本事例では，介護保険で90％を給付，次に給付率100％の更生医療で残りの10％が給付される。なお，本事例の利用者は「更生医療」における本人負担額の設定がある（2,500円／月）。

保険請求額（介護保険給付部分）は，52,940円×90％＝**47,646円**（１円未満切り捨て），給付率100％の更生医療部分は，優先給付される介護保険給付90％を除いた10％となり，52,940円－47,646円＝**5,294円**となる。

利用者は公費制度上の本人負担額が１月2,500円あるので，5,294円のうち2,500円が本人負担，残りの**2,794円**は公費請求となる。

【明細書㉚：介護予防訪問入浴介護】

様式第二の二（附則第二条関係）

介護予防サービス・地域密着型介護予防サービス介護給付費明細書
（介護予防訪問入浴介護・介護予防訪問看護・介護予防訪問リハ・介護予防居宅療養管理指導・介護予防通所リハ・介護予防福祉用具貸与・介護予防認知症対応型通所介護・介護予防小規模多機能型居宅介護（短期利用以外）・介護予防小規模多機能型居宅介護（短期利用））

公費負担者番号	
公費受給者番号	

令和 ○ 年 12 月分	
保険者番号	111111

被保険者	
被保険者番号	0000000010
（フリガナ）	ミズタニ　ジュウエ
氏名	水谷　十恵
生年月日	1.明治 2.大正 ③昭和　10年10月10日
性別	1.男 ②女
要介護状態区分	要支援1・要支援②2
認定有効期間	令和 ○ 年 1 月 1 日から 令和 ○ 年 12 月 31 日まで

請求事業者	
事業所番号	2024000001
事業所名称	HF訪問福祉事業所
所在地	〒　—
連絡先	電話番号

居宅サービス計画	
	①. 居宅介護支援事業者作成　2. 被保険者自己作成
事業所番号	2024000000
事業所名称	MG介護支援事業所

開始年月日	令和　年　月　日	中止年月日	令和　年　月　日
中止理由	1. 非該当 3. 医療機関入院 4. 死亡 5. その他 6. 介護老人福祉施設入所 7. 介護老人保健施設入所 8. 介護療養型医療施設入院 9. 介護医療院入所		

給付費明細欄

サービス内容	サービスコード	単位数	回数	サービス単位数	公費分回数	公費対象単位数	摘要
予防訪問入浴	621111	856	4	3424			
予訪問入浴サービス提供体制加算Ⅰ	626099	44	4	176			
予防訪問入浴処遇改善加算Ⅱ	626105	338	1	338			

給付費明細欄（住所地特例対象者）

サービス内容	サービスコード	単位数	回数	サービス単位数	公費分回数	公費対象単位数	施設所在保険者番号	摘要

請求額集計欄

①サービス種類コード／②名称	62 介護予防訪問入浴介護				
③サービス実日数	4 日	日	日	日	
④計画単位数	3424				
⑤限度額管理対象単位数	3424				
⑥限度額管理対象外単位数	514				給付率（／100）
⑦給付単位数（④⑤のうち少ない数）＋⑥	3938				保険 90
⑧公費分単位数					公費
⑨単位数単価	11▲05 円／単位	▲ 円／単位	▲ 円／単位	▲ 円／単位	合計
⑩保険請求額	39162				39162
⑪利用者負担額	4352				4352
⑫公費請求額					
⑬公費分本人負担					

社会福祉法人等による軽減欄	軽減率 ▲ %	受領すべき利用者負担の総額（円）	軽減額（円）	軽減後利用者負担額（円）	備考

枚中　枚目

【明細書㉛：介護予防通所リハビリテーション】

様式第二の二（附則第二条関係）

介護予防サービス・地域密着型介護予防サービス介護給付費明細書
（介護予防訪問入浴介護・介護予防訪問看護・介護予防訪問リハ・介護予防居宅療養管理指導・介護予防通所リハ・介護予防福祉用具貸与・介護予防認知症対応型通所介護・介護予防小規模多機能型居宅介護（短期利用以外）・介護予防小規模多機能型居宅介護（短期利用））

公費負担者番号	15000001	令和 ○ 年 12 月分	
公費受給者番号	1500010	保険者番号	111112

被保険者			請求事業者	
被保険者番号	0000000010		事業所番号	2024000002
（フリガナ）	ミズタニ　ジュウエ		事業所名称	IK医療機関事業所
氏名	水谷　十恵		所在地	〒　—
生年月日	1.明治 2.大正 ③昭和　10年10月10日	性別 1.男 ②女		
要介護状態区分	要支援１・要支援２			
認定有効期間	令和 ○ 年 1 月 1 日から		連絡先	電話番号
	令和 ○ 年 12 月 31 日まで			

居宅サービス計画	①. 居宅介護支援事業者作成　2. 被保険者自己作成			
	事業所番号	2024000000	事業所名称	MG介護支援事業所

開始年月日	令和　年　月　日	中止年月日	令和　年　月　日
中止理由	1. 非該当　3. 医療機関入院　4. 死亡　5. その他　6. 介護老人福祉施設入所　7. 介護老人保健施設入所　8. 介護療養型医療施設入院　9. 介護医療院入所		

給付費明細欄

サービス内容	サービスコード	単位数	回数	サービス単位数	公費分回数	公費対象単位数	摘要
予防通所リハビリ12	661121	4228	1	4228	1	4228	
予通リハサービス提供体制加算Ⅰ2	666099	176	1	176	1	176	
予防通所リハ処遇改善加算Ⅲ	666111	328	1	328	1	328	
予防通所リハ生活行為向上リハ加算	666257	562	1	562	1	562	

給付費明細欄（住所地特例対象者）

サービス内容	サービスコード	単位数	回数	サービス単位数	公費分回数	公費対象単位数	施設所在保険者番号	摘要

請求額集計欄

①サービス種類コード／②名称	66 介護予防通所リハ				
③サービス実日数	8 日	日	日	日	
④計画単位数	4790				
⑤限度額管理対象単位数	4790				
⑥限度額管理対象外単位数	504				給付率（／100）
⑦給付単位数（④⑤のうち少ない数）＋⑥	5294				保険 90
⑧公費分単位数	5294				公費 100
⑨単位数単価	10.00 円／単位	円／単位	円／単位	円／単位	合計
⑩保険請求額	47646				47646
⑪利用者負担額					
⑫公費請求額	2794				2794
⑬公費分本人負担	2500				2500

社会福祉法人等による軽減欄	軽減率 ． %	受領すべき利用者負担の総額（円）	軽減額（円）	軽減後利用者負担額（円）	備考

枚中　枚目

事例10：施設サービス

月途中から介護老人福祉施設入所，補足給付

【介護老人福祉施設（通所介護，短期入所生活介護）】

利用者・施設の概要

【利用者】 橙田八郎　**【要介護状態区分】** 要介護４　**【入所日】** 令和○年11月15日
【利用者負担段階】 第３段階①（負担限度額：居住費1,310円，食費650円）
【施設概要】
◆介護老人福祉施設（特養）：TY 福祉施設　（その他）
◆ユニット型個室，入所定員60人（30または51人以上）
◆職員配置は基準を満たしている。入所者は定員数内，人員配置欠如・利用定員超過はない。

令和○年11月の実績

1）当月10日まで通所介護，11～14日に短期入所したのち，そのまま入所
2）入所期間　11／15～11／30（16日間）
3）外泊　11／27～11／30〔当月４日間，移動日26日，外泊継続（12月２日に帰所予定）〕
4）加算　夜勤職員配置（Ⅱ）ロ，初期，介護職員等処遇改善（Ⅱ），常勤医師配置，夜勤職員配置加算（Ⅱ）ロ，配置医師緊急時対応（深夜２回），褥瘡マネジメント（Ⅰ），排せつ支援（Ⅰ）

ケアプラン　（入所までの期間）

【支給限度額】 30,938単位〔原則，入所期間を除く日数で日割計算した単位数を目安：(30－16)／30日×30,938単位〕
【ケアプラン作成】 MG 介護支援事業所
【サービス内容】

サービス	事業所	内容	単位数	回数	小計
通所介護	TF 通所福祉事業所	大規模Ⅰ，４～５時間，週２回（入所まで）	541	3	1623
		個別機能訓練加算（Ⅰ）イ	56	3	168
		入浴介助加算（Ⅰ）	40	3	120
		中重度者ケア体制加算	45	3	135
		サービス提供体制強化加算（Ⅱ）	18	3	(54)
		介護職員等処遇改善加算（Ⅰ）			(198)
短期入所生活介護	TY 福祉施設	併設型，ユニット型個室，４日利用（そのまま入所）	918	4	3672
		機能訓練指導員配置加算	12	4	48
		夜勤職員配置加算（Ⅱ）	18	4	72
		送迎加算（利用時のみ）	184	1	184
		サービス提供体制強化加算（Ⅰ）	44	4	(176)
		介護職員等処遇改善加算（Ⅱ）			(565)

合計単位数	**7,015**
区分支給限度基準内単位数	**6,079**

※（　）区分支給限度基準外単位数

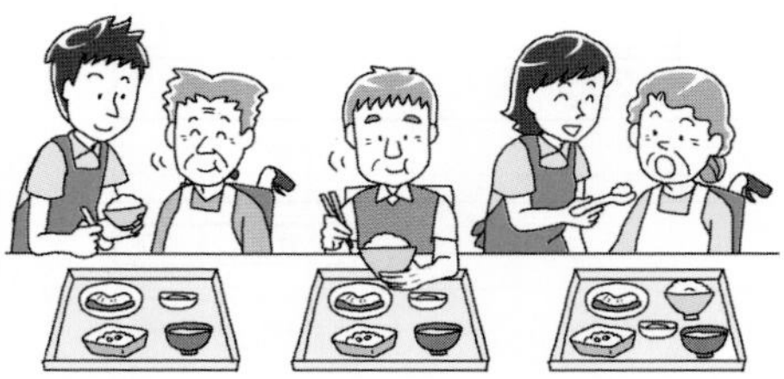

【事業所】
TF 通所福祉事業所　（２級地）
TY 福祉施設　（その他地域）

認定済・申請中　　令和○年11月 分

サービス提供票

居宅介護支援事業所→サービス事業所

保険者番号	1 1 1 1 1 1	保険者名	医学市	居宅介護支援事業者事業所名 担当者名（TEL）	MG介護支援事業所	作成年月日	令和 ○年 ○月 ○日
被保険者番号	0 0 0 0 0 0 0 0 0 8	フリガナ 被保険者氏名	ダイダイタ　ハチロウ 橙田　八郎　様	保険者確認印		届出年月日	年　月　日
生年月日	明・大・㊉昭・平 8年8月8日	性別 男・女（女に○）	要介護状態区分 要介護　4	区分支給限度基準額	30,938 単位／月	限度額適用期間	令和 ○ 年 3 月から 令和 × 年 2 月まで
						前月までの短期入所利用日数	0 日

提供時間帯	サービス内容	サービス事業者事業所名	日付	1	2	3	4	5	6	7	8	9	10	11	12	13	14	15	16	17	18	19	20	21	22	23	24	25	26	27	28	29	30	合計回数
			曜日	月	火	水	木	金	土	㊐	月	火	水	木	金	土	㊐	月	火	水	木	金	土	㊐	㊊	火	水	木	金	土	㊐	㊊	火	
09：30〜14：00	通所介護Ⅱ24	TF 通所福祉事業所	予定	1				1			1																							3
			実績																															
	通所介護個別機能訓練加算Ⅰ1	TF 通所福祉事業所	予定	1				1			1																							3
			実績																															
	通所介護入浴介助加算Ⅰ	TF 通所福祉事業所	予定	1				1			1																							3
			実績																															
	通所介護中重度者ケア体制加算	TF 通所福祉事業所	予定	1				1			1																							3
			実績																															
	通所介護サービス提供体制加算Ⅱ	TF 通所福祉事業所	予定	1				1			1																							3
			実績																															
	通所介護処遇改善加算Ⅰ	TF 通所福祉事業所	予定	1																														1
			実績																															
	併ユ短期生活4	TY 福祉施設	予定											1	1	1	1																	4
			実績																															
	短期生活機能訓練体制加算	TY 福祉施設	予定											1	1	1	1																	4
			実績																															
	短期生活サービス提供体制加算Ⅰ	TY 福祉施設	予定											1	1	1	1																	4
			実績																															
	短期生活夜勤職員配置加算Ⅱ	TY 福祉施設	予定											1	1	1	1																	4
			実績																															
	短期入所生活介護送迎加算	TY 福祉施設	予定											1																				1
			実績																															
	短期生活処遇改善加算Ⅱ	TY 福祉施設	予定											1																				1
			実績																															
			予定																															
			実績																															
			予定																															
			実績																															

月間サービス計画及び実績の記録

施設　算定事例

居宅介護支援事業所→サービス事業所

令和○年11月サービス提供票別表

被保険者番号：0000000008　　利用者：　橙田　八郎　様

区分支給限度管理・利用者負担計算

事業所名	事業所番号	サービス内容／種類	サービスコード	単位数	割引率(%)	適用後単位数	回数	サービス単位/金額	給付管理単位数	種類支給限度基準を超える単位数	種類支給限度基準内単位数	区分支給限度基準を超える単位数	区分支給限度基準内単位数	単位数単価	費用総額保険/事業対象分	給付率(%)	保険/事業費請求額	定額利用者負担単価金額	利用者負担(保険/事業対象分)	利用者負担(全額負担分)
TF 通所福祉事業所	2024000004	通所介護Ⅱ24	153804	541			3	1623	1680											
TF 通所福祉事業所	2024000004	通所介護個別機能訓練加算Ⅰ1	155051	56			3	168	168											
TF 通所福祉事業所	2024000004	通所介護入浴介助加算Ⅰ	155301	40			3	120	120											
TF 通所福祉事業所	2024000004	通所介護中重度者ケア体制加算	155306	45			3	135	135											
TF 通所福祉事業所	2024000004	通所介護サービス提供体制加算Ⅱ	156100	18			3	(54)												
TF 通所福祉事業所	2024000004	通所介護処遇改善加算Ⅰ	156108				1	(198)												
		(通所介護)						(2298)	(2103)				2103	10.72	24,634	90	22,170		2,464	
TY 福祉施設	2024000014	併ユ短期生活4	212441	918			4	3672	3672											
TY 福祉施設	2024000014	短期生活機能訓練体制加算	216004	12			4	48	48											
TY 福祉施設	2024000014	短期生活サービス提供体制加算Ⅰ	216099	44			4	(176)												
TY 福祉施設	2024000014	短期生活夜勤職員配置加算Ⅱ	216119	18			4	72	72											
TY 福祉施設	2024000014	短期入所生活介護送迎加算	219200	184			1	184	184											
TY 福祉施設	2024000014	短期生活処遇改善加算Ⅱ	216107				1	(565)												
		(短期入所生活介護)						(4717)	(3976)				3976	10.00	47,170	90	42,453		4,717	
			区分支給限度基準額(単位)	30938			合計	7015	6079			0	6079		71,804		64,623		7,181	0

種類別支給限度管理

サービス種類	種類支給限度基準額／(単位)	合計単位数	種類支給限度基準を超える単位数	サービス種類	種類支給限度基準額／(単位)	合計単位数	種類支給限度基準を超える単位数
				合計			

要介護認定期間中の短期入所利用日数

前月までの利用日数	当月の計画利用日数	累積利用日数
0	4	4

※上記の「区分支給限度管理・利用者負担計算」欄の請求金額は、実際の請求金額と異なる場合があります。
※実際の請求金額は、下記の「請求額の計算」欄に記載しています。

請求額の計算

保険請求分	公費請求額	社会福祉法人等による利用者負担の減免	利用者請求額
64,623	0	0	7,181

【社会福祉法人減免が適用されている場合】
控除前の金額で表示されているため、実際の負担額とは異なります。

介護報酬の算定

介護老人福祉施設　TY 福祉施設

【明細書㉜】

《介護福祉施設サービス費（包括）部分》

入所定員60人の**ユニット型施設**，**個室**入所なので「**ユニット型介護福祉施設サービス費Ⅰ**」を算定する。要介護４であり，１日あたり単価は**886単位**となる。

入所期間は，11月15日から30日までであるが，月末の11月26日から自宅に戻っており，移動日翌日の27日からは施設サービス費に代えて「**外泊時費用**」を算定する。施設サービス費は15日～26日の12日間の算定となる。

《加算部分》

※加算項目（処遇改善加算を除く）は，「施設サービス費」を算定する期間のみ算定可

◆初期加算

入所日が11月15日であり，15日から起算して30日を限度に（外泊期間を除く），初期加算（１日あたり**30単位**）を算定する。短期入所に引き続いての入所であるため，短期入所中の４日間は30日の限度日数から除く。

◆常勤医師配置加算

常勤専従の医師１名以上の基準を満たすので常勤医師配置加算（１日あたり**25単位**）を算定する。

◆夜勤職員配置加算

入所定員51人以上，ユニット型施設で，夜勤配置基準＋１名以上の基準を満たすので，夜勤職員配置加算（Ⅱ）ロ51人以上（１日あたり**18単位**）を算定する。

◆配置医師緊急時対応加算

配置医師による深夜帯（22時～）の緊急の医療処置等対応が２回あったので配置医師緊急時対応加算（１回あたり**1,300単位**）を算定する。

◆褥瘡マネジメント加算

褥瘡管理について褥瘡マネジメント加算（Ⅰ）（１月あたり**３単位**）を算定する。

◆排せつ支援加算

排せつに関する支援について，排せつ支援加算（Ⅰ）（１月あたり**10単位**）を算定する。

◆介護職員等処遇改善加算（Ⅱ）

他の居宅サービス等と同様に，算定する総単位数を基礎にサービス種類別の加算率および要件別の係数を乗じた単位数を加算する。

《合計単位数・保険請求額》

◇施設サービス費

介護福祉施設サービス費

886単位×12日＝**10,632単位**

外泊時費用　246単位×４日＝**984単位**

◇加算

・初期加算　30単位×12日＝**360単位**

・常勤医師配置加算　25単位×12日＝**300単位**

・夜勤職員配置加算（Ⅱ）ロ

18単位×12日＝**216単位**

・配置医師緊急時対応加算３

1,300単位×２回＝**2,600単位**

・褥瘡マネジメント加算（Ⅰ）

３単位×１月＝**３単位**

・排せつ支援加算（Ⅰ）　10単位×１月＝**10単位**

・介護職員等処遇改善加算（Ⅱ）

（10,632＋984＋360＋300＋216＋2,600＋３＋10）

単位×加算率136／1000＝**2,054単位**

（１単位未満四捨五入）

施設はその他地域に所在しているので，１単位の単価は10.00円。

費用総額は，17,159単位×10.00円＝**171,590円**となる。給付率90％なので，保険請求額は171,590円×90％＝**154,431円**，利用者負担は171,590（費用総額）－154,431（保険請求額）＝**17,159円**となる。

《居住費・食費に関する特定入所者介護サービス費（補足給付）》

利用者負担第３段階以下の入所者は，居住費・食費それぞれに定められる基準費用額と所得に応じて定められた負担限度額との差額が特定入所者介護サービス費として給付される。

入所者は，利用者負担第３段階①であり，ユニット型個室に入所しているため，居住費に関する負担限度額が1,310円／日，食費に関する負担限度額が650円／日となる。基準費用額はユニット型個室の居住費**2,300円**，食費**1,445円**なので，その差額（居住費990円／日，食費795円／日）が給付される。（外泊時費用の算定期間は，居住費に関する特定入所者介護サービス費のみ給付）

居住費部分は990円×16日＝**15,840円**，食費部分は795円×12日＝**9,540円**が特定入所者介護サービス費として保険給付される。自己負担は，居住費1,310円×16日＝**20,960円**，食費650円×12日＝**7,800円**となる。

《居宅サービス費の解説および明細書は省略》

【明細書㉜：介護福祉施設】

施設サービス等・地域密着型サービス介護給付費明細書
（介護福祉施設サービス・地域密着型介護老人福祉施設入所者生活介護）

公費負担者番号	
公費受給者番号	

令和	○	年	11	月分	
保険者番号	111111				

被保険者

被保険者番号	0000000008
（フリガナ）	ダイダイタ　ハチロウ
氏名	橙田　八郎
生年月日	1.明治　2.大正　③昭和　8年　8月　8日
性別	①男　2.女
要介護状態区分	要介護1・2・3・④・5
旧措置入所者特例	①無　2.有
認定有効期間	令和　○年　3月　1日から 令和　×年　2月　28日まで

請求事業者

事業所番号	2024000014
事業所名称	TY福祉施設
所在地	〒　—
連絡先	電話番号

入所年月日	令和　○年　11月　15日	退所年月日	令和　年　月　日	入所実日数	12
外泊日数	4				
入所前の状況	①居宅　2.医療機関　3.介護老人福祉施設　4.介護老人保健施設　5.介護療養型医療施設　6.認知症対応型共同生活介護　7.特定施設入居者生活介護　8.その他　9.介護医療院				
退所後の状況	1.居宅　3.医療機関入院　4.死亡　5.その他　6.介護老人福祉施設入所　7.介護老人保健施設入所　8.介護療養型医療施設入院　9.介護医療院入所				

給付費明細欄

サービス内容	サービスコード	単位数	回数日数	サービス単位数	公費分回数等	公費対象単位数	摘要
ユ型福祉施設 4	513141	886	12	10632			
常勤医師配置加算	516100	25	12	300			
福祉施設処遇改善加算Ⅱ	516108	2054	1	2054			
福祉施設夜勤職員配置加算Ⅱ 2	516120	18	12	216			
福祉施設配置医師緊急時対応加算 3	516292	1300	2	2600			
福祉施設外泊時費用	516300	246	4	984			
福祉施設褥瘡マネジメント加算Ⅰ	516352	3	1	3			
福祉施設排せつ支援加算Ⅰ	516347	10	1	10			
福祉施設初期加算	516400	30	12	360			
合計				17159			

請求額集計欄

区分	保険分	公費分
①単位数合計	17159	
②単位数単価	10▲00 円／単位	
③給付率	90 ／100	／100
④請求額（円）	154431	
⑤利用者負担額（円）	17159	

特定入所者介護サービス費

サービス内容	サービスコード	費用単価(円)	負担限度額	日数	費用額(円)	保険分	公費日数	公費分	利用者負担額
合計									
					保険分請求額(円)		公費分請求額		公費分本人負担月額

社会福祉法人等による軽減欄

軽減率	▲ %	受領すべき利用者負担の総額（円）	軽減額（円）	軽減後利用者負担額（円）	備考
51	介護福祉施設サービス				
54	地域密着型介護老人福祉施設入所者生活介護				

枚中　枚目

算定事例

施設

〔著者略歴〕

元山ゆず香

DXO 株式会社

大学を卒業後，特別養護老人ホームにて現場業務に従事。その後，福祉系大手企業に入社し，エリアマネージャーとして，施設介護事業・居宅介護事業・障害福祉サービス事業でのエリアマネジメント・行政対応を経験。また，法人本部に異動し教育部門・監査担当部門の部長を歴任。現在は全国の介護・障害福祉事業所の支援やセミナーの開催，DXO 株式会社での介護関連事業の支援などを実施。

〔協　力〕

DXO 株式会社
青池　優樹
舟田　玲美

介護報酬パーフェクトガイド
2024–26年版

※　定価は裏表紙に表示してあります

2000年12月10日　第１版第１刷発行
2024年７月26日　第９版第１刷発行

著　者　元山ゆず香
編　集　医学通信社編集部
発行者　小　野　章
発行所　医学通信社

〒101-0051 東京都千代田区神田神保町２－６十歩ビル
電 話 03-3512-0251（代表）
FAX 03-3512-0250（注文）
03-3512-0254（書籍の記述についてのお問い合わせ）

https://www.igakutushin.co.jp
※　弊社発行書籍の内容に関する追加情報・訂正等を掲載しています。

装丁：海保　透
表紙イラスト：深見春夫
イラスト：フェニックス 松永えりか
印刷・製本：加藤文明社

ISBN 978-4-87058-959-9

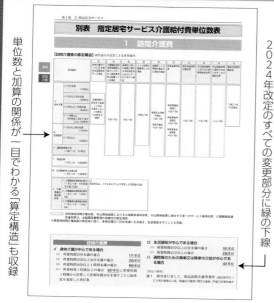

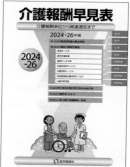